A Sebastián Jiménez,
Cordialmente.

Hugo Arce
7/VI/12

Hugo E. Arce

EL SISTEMA DE SALUD: DE DÓNDE VIENE Y HACIA DÓNDE VA

Qué pasó en el mundo, en el país y en los hospitales durante el siglo XX. Por qué estamos como estamos

prometeo libros

Arce, Hugo Eduardo
El sistema de salud : de dónde viene y hacia dónde va . - 1a ed. - Buenos Aires : Prometeo Libros, 2010.

530 p. ; 21x15 cm.

ISBN 978-987-574-442-4

1. Salud Pública. I. Título
CDD 614

Los 4 capítulos sobre Tendencias hospitalarias, fueron reeditados por el autor, adecuados a las bases del Premio Prof. Dr. Enrique Rossi "Una historia médica en nuestra historia nacional" *-instituido con motivo del bicentenario de la Revolución de Mayo- y presentado bajo seudónimo. El Jurado decidió otorgarle el Premio por unanimidad al Dr. Hugo Arce y le fue entregado en la Academia Nacional de Medicina el 11 de noviembre de 2010.*

Cuidado de la edición: Magalí C. Álvarez Howlin

Pringles 521 (C1183AEI), Ciudad Autónoma de Buenos Aires
República Argentina
Tel.: (54-11) 4862-6794 / Fax: (54-11) 4864-3297
e-mail: distribuidora@prometeolibros.com
http://www.prometeoeditorial.com

A Aquiles Roncoroni
que, aunque no tenía formación específica
en el campo de la Administración Sanitaria,
me impulsó con su actitud docente a desarrollar los
primeros trabajos que alimentaron este libro.

A mis nietos Andresito y Valerita.
No son culpables y espero que cuando sean grandes,
no se sientan obligados a leer este libro,
si no forma parte de su vocación.
Pero en mi imaginario íntimo ellos representan el futuro.

A Aquiles Roncoroni
que, aunque no tenía formación específica
en el campo de la Administración Sanitaria,
me impulsó con su actitud docente a desarrollar los
primeros trabajos que alimentaron este libro.

A mis nietos Andresito y Valerita.
No son culpables y espero que cuando sean grandes,
no se sientan obligados a leer este libro,
si no forma parte de su vocación.
Pero en mi imaginario íntimo ellos representan el futuro.

Índice general

Prólogo

El inicio de un siglo será siempre una excelente oportunidad para hacer un balance del anterior. Sin embargo, en el caso de este libro, se suman dos circunstancias que amplifican su dimensión intelectual, más allá del mero hecho de hacer un corte secular a la historia de un sistema de salud en el contexto internacional. Por una parte, esta publicación coincide con el centenario del informe Flexner que, desde los Estados Unidos de Norteamérica, impactó al resto de la educación médica en el mundo y, no hay duda, fortaleció un sistema de salud paradigmático que se mantiene aún vigente y que es el sustrato de esta disertación. En consecuencia, este libro coincide con el momento de reflexión que ha producido este aniversario en los espacios educativos y seguramente contribuirá a enriquecerlo. Por otra parte, debe ser reconocido que los sistemas de salud que aquí se analizan podrían estar llegando a un límite frente a retos que los ponen en jaque, como el envejecimiento de la población y el incremento notable en los padecimientos crónico-degenerativos con el consecuente aumento en los costos, entre muchas otras situaciones que no se veían hace cien años. De esta manera, el devenir de un siglo puede ser interpretado no sólo como recuento histórico, sino como punto de partida para enfrentar el futuro que se acerca vertiginosamente. Es éste también un encomiable propósito del autor, cuyo elocuente y profundamente reflexivo llamado a sacudir a sociedades y gobiernos es no sólo pertinente sino muy oportuno.

Se trata de una obra monumental en dos de las acepciones de esta palabra: es de y será de gran utilidad para la historia, y es excelente. Lo es porque el análisis es amplio y a la vez exhaustivo, lo cual implica un mérito digno de ser reconocido pues combinar ambas características implica un enorme esfuerzo. Pero también lo es porque está muy bien organizado y documentado. No podría ser de otra manera, si se considera que el autor combina las virtudes que aportan el ejercicio responsable de la docencia, con su paso por el sistema de salud desde diferentes trincheras y en diferentes momentos a lo largo de toda una vida profesional. Y lo es también porque el doctor Hugo Arce ha trascendido las fronteras de la Argentina para conocer y ser reconocido en otras latitudes. Todo ello seguramente le ha dado una perspectiva histórica, académica y geográfica inigualable para emprender esta magna tarea. De esta manera, los sistemas de salud se entienden aquí no solamente como objeto de estudio sino como campo de acción.

Meritorio es también el acotamiento explícito de la obra dentro del espectro de las políticas públicas sin mayores pretensiones, lo cual permite ubicar sin duda las expectativas del lector. Las consideraciones metodológicas, explícitas también, le dan a la obra el rigor que merece. De esta manera, el libro transita ordenadamente desde el final del siglo XIX hasta nuestros días, en cortes pertinentes que marcan épocas definitorias, en las que se destacan las características sobresalientes de cada momento: del final del siglo XIX hasta la Segunda Guerra Mundial; el período de posguerra inmediato; las décadas de 1960, 70 y 80, para concluir con la última del siglo XX. Además, y contando con este amplísimo marco de referencia, el autor analiza los factores reguladores del sistema de salud en la Argentina. Es probable que algunos de los juicios que se elaboran a través de este tránsito no sean compartidos por todos. Será innegable, sin embargo, que el ejercicio crítico y no meramente descriptivo, adquiere valor por sí mismo.

Como interesado en los sistemas de salud he podido disfrutar del placer de la lectura que resume una centuria, en la que los rasgos de lo nacional y lo internacional explican fenómenos universales con matices diferentes. Estoy seguro de que el propósito del doctor Arce al poner en nuestras manos una obra de tal magnitud, será rebasado al constatar las múltiples dimensiones que ésta adquiera, a la luz de la experiencia de cada lector.

Doctor Enrique Ruelas Barajas
Secretario del Consejo de Salubridad General de México

Agradecimientos

Como comentaré en el Prefacio, el contenido de este libro se fue horneando a lo largo de unos 25 años, ya que fue hacia mediados de los '80 que comencé a pensar los problemas sanitarios en términos de evolución histórica. No me propongo mencionar a todas las personas que, durante tanto tiempo, tuvieron alguna influencia sobre la información y las ideas volcadas aquí. Forman parte de lo podríamos denominar mis activos intangibles *y, por consiguiente, si mi capacidad como "archivero" no fue suficiente para que tuvieran lugar en las referencias bibliográficas, seguirán manteniendo su condición de intangibilidad.*

Si permiten que asuman la representación de todos, debo mencionar a Carlos García Díaz y Abraam Sonis, como mis principales referentes en el campo de la Salud Pública de la Argentina, y a Avedis Donabedian en la corriente internacional de Calidad. Asimismo a Jorge Katz, por haber despertado mi interés por el comportamiento económico de los agentes del mercado de salud. En relación con colaboraciones concretas en la elaboración del libro, debo agradecer a Ricardo Otero, por su lectura crítica de los capítulos de Riesgos del Trabajo y del PAMI. También a Daniel Maceira, por hacer la tarea equivalente en el capítulo de las Obras Sociales Provinciales, además de facilitarme un trabajo suyo, que reunió una información hasta ahora desconocida sobre este sector.

Desde el punto de vista bibliográfico, algunos libros publicados en los últimos 5 años con enfoque histórico facilitaron mucho mi propósito indagador: a) los orígenes institucionales de la Salud Pública en la Argentina, *de Juan Carlos Veronelli y Magalí Veronelli Correch; b)* la atención médica en el siglo XX, *de Susana Belmartino; c)* la Economía Política en el siglo XX, *de Roberto Cortés Conde, y d)* mitos y realidades de las Obras Sociales, *de Rubén Torres. Si no hubiera contado con el aporte de estos autores, mi trabajo hubiera encontrado mayores dificultades.*

Un especial agradecimiento a mi secretaria, Guillermina Yaury, que realizó toda clase de tareas, mientras atendíamos el consultorio: búsqueda de datos y artículos en Internet, revisar y seleccionar documentación archivada, transcribir información estadística en los capítulos, reproducir algunos gráficos y darle forma a la presentación de ciertos archivos. Por último, leyó la totalidad del texto con el fin de detectar errores de redacción que se habían deslizado, lo que muestra una gran vocación de sacrificio.

Por supuesto, también a mi familia que, ya sea con la compañía de mi mujer, como con la periódica visita de los hijos que han iniciado sus propios caminos, constituyen el soporte anímico cotidiano de todas mis actividades. En particular, mi hijo Santiago –también médico– se tomó el pesado trabajo de revisar eventuales repeticiones a lo largo del texto, corregir algunos errores, así como la presentación de datos de un modo más didáctico. A todos, muchas gracias.

Hugo E. Arce

Prefacio del autor

Aunque el término *prefacio* proviene del latín *praefatio* y significa *lo que se dice en primer lugar*, debo comenzar admitiendo que este Prefacio fue redactado después de haber terminado de escribir el libro, como supongo deben hacerlo la mayoría de los autores. No porque no supiera antes de empezar qué era lo que pensaba escribir. Tenía una clara idea de volcar en este volumen las experiencias, los interrogantes, las conclusiones y las enseñanzas de más de 25 años de investigaciones, acerca de la evolución de los Sistemas de Salud a lo largo del siglo XX, o más bien, entre fines del siglo XIX y principios del siglo XXI. Quizá lo que también significa *prefacio* es cuáles fueron las motivaciones primarias e íntimas por las que un autor decide encarar una obra.

Los contenidos de este libro no se iniciaron verdaderamente como una investigación sistemática. Por el contrario, la decisión de volcar en un volumen los trabajos que había realizado con anterioridad proviene de los últimos años. Me propuse reescribirlos con un ordenamiento particular y, al mismo tiempo, ampliarlos con nuevos datos y elementos bibliográficos que fui acopiando, en base a los comentarios que había hecho en escritos preliminares. Recién entonces llegué a la conclusión de que –a lo largo de un cuarto de siglo– había desarrollado un prolongado proyecto de investigación, sin haberlo planificado desde el principio. Al pie de estas palabras iniciales voy a agregar un listado de los trabajos publicados, que precedieron la estructura expositiva de este libro, sin incluir otros artículos de menor alcance, que de algún modo contribuyeron a consolidar las consideraciones presentadas aquí. Serán citados en las referencias bibliográficas.

En realidad, mi experiencia de los últimos 30 años estuvo lejos de la carrera de un investigador, ya sea en las ciencias biológicas o en el campo de las ciencias sociales. Tendía a considerar las actividades sanitarias como un ámbito de acción, de conducción y de ejecución, antes que de investigación. A lo largo de esos años cumplí funciones directivas o de auditoría en obras sociales empresarias y sindicales, empresas de medicina prepaga, en un hospital público y un sanatorio privado, en una red integrada por establecimientos públicos y privados, en organismos sanitarios provinciales y municipales, en el Consejo Federal de Salud, y como Subsecretario de Salud del gobierno nacional. Asimismo presidí dos sociedades científicas y un congreso internacional organizado en Buenos Aires. También dirigí una entidad evaluadora de establecimientos de salud y el Departamento de Salud Pública de una universidad privada.

Algunos rasgos persistentes marcaron pautas de mi desenvolvimiento actual. Desde que cursé el 2° año de la Facultad de Medicina comencé a ejercer la docencia y mantuve esa actividad, en distintas áreas temáticas, en forma ininterrumpida hasta la actualidad. Pese a mi vocación por la Medicina Sanitaria, ejercí mi actividad asistencial desde que me gradué como médico, incluyendo momentos en los que era casi incompatible con mis responsabilidades. Me interesó la política y la economía desde la juventud, y siempre mantuve una visión predominantemente política de la realidad. No me seducen los enfoques que parten de lo ideológico, menos aún los que se amparan en cierto *progresismo* declarativo, que se puso de moda en esta década. Esto no implica desestimar las ideologías. Tengo un claro anclaje en una filosofía idealista de la vida, observo el desenvolvimiento dialéctico con que evoluciona históricamente la realidad y sostengo principios doctrinarios, para actuar mediante formas de ejecución sustentadas en ellos. Desde mediados de los '70 empecé a escribir y publicar. Mantuve esta conducta en forma permanente, no sólo porque tengo ideas y reflexiones para aportar, sino también porque me produce una satisfacción equivalente a la de las expresiones artísticas.

El eje de mi vocación sanitaria se canalizó a través de la Política Sanitaria, que es esencialmente *política*. Estudio detalladamente todo trabajo técnico que busco o llega a mis manos, pero en el desarrollo de mis escritos procuro evitar ciertos enfoques técnicos, frecuentes en el ámbito sanitario y de las ciencias sociales, que abordan lo político con un lenguaje neutro, despojado de juicios de valor, que no sean los que surgen de la comparación de datos estadísticos. Las consideraciones políticas, son las que humanizan y le dan calor histórico a los aspectos técnicos. Entiendo que hay algunas condiciones sanitarias y determinantes sociales, que pueden manejarse y modificarse desde el campo de la Salud. Pero la mayor parte de las determinantes sociales se encuentran más allá del alcance de las acciones sanitarias: pertenecen a la órbita de las decisiones políticas de distribución de la riqueza en sentido *progresivo*. La Política Sanitaria puede aportar cursos de acción para aprovechar eficazmente esos recursos, pero la decisión de distribuirlos proviene del campo de la Economía y de la política institucional.

Este libro estará dedicado a la Política Sanitaria, al análisis de las acciones que los gobiernos adoptaron para enfrentar los problemas sanitarios y sociales de la población. En algunos casos, cuando dispuse de información suficiente, los comentarios políticos incluyeron datos sobre los recursos de salud existentes. En cambio, no me ocupo aquí de otro gran componente de la Salud Pública, del diagnóstico sanitario y social, de la situación sanitaria y de la calidad de vida de la población en diferentes épocas y lugares. Abordar este aspecto requeriría otro volumen de tamaño similar y diversas dificultades para conseguir información histórica.

En general estoy en desacuerdo con quienes suponen que desde el campo sanitario se pueden resolver problemas sociales, que pertenecen a otras áreas de gobierno y que están fuera del alcance de las autoridades sanitarias. En este sentido, discrepo con los que pretenden abordar desde lo técnico-sanitario, la solución de los problemas de *inequidad* en la sociedad. Como reiteraré al final de este libro, debemos admitir que la mayor parte de los factores condicionantes de una mejor calidad de vida no dependen de decisiones sanitarias. Agua corriente y cloacas, pautas higiénicas de la vivienda, condiciones laborales dignas, trabajo formal registrado, nivel educativo del jefe de familia, acceso a la educación de los niños y jóvenes, provisión en red de electricidad y gas, y otros elementos determinantes de condiciones saludables de vida, no dependen de las acciones sanitarias, aunque son ineludibles para alcanzar niveles de salud aceptables.

Por eso me parece fundamental definir que el área de estudio de la Política Sanitaria son las estructuras de protección social adoptadas por la sociedad –especialmente la Seguridad Social–, las medidas para regular el sistema de atención médica y las acciones preventivas adoptadas por las autoridades sanitarias, así como las tendencias en la organización de los establecimientos públicos y privados. Estos tres componentes serán analizados en cada etapa a lo largo del período histórico estudiado, bajo la denominación de *Política social internacional*, *Política sanitaria nacional* y *Tendencias hospitalarias*. De estos ejes de análisis surgen cursos de acción adecuados a las tendencias evolutivas del Sector Salud. La historia de este período muestra que los tres planos, fueron influidos por corrientes generales de pensamiento y de acción política.

Si éstas fueron las enseñanzas que nos deja la historia, es razonable suponer que las ideas-fuerza futuras deberán sustentarse en similares influencias.

En esta línea de pensamiento, creo que la revisión histórica de las tendencias internacionales y su evolución a lo largo del siglo XX, es fundamental para interpretar los hechos sanitarios que se produjeron en el país y las modalidades culturales vigentes en la vida hospitalaria. Sin esta forma de estudiarlos, los hechos y personajes nacionales aparecen suspendidos en el tiempo y el espacio, como si no fueran más que una sucesión de *efemérides*. Esta afirmación no supone una visión de fatalismo histórico. Por el contrario, creo que la capacidad de los hombres se realza cuando logran expresar tendencias históricas y, cabalgando sobre ellas, desarrollan acciones e instituciones que consolidan corrientes subyacentes en el espíritu de la sociedad. Pocas veces los grandes hechos se han producido en sentido inverso a las tendencias históricas predominantes.

Los rasgos esbozados anteriormente, junto con los criterios de abordaje con que me dediqué a estudiar la Política Sanitaria, fueron determinantes para ir construyendo un enfoque político de la evolución de los servicios de salud, apoyado en un fuerte componente de análisis económico. Sin embargo, mi visión del enfoque económico no se limita a estudiar el gasto en salud y desagregar la magnitud de la participación de los diferentes agentes económicos. Me parece que analizar la composición, el comportamiento microeconómico de los actores del Sector Salud, así como sus ideas, intereses y expectativas, aportan elementos imprescindibles para enriquecer el objeto de estudio y también para definir las líneas de acción política, tendientes a reformar el Sistema de Salud.

En el curso de mi experiencia sanitaria, me he encontrado reiteradamente con calificados profesionales, que formulaban propuestas sobre reformas del Sistema de Salud, sin tener en consideración las tendencias evolutivas que precedían esos proyectos. Los cambios políticos, más allá de la información que generan los hechos cotidianos, ocurren a lo largo de años, e incluso de décadas. El ejemplo determinante, que veremos en los capítulos de *política sanitaria nacional*, fue el de una progresiva descentralización del poder de decisión, desde el Estado nacional hacia los provinciales, y desde organismos estatales hacia organizaciones sociales. Esta marcada evolución pudo observarse desde la caída del gobierno de Perón hasta fines del siglo XX. Sin embargo, contradiciendo la tendencia histórica, tanto peronistas en la década del '70, como radicales en la década del '80, procuraron concentrar nuevamente el poder de decisión en el Estado nacional, unos a través del sistema conocido con la sigla "SNIS", otros por medio del Seguro Nacional de Salud. A menudo se escuchan hoy improvisados asesores de candidatos presidenciales que postulan un Seguro Nacional de Salud, como si sólo se tratara de escribir un proyecto de ley y mandarlo al Parlamento. Quizá desconocen que proyectos anteriores, elaborados por los más prestigiosos sanitaristas del país, fracasaron precisamente en la etapa parlamentaria.

Una actitud, a la que podríamos caracterizar como *ideologizante*, parece predominar entre observadores, actores y autores expertos del campo de las ciencias sociales, aun cuando analizan hechos históricos. Desde estas posiciones, las propuestas de Ramón Carrillo parecen haber surgido por generación espontánea, sin tener en cuenta que, además del marco político brindado por Perón, tuvo marcadas influencias de las corrientes predominantes en la OMS y del modelo iniciado por el Servicio Nacional de Salud británico. Consideraciones equivalentes, aunque en un marco político diferente, podrían hacerse respecto de Arturo Oñativia. En esta línea actitudinal, hay ciertas declaraciones que forman parte del repertorio político argentino, y que parecen integrar una liturgia infalible: "los hospitales son públicos y gratuitos", "están colapsados por falta de presupuesto y de personal", "los problemas de salud no pueden tener límites presupuestarios", "debe organizarse un sistema único de salud", y otros *slogans* por el estilo.

Este tipo de frases sólo sirven para manifestar intenciones superficiales, pero nunca expresan propósitos racionalmente elaborados. Los problemas del campo de la salud, como los problemas sociales, son siempre multifactoriales y las relaciones de causalidad que parecen evidentes demuestran más tarde haber estado condicionadas por diversos elementos menos visibles, y a menudo enmascarados por las opiniones políticas. Estos errores conceptuales no son patrimonio de los actores políticos. También calificados expertos internacionales han procurado forzar arbitrariamente relaciones de causalidad entre la ideología política dominante y la configuración de los sistemas de salud. En mi experiencia, el abordaje de la Política Sanitaria y su evolución histórica requieren, en primer lugar, despojarse de la tentación de encontrar explicaciones prejuiciosas; admitir errores propios en la interpretación de los hechos más cercanos, y despejar de preconceptos los hechos históricos, sin que esto implique la pretensión de un análisis *aséptico*. Los hechos ocurridos en otros lugares del mundo nos muestran con frecuencia que los nuestros son resultantes de tendencias universales, antes que de innovaciones originales.

Otro rasgo que debe haber influido en mi forma de entender la Política Sanitaria es que, desde hace por lo menos 15 años, las enseñanzas previas fueron canalizadas hacia diversas actividades científico-académicas, a las que dedico una gran parte de mi tiempo. Las funciones ejecutivas y las experiencias como funcionario alimentaron un modo de análisis, sustentado en conocimientos sanitarios y en hechos políticos, de los que fui testigo y actor. Despojado de prejuicios, prefiero comentar esas circunstancias, sin eludir juicios de valor comprometidos o explicitar el nombre de los protagonistas. El mismo tipo de aproximación me permitió el hecho de mantener la actividad asistencial, junto con las funciones desempeñadas como sanitarista. Permanentemente me preocupó la dicotomía entre profesionales sanitaristas y asistenciales, entre la administración y la atención de los servicios de salud. Entre los funcionarios políticos y los técnicos, entre las acciones cotidianas de la administración sanitaria y la planificación estratégica de la reforma del Sistema de Salud, entre la gestión del político y la del *estadista*. Estas arbitrarias disociaciones no son inherentes al campo de la Salud solamente, están presentes en la sociedad civil, donde la lógica política está separada –en la práctica corriente– de la sociedad del conocimiento.

En mi primer libro publicado en 1993 –*El territorio de las decisiones sanitarias*– inicié el Prólogo con una frase esperanzada: “El nacimiento de este libro está vinculado a una íntima utopía personal: que nunca más el responsable del área de Salud de cualquier jurisdicción, sea el médico que le toma la presión al Presidente, al Gobernador o al Intendente”. Salvo escasas excepciones, la conducta habitual de los políticos ha sido la de designar a su médico de confianza como autoridad sanitaria. En general, a ninguno se le ha ocurrido designar a su contador personal, al frente de la Economía, o al arquitecto que remodeló su casa para manejar las obras públicas. Aquella expectativa no alcanzó en los hechos resultados significativos. Durante las décadas del 90 y del 2000, ocuparon la cartera sanitaria nacional sanitaristas de indudable experiencia.

Las gestiones más prolongadas fueron las de Alberto Mazza, entre 1992 y 1999, y la de Ginés González García, de 2002 a 2007. La primera se caracterizó por promover que los hospitales públicos se insertaran en la Seguridad Social, mediante un régimen llamado Hospitales Públicos de Autogestión.

Se procuró la reconversión administrativa de los hospitales con el apoyo de créditos externos y consultoras principalmente extranjeras. Esa *reconversión* logró que algunos se adecuaran a facturar sus servicios a las Obras Sociales, pero no pudieron en cambio modificar el funcionamiento habitual de establecimientos sin autonomía. Fue protagonista de una marcada controversia entre el Ministerio de Economía y la Superintendencia de Servicios de Salud, desde donde la visión económica tendiente a hacer más eficientes las obras sociales compitió con el enfoque sindical, defendiendo el *status quo*. Estas contradicciones se expresaron a través de decretos y resoluciones ministeriales, que coincidían en fundamentarse en el Sistema Nacional del Seguro de Salud, sancionado por el gobierno anterior.

La gestión de González García se inició en el medio de la debacle económica de principios de 2002, por lo que sus primeras medidas estuvieron orientadas a resolver la *emergencia sanitaria*. Sin duda fue la gestión más efectiva desde la restitución de la democracia. Su principal preocupación estuvo orientada a apoyar el 1er nivel de atención, mediante la capacitación de profesionales, a través del Programa de Médicos Comunitarios, y la provisión de medicamentos de 1ª necesidad, mediante el Programa Remediar, ambos con financiamiento externo. Pese a algunas iniciativas tendientes a lograr un mayor equilibrio en el funcionamiento de las obras sociales, no logró eludir el marco de las alianzas políticas y sindicales del Gobierno –y también las propias–, por lo que el sistema de Seguridad Social no sufrió grandes modificaciones. Al promediar su gestión, la obligatoriedad de prescribir por la denominación genérica –interpretada como una medida pro-competitiva– no resultó limitante del volumen del mercado farmacéutico. Por el contrario, éste se incrementó y su inflación específica resultó muy superior a la inflación general. Logró una planificación a 4 años con el consenso de las provincias, el Plan Federal de Salud, pero quedó condicionada a su permanencia al frente del Ministerio.

Lo común a ambas gestiones fue su mensaje estratégico: se inscribieron como parte de la estrategia de Atención Primaria de la Salud (APS). Ambas utilizaron con amplitud créditos del BID y del Banco Mundial. La estrategia delineada sólo logró establecer el marco declarativo ya que, en vez de aplicarla integralmente, ambos tomaron aspectos parciales de su formulación completa. La accesibilidad a los servicios de salud se modificó parcialmente; mucho menos fue modificada la actitud del funcionamiento hospitalario hacia la población. Aunque tuvieron en cuenta el factor Calidad, que apareció como una corriente mundial significativa desde principios de los '90, en ningún caso este instrumento fundamental de la Política Sanitaria ocupó el centro de la escena: sólo alcanzó a ser un atributo complementario. Evidentemente, la estrategia de APS, más allá de constituir un excelente marco orientador de la política de salud, no es suficiente para expresarla en acciones concretas que permitan una reforma integral del Sistema de Salud. Cada país debe definir sus políticas más eficaces y sensibles, para lograr los objetivos que permitan la articulación de sus componentes y alcanzar las metas de accesibilidad y equidad que la población requiere.

Éstas son mis preocupaciones centrales. La redacción de este libro llevó cerca de 4 años, pero la elaboración de sus contenidos insumió más de 25 años de lecturas, de recopilación de antecedentes y de análisis económico, social y político. No dispuse de un tiempo específico dedicado a esta tarea, ni conté con un subsidio especial. Lo fui desarrollando mientras realizaba otras tareas, a menudo intercalando la redacción con la atención del consultorio o con la elaboración de documentos para otras actividades. Los textos que cito más adelante, me sirvieron como guía para ordenar la exposición, agregar los antecedentes que fui acumulando y extraer nuevas conclusiones. Procuré mantener las citas bibliográficas, que tengo meticulosamente archivadas, especialmente cuando fueron relativamente contemporáneas de los hechos relatados. Una gran cantidad de recortes de diarios y revistas, que vengo coleccionando desde principios de los '70, me aportaron testimonios periodísticos, que hubiera sido imposible encontrar en trabajos científicos.

Procuré emplear un lenguaje simple y directo, accediendo a los aspectos más técnicos, a través de una explicación didáctica. En mis actividades docentes suelo decir, con ironía, que las cosas deben explicarse "como para que hasta un médico las entienda". Aquí intento que también sean comprendidas por personas ajenas al sector. Evité en lo posible dar por supuestas denominaciones técnicas o siglas; siempre que lo creí necesario agregué comentarios o aclaraciones de pie de página, así como datos ilustrativos archivados en mi propia memoria. Espero, de este modo, que el texto sea útil tanto para expertos como para personas interesadas en conocer la situación de nuestro Sector Salud, desde la visión que aquí se aporta.

Finalmente, todas las consideraciones históricas, el análisis de las tendencias e ideas-fuerza que han ido evolucionando en el curso de estos tiempos, desembocan en una propuesta actual. Al estudiar las diferentes corrientes políticas aplicadas al campo de la Salud, los diversos modelos ensayados en la reforma de los sistemas de salud, encontré la posibilidad de que se desarrollen esos cambios, impulsados por la propia población y por el personal de los servicios de salud. Las dificultades encontradas por todos los gobiernos para implementar reformas profundas, especialmente en los países latinoamericanos, permiten postular que la idea-fuerza de la Calidad, de la mejora continua de los servicios de salud, impulsada por los propios usuarios, constituya el factor motriz de una corriente de cambios, tanto en el desempeño cotidiano como en la cultura del sector. Hacia esto apunto en la última parte de esta extensa recorrida histórica.

Publicaciones precedentes sobre el tema de este libro

– "Naturaleza de los hospitales: tres generaciones". *Medicina y Sociedad*, Vol. 8, N° 5, Buenos Aires, 1985: 156-173.
– "Argentina: diagnóstico sanitario sintético". *Medicina y Sociedad*, Vol. 11, N° 4, Buenos Aires, 1988: 102-106.
– Con Jorge Katz y Alberto Muñoz: "El modelo organizacional vigente y sus orígenes histórico-institucionales. Morfología y comportamiento del Sector Salud en la República Argentina". En Katz J. y col.: *El Sector Salud en la República Argentina; su estructura y comportamiento*. Fondo de Cultura Económica, Serie de Economía, 1ª edición, Buenos Aires, 1993: capítulos 1 y 9, págs. 13-30 y 331-369.
– *El territorio de las decisiones sanitarias*. Ed. H. Macchi, Buenos Aires, 1993: capítulos 10 a 14, págs. 123-332.
– "Funciones y responsabilidades del hospital público". En Mera J. (editor compilador): *Los servicios de salud en Argentina*. Fundación Universidad a Distancia "Hernandarias", Editorial Docencia, Buenos Aires, 1993: tomo II, 151-183.
– Con Jorge Katz: "El Sector Salud en la República Argentina; crisis y reestructuración". En Mera J. (editor compilador): *Los servicios de salud en Argentina*. Fundación Universidad a Distancia "Hernandarias", Editorial Docencia, Buenos Aires, 1993: tomo I, 173-206.
– "Acerca del llamado 'modelo médico-hegemónico'. La prospectiva económica del Sector Salud". *Medicina y Sociedad*, Vol. 20, N° 3, Buenos Aires, 1997: 163-169.

– "Tendencias, escenarios y fenómenos emergentes en la configuración del Sector Salud en la Argentina". En Titelman D.- Uthoff A. (compiladores): *Ensayos sobre el financiamiento de la Seguridad Social en salud; los casos de Estados Unidos, Canadá, Argentina, Chile y Colombia.* Fondo de Cultura Económica/-CEPAL, Santiago de Chile, 2000, tomo I: 190-256.
– *La Calidad en el territorio de la Salud.* Auspiciado por ITAES, Buenos Aires, 2001: capítulos 1 a 14, págs. 21-49.
– "La salud de los argentinos (versión sintética)". *Ideas para una nueva Argentina. Aportes al debate nacional.* Ed. Ideas para la Argentina, Buenos Aires, 2003: 163-172. Versión completa en CD: Diagnóstico sintético y líneas de acción política sobre el Sistema de Salud argentino.
– "Diagnóstico sintético y líneas de acción política sobre el Sistema de Salud argentino". *Proyecto Argentina. Bases para el Consenso en un Plan Nacional.* Ed. Fundación Centro de Estudios Americanos, Buenos Aires, 2003: 145-163. También en *Centro de Estudios de Estado y Sociedad* (CEDES), Serie Seminarios Salud y Política Pública, Seminario I, Buenos Aires, 2003.
– *El Sistema de Salud en la Argentina: configuración, tendencias recientes y perspectivas.* Presentado al Premio Fulvio Salvador Pagani 2004, Fundación ARCOR: 49 págs.

Conflicto de intereses

El autor declara que sus observaciones y comentarios no han sido condicionadas por ningún tipo de patrocinios o auspicios. Por razones de consistencia técnica, el límite de los hechos relatados alcanza hasta fines de 2008.

Hugo E. Arce
arce@satlink.com

CAPÍTULO INICIAL METODOLÓGICO

Introducción

Introducción metodológica

Después de escribir en reiteradas oportunidades sobre distintos aspectos de la evolución de los sistemas de salud, durante el siglo XX, intento ahora concentrar todos esos elementos en un mismo libro. Hice un considerable esfuerzo para agregar datos y precisiones históricas sobre los períodos analizados que, además de ilustrar las tendencias predominantes en cada momento y lugar, confirmaron diversas hipótesis con las que fui trabajando a lo largo de más de 20 años. Si bien utilicé información documental, la indagación se dirigió principalmente a fuentes bibliográficas testimoniales y de opiniones valorativas.

En base a esta línea de trabajo, la racionalidad de las consideraciones de este texto responde más a un *análisis político-económico* sustentado en datos técnicos que a la investigación científica documental aplicada a *hechos históricos*. Utilizo aquí información de origen periodístico, datos cualitativos, estudios de "caso", referencias documentales, información estadística, etc. En muchas oportunidades recurro a información rescatada de mi memoria o de la de diversos informantes confiables. En mi opinión, ambas vías de abordaje son igualmente legítimas: la *investigación histórica* aporta datos parciales para acceder a conclusiones generales; el *análisis político* parte de las consideraciones generales para interpretar hechos individuales. La Política Sanitaria, en tanto *disciplina política*, debe necesariamente emplear ambas modalidades de análisis, siempre que sean encaradas con la objetividad y el rigor de los conocimientos seriamente acopiados.

El *enfoque histórico* para interpretar los rasgos salientes de cada momento es, desde mi punto de vista, un componente sustantivo para comprender sus determinantes y los factores ambientales que los condicionaron. No niego el peso de las *vertientes ideológicas* predominantes en cada circunstancia; tampoco creo en un *determinismo histórico* absoluto. Pero entiendo que la *autonomía* de los impulsos ideológicamente sustentados está fuertemente condicionada por las circunstancias históricas y que lo que los dirigentes o los estadistas en tal caso logran es "cabalgar" a favor de esos *condicionantes*; pocas veces en contra.

En un libro anterior (Arce, 2001: 1ª parte), exploré cómo emergió la *tendencia al mejoramiento de la calidad*, que impregnó el campo de la salud en la década del 90, ya que constituye un fenómeno reciente, que refleja el dinamismo del enfoque sanitario y evidencia que el Sector Salud recibe diversas influencias extrasectoriales. El primer interrogante que cabe es si existe un *pensamiento sanitario* identificable y, más aún, si éste tuvo alguna evolución. Parto de una definición amplia: el *pensamiento sanitario* es la forma de estudio y acción, mediante la que la Medicina, la Política y/o los *estadistas*, analizaron los *problemas sociales y ambientales* relacionados con la salud, mediante un abordaje *colectivo* antes que *individual*, procurando establecer *medios de acción* apropiados para resolverlos. Considero que este sector específico del *pensamiento* existe, y fue influido por los grandes cambios políticos y económicos del siglo, por las diversas estructuras que adquirieron los sistemas de protección social, así como por la visión predominante de los médicos y otros profesionales con *vocación social y ambiental*.

Plan de obra, planos de abordaje y períodos analizados

Con estos comentarios preliminares, procuraré adentrarme en el análisis histórico, profundizando la descripción de las tendencias que en otros trabajos fui esbozando en forma sintética. Lo que en este libro trato de innovar es buscando el paralelismo entre distintos planos de la evolución de las instituciones sanitarias: a) tendencias en las políticas sociales internacionales; b) evolución de la política sanitaria nacional, y c) tendencias en la organización hospitalaria. Elijo estos 3 planos porque son los que exploré en trabajos anteriores; en realidad, este libro puede considerarse un enfoque superador y más profundo de los análisis e hipótesis, que anteriormente sólo había esbozado (Arce, 1993: capítulos 10 a 14). Los 3 planos son abordados a lo largo de todas las etapas históricas que abarca el libro, desde fines del siglo XIX hasta principios del siglo XXI, que es el momento que estamos viviendo.

Las etapas en que fue dividido el siglo XX son necesariamente arbitrarias. Están vinculadas a los períodos estudiados en los trabajos anteriores. Evidentemente constituyeron etapas que adquirieron rasgos particulares, y que permiten describirlas con características identificatorias, ya que también otros autores han establecido segmentaciones similares. Representan hitos históricos generales, en los que el *pensamiento sanitario* –así como las instituciones del Sector Salud– no fueron el factor *determinante*, sino una consecuencia *determinada*, como expresión de los cambios que ocurrieron en cada momento en el *pensamiento general*, y también en la organización de las instituciones de los países (cuadro N° Int. 1).

Cuadro N° Int. 1: Plan de obra, planos de abordaje y períodos analizados

Partes del libro	1ª parte	2ª parte	3ª parte	4ª parte
Escenarios analizados	*Fines del siglo XIX y 1ª parte siglo XX hasta la 2ª Guerra Mundial*	*2ª Guerra Mundial e inmediata posguerra*	*Los '60, '70 y '80, décadas del Estado de Bienestar y la Guerra Fría*	*Década del 90 y principios del siglo XXI*
Tendencias en las políticas sociales internacionales	1(*). El Panorama social a principios del siglo XX	4. El cuadro social durante la conflagración y sus derivaciones	7. El predominio del Estado de Bienestar	10. La caída de la bipolaridad y el despliegue de la globalización
Evolución de la política sanitaria nacional	2. La organización sanitaria argentina a principios del siglo XX	5. La organización sanitaria durante la década peronista	8. La expansión de la Seguridad Social en la Argentina	11. Tendencias en un período de turbulenta estabilidad económica
Tendencias en la organización hospitalaria	3. Los hospitales a principios del siglo XX	6. Los hospitales de la década peronista	9. Los hospitales del período de expansión de la Seguridad Social	12. Nuevas tendencias en la gestión nosocomial

(*) Número del capítulo.

Sin embargo, el análisis efectuado en los capítulos 11 y 12 resulta insuficiente, ya que ciertos factores tienen un especial efecto regulador en el comportamiento del sector. Algunos de estos factores se mencionan circunstancialmente en las etapas anteriores, como el PAMI, las Obras Sociales provinciales y OSDE. Otro, como las Aseguradoras de Riesgos del Trabajo, se desarrolló en forma marginal respecto del núcleo central del desenvolvimiento del sector. En consecuencia, la 5ª parte se concentra en actores protagónicos y relevantes del Sistema de Salud argentino, que tienen una marcada capacidad reguladora en el desempeño global del sector. A ésta le siguen los *Comentarios finales* y el *Epílogo*, donde se resumen las principales conclusiones del trabajo y se plantea una estrategia alternativa para la reforma del Sistema de Salud.

Consideraciones metodológicas sobre modelos organizativos

Los métodos empleados para abordar cada plano de las diferentes etapas esquematizadas en el cuadro N° Int. 1, provienen de antecedentes y trabajos diversos. El plano de las *Tendencias en políticas sociales internacionales*, correspondiente a los capítulos 1, 4, 7 y 10, no responde a una metodología desarrollada específicamente, salvo en lo referido a la división arbitraria en los períodos mencionados en el mismo cuadro. En realidad, no hace más que ampliar y profundizar los escenarios políticos y económicos, en los que se desenvolvieron las tendencias internacionales en materia de políticas sociales. En el marco de esas políticas sociales, nacieron y se desenvolvieron los distintos modelos de organización sanitaria y, especialmente, surgieron diversas modalidades de organización de la Seguridad Social. Procuro hacer una reseña, contemplando los componentes más significativos de algunos países, de los hechos y circunstancias que determinaron las principales decisiones en el campo de la Salud, tomando como guía el análisis esbozado anteriormente en el texto citado (Arce, 2001).

En cambio, el plano de la *Evolución de la política sanitaria nacional* de la Argentina tuvo un desarrollo metodológico más elaborado, iniciado en 1990, al colaborar en un trabajo coordinado por Jorge Katz y Alberto Muñoz. Discutíamos, en esa oportunidad, las variables que deben tenerse en cuenta para establecer una taxonomía de modelos de organización sanitaria. En uno de los aportes se preparó, a modo de ayudamemoria, un listado de variables que sirvieron para uniformar la caracterización de diferentes etapas en la evolución de escenarios provinciales y, por consiguiente, en la historia del Sistema de Salud argentino. El problema no sólo consistía en caracterizar cada etapa, sino también en definir si los fenómenos observados significaban el pasaje de un modelo a otro, o sólo eran momentos evolutivos de un mismo modelo. Ese listado no fue incluido en aquella publicación (Katz y col., 1993), dado que era un documento de trabajo (cuadro N° Int.2).

Cuadro N° Int. 2: Factores que caracterizan los modelos de organización sanitaria

1. Poder de decisión del Estado Capacidad del Estado provincial para influir, mediante decisiones de las autoridades sanitarias, sobre las condiciones, el funcionamiento y la composición de los recursos del Sector Salud.	- Dependencia de la Obra Social provincial (OSP) respecto de la autoridad sanitaria provincial. - Magnitud relativa de la OSP, grado de complejidad institucional y organización de la oferta de servicios. - Peso relativo y distribución de los establecimientos públicos, así como de los recursos tecnológicos disponibles. - Peso del presupuesto estatal en la composición del gasto global en salud de la provincia. - Capacidad técnica del organismo sanitario estatal para planificar y normatizar el sistema de servicios de salud. - Delegación Sanitaria Federal y papel del CoFeSa.
2. Comportamiento de las Obras Sociales. Grado de dispersión o concentración de la población beneficiaria de la Seguridad Social en distintas entidades prestatarias, e integralidad de los servicios cubiertos.	- Peso relativo de la población cubierta por la OSP. - Peso relativo de la población cubierta por el PAMI - Peso relativo de la población cubierta por ISSARA y por las principales Obras Sociales en la provincia. - Existencia de Asociaciones de Obras Sociales (ADOS). - Disponibilidad de servicios propios de las Obras Sociales. - Formas de organización y contratación predominantes; normas sobre coseguros.
3. Peso político del sector privado La magnitud del sector privado, tanto en su capacidad instalada como en la estructura de entidades intermedias. Existencia de organizaciones financiadoras con o sin fines de lucro.	- Organización de las entidades intermedias, relación entre instituciones deontológicas y organizaciones gremiales. - Grado de monopolio de entidades intermedias. - Existencia de organizaciones mutuales o cooperativas sin fines de lucro. - Existencia de planes de financiación privados, con o sin fines de lucro. - Capacidad de presión de los prestadores privados sobre las autoridades políticas. - Cantidad y calidad de los recursos disponibles.

4. Centros de planificación y decisión Los lugares desde los que se toman decisiones de alcance jurisdiccional dentro de la provincia.	- Se toman decisiones que trascienden a todo el territorio provincial e influyen sobre todo el sistema. - Identificación de los lugares e instituciones que responden a estas características. - Focos geográficos de concentración y organización de los recursos. - Dispersión vs. concentración de las decisiones, tanto sectoriales como geográficas.
5. Estructura productiva provincial. Organización económica predominante en la provincia.	- Rubros productivos principales. - Cultivos regionales principales. - Desarrollo industrial y distribución. - Peso de la economía no registrada y población marginal. - Indicadores macroeconómicos provinciales.
6. Ideologías regionales implícitas. Algunas ideas-fuerza, que subyacen en la cultura provincial, y que tienen un valor histórico-político, como ubicación subjetiva geopolítica de cada territorio en el espacio de la Nación.	- Estas posiciones están claramente presentes en algunas provincias o regiones. - Ejemplos tentativos: Neuquén como puerta de entrada a la Patagonia; Córdoba como centro neurálgico del país que compite con Buenos Aires; Rosario que resiste su dependencia provincial de Santa Fe; Tucumán como puerta de entrada al NOA; Mar del Plata y Bahía Blanca que resisten decisiones adoptadas en La Plata. - Estas posiciones subyacentes suelen influir en el comportamiento de los actores respecto de las autoridades provinciales, de otras provincias o de la Nación.

Otra forma de abordaje de los rasgos fundamentales de la organización sanitaria es a través del análisis de los flujos financieros entre los distintos componentes del Sector Salud. Este enfoque puede ser únicamente cualitativo o puede incluir la estimación de la magnitud relativa de esa circulación de fondos. En el primer caso, los diferentes subsectores son estudiados según las funciones que cumplen en el Sistema. Es decir, se define a los factores financiadores de servicios de salud y se los diferencia de los propietarios de los efectores, aunque esto no signifique necesariamente que se trata de instituciones diferentes. Pueden ser distintos momentos o circunstancias –la financiación y la prestación de servicios– de una misma institución. Por ejemplo, un paciente sin cobertura social atendido en un hospital público recibe un servicio prestado por el Estado y financiado por el Estado. Si, en cambio, el gasto de su atención es solventado por una Obra Social, se producirá un flujo financiero desde el subsector de Obras Sociales al subsector Público; pero si la Obra Social no reconoce la cobertura de dicho gasto, se producirá un flujo financiero en sentido inverso.

Un gráfico del Departamento de Economía Sanitaria de la Subsecretaría de Salud Pública, publicado en 1973 (DES-SsSP, 1973: 6), expresaba muy bien el artificio técnico utilizado para analizar el flujo de los recursos financieros de la sociedad, entre los distintos componentes del Sector Salud (gráfico N° Int. 1), tomando los tres subsectores en forma separada, en su condición de financiadores y de propietarios de efectores.

Gráfico N° Int. 1: Estructura financiera del Sector Salud según subsectores y naturaleza de los recursos

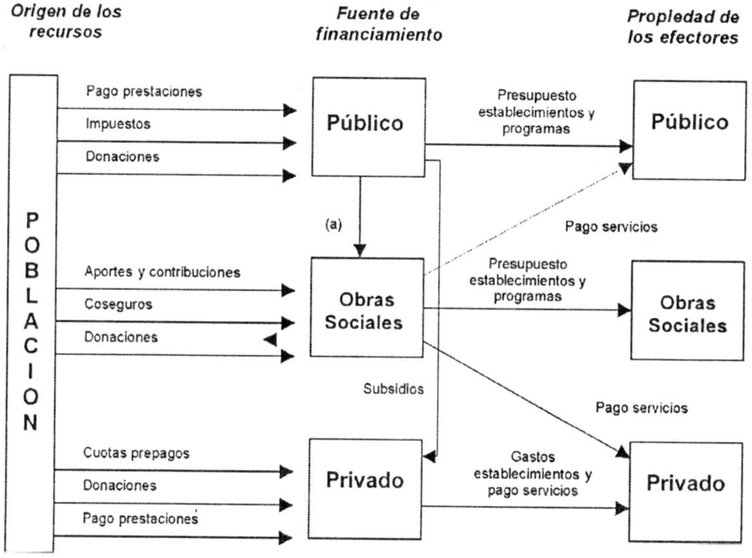

(a) contribuciones patronales y subsidios.
Fuente: Subsecretaría de Salud Pública, 1973.

La cuantificación de cada una de estas vías de financiamiento permitiría determinar la composición y el origen de los recursos, así como la distribución del gasto en salud. Este tipo de análisis fue aportado por González García y Tobar, mediante gráficos que representan el flujo de fondos y la magnitud relativa de esas transferencias, con el fin de ilustrar estudios previos sobre gasto en salud (González G.-Tobar, 1997: 212-213 y 2004: 412). A título de ejemplo reproduzco una de esas figuras (gráfico N° Int.2).

Estas modalidades gráficas, que procuran representar cuali y/o cuantitativamente la distribución de los recursos financieros dentro del Sistema de Salud, han tenido una expresión económica preliminar, que es la *matriz de fuentes y usos del gasto en salud*, iniciada por el Ministerio de Economía, como parte de estudios sobre el Gasto Público Social (GPS) y su impacto distributivo (Diéguez y col., 1990; Flood y col., a-b, 1994). La *matriz* es un cuadro de doble entrada en el que, tanto los agentes ejecutores del gasto en salud, como las distintas fuentes de los recursos financieros del sistema, se explican recíprocamente mostrando –en términos de montos de dinero– la circulación de los recursos y la cantidad de fondos en los que cada actor interviene. A título de ejemplo, puede verse en el capítulo 11 la *matriz* correspondiente a 1999, dado que representa un momento en el que estaba vigente la paridad cambiaria $ 1 = US$ 1, y a que fue el año de mayor gasto global en salud de la década del 90 (véase cuadro N° 11.12).

Gráfico N° Int. 2: Organización y flujos financieros del Sistema de Salud, 1997

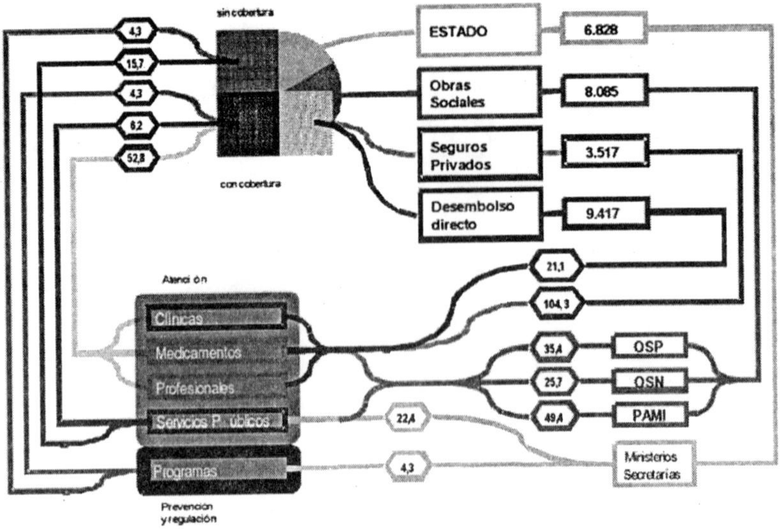

Como dije anteriormente, con Katz y Muñoz se discutía la metodología para abordar la evolución y configuración del Sector Salud, tanto en el escenario nacional como en los provinciales, para desarrollar la parte general del trabajo mencionado (Katz y col., 1993: capítulos 1 y 9). Una de las observaciones planteadas por Katz –que lideraba el trabajo– era que los métodos de análisis existentes hasta el momento, cuyos ejemplos más relevantes acabo de mostrar, en realidad sólo estudiaban flujos financieros en dos dimensiones –fuentes y ejecutores– pero no alcanzaban a reflejar la gran cantidad de fenómenos que ocurren en el interior de cada uno de los actores del sector. A partir de este razonamiento y del listado de variables del cuadro N° Int.2, se extrajeron dos conclusiones tendientes a encontrar descripciones sectoriales más dinámicas: por un lado, la necesidad de estudiar la evolución histórica del comportamiento de los protagonistas, procurando encontrar actitudes y constantes en términos de mercado; por otro lado, expresar estos comportamientos a través de modelos teóricos en curvas de oferta y demanda, con el fin describir tendencias evolutivas. Esta última parte fue elaborada por Katz (capítulo 9), mientras que yo me encargué del borrador sobre modelos organizativos en el siglo XX (capítulo 1), y más tarde seguí trabajando en esta línea (Arce, 1993: capítulo 11; Arce, 1997, 2000).

Apoyados en esas consideraciones metodológicas, delimitamos 3 modelos principales a lo largo del siglo XX, hasta el momento de la hiperinflación de 1989-1990. Para la denominación de los distintos modelos, tomamos como factor determinante la actitud de planificar por parte del Estado nacional, así como la existencia de un centro predominante o, en cambio, la diversificación de centros de toma de decisiones. Pero visto a la luz del modelo organizativo configurado a partir de los '90, creo ahora que deberíamos haber empleado el término *regulación* en vez de *planificación*, ya que sólo durante la década peronista transcurrida de 1945 a 1955 puede identificarse una clara voluntad y/o capacidad política de *planificar*. Por el contrario, en los períodos previo y posterior a esa década, existieron –o no– iniciativas tendientes a *regular* a través de normas o legislaciones, más que a *planificar* mediante la asignación de inversiones, con algunas excepciones que después señalaremos.

Presumíamos en aquel momento, aunque aún no teníamos elementos de juicio bien definidos, que los dos episodios hiperinflacionarios de 1989 y 1990 habían tenido tal impacto en el sector, que lograron desarticular el modelo organizativo existente. Suponíamos que empezaba a configurarse un nuevo modelo, sin saber exactamente en qué consistía. Los hechos posteriores, cuyos rasgos analizaremos en la 4ª parte de este libro, me inducen a adoptar la denominación de *modelo de competencia regulada*, ya mencionado por otros autores (Belmartino, 1999; Torres, 2004). Pero la incorporación de un nuevo período me lleva a revisar las denominaciones acuñadas entonces y proponer ligeros cambios de forma, que no alteran el fondo de la cuestión. Estos modelos serán caracterizados en los respectivos capítulos, desde la 1ª parte a la 4ª, intentando cotejarlos con el marco político nacional, con el plano internacional y con la organización hospitalaria. El objetivo central del análisis será resaltar los fenómenos cualitativos principales de cada momento y el peso relativo de los factores, antes que la magnitud cuantitativa de esos fenómenos (cuadro Nº Int. 3).

Cuadro Nº Int. 3: Caracterización de modelos de organización sanitaria, siglos XX y XXI

Período	Modelos y etapas
Previo a 1945	*Modelo pluralista no regulado*
De 1945 a 1955	*Modelo de planificación estatal centralizada*
De 1955 a 1989/90: -1955 a 1970 -1970 a 1977 -1977 a 1989/90	*Modelo pluralista de regulación descentralizada:* -etapa de *formación* -etapa de *institucionalización* -etapa de *crisis distributiva*
Posterior a 1990: -1990 a 2001 -posterior a 2002	*Modelo pluralista de competencia regulada:* -etapa de *formación* -etapa de *institucionalización*

Consideraciones metodológicas sobre organización hospitalaria

El plano de las *Tendencias en la organización hospitalaria* también tuvo un desarrollo metodológico elaborado, que inicié en 1985, cuando estaba a cargo de la Subdirección del Instituto de Investigaciones Médicas "Alfredo Lanari". Comencé procurando caracterizar momentos evolutivos en la arquitectura y el funcionamiento de los hospitales y, con este objetivo, utilicé el término *generación* para diferenciar los diferentes diseños hospitalarios que había identificado. Sobre esa base fui profundizando el análisis y la búsqueda bibliográfica, que volqué en sucesivos trabajos. Ese término es ahora frecuentemente usado, para caracterizar etapas del desarrollo de tecnología informática o medicamentosa. Se aplica para distintos modelos de computadoras, hipoglucemiantes orales o antibióticos. Al igual que en las consideraciones precedentes, en toda esquematización de procesos evolutivos, la determinación de etapas es siempre arbitraria: los desarrollos históricos son graduales –o en espiral, si se los aborda con una concepción dialéctica– pero siempre hay elementos de transición entre una y otra etapa (Arce, 1985).

Sin embargo los esquemas, la delimitación de etapas, la identificación de los aspectos principales –despejándolos de los secundarios– con el fin de descubrir tendencias evolutivas, forman parte de nuestra capacidad de análisis y síntesis, y los aplicamos tanto para evaluar a un paciente como para abordar fenómenos sociales o históricos. Debe aceptarse previamente que esta forma de analizar la realidad es siempre arbitraria, y que lleva implícita una opinión apriorística del observador. Sin duda el pasaje de la Edad Moderna a la Edad Contemporánea no se produjo bruscamente en la Revolución Francesa, sino mediante un proceso extenso; sin embargo el artificio historiográfico de determinar una *edad* nos ha servido para conceptualizar el conjunto de fenómenos que caracterizaron ese período de tiempo. La facilidad de emplear este término es que admite que, aunque hay *generaciones* diferentes, las nuevas no suponen la desaparición definitiva de las anteriores. Hay adaptaciones edilicias y funcionales; algunas veces también se introdujeron nuevos edificios demoliendo partes del viejo. Debe advertirse que una revisión exhaustiva de la historia hospitalaria excedería largamente los límites naturales de este plano de abordaje, y también los de la información disponible.

En base a los criterios explicados, llegué a la hipótesis de que los hospitales argentinos actualmente existentes pertenecen básicamente a 3 generaciones, sin que ello signifique ignorar la existencia de modelos transicionales entre una y otra etapa. En el primer capítulo dedicado a este tema (capítulo 3), se analiza extensamente cómo aparece el organismo que ahora denominamos *hospital*, cuál es el momento en que, especialmente en los países europeos, ciertos establecimientos empezaron a funcionar con finalidades médicas o de curación. Para despejar factores que interfieran la discusión sobre los hospitales que funcionan en la actualidad fue necesario definir el punto de partida del análisis. En efecto, parto del hospital *medicalizado*, donde se brindaban cuidados caritativos a heridos y enfermos pobres, pero también se procuraba proveer diversos instrumentos curativos, es decir, el hospital como *espacio de curación*. En la Argentina esta transición ocurrió entre mediados y fines del siglo XIX, pero ya desde principios de ese siglo existían establecimientos con expectativas similares.

Por consiguiente, en sucesivos capítulos procuro encontrar un paralelismo entre las tendencias internacionales, las políticas sanitarias nacionales y las generaciones hospitalarias. La 1ª generación es abordada en el mencionado capítulo 3, la 2ª en el capítulo 6 y la 3ª en el capítulo 9. El capítulo 12 está dedicado a analizar las nuevas tendencias en materia de gestión hospitalaria, especialmente los fenómenos e innovaciones que se produjeron a partir de la década del 80 (Arce, 1995). Dado que la hipótesis del plano de la organización hospitalaria está enfocada a la identificación de las *generaciones*, creo conveniente presentar aquí un cuadro sinóptico que resume los rasgos de cada generación. Esos rasgos serán desarrollados extensamente en los capítulos 3, 6 y 9, respectivamente.

Cuadro Nº Int. 4: Caracterización de las generaciones hospitalarias

Características	**1ª Generación**	**2ª Generación**	**3ª Generación**
Objetivos programáticos	- Aislamiento sanitario y social - beneficencia	- Disponibilidad del enfermo - atención gratuita estatal de la demanda espontánea	- Atención médica continua, integrada e integral - administración descentralizada - financiación multicéntrica
Sostén institucional	- Organizaciones caritativas - organizaciones mutuales de comunidades extranjeras	- Organismos estatales - ayuda social desde el poder político	- Sistema de atención de la salud - participación de la salud - participación comunitaria - desarrollo de la Seguridad Social

Organización asistencial	- Asistencia humanitaria - estructura honorífica de médicos en pabellones por patología	- Cuerpo profesional hospitalario - estructura asalariada de médicos en salas por especialidad	- Lo organizativo como eje del personal sanitario - cuidados progresivos con camas indiferenciadas
Organización administrativa	- Servicios de apoyo descentralizados	- Servicios intermedios y de apoyo centralizados	- Servicios intermedios y de apoyo centralizados, muy tecnificados y racionalizados
Atención ambulatoria	- Consultorio privado del médico	- Centros de salud o dispensarios - consultorios externos	- Consultorios externos - efectores periféricos integrados
Estructura edilicia	- Pabellones separados por jardines	- Monobloque en peine extendido en altura	- Superficie hospitalaria modular y flexible
Hitos históricos	- 1880-1925 (aprox.) - Domingo Cabred y la Comisión Asesora de Asilos y Hospitales - Sociedades de Beneficencia	- 1926-1955 (aprox.) - Ramón Carrillo y el Ministerio de Salud Pública - Fundación Eva Perón	- 1956-1985 (aprox.) - hospitales de reforma y de comunidad, SNIS - centralización y descentralización

Consideraciones metodológicas sobre factores reguladores del sistema

A fin de completar el panorama de la evolución del Sector Salud, creí necesario agregar en la 5ª Parte a diversos sectores o instituciones que, ya sea por su volumen operativo o porque se desenvuelven en forma marginal al núcleo central de las decisiones del Sistema de Salud, merecen una consideración especial. Estos capítulos no tienen una sistemática particular, sólo procuré analizar la evolución histórica de estos actores, su configuración actual, la magnitud de sus actividades y las razones por las que sus acciones tienen un efecto regulador sobre el funcionamiento general del Sistema.

En primer lugar, la cobertura de Riesgos del Trabajo, que históricamente tuvo una evolución paralela al Sistema de Salud y estuvo íntimamente vinculada con la cartera laboral, que es la encargada de regularla. Sin embargo, como se verá más adelante, tanto en el ámbito internacional como a nivel nacional, la cobertura de los riesgos del trabajo estuvo ligada con los orígenes de la Seguridad Social. Por otra parte en la Argentina, a través de las Aseguradoras de Riesgos del Trabajo, se introdujeron las compañías de seguros en el mercado de la Medicina Prepaga, del que –a lo largo del siglo XX– se mantuvieron al margen.

Asimismo, el PAMI, por su magnitud y por su historia, ha constituido un formidable regulador del sistema y ha contribuido a estratificar la oferta de servicios, especialmente en las grandes ciudades, según la voluntad de ser o no prestadores, dentro de las reglas de juego que imponía. Otro enorme regulador del sistema en cada escenario provincial significa la respectiva Obra Social Provincial. Sobre este conjunto de instituciones se sabía muy poco hasta principios del corriente siglo, por la dificultad y diversidad de las fuentes de información. Algunos trabajos recientes aportaron cierta claridad sobre su comportamiento sectorial, que permite ahora abordarlas en un capítulo especial. Como es bien sabido, el PAMI y la respectiva Obra Social local representan en cada escenario provincial entre el 50 y el 80% de la facturación de los prestadores privados.

Por último, merece tratarse como factor regulador el caso de OSDE, dado que fue una institución que evolucionó desde su origen como Obra Social de personal de dirección, a ser la más importante cobertura dentro de este tipo de Obras Sociales y de la Medicina Prepaga. Por consiguiente, su operatoria constituye un factor regulador para la franja poblacional de más alto nivel de ingresos, así como los prestadores más calificados y de mayor complejidad. OSDE asimismo creció en áreas afines –AFJP, seguros de retiro y de vida, emergencias médicas y turismo–, alcanzando las proporciones de un *holding* de servicios sociales de gran magnitud.

Síntesis y expectativas

El plan de trabajo ha sido particularmente ambicioso. Quizás exceda mi capacidad de llevarlo a cabo, con una calidad uniforme y fuentes de información de consistencia equivalente. En última instancia, todo *ensayo* –creo que debo encuadrar este libro dentro de ese género– implica un aporte del autor, que encierra la expectativa implícita o explícita de que los lectores tomen el *testimonio* y lo desarrollen, ya sea para perfeccionar las hipótesis planteadas o para cuestionarlas.

Los que conocen el Sector Salud seguramente encontrarán algunos sesgos, por una eventual información insuficiente o por interpretaciones con las que no coincidan, propias de la inevitable subjetividad del autor. Para los que no lo conocen, los textos fueron redactados de modo que sean comprensibles, aún para personas ajenas a la jerga médica y sanitaria. A los que lo tomen como texto de estudio, deseo que les resulte de utilidad.

PRIMERA PARTE

Fines del siglo XIX y 1ª parte del siglo XX hasta la Segunda Guerra Mundial

CAPÍTULO 1 - POLÍTICA SOCIAL INTERNACIONAL

El panorama social a principios del siglo XX

La interpretación de los factores condicionantes del escenario social de comienzos del siglo XX, requiere explorar los hechos y circunstancias que determinaron la creación de la Seguridad Social (SeS), en la última parte del siglo XIX.

Conviene mencionar, en primer lugar, la significación que tenía en la Europa de la segunda mitad del siglo la expansión del movimiento socialista a partir del *Manifiesto del Partido Comunista*, que Carlos Marx y Federico Engels publicaron en 1848. La revolución industrial y sus dramáticas consecuencias en las condiciones de explotación de la población trabajadora determinaban un creciente descontento, que se expandía por el continente y que se expresaba como impulsos revolucionarios con expectativas, no sólo de lograr cambios en la situación laboral y social, sino también de tomar el poder y transformar radicalmente a la sociedad. Tal como se decía en la primera frase del *Manifiesto*, "un fantasma recorría Europa…". En este clima social se tomó la decisión de crear la primera institución de SeS, en la Alemania de 1883.

El movimiento que impulsaron Marx y Engels fue ideológicamente heterogéneo desde el principio. La Primera Internacional fundada en 1864, cuyo propósito era coordinar los distintos movimientos revolucionarios y alcanzar un Estado comunista, se polarizó rápidamente entre anarquistas y socialdemócratas, con el predominio de estos últimos. La Segunda Internacional, fundada en 1889, también se fragmentó entre socialdemócratas, que alentaban reformas pacíficas por la vía parlamentaria, y radicales –en el sentido internacional del término–, que originarían luego los partidos comunistas[1]. Los anarquistas, que no

[1] Aunque no corresponde estrictamente al momento que estamos analizando, puede agregarse que la Tercera Internacional Comunista (*Komintern*), convocada por Lenin y con sede en Moscú, fue creada en 1919 y fue escenario del enfrentamiento entre stalinistas y trotskystas. Estos últimos, liderados por León Trotzky, fundaron la Cuarta Internacional en 1922.

alcanzaron un claro predominio en el control de los movimientos políticos europeos, tuvieron más tarde, sin embargo, una marcada influencia ideológica entre las bases obreras y los intelectuales europeos, así como en los movimientos de izquierda latinoamericanos (Viñas, 2004).

Los primeros pasos de la Seguridad Social

Marx y Engels formularon su propuesta pensando principalmente en la revolución industrial inglesa y alemana, pese a que la revolución comunista se logró efectivamente en Rusia. El proceso de industrialización en Alemania se desenvolvía con un marcado retraso respecto de Inglaterra y Francia, aunque con un alto grado de conflictividad social. En este marco, el Canciller del *káiser* Guillermo II, Príncipe Otto von Bismarck, apodado el *Canciller de Hierro*, se vio inducido a implementar medidas de protección social, más motivadas por el interés en neutralizar la agitación laboral y los avances del socialismo que por la situación sanitaria de los trabajadores y el crecimiento de las enfermedades de naturaleza social. Así se implantaron en forma obligatoria para los obreros industriales, mediante 3 leyes sucesivas: a) el Seguro de Enfermedad en 1883, que no incluía a los familiares, y era financiado 2/3 por aportes de los trabajadores y 1/3 por los patrones; b) el Sistema de Cobertura de Accidentes del Trabajo en 1884, financiado exclusivamente por los empleadores, y c) una Ley de Pensiones a la Vejez e Invalidez, financiadas por el Estado. Los beneficios eran gestionados a través de múltiples fondos –las cajas de enfermedad o *krankenkassen*–, que tenían la función de administrar, para una población circunscripta, los recursos provenientes de patrones, obreros, empleados y el Estado (Arce, 1993: 281-332).

Lo novedoso del sistema era la obligatoriedad de los aportes y el destino de los beneficios, que sólo se limitaban a los obreros de bajos ingresos. El modelo tenía algunos rasgos que conviene resaltar. Estaba destinado a los obreros industriales y especialmente a atender las enfermedades y accidentes ocasionados por el trabajo. La determinación de la magnitud de los aportes y los alcances de los beneficios evidenciaban una incipiente modulación actuarial de su sustentabilidad financiera. Además, en tanto los aportes se graduaban como un porcentaje del salario y los beneficios eran equivalentes para todos los beneficiarios, introducía un enfoque novedoso, a través de un sistema económicamente solidario y de participación compulsiva. Hasta ese momento, los seguros privados establecían los costos en función del monto asegurado y el riesgo estimado de eventuales siniestros. La obligatoriedad de los aportes superaba las debilidades de la solidaridad voluntaria de las mutuales. Por último, las prestaciones que otorgaba eran de dos tipos: económicas, mediante un subsidio proporcional a los salarios caídos y, en servicios, proveyendo atención médica con el pago por parte de las cajas de enfermedad (Veronelli, 1975: 195-196). Bismarck procuraba seducir, con medidas de inspiración socialista, a los reclamos también socialistas de los obreros sindicalizados: *cada uno aporta según sus posibilidades y recibe de acuerdo a sus necesidades*.

Esta interpretación de las motivaciones de Bismark, fue cuestionada por Mc Neill y Drucker, que coinciden en que lo que el *Canciller de Hierro* pretendía era una mayor intervención del Estado en la regulación de la Economía –restándole poder a los mercados– con el fin de financiar una incipiente carrera armamentista (Mc Neill, 1988: 273; Drucker P., 1989). Sin embargo, el Partido Socialista alemán había sido fundado en 1869 y, 10 años después, había conseguido algunas bancas en el Parlamento. Por otra parte, otros partidos socialistas surgían simultáneamente en otros países europeos: Dinamarca en 1878; Noruega, Bélgica y Suecia entre 1887 y 1889; Italia en 1892; Gran Bretaña en 1900, y Francia en 1905. Si bien es aventurado presumir una estricta relación de causalidad con la creación de los seguros sociales obligatorios, es al menos sugestiva su creación subsiguiente en: Dinamarca en 1891, Noruega en 1894, Bélgica en 1900, Gran Bretaña en 1911, Suecia en 1913, Italia en 1914 y Francia presentado en 1922 (Veronelli, 2004: 341-342).

La innovación alemana tendrá más tarde influencia en la mayoría de los países europeos. En la Inglaterra de esos años, dos organizaciones sostenían criterios opuestos respecto de los servicios de salud: la *Charity Organization Society* y la *Fabian Society*, creadas respectivamente en 1869 y 1884. Estas diferentes visiones fueron expuestas en 1909 ante la *Royal Commission on the Poor Laws*, donde predominaba el temperamento defendido por la última, en la voz de Beatriz Webb, que decía que el tratamiento de toda persona enferma debía ser obligatorio, ya que constituía una amenaza pública al interés de la comunidad. En 1911, George Lloyd estableció un seguro obligatorio destinado a trabajadores de bajos ingresos, financiado por asalariados y empleadores. Los beneficios contemplaban el reemplazo del salario y la atención por médicos generales remunerados por capitación, pero excluían la atención en internación. La administración del seguro estaba descentralizada en comités locales, entidades sindicales y asociaciones voluntarias autorizadas, lo que mostraba también alguna influencia del modelo alemán. Hacia 1938, la administración del sistema, que en ese momento estaba a cargo de más de 2.000 entidades, mostraba serias ineficiencias (Veronelli, 1975: 197-199).

Al término de la 1ª Guerra Mundial, Rusia, que había firmado con Alemania el armisticio de Brest-Litowsk a principios de 1918, estableció por decreto un sistema amplio de prestaciones sociales a cargo del Estado, empleando por primera vez el término Seguridad Social[2]. Por su parte Francia, que mediante al Tratado de Versalles de 1918 había recuperado los territorios de Alsacia y Lorena, el Gobierno se encontró ante la disyuntiva de derogar el seguro de enfermedad heredado de Alemania, o extender el modelo a todo el país. Tanto el primer ministro como el ministro de Trabajo, que conocían muy bien los beneficios del sistema, presentaron un anteproyecto de ley en 1920. Tras un prolongado debate parlamentario, recién fue promulgado en 1928. Es importante señalar la enconada oposición presentada por el cuerpo médico, cuyas mutualidades y cooperativas temían ser absorbidas por el seguro social. Considerando los comentarios previos sobre el comportamiento internacional del movimiento socialista, debe mencionarse que el Partido Socialista –o socialdemócrata– francés apoyaba el proyecto, en tanto el Partido Comunista –orientado por la Tercera Internacional– se oponía a colaborar con una reforma, que iba a contribuir a la consolidación de la sociedad burguesa. El régimen finalmente aprobado establecía un seguro de atención médica, administrado por numerosas cajas, que reembolsaban el 80 % de los gastos, remunerados mediante la modalidad de pago por prestación (Veronelli, 1975: 199-200).

Entre las 1ª y 2ª guerras mundiales, las iniciativas introducidas por Alemania, Inglaterra y Francia, a las que genéricamente se las caracterizó como SeS aunque tuvieran diversas formas organizativas, se extendieron a todos los países europeos y otros continentes. El cuadro Nº 1.1 muestra la secuencia en que se sancionaron las respectivas leyes.

---

[2] Como señalan Veronelli y otros autores, Simón Bolívar ya lo había empleado anteriormente en un discurso, aunque no se sabe cuál era su concepto de Seguridad Social, a principios del siglo XIX.

Cuadro Nº 1.1: Sanción de leyes de seguro social obligatorio por orden cronológico

Año	País	Año	País
1883	Alemania	1922	Letonia
1888	Austria	1922	Japón
1891	Hungría	1922	Grecia
1901	Luxemburgo	1924	Chile
1909	Noruega	1925	Bélgica
1911	Gran Bretaña (parcial)	1925	Italia
1911	Irlanda	1925	Lituania
1911	Suiza	1928	Francia
1912	Rumania	1933	Dinamarca
1917	Estonia	1936	Perú
1918	Bulgaria	1938	Nueva Zelanda
1919	Checoslovaquia	1940	Holanda
1919	Portugal	1941	Costa rica
1920	Polonia	1943	México
1922	U.R.S.S.	1945	Brasil
1922	Yugoslavia	1948	Inglaterra (total)

Fuente: Asociación Médica de Rosario, 1980 (extraído de H. San Martín).

En EE.UU. las iniciativas sobre el mejoramiento de los servicios de salud tuvieron un desenvolvimiento diferente, que podría caracterizarse como predominantemente provincial, de inspiración privada y no impulsado por médicos. En 1850, Lemuel Shattuck publicó un informe desde la Comisión Sanitaria de Massachussets, que se dedicaba al saneamiento ambiental, la fiscalización sanitaria, acciones preventivas y registros familiares de enfermedad. En 1910 un educador, Abraham Flexner, publicó un informe sobre "Educación Médica en los Estados Unidos y Canadá" (Veronelli, 1975: 200-201), donde hacía especial hincapié en la necesidad de sustentar la formación de los médicos en conocimientos basados en evidencia científica, uniformando los programas de las escuelas de Medicina y desarrollando la investigación. Asimismo proponía criterios para autorizar el ejercicio profesional (Flexner, 1910). El informe alcanzó trascendencia no sólo en Norteamérica, sino también en Europa, ya que alentaba la inserción de la investigación en el "corazón" de la formación de los recursos humanos, a fin de que impregnara la capacitación con el enfoque científico. Este criterio signó el enfoque de calidad en este período y el movimiento impulsado por Flexner fue denominado *flexnerismo* (Patiño Restrepo, 2001). Conviene recordar que, un subproducto histórico del famoso *Informe Flexner* de 1910 fue el testimonio recogido por el *American College of Surgeons* en 1917, que dio origen al procedimiento de Acreditación Hospitalaria, implementado en la segunda mitad del siglo en EE.UU. y Canadá.

Pero será en 1935, después de la crisis del "martes negro" de 1929, cuando el presidente Franklin D. Roosevelt pondrá en marcha su *New Deal*, que fundamentará una serie de reformas orientadas al bienestar público, así como programas de ayuda social, tendientes a garantizar un nivel mínimo de subsistencia y a reducir el desempleo. Estas medidas no eran de naturaleza caritativa. Procuraban establecerse como derechos sociales, que luego fueron volcados en la *Social Security Act*, y dieron origen posteriormente a la creación de los entes estatales de Seguridad Social, *Medicare* y *Medicaid*. Las intervenciones de Roosevelt en la economía fueron objeto de controversias y conceptualmente vinculadas con Keynes. Al final de su gestión había incrementado los subsidios agropecuarios, intervenido en la regulación de las empresas, a través de los servicios públicos e incluso de las elecciones sindicales, con la ratificación de la Corte Suprema. Asimismo, impulsó el pleno empleo, aunque esta política no se consolidó hasta 1946, con la promulgación de la *Full Employment Act*. Estas innovaciones, dentro del sistema social existente, fueron elogiadas por el propio Keynes en una carta abierta de 1933.

Las interpretaciones históricas del *New Deal* fueron diversas, según quiénes hayan sido los observadores. Para los *progresistas* fue revolucionario, ya que determinó la intervención del Estado en la Economía, la planificación de los programas sociales y la regulación de las prácticas comerciales. Para la *izquierda* representó una política conservadora que protegió el capitalismo corporativo, introdujo escasas reformas e incrementó la burocracia gubernamental. En particular, los *marxistas* lo interpretaron como un hito en el tránsito del capitalismo liberal al capitalismo monopólico. Desde una visión más ecléctica, fue la consecuencia natural de una larga historia de reformas, que tomó elementos del pensamiento keynesiano, del marxismo y del liberalismo. Fue una reforma drástica de matriz socialdemócrata, pero enraizada en la tradición norteamericana (Pozzi, 2000).

El pensamiento económico predominante

No puede dejar de reseñarse en este punto la marcada influencia que tuvieron en el mundo occidental, desde la década del 30, los conceptos del economista británico John Maynard Keynes. Su ascendiente fue muy importante no sólo por los aspectos específicamente económicos, sino también porque aportó las bases fundacionales del concepto de *Estado de Bienestar*, predominante con posterioridad a la Segunda Guerra Mundial e, indirectamente, fundamentó la mayor parte de las iniciativas de reformas de los sistemas de salud, a partir de ese momento. Ya desde 1914 desempeñó un papel destacado durante la crisis bancaria inglesa, en el salvataje del patrón oro. Fracasó al intentar convencer a Lloyd George para que evitara imponer indemnizaciones humillantes a Alemania, al término de la Primera Guerra Mundial, lo que lo llevó a publicar "Las consecuencias económicas de la paz" en 1919. En 1930 escribió su "Tratado de la moneda", cuyo tema central era la inflación.

Fue recién en 1936 cuando terminó su obra fundamental "Teoría general del empleo, del interés y de la moneda", con la que revolucionó el pensamiento económico, al atribuir por primera vez una responsabilidad gubernamental en la lucha contra el desempleo. Había nacido la macroeconomía (Martin, 1996). Hasta ese momento, el análisis tradicional se concentraba en la regulación de las tasas de interés, como único instrumento disponible para actuar sobre el nivel de ahorro y, en consecuencia, sobre las tasas de inflación, inversión y crecimiento. Keynes incorporaba otras variables determinantes del crecimiento –la producción y el empleo– como factores que permitirían evitar el denominado "exceso de ahorro" y la desocupación, manteniendo un adecuado nivel de demanda y consumo (Brittan, 1999). Como política, proponía un Estado fuerte e interventor –a través de la política fiscal y las obras públicas– y su noción de estabilidad equivalía a la plena ocupación. En consecuencia, la receta *keynesiana* era moneda abundante y bajas tasas de interés, para incentivar la inversión y la actividad económica, con lo que se contraponía a los criterios predominantes recomendados por *estructuralistas* y *monetaristas* (Fernández López, 2001).

En términos sociales, el enfoque de Keynes era esencialmente anticíclico, procurando evitar los efectos de las etapas recesivas, mediante el recurso de mantener el empleo y el nivel de consumo. El principal instrumento de ahorro resultante de este enfoque fueron los servicios de salud y/o Seguridad

Social garantizados por el Estado. Su visión tendía antes a la estabilidad económica y el crecimiento constante, que a la equidad social. De hecho, fue el representante de Gran Bretaña e inspirador del acuerdo de Bretton Woods de 1944, mediante el cual se estableció el *patrón dólar* para la Economía internacional y se crearon el Fondo Monetario Internacional (FMI) y el Banco Internacional de Reconstrucción y Fomento (BIRF), más conocido como Banco Mundial. Proveniente de una familia aristocrática, lord Keynes fue un conspicuo miembro del cuerpo docente del prestigioso *King's College* y de la *Cambridge University*, así como de la *London School of Economics* (Hobsbawm, 2003: 105-107). Pero también se vinculó con círculos intelectuales progresistas y transgresores, como el *Bloomsbury Group*, entre cuyos integrantes estaban Lytton Strachey, Duncan Grant (con quien Keynes tuvo una escandalosa relación), y las hermanas Vanesa Bell y Virginia Wolf (Burgo, 2005; De Pablo, 2006; Frenkel, 2006).

El enfoque predominante de la salud y la responsabilidad del Estado

En el marco de este conflictivo y cambiante panorama socioeconómico, ¿cuál era el contenido conceptual del derecho a la salud en ese momento? En las primeras décadas del siglo XX, la salud, en tanto componente del bienestar de la población, no era entendida en general como un asunto de Estado. Su mención como *derecho*, en las Cartas Constitucionales de los países, recién se extiende después de la Primera Guerra Mundial. Es decir que, si antes de Keynes el Estado debía tener una actitud prescindente en la regulación de los factores económicos, más aún en el concepto predominante, se atribuía a la salud una *responsabilidad* de carácter *individual*. Cuando el Estado se ocupaba de construir hospitales, a menudo urgido por necesidades de guerra, en general cedía luego su administración a asociaciones civiles, de carácter benéfico o confesional. Los antecedentes reseñados, sobre las instituciones existentes antes de las respectivas reformas, especialmente en Alemania, Gran Bretaña, Francia y EE.UU., ilustran las conductas sociales dominantes en esta etapa.

Existían algunos antecedentes significativos, pero éstos no llegaban a constituir tendencias. La Constitución de los Países Bajos de 1887 y la de Portugal de 1911 empleaban el término *asistencia*. La del Imperio Alemán de

1871 y la de México de 1908 asignaban a las facultades del Estado el *poder de policía sanitaria*. Como excepción, la de Suiza de 1874 extendía estas facultades a *proteger y promover la salud*, así como el *bienestar general del pueblo*. La Constitución de México de 1917 ya había introducido el componente social en las atribuciones del Estado, a través de conceptos como la *función social de la propiedad* y las *normas protectoras del trabajador*. Un rasgo general, proveniente del derecho constitucional comparado, es que en las constituciones de países unitarios, el problema sanitario estaba contemplado dentro de la parte dogmática de derechos y garantías; es el caso de Colombia, Costa Rica y Portugal. En cambio, en los países de estructura federativa, los aspectos sanitarios estaban previstos en la parte organizativa, asignando las facultades de preservación de la higiene pública y el control de epidemias al nivel central, así como las acciones de asistencia a los pobres, a entidades descentralizadas, tal como ocurría en Suiza, México y EE.UU. (Carrillo, 1949: 5-23).

En términos de *contención*, la sociedad afrontaba los problemas sanitarios, que padecían las clases de menores ingresos como consecuencia de su situación social, mediante los recursos provenientes de una lógica de *beneficencia*. En su nombre las clases de mayores ingresos o las instituciones religiosas proporcionaban ayuda y cuidados a la población *desamparada*. El peso de estas actividades caritativas en la vida social era generalmente de tal importancia, que las instituciones dedicadas a la beneficencia recibían de parte del Estado la misión de administrar recursos de origen público, como hospitales, fondos, hogares, alimentos, etc., además de los que ellos construían por su propia iniciativa (Arce, 2001: 21-28).

Otro componente de la *contención social* es el que ejercían los sectores de bajos recursos entre sí, con el carácter de *ayuda* o *socorros mutuos*. Es decir, una *entidad no estatal* de asociación *voluntaria*, mediante la que sus miembros contribuían a un fondo común, para recibir ciertos beneficios en el momento en que los necesitaran. Como vimos anteriormente, aparentemente esta modalidad era frecuente en Alemania antes de 1883 y, por la misma época, en Inglaterra. Este modelo de organización se reproduce en forma extraestatal, trasladado a este continente por los inmigrantes, y tiene un particular arraigo en el Río de la Plata (Bronstein, 1980). Por su génesis inmigratoria, el agrupamiento de los trabajadores en *mutuales* respondía en América a la nacionalidad de origen. El desarrollo de las mutuales será ampliado en el capítulo 2, debido a la importancia que tuvieron en los orígenes de la SeS en la Argentina.

El enfoque sanitario de ese momento, entendido como intervención de los poderes públicos para proteger la salud de la población, se limitaba a una visión *higienista*, destinada a vigilar las condiciones del medio-ambiente urbano y a circunscribir la diseminación de las epidemias. El recurso principal era el aislamiento en casas especialmente destinadas a ese efecto o en hospitales pabellonados (véase capítulo 3). La quema de los efectos personales de los muertos, sin que se supiera la causa etiológica de las patologías infecciosas, era un recurso frecuentemente empleado en las epidemias de cólera o de fiebre amarilla. Hay que recordar que, recién hacia 1880, Luis Pasteur introdujo la teoría bacteriana, como causa de las enfermedades transmisibles.

Otra vertiente del enfoque sanitario proviene de las consecuencias sociales de la revolución industrial y del estado de salud de los trabajadores. Es la *medicina social*, impulsada especialmente en Inglaterra por Bellers, Chadwick y Gilbert y en Alemania por von Sonnenfelds, Rau y Rickmann, entre los siglos XVIII y XIX, como una forma primitiva de *medicina laboral* (Mercer, 1997-1998; Carrillo, 2005: 303-318). Por consiguiente, estaba especialmente orientada a las enfermedades producidas o agravadas como consecuencia del trabajo, o de la situación social determinada por las pésimas condiciones económicas de los obreros. Sin embargo, con posterioridad a la Primera Guerra Mundial, el concepto de *medicina social* se extendió a la totalidad de los factores condicionantes del estado de salud de la población, no sólo a condiciones laborales higiénicas, sino también a educación, alimentación, indumentaria, vivienda con servicios sanitarios adecuados, esparcimiento y demás factores culturales y espirituales que pudieran contribuir al bienestar general (Carrillo, 2005: 256-257).

En este marco político internacional, sintéticamente descripto, se desenvolvían los hospitales y el modelo argentino de organización sanitaria, que se abordarán en los capítulos siguientes. Los hitos y protagonistas mencionados de ningún modo pretenden alcanzar un análisis exhaustivo de la etapa. Sólo señalé los que a mi criterio –y hasta donde llegan mis conocimientos– establecieron hechos significativos en la configuración de la evolución de los servicios de salud, desde una oferta escasamente organizada y con alguna prescindencia estatal hasta un ordenamiento sistemático en lo relativo a su financiamiento y a las acciones sanitarias.

Capítulo 2 - Política sanitaria nacional

La organización sanitaria argentina a principios del siglo XX

Si el capítulo 1 estaba dedicado al panorama social y al marco político-económico en el ámbito internacional, este capítulo se concentrará en la situación particular de la Argentina. Admitamos que ésta no fue ajena a los factores e ideas predominantes en el resto del mundo, sino por el contrario, que las tendencias mundiales actuaron como condicionantes de los fenómenos determinados por las características locales. Por consiguiente, el capítulo que ahora iniciamos va a tratar sobre los rasgos del modelo de organización sanitaria, predominante en las primeras décadas del siglo XX. Procuraré señalar los fenómenos políticos y socioeconómicos más relevantes, aunque evitando desviarme del análisis del problema central, que es la atención de la salud.

¿Cómo definir los rasgos fundamentales de la organización sanitaria en un lugar y un momento histórico determinados? En la Introducción señalé la necesidad de definir los aspectos principales, que deben tenerse en cuenta para alcanzar una *taxonomía* de modelos organizativos. Y estos modelos organizativos no comprenden solamente aspectos inherentes a la forma particular de ordenamiento de los servicios de atención de la salud, sino también problemas que exceden el campo sanitario –y a su vez lo determinan– como la organización institucional del país, su funcionamiento político, la distribución de sus estratos sociales, la cultura predominante y la estructura económico-productiva. Más bien estos últimos aspectos son más determinantes de la organización sanitaria que los intrínsecos del Sector Salud.

En una publicación anterior (Arce, 1993: 10), dije que "el estudio de la realidad sanitaria nacional y la determinación de las políticas que de él derivan, carecen de autonomía y dependen del proyecto político general al que se aspira". Esta misma afirmación, que fue planteada pensando en la elaboración de proyectos hacia el futuro, también es válida cuando se analizan las condiciones y circunstancias que determinaron los rasgos del sistema de salud en cada momento de la historia. Como expuse en la Introducción Metodológica, se delimitaron 3 modelos principales a lo largo del siglo XX, hasta el momento de la hiperinflación de 1989-1990, y otro modelo a partir de ese momento, con un punto de inflexión en la crisis institucional de fines de 2002 (véase cuadro N° Int. 3). Conviene agregar que otros autores caracterizaron etapas evolutivas en la organización sanitaria argentina, desde principios del siglo XX hasta la hiperinflación de 1989/90, diferenciando similares modelos organizativos y momentos históricos (Cetrángolo y col., 1992; Katz, 1995; Mera-Bello, 2003: 98).

Período previo a 1945: modelo pluralista no regulado

La caracterización del modelo predominante en las primeras décadas del siglo XX, está determinada principalmente por la existencia de servicios pertenecientes a diferentes jurisdicciones y naturalezas jurídicas, sin una regulación destacada ni un plan de inversiones significativas por parte del Estado. Las decisiones de crear servicios de salud dependían de iniciativas de funcionarios del Estado o de legisladores, sin responder a un plan sistemático de construcciones sanitarias. Las instituciones eran de diversas características: hospitales o centros de salud públicos –ya sea administrados por el Estado o por sociedades benéficas– destinados a la población carenciada, establecimientos privados con y sin fines de lucro, y entidades mutuales administradas por comunidades extranjeras, por grupos confesionales o por sectores laborales.

Tal como expliqué en el capítulo 1, el concepto más extendido respecto de la salud era que pertenecía a la órbita de las responsabilidades individuales y, cuando esto excedía las posibilidades del trabajador o del grupo familiar, los carentes de recursos eran atendidos por entidades caritativas o por la asistencia pública. Las intervenciones del Estado se limitaban a cuidar la higiene urbana, actuar en las epidemias, vigilar la sanidad de las fronteras y atender las situaciones de emergencia. Para esto contaban con hospitales especializados en los distintos problemas epidemiológicos prevalentes –tuberculosis, lepra, venéreas, enfermedades infecciosas en general– y con establecimientos psiquiátricos, así como las dependencias urbanas de la Asistencia Pública, destinadas a la atención de las urgencias. Esta somera enunciación de los componentes principales de las actividades estatales en materia de salud induce a suponer que no existía suficiente interés por los problemas sanitarios. Pero sería una interpretación injusta con protagonistas brillantes de fines del siglo XIX, como Emilio Coni o Domingo Cabred.

Es ineludible comentar en este momento el influjo de Emilio Coni –el más distinguido discípulo de Guillermo Rawson– en el siglo XX, aunque sus principales actividades las desarrolló en las dos últimas décadas del siglo anterior. Sin duda, la formación original de Coni respondía al patrón predominante en la Europa de la revolución industrial: la higiene pública o *higienismo*. Pero su visión fue más abarcativa, ya que se ocupó de problemas demográficos, estadísticos, de organizaciones profesionales y no gubernamentales, de planificación urbana y prevención de enfermedades transmisibles. De tal modo que, tal como lo hace Veronelli, debe ser considerado un *salubrista*, dentro de las limitadas circunstancias sanitarias en las que tuvo que introducir sus innovaciones. A él se debe la creación en 1883 de la Asistencia Pública, dependiente de la Municipalidad de Buenos Aires, durante la intendencia de Torcuato de Alvear. Desde ese lugar promovió también la fundación del Patronato de la Infancia en 1892, alentando la complementación de las acciones públicas con las de la sociedad civil.

La Asistencia Pública se ocupaba de la higiene urbana, de los accidentes domiciliarios o en la vía pública, del control de las epidemias y, posteriormente de las vacunaciones[3]. Esta institución fue tan preponderante, que rápidamente fue reproducida en las principales ciudades argentinas. En Mendoza –durante la gobernación de Emilio Civil– y Corrientes –siendo gobernador Valentín Virasoro– por el asesoramiento personal del propio Coni, pero en el resto por la emulación de un proyecto eficaz, que aún persiste en algunas ciudades. En el campo profesional, también debe señalarse el impulso que dio a la creación de la Asociación Médica Argentina (AMA) en 1891, a partir de la Asociación Médica Bonaerense. En el mismo año creó la

[3] En la Ciudad de Buenos Aires, la sede central de la Asistencia Pública estaba en la calle Esmeralda entre Rivadavia y Bartolomé Mitre, en el predio que actualmente ocupa la Plaza Roberto Arlt. De mi infancia, en el sector que actualmente se conoce como Palermo "Hollywood", recuerdo la sede barrial de la Asistencia Pública en Av. Santa Fe entre Carranza y Ravignani, donde ahora hay una sucursal de la ANSeS.

Oficina Demográfica del Departamento Nacional de Higiene, mediante una gestión similar a la que había realizado 1887, al crear la Oficina de Estadística Municipal en la Intendencia de Buenos Aires. En el ámbito no gubernamental fue el promotor de la fundación de la Liga Argentina contra la Tuberculosis en 1901, institución que –con dificultades– aún continúa actuando[4] (Veronelli, 2004: 282-335).

Para completar la semblanza de la personalidad de Emilio Coni, conviene mencionar que fue un destacado impulsor de los Congresos Médicos Latinoamericanos, cuya 1ª edición se realizó en Santiago de Chile en 1901, el 2º Congreso en Buenos Aires en 1904, el 3º en Montevideo en 1907, el 4º en Río de Janeiro en 1909 y el 5º en Lima en 1913. En 1909 debía realizarse en Santiago un evento vinculado con los precedentes, el 4º Congreso Científico Latinoamericano, cuya Comisión Organizadora decidió cambiar la denominación por la de Panamericano. A propósito de ese episodio, Coni formuló una extensa fundamentación respecto de los inconvenientes y escasos beneficios que representaba para los países de América Latina el ideal *panamericano* (Veronelli, 2004: 327-330). Debe recordarse que en 1902 se había creado en Washington D.C. la Oficina Sanitaria Internacional, que luego se denominaría Oficina Sanitaria Panamericana, y que el *panamericanismo* constituía una idea con marcada preponderancia, impulsada desde EE.UU.

En nuestro país, las Sociedades de Damas de Beneficencia se ocupaban de la administración de los hospitales públicos. Estas sociedades existían en las principales ciudades del país, y todas ellas estaban agrupadas en una Federación. Por consiguiente, su poder e influencia en la sociedad eran muy importantes, no sólo por sus vínculos familiares con funcionarios, ciudadanos ilustres y personajes influyentes, sino también por el peso concreto de los importantes recursos que administraban, como hospitales, asilos y hospicios para alienados. Su gestión debía ser aceptablemente eficiente, como para contar con la opinión favorable de las instituciones de la sociedad, y estaban apoyadas por congregaciones religiosas, a través del trabajo de monjas y sacerdotes en la vida cotidiana hospitalaria. Aunque recibían sustanciales subsidios del Estado, que en la época se estimaban en el orden del 90% de sus presupuestos (Penna-Madero, 1910: Vol. 1, 215), probablemente respondían

---

[4] El edificio se construyó en Av. Santa Fe y Uriarte, cerca de Plaza Italia. Todavía funciona allí aunque dentro de un espacio reducido.

a las directivas y necesidades de los funcionarios estatales, de acuerdo con su conveniencia y con las condiciones que a su juicio consideraban apropiadas. Como se ve, desde fines del siglo XIX el Estado *tercerizaba* mediante subsidios las acciones sociales, quizá porque desconfiaba de su propia eficiencia ejerciendo esas tareas, cosa que ocurre hasta nuestros días.

Ejemplificando este conflicto latente entre funcionarios y entidades filantrópicas, Veronelli rescata una anécdota ocurrida –probablemente en 1892– en una entrevista personal de Emilio Coni que, en tanto funcionario de la Intendencia de Buenos Aires dependía de la Presidencia, ante el entonces Presidente, doctor Carlos Pellegrini (2004: 300-301). Este episodio también es comentado por García Díaz (G.D., 1983). Coni le proponía centralizar la administración de los servicios sanitarios del municipio, que estaban bajo el control de las entidades benéficas, a lo que Pellegrini le respondió que coincidía con sus fundamentos, ya que había tenido la oportunidad de ver esa modalidad de organización en la Asistencia Pública de París. Sin embargo –añadió– "no ha nacido aún el hombre público en este país que se atreva a retirarle a dicha asociación la dirección de los nosocomios a su cargo, so pena de levantar ante sí una enorme montaña de resistencias y malas voluntades"[5].

Las actividades sanitarias se conducían desde dos organismos del Estado nacional: el Departamento Nacional de Higiene, dependiente del Ministerio del Interior, y la Comisión Asesora de Asilos y Hospitales Regionales, en la órbita del Ministerio de Relaciones Exteriores y Culto. La vinculación formal del Estado con las Sociedades de Beneficencia, así como con los hospitales confesionales, se establecía a través de esta última Comisión Asesora. El Departamento Nacional de Higiene fue creado en 1880, al asumir la Presidencia Julio A. Roca; el sanjuanino Guillermo Rawson fue el ministro del Interior y, Eduardo Wilde, su primer director. Se ocupaba de los aspectos vinculados con la higiene pública, epidemias y sanidad de fronteras, e introdujo los primeros antecedentes de regulación sanitaria desde la órbita nacional[6]. No

[5] En realidad, estaba muy próximo a equivocarse en su presunción, porque pocos años después –en 1895– nacía Juan D. Perón, que en 1944 formó el primer organismo nacional de Salud Pública, expropiando y nacionalizando –entre otras medidas– los recursos de las Sociedades de Beneficencia.

[6] A título ilustrativo, conviene señalar que el programa de control del mosquito *aedes aegypti*, que tiene actualmente difusión pública para prevenir el *dengue*, proviene de la epidemia de *fiebre amarilla*, ocurrida durante la presidencia de Domingo F. Sarmiento, y actuaba como dependencia del Departamento Nacional de Higiene. Ambas epidemias se transmiten a través de ese vector, que se multiplica en la selva del Matto Grosso.

obstante, la adhesión de las provincias a las directivas emanadas de la autoridad sanitaria federal no estaba exenta de conflictos. Recién comenzaba a construirse un liderazgo nacional, que implicaba la obediencia de las provincias al mandato constitucional y, en algunos casos, esa obediencia se lograba a través de demostraciones de fuerza.

Por su parte, la Comisión Asesora actuaba como nexo entre las múltiples entidades benéficas, patrocinantes de hospitales y asilos, y el Estado. Debe tenerse en cuenta que estas entidades filantrópicas, en su mayor parte formadas por damas *patricias* de las principales ciudades del país, tenían una fuerte vinculación con las acciones caritativas de la Iglesia Católica y de las comunidades extranjeras. En este sentido resultaba lógico que la Comisión dependiera del organismo que entendía en cultos y relaciones internacionales del Estado nacional. La Comisión fue creada en 1906, durante la segunda presidencia de Roca, mediante la Ley 4.953, en la órbita del Ministerio de Relaciones Exteriores y Culto, a cargo en ese momento de Manuel A. Montes de Oca. Su primer presidente fue el doctor Domingo Cabred, que ocupó ese cargo hasta 1931. El enorme impulso que Cabred dio a la construcción de servicios hospitalarios será comentado en detalle en el próximo capítulo.

Las mutuales como antecedente de la Seguridad Social

Es importante detenerse para señalar, en este período, el extraordinario desarrollo alcanzado por las entidades mutuales, surgidas a partir de las oleadas inmigratorias iniciadas en la segunda mitad del siglo XIX. Estaban agrupadas según su nacionalidad de origen, o –como veremos luego– por ideología o religión, o también a través de empresas lucrativas de asistencia médica. Estas entidades, esencialmente inspiradas por las costumbres predominantes en los países europeos, constituyeron el precedente institucional de las Obras Sociales y de las entidades de medicina prepaga, con y sin fines de lucro.

La proliferación de este tipo de organizaciones acompañó al proceso de intenso crecimiento ocurrido entre las últimas décadas del 1800 y las primeras del 1900, impulsadas en gran medida por el movimiento socialista en formación. Recordemos aquí lo comentado en el capítulo anterior: la 1ª Internacional, fundada en 1864, se polarizó entre anarquistas y socialdemócratas, con el predominio de los últimos; la 2ª Internacional fue constituida en 1889, y también se polarizó entre socialdemócratas y *radicales* (en la acepción internacional). Por consiguiente, los obreros que arribaban a estas playas debían venir principalmente influidos por anarquistas y socialdemócratas, ya que los comunistas recién adquirirían un perfil definido a partir de la revolución rusa de 1917.

Por su parte, los anarquistas, que desde la 2ª Internacional no encontraban suficiente capacidad de convocatoria en Europa, migraron masivamente a América Latina donde alcanzaron un notorio protagonismo. En la Argentina y Uruguay tuvieron especial influencia en el naciente movimiento obrero. Por su posición *antirreformista*, no estaban de acuerdo con la formación de entidades no estatales, destinadas a aliviar las consecuencias de la explotación de los trabajadores. Pero su inspiración *principista* en defensa de la ética social les impedía oponerse activamente a iniciativas que podían mejorar la calidad de vida de los obreros, en un marco solidario ajeno al Estado (Viñas, 2004). Este panorama político en el que, ya sea por la iniciativa *reformista* de militantes socialistas y/o socialdemócratas, ya sea por la conflictiva –pero a la vez pasiva– cooperación de los anarquistas, permite inferir que prevalecía en el movimiento social cierta *vocación extraestatal*.

En relación con el comunismo, un distinguido testigo de la época expresaba, en cartas a Marx, las dificultades que encontraba en el Río de la Plata para integrar movimientos de apoyo a las Internacionales (Tarcus, 2000). Un análisis coincidente con Abelardo Ramos –desde una posición inversa– mostrando, a través de la historia del movimiento obrero en la primera mitad del siglo XX, la permanente división entre centrales sindicales socialistas, comunistas y anarquistas. En particular afirmaba que los comunistas, a partir de la "Revolución de Octubre" y de la formación de la 3ª Internacional en 1919, respondían más a las necesidades de apoyo a los revolucionarios europeos que a las de los propios trabajadores argentinos. La coexistencia de dos o más centrales obreras se mantuvo incluso hasta la década del 40 (Ramos, 1959: 10-83)[7], pero conviene recordar que fueron especialmente dirigentes socialistas y anarquistas los que adhirieron a Perón –durante sus funciones como secretario de Trabajo y Previsión– y luego conformaron la Rama Sindical del Movimiento

[7] Allá por los '60, tuve la oportunidad de leer un libro de Jorge Abelardo Ramos, en su etapa de activa militancia trotzkista, denominado *El Partido Comunista en la política argentina: su historia y su crítica*, donde reseñaba detalladamente la evolución del movimiento obrero en este período. Fue imposible encontrarlo, después de recorrer muchas librerías de usados e incunables.

Peronista. En cambio los comunistas mantuvieron preferentemente su disciplina partidaria, apoyando a la Unión Democrática en las elecciones de 1946.

Quedaría como hipótesis a demostrar, si el limitado alcance de los comunistas –frente a socialistas y anarquistas– en el Río de la Plata, en comparación con el amplio predominio que alcanzaron en Chile, ejerció alguna influencia en la diferente configuración de sus respectivas organizaciones sanitarias. En la Argentina y Uruguay se desarrollaron organizaciones *mutuales*, fragmentadas y no estatales, que fueron la base de sus organizaciones de Seguridad Social. En la Argentina se dio este comportamiento, a pesar de la intención de Ramón Carrillo en promover un sistema único de salud, influido por la experiencia británica y las recomendaciones de la OMS. En cambio en Chile, ya desde 1923, se creó un sistema estatal único de Seguro Social Obrero, y en 1952 se adoptó el Servicio Nacional de Salud, emulando el modelo inglés. La pregunta a plantearse es si las reivindicaciones de los trabajadores –con orientación *extrastatal* en los primeros países y con expectativas *estatizantes* en el otro– lograron suficiente peso como para determinar la conformación de los respectivos Sistemas de Salud.

La magnitud e intensidad del movimiento mutual se expresaba en números llamativos. Aparentemente, las primeras iniciativas fueron en Buenos Aires: la Sociedad Francesa de Socorros Mutuos en 1854, la Sociedad de Socorros Mutuos San Crispín del gremio del calzado en 1856 y, en 1858, *Unione e Benevolenza*. Una estadística de 1875 señalaba la existencia de 74 mutuales: 27 en la provincia de Buenos Aires, 12 en la ciudad de Buenos Aires, 19 en Santa Fe, 9 en Entre Ríos, 6 en Córdoba y 1 en Tucumán. De estas 74 entidades, 25 habían sido constituidas por italianos, 14 por españoles, 7 por franceses, 3 por suizos y las demás por distintos gremios. Según la misma fuente, en 1910 funcionaban 659 mutuales, que reunían a más de 200.000 asociados (INAES, 2006). Estos datos son aproximadamente coincidentes con los provenientes de otras fuentes (Pérgola, 2005).

Entre 1850 y 1900 se fundaron 541 mutuales y entre 1901 y 1925 otras 811, de las que una buena parte perduran hasta hoy. El censo de 1927 mostraba 1.141 asociaciones de socorros mutuos con 552.986 afiliados, y en 1910, el 27% de la población de Buenos Aires tenía algún tipo de cobertura mutual. El cuadro N° 2.2 refleja ese crecimiento explosivo (Katz-Muñoz, 1988: 69-77). En cuanto a su composición, tal como mencionan estos mismos autores y Rosalía Cortés (1985), había entidades de naturalezas muy diferentes. Por una parte, las realmente solidarias o de *socorros mutuos* por identidad de origen patronímico, así como otras –también solidarias– que admitían diversas nacionalidades, a las que Augusto Bunge denominaba genéricamente como *cosmopolitas*. La mayor parte de estas entidades estaban dominadas por socialistas y anarquistas. Algunas habían sido promovidas por los empleadores, como la de los ferroviarios, y las caracterizaba como *cajas patronales*. Los patrones de ferrocarriles, que eran ingleses, reproducían aquí experiencias exitosas en su propio país (Bunge, 1914).

Cuadro N° 2.2: Creación de sociedades de socorros mutuos entre 1854 y 1913

Período	Cantidad de sociedades
1845-1870	41
1871-1880	107
1881-1890	220
1891-1900	275
1901-1913	559
Total	**1201**

Fuente: Unsain, 1919.

Bunge, que en realidad era de extracción socialista, denominaba *pseudomutualidades* al resto de las entidades, entre las que había *círculos de obreros católicos* y entidades privadas lucrativas. Las entidades privadas con fines de lucro eran equivalentes a las que hoy funcionan como *abonos* de clínicas barriales o de flotillas de ambulancias, *prepagos* vinculados con sanatorios, o simplemente organizaciones de tipo mutual creadas en base a capitales privados, equivalentes a las actuales empresas de medicina prepaga. Sin embargo, expresando el sesgo ideológico de esta clasificación, incluía entre las verdaderas mutualidades a las *cajas patronales*, constituidas mediante contribuciones patronales y aportes del trabajador en base a alícuotas del salario, ya que habían sido promovidas por las bases sindicales de *izquierda*. Éstas estaban organizadas por rama de la producción y también comprendían a las *cosmopolitas*. El cuadro N° 2.3 muestra la magnitud de la cobertura proporcionada por estas mutuales en Buenos Aires.

Cuadro N° 2.3: Cuadro general de mutualidades en Buenos Aires en 1910.

Grupos de mutualidades	Total de socios	Porcentaje
Cajas patronales	(a) 71.881	28.4
Argentina y "cosmopolita"	(b) 10.356	4.1
Italianas	41.261	15.9
Españolas	23.088	9.1
Francesas	1.726	0.7
Suizas	966	0.4
Israelitas	2.981	1.2
Subtotal mutualidades	**151.248**	**59.8**
Empresas de asistencia médica	90.936	36.0
Círculos de Obreros Católicos	10.579	4.2
Subtotal pseudomutualidades	**101.515**	**40.2**
Total general	**252.763**	**100%**

Incluye la totalidad de beneficiarios de la Caja Ferroviaria en el país.
Incluye la Asociación Obrera de Socorros Mutuos.
Fuente: Bunge, 1914.

Como vimos en el capítulo anterior, ya existían organizaciones de este tipo en Alemania e Inglaterra, al crearse sus respectivos organismos de Seguridad Social. También es posible que hayan existido instituciones de este tipo en Italia o España, al iniciarse el siglo XX, ya que la Ley de Seguro Social de Italia es recién de 1925 (Arce, 1993: 286) y la de España de 1942 (FeMeBA, 1994). Pero otro imperativo que estimuló la creación de nuevas mutuales fue la preocupación de la Iglesia por el predominio ideológico del socialismo, dentro de las que Bunge consideraba verdaderas mutuales. Desde las diversas vertientes comentadas, el *movimiento mutualista* tuvo una extensa difusión en la Argentina. Las instituciones alentadas por la Iglesia Católica en esta línea, Círculos de Obreros Católicos –inspirados en entidades similares creadas en Francia desde mediados del siglo XIX–, no tenían sólo una finalidad de cobertura médica, también formaban clubes barriales –con más vida social que deportiva– que tuvieron una amplia difusión. Algunas de estas últimas mutuales llegaron a construir sus propios sanatorios que, coincidentemente, llevaban el nombre de "San José Obrero"[8].

En el polo opuesto, recordemos que la Cooperativa "El Hogar Obrero" fue creada a principios del siglo XX y gobernada por socialistas, hasta su reciente quiebra en la década del 90. En este caso, sus objetivos fueron mucho más allá de la cobertura asistencial e incluyeron edificios con departamentos económicos[9], créditos de consumo, cajas de ahorro y otras operaciones financieras, cadenas de supermercados y, finalmente, un *shopping center* –el Mercado de Abasto– que desencadenó su quiebra. Posteriormente, el modelo *mutual* fue asumido especialmente con mucho interés por los empleados de organismos estatales, no sólo para proveerse de servicios médicos, sino también de otros servicios sociales. Las Obras Sociales estatales provienen de aquellas primitivas *mutuales de empleados públicos* (Belmartino y col., 1991: 57-97). Pero también una gran parte de los clubes deportivos argentinos se originaron en entidades mutuales y llevaban el nombre de la dependencia pública en la que trabajaban sus socios fundadores[10].

---

[8] Conozco al menos dos de estos sanatorios, aunque debe haber muchos más. Uno es conocido como Sanatorio San José y está ubicado en Buenos Aires, en Marcelo T. de Alvear y Sánchez de Bustamante. El otro está en la localidad de Villa Flandria, cercana a Luján (provincia de Buenos Aires). Ambos actualmente atienden todo tipo de contratos con Obras Sociales y Medicina Prepaga. En Montevideo, existe actualmente el sanatorio Juan Pablo II, perteneciente al Círculo de Obreros Católicos del Uruguay Mutualista, que fue fundado en 1885 y que tiene el mismo origen político.

[9] En la Capital, en Av. Rivadavia 5126, una cuadra más allá de José María Moreno, está el curioso edificio "Nicolás Repetto", que pertenecía a la Cooperativa "El Hogar Obrero", donde hasta su muerte vivió Alicia Moreau de Justo. Tenía una concepción comunitaria, ya que los departamentos –todos de valores similares– daban a un pasillo común con ventanales, lo que facilitaba el diálogo entre los vecinos.

[10] En el barrio de Núñez –también en la Capital– los clubes que se encuentran sobre la Av. del Libertador, entre las actuales Av. Udaondo y Av. Comodoro Rivadavia, lindando hacia el río con la Av. Lugones, provenían de entidades de tipo mutual de empleados de organismos estatales. En dirección hacia la provincia, el Tiro Federal Argentino, originado en tiempos de Roca y con apoyo del Ejército; el Club Atlético Arquitectura, de la Dirección Nacional de Arquitectura del Ministerio de Obras Públicas, donde ahora se encuentra parte del CeNARD; el Club Atlético Comercio, de la Secretaría de Comercio del Ministerio de Economía; el Club Obras Sanitarias de la Nación, de la empresa pública homónima; detrás, el Club YPF; al fondo de la actual Crisólogo Larralde, el Club Correos y Telecomunicaciones, donde ahora está la parte principal del CeNARD; el Club Municipalidad de la Ciudad de Buenos Aires, ahora llamado Club Ciudad, y el Círculo Policial. Quedarían los actuales predios de los clubes Defensores de Belgrano y Náutico Buchardo, cuyas historias desconozco. Se supone que todos ellos eran terrenos fiscales, cedidos en *comodato* a nacientes entidades mutuales, ya que no tenían fondos para comprarlos.

La actividad principal de las asociaciones mutuales era la financiación de servicios sociales, y en particular la asistencia médica, sobre la base de los fondos aportados mensualmente por asociados voluntarios. Sin embargo, la prestación de atención médica a través de servicios propios formaba parte de las expectativas e intenciones en la mayor parte de los dirigentes mutualistas, ya sea mediante consultorios de atención ambulatoria o establecimientos con internación. Como se verá en detalle en el próximo capítulo, diferentes autores coinciden en que –hacia 1910– en Buenos Aires existían unas 1.100 camas de hospitales de comunidades extranjeras, las que –según datos estimados– representaban aproximadamente el 16% del total estimado de 6.825 camas del distrito (Veronelli, 1975: 38; Lardiez G., 1981). Intentando una comparación grosera a partir de informaciones de diferente origen, según los datos del cuadro N° 2.6, la población beneficiaria de las mutuales correspondientes representaba algo más del 8% de los habitantes de la ciudad, que eran alrededor de un millón.

En tanto la disponibilidad de recursos lo permitiera, la vocación general de los mutualistas abarcaba tanto la financiación como la prestación de servicios médicos. En cambio, las empresas de asistencia médica, probablemente, hayan tenido objetivos sólo de cobertura. Esta suposición no debe tomarse en forma absoluta ya que, como dijimos antes, dentro de este grupo Bunge incluía a los suscriptores de abonos de clínicas y sanatorios privados. Lógicamente, el criterio operativo predominante en las mutuales, si no contaban con servicios propios o éstos no eran suficientes, era derivar a sus beneficiarios a establecimientos privados, ya que quienes se asociaban a una mutual tenían la expectativa de evitar la utilización de servicios públicos y caritativos. Este comportamiento se mantuvo a través del tiempo y fue transmitido a las organizaciones que sucedieron a las mutuales: las Obras Sociales.

En la operatoria de los establecimientos asistenciales pertenecientes a organizaciones mutuales no existía el criterio de desdoblar la financiación de su funcionamiento con respecto a su posesión patrimonial. Los servicios de cada hospital estaban destinados a sus asociados o a los miembros de su comunidad, y no a los de otras entidades. La pertenencia del hospital –al igual que otras instituciones sociales– a una comunidad extranjera representaba la permanencia de su cultura de origen en el país anfitrión. Excepto en los españoles, se empleaba doble lenguaje en señalización y papelería y, en la selección de personal se prefería a miembros o descendientes de la comunidad.

No tenían arraigo aún en nuestro país, conductas habituales en los hospitales europeos, incluso en los de entidades sin fines de lucro, tendiente a explotar la capacidad instalada, atendiendo *clientelas* ajenas a la de la institución propietaria del nosocomio, para ocupar capacidad ociosa (Roemer, 1977: 342-370). Tampoco ocurría esto con los establecimientos de las mutuales llamadas *patronales*, como la ferroviaria: hasta la década del 70 los ferroviarios, que disponían de muchos servicios propios en todo el país, evitaban compartirlos con otros usuarios. El entrecruzamiento económico entre los factores que componían el sistema no era la actitud que predominaba.

Las mutuales que no contaban con servicios propios financiaban prestaciones brindadas en otros efectores del sistema, pero prevalecía la intención de instalar la propia capacidad asistencial. Debe tenerse en cuenta, por otra parte, que el costo de la construcción hospitalaria y su equipamiento no distaba mucho en ese momento del de las obras no hospitalarias y que, tampoco la atención médica, contenía equipos y tecnologías que elevaran demasiado sus costos. Con el avance del siglo, se inició el proceso de industrialización, que también inducía el crecimiento del sindicalismo. Las *mutuales* paulatinamente se fueron reagrupando por rama de la producción, sin que esto implicara la desaparición de los originales agrupamientos por nacionalidad de origen. El censo de mutualidades realizado 1927 revelaba la aparición de importantes mutuales originadas en organismos estatales, así como de algunas empresas industriales y comerciales, frente a una disminución de la importancia de la nacionalidad como factor aglutinante. Asimismo muestra una marcada disparidad, tanto en el tamaño de las poblaciones cubiertas, como en el tipo de beneficios y planes que otorgaban (Belmartino y col., 1987).

Comentario final

Se supone, en general, que el crecimiento intenso de la industria se dio durante la década del 40. Pero, como afirma Juan José Sebreli, la década del 30 –aunque fue denominada *la década infame*– fue un período de agudos contrastes sociales y marcada diversidad ideológica, pero también de fuerte sindicalización de los trabajadores y de gran expansión industrial. Fue la etapa posterior a la crisis política y el golpe de Estado de 1930 –simultánea con una grave recesión de la economía mundial– y el momento de transición del modelo agroexportador –proveniente de la Generación del 80– a un modelo mixto agrario-industrial. Según Sebreli, en el campo de las ideas, fue un período en el que predominó el *nacionalismo*, aunque desde diferentes vertientes ideológicas, pero en su caracterización compartían el término: el nacionalismo liberal, el nacionalismo populista yrigoyenista y el nacionalismo católico o de derecha (Sebreli, 2003: 161-218).

Cortés Conde, por su parte, señala las décadas del 10 y del 20 como de frecuentes conflictos laborales. Entre esos conflictos se destacaron, por su violencia, el de los ferroviarios de 1917 y el de la *semana trágica* de enero de 1919 (Viñas, 1966). La década del 30 señala un evidente crecimiento de las inversiones americanas, incluso predominando sobre las británicas. Sin embargo, en 1933 se celebró el *Pacto Roca-Runciman*, por el que se garantizaron las inversiones británicas, a través de una compleja arquitectura financiera, a cambio de mantener una parte del mercado de Londres para las carnes argentinas. La sustitución de importaciones se inició durante la Primera Guerra Mundial y continuó en la inmediata postguerra, ya que los países beligerantes restringieron sus exportaciones para recuperar su propia industria (Cortés C., 2005: 53-139). Ese proceso de industrialización continuó en la década del 40, durante la Segunda Guerra Mundial, motivado también por la necesidad de sustituir importaciones.

En el campo sanitario, pese a la intencionalidad de acciones concretas de redistribución social, no prevalecía el concepto de Estado como planificador y regulador de los servicios de salud. Fueron encaradas con entusiasmo por funcionarios gubernamentales en materia de epidemias y de higiene pública, entre los que sobresalieron Domingo Cabred y Pedro Coni. Asimismo su propia función de administrador estaba muy limitada, dado que la mayor parte de los establecimientos públicos estaba en manos de sociedades de beneficencia. Tampoco existía la actitud de planificar la distribución y el dimensionamiento de los servicios en términos de oferta y demanda. La factibilidad de los servicios estaba principalmente determinada por la disponibilidad de recursos y por el apoyo político con que se emprendía su construcción. La pluralidad de iniciativas y formas jurídicas en el sector Salud, la presencia de organismos estatales activos, pero no predominantes dentro del sector, y una posición general diferente de las medidas de regulación actual, que procuran el rendimiento productivo de los establecimientos, son –en suma– los aspectos principales que identifican el modelo de este período como *pluralista no regulado*.

Capítulo 3 - Tendencias hospitalarias

Los hospitales a principios del siglo xx

Con las advertencias realizadas en la Introducción Metodológica sobre el uso corriente del término *generación*, creo apropiado aplicarlo para analizar la evolución de los hospitales en la Argentina, con el fin de prefigurar el rumbo hacia el cual se dirigen –o suponemos que se dirigen–, agregando como elemento de juicio algunas tendencias mundiales en este campo. En base a este enfoque, considero que los hospitales argentinos pertenecen a tres generaciones principales.

Esencialmente, me interesa aquí tomar como referentes los conceptos vertidos sobre este tema, desde el punto de vista sanitario o de la Administración de la Salud. Si describiéramos rigurosamente la historia de nuestros hospitales, obtendríamos una interesante acumulación de datos, imprescindibles para la investigación histórica, pero probablemente más engorrosos para encontrar épocas o hitos, con un enfoque sanitario. Otros autores con mayor solvencia se ocuparon de estas investigaciones, y a ellos conviene remitirse para obtener datos más precisos (Pérgola, 2004; Veronelli, 2004).

La *medicalización* del hospital

Conviene ver previamente cómo aparece este organismo denominado *hospital*, cuál es el momento en que, especialmente en los países europeos, ciertos establecimientos empiezan a funcionar con finalidades médicas o de curación. Ya que nuestro período de estudio va a quedar limitado al hospital con fines curativos y –dentro de él– trataremos de distinguir las etapas que permiten la identificación de tres generaciones.

Sonis señala las últimas décadas del siglo xviii como el momento en que se produce la *medicalización* del hospital. Antes de ese momento, los conocimientos médicos no se sustentaban en la observación hospitalaria, eran *jurisprudencia médica*, elaboración teórica o empírica individual (Sonis, 1984). Una observación en el mismo sentido hace Foucault, aunque refiriéndose al papel de las universidades con posterioridad a la Revolución Francesa, al analizar el tránsito de la Medicina, como acumulación individual de experiencias profesionales, hacia el conocimiento médico colectivo con respaldo institucional (Foucault, 1986: 97-128). Desde el punto de vista de la antropología cultural, el concepto de hospital surge en la Edad Media, por la conjunción de dos valores cardinales: *caritas*, como expresión del amor paterno entre Dios y los hombres, e *infirmitas*, como condición de los "hombres frágiles" derivados del pecado original (Le Gogg-Truong, 2005: 100).

El análisis del período previo podría denominarse *prehistoria hospitalaria*, ya que aquellos establecimientos estaban destinados a albergar menesterosos, peregrinos, enfermos, que habían sido aislados de su medio social, o moribundos que carecían de cuidado familiar. La Medicina no se desenvolvía dentro del ámbito hospitalario, el cuidado de estos pacientes estaba a cargo de sacerdotes, monjas o voluntarios caritativos. Es interesante que, para el Diccionario de la Lengua Española, *hospital* –que proviene del latín *hospitalis*– es un adjetivo, que significa afable y caritativo con los huéspedes (1ª acepción), y que corresponde al sustantivo *hospicio* –casa destinada a albergar y recibir peregrinos y pobres– sinónimo de *hospedaje*. En realidad, el pasaje de esta *prehistoria* a la *historia* hospitalaria está acompañado por la *sustantivación* de la institución, es decir, el momento en que adquiere objetivos y características específicas. En consecuencia, simultáneamente con la gestación de la Edad Contemporánea, el antiguo *albergue hospitalario* se fue transformando genéricamente en *hospital*[11].

Carrillo no fija este límite con tanta claridad, sino que divide la historia universal de los hospitales en 5 períodos: a) mágico-empírico; b) filantrópico-caritativo; c) técnico; d) científico, y e) económico-social. Los 4 primeros períodos corresponden aproximadamente a las edades Antigua, Media, Moderna y Contemporánea; el quinto era el que consideraba el modelo actual para ese momento. De acuerdo con esa descripción, el período técnico

[11] Aunque no esté directamente vinculada con esta discusión, vale la pena mencionar la interpretación que hace el filósofo lingüista Jacques Derrida, sobre la significación opuesta entre *tolerancia* y *hospitalidad*. La *tolerancia* expresa la actitud del poderoso hacia el débil, sin incluirlo. La *hospitalidad*, en cambio, requiere recibir al otro en un marco de convivencia (citado en San Román, 2005).

implicaba la participación de un equipo de médicos, y cita como ejemplos: los hospitales de Renandot (siglo XVI) y Pinel (siglo XVIII), en Francia, y Deventer (siglo XVII) en Holanda. En realidad –y éste es un ejemplo de la arbitrariedad de los esquemas, pero también de su utilidad– el período técnico es la *zona gris* que cabalga entre las etapas del albergue caritativo medieval y del hospital medicalizado contemporáneo (Carrillo, 1974: 345-364). Para el ámbito nacional, apelaba al clásico principio de que la *ontogenia reproduce la filogenia*, y explicaba que esos períodos de la historia universal también se expresaban en escala de tiempo reducida, en el origen de las iniciativas para dotar de hospitales a las poblaciones de nuestro país (Carrillo, 1974: 364-382).

Vuegen hace un minucioso análisis de la transición entre el hospital-albergue y el hospital como *máquina de curar*, basándose especialmente en los conceptos de Foucault (Foucault, 1978, 1979, 1986). Esta transición lleva un largo proceso de maduración, que incluye cambios en el concepto de enfermedad, en la función del espacio hospitalario y en la naturaleza social del hospital. La enfermedad y la miseria, atribuidas a culpas y castigos de origen divino, comienzan a ser interpretadas como consecuencia de un desequilibrio con la naturaleza, o de la influencia de un medio inadecuado. El hospital-albergue, proveniente de la concepción caritativo-religiosa medieval, destinado a la reclusión y aislamiento social de la miseria –o como antesala de la muerte– empieza paulatinamente a ser interpretado como *espacio de curación*, profesionalizado por una marcada preponderancia de la actividad médica. Por el contrario, la actividad religiosa es desplazada del eje organizativo, para constituir un servicio adicional.

La *medicalización* del hospital conlleva una estricta disciplina funcional y la reglamentación de todas las actividades; racionalidad que también se extiende al diseño arquitectónico. Así se pasa del recinto indiferenciado, anexo a una iglesia y un cementerio, al pabellón ubicado como una *isla* entre jardines, es decir, rodeado por la naturaleza. Este cambio conceptual está destinado a aislar a los enfermos para evitar los contagios epidémicos, con una distribución del espacio que responde a una estricta racionalidad matemáticamente calculada. Todo este proceso ocupa en Europa los siglos XVII y XVIII, y posibilita la transformación de los primitivos albergues para menesterosos y su incorporación a la planificación urbana, en una secuencia donde es probable que las ideas hayan precedido por muchos años a los hechos concretos. En particular la Academia de Ciencias de París fue la que fijó un escenario para la polémica médico-arquitectónica y concretó escritos sobre los fundamentos utilizados (Foucault, 1979).

El desplazamiento de estas innovaciones hospitalarias hacia las colonias ubicadas en América también ocurrió antes en el campo de las ideas y las normativas escritas que en el de la realidad. De manera que las disposiciones del Protomedicato de Buenos Aires, a fines del siglo XVIII, del Cabildo en 1815 (Reglamento, 1815) y de la Junta Hospitalaria designada por la Asamblea del año XIII (Reglamento, 1816), contrasta con el panorama que describe Guillermo Rawson en los hospitales de Buenos Aires, hacia 1870 (Veronelli, 1975: 31). Partamos entonces del hospital con sus médicos adentro, con funciones sociales claramente definidas y ubicado geográficamente en esta parte del mundo.

Tres generaciones de hospitales argentinos

García Díaz distingue tres épocas bien diferenciadas: el hospital de beneficencia, el hospital abierto y el hospital como efector del Seguro Nacional de Salud. Entre los dos últimos cita un modelo de establecimiento de existencia efímera o poco extendida, pero significativa: el hospital de comunidad, que en realidad preanuncia al hospital-efector de la 3ª época (García Díaz, 1983). Vera Ocampo y Quaglia, en un enfoque político-sanitario-arquitectónico, definen estas épocas con fechas y nombres simbólicos: a) período 1880-1925, *hospital de la caridad*; b) período 1926-1955, *hospital de la enfermedad*; c) período 1956-1983, *hospital de la salud* (Vera O.-Quaglia, 1984). Cabe acotar que el comienzo del 2° período coincide con la incorporación del hormigón armado, como innovación tecnológica para extender los edificios en altura. Como se ve ambos trabajos coinciden en la existencia de tres etapas, aunque con abordajes diferentes, y también que cada período de esta historia está definido por un mosaico de fenómenos y circunstancias, que imprimen un sello distintivo a los emprendimientos iniciados bajo esa influencia, aunque luego el tiempo los modifique. Veamos ahora qué elementos caracterizan a estas tres generaciones.

Hemos partido del supuesto de analizar la naturaleza de los hospitales, desde el momento en que empezaron a funcionar como *espacios de curación*, es decir, funcionalmente *medicalizados* o donde los médicos empezaban a cumplir un papel protagónico. En nuestro medio esto adquirió el carácter de tendencia hacia el último cuarto del siglo XIX.

Características de la primera generación

El objetivo programático principal de los hospitales de la 1ª generación era el aislamiento. Aislamiento de los pacientes entre sí, según su patología, y aislamiento de los pacientes del resto de la sociedad. Quizá también persistía, como remanente cultural en la población, un concepto subyacente en la interpretación medieval de algunas enfermedades, especialmente las psiquiátricas: el de *posesión demoníaca* (Boulliat, 1984; Di Bari, 1981). Esta explicación puede resultar aceptable como contenido cultural implícito, pero a partir de la concepción bacteriológica de Pasteur, el aislamiento adquiere fundamentos biológicos ciertos.

También el aislamiento expresa una forma de segregación social: los usuarios de estos hospitales eran pobres con exclusividad. Por consiguiente puede agregarse que el segundo objetivo programático de esta generación hospitalaria era la caridad de las clases pudientes hacia los carenciados, es decir, una beneficencia ejercida a través de la administración de servicios de acceso gratuito (García D., 1983). Conviene, sin embargo, mencionar que existían excepciones: la organización inicial del Hospital Rivadavia de Buenos Aires preveía un pabellón destinado a una clientela de mujeres prósperas, capaces de solventar su internación (Vuegen, 1988: 225-239).

No habría que tomar estos hechos con una visión crítica extemporánea. Tal como se vio en el capítulo anterior, los problemas sociales de esa época no tenían representación estatal. La función primordial del Estado era salvaguardar la seguridad pública, la propiedad privada y las fronteras nacionales. En cambio los riesgos sociales, incluido el cuidado de la salud, eran de resorte principalmente privado. Por consiguiente, la beneficencia era la modalidad mediante la cual se realizaba la asistencia social y, las acciones de esta naturaleza, tenían un carácter institucional estable a través de las Sociedades de Beneficencia. Estamos en la época del proyecto de la *Generación del 80*; política, no hospitalaria (Guerrino, 1981).

También aparece en este período otra forma de asistencia social, la ayuda o socorro *mutuos*. El proyecto de desarrollo de la Argentina agroexportadora, promovido por la *Generación del 80*, atrae grandes oleadas de inmigrantes con buenas posibilidades de movilidad social vertical, que generan sistemas de autoprotección, ya ensayados en sus países de origen. Así surgen los primeros hospitales de colectividades extranjeras (Lardiez G., 1981). De tal modo que durante ese período, que desde el enfoque arquitectónico acotaban entre 1880 y 1925, los hospitales pertenecen a dos vertientes institucionales: los hospitales públicos, patrimonialmente dependientes del Estado, pero sostenidos por entidades caritativas, y los hospitales de comunidades extranjeras, administrados y sostenidos por las respectivas entidades de socorros mutuos (Katz-Muñoz, 1988).

Arquitectónicamente estos hospitales eran *pabellonados*, es decir, varios edificios de 2 a 4 plantas, separados entre sí por jardines y callejuelas, ubicados dentro de un predio extendido en superficie, que ocupaba un espacio equivalente a una o más manzanas. El pabellón constituye entonces la unidad funcional de estos establecimientos. Cada pabellón se desempeña en forma semiautónoma, con capacidad para 20 ó 30 camas y con todos los elementos para convertirse en un pequeño hospital (Vera O.-Quaglia, 1984). La organización operativa se basaba en la descentralización, incluso en los servicios de apoyo: la enfermería, la alimentación, el mantenimiento, la limpieza y la administración, dependían del jefe de pabellón. La administración hospitalaria de ese momento, al igual que la propia Medicina, estaba influida especialmente por la escuela francesa, en particular, un proyecto denominado *hospital perfecto*, o de *planta francesa*, propuesto en París en 1880, fue el modelo más difundido (Vuegen, 1988: 225-239).

El propio estilo arquitectónico de los pabellones solía estar influido por la decoración de estilo francés. Los espacios eran muy amplios, con techos altos, aberturas grandes de madera y vidrio que permitían abundante luz y ventilación. En los hospitales de tuberculosos se agregaban galerías protegidas del exterior, con extensos ventanales de vidrios azules. Las salas no tenían tabiques que separaran las camas: cuando se necesitaba aislar visualmente a un enfermo, se usaban biombos de tela con marcos metálicos. Los espacios de circulación en el centro de la sala, e incluso entre las camas, permitían la cómoda permanencia del jefe, sus asistentes, estudiantes y enfermeras. En el pasillo central de la sala se completaba el mobiliario con grandes mesas de mármol y hierro. Las paredes, invariablemente, estaban revestidas con azulejos blancos y los pisos eran siempre de mosaicos. Los uniformes del personal eran rutinariamente blancos y el aspecto general era marcadamente austero, con escasas decoraciones o accesorios en las paredes. En los pasillos de circulación eran características las salivaderas enlozadas, así como los carteles en las paredes –también enlozados– de "prohibido escupir en el suelo". Los elementos de uso corriente en la atención de los internados –como chatas, papagayos e irrigadores para enemas– eran asimismo de hierro enlozado.

La organización asistencial era elemental. Las instalaciones destinadas a atención ambulatoria eran muy escasas o no existían, ya que la mayor parte se hacía fuera del hospital, en consultorios médicos barriales o en dispensarios municipales. Por otra parte, los pacientes concurrían al hospital en situaciones de gravedad o cuando estaban desahuciados. Las internaciones se asemejaban bastante a las que hoy pueden esperarse en establecimientos de crónicos. Viendo aquella atención médica desde nuestra perspectiva actual, no existían muchos recursos de diagnóstico, y tampoco de tratamiento. Las intervenciones quirúrgicas implicaban un alto riesgo. Operaciones que hoy consideramos altamente invasivas y mutilantes, y que sólo reservamos para la patología oncológica no tratable por otros medios, se realizaban para extirpar flemones, abscesos, tuberculomas o gomas sifilíticos, y no sólo para tumores (Testut-Jacob, 1944).

Los médicos concurrían en forma gratuita para desarrollar sus actividades asistenciales y académicas, ya que el consultorio privado permitía que los profesionales vivieran cómodamente con sus honorarios particulares (García Díaz, 1983). El resto del personal estaba constituido por boticarios, enfermeras, algunas mucamas, damas voluntarias, y especialmente religiosas, que constituían el sostén organizativo del establecimiento. Si bien los hospitales contaban con servicios de guardia, atendidos por estudiantes de Medicina avanzados bajo la supervisión de un médico, los accidentes domiciliarios o en la vía pública, así como los problemas epidémicos y la profilaxis vacunatoria, se realizaba a través de la Asistencia Pública, que se inició en la Municipalidad de Buenos Aires en 1883, pero se reprodujo luego en otras ciudades (Veronelli, 2004: 290-303).

Podría deducirse –desde nuestra óptica actual– que, como resabio funcional del primitivo albergue hospitalario, una actividad central de este hospital de 1ª generación consistía en la asistencia humanitaria del enfermo. En su estructura formal, la organización pivoteaba alrededor de un médico prestigioso: el jefe de sala o *director de pabellón*. Este profesional ejercía al mismo tiempo tareas asistenciales y docentes, rodeado de una estructura jerárquica de médicos, que colaboraban y se capacitaban en forma honoraria. Sus atribuciones incluían la conducción de los servicios brindados por esa unidad del hospital, que se desempeñaba de modo casi autónomo y que, a la vez, actuaba como cátedra. Con este modelo organizativo, habitualmente cada pabellón tenía su propio laboratorio, al menos un equipo de rayos X, una cocina exclusiva y un conjunto de enfermeras, monjas y voluntarias, que reportaban al jefe de pabellón. Los pabellones quirúrgicos incluían además los quirófanos. Los equipos de rayos X eran elementales y sólo permitían imágenes óseas (Röentgen-diagnóstico). Los análisis clínicos se basaban esencialmente en el viraje de colorantes o la visión microscópica de elementos celulares.

Si hubiera que seleccionar un actor que simbolice este período, desde el punto de vista del desarrollo hospitalario, el personaje más destacado fue indudablemente Domingo Cabred. Tal como se dijo en el capítulo anterior, el doctor Cabred fue designado en 1906, durante el gobierno de Julio A. Roca, como presidente de la Comisión Asesora de Asilos y Hospitales Regionales, creada por la Ley 4.953 en la órbita del Ministerio de Relaciones Exteriores y Culto, a cargo en ese momento de Manuel A. Montes de Oca. Debe reiterarse que la Cancillería –en tanto cartera de Culto– era el organismo del Estado encargado de las relaciones con las Sociedades de Beneficencia, que en su mayor parte tenían carácter confesional o estrechos vínculos con organizaciones eclesiásticas. Desde esa posición, Cabred impulsó la construcción de gran cantidad de unidades sanitarias, con las que incorporó unas 7.000 camas de internación (García D., 1983).

Al término de su gestión de 25 años al frente de la Comisión, se había alcanzado una capacidad instalada de alrededor de 11.800 camas, mediante la planificación y el esfuerzo del Estado nacional, aunque delegando luego su administración a las entidades benéficas. Entre los hospitales impulsados por Cabred se pueden señalar: el Sanatorio Nacional de Tuberculosos de Santa María, el Sanatorio de Tuberculosos de Cosquín, el Hospital de Belleville y el Asilo de Alienados de Oliva (Córdoba); la Colonia para Leprosos de Isla del Cerrito (Corrientes); el Hospital para Palúdicos de Güemes (Salta); el Asilo de Niños Retardados de Torres y el Asilo-Colonia de Olivera (provincia de Buenos Aires), y el Instituto de Cáncer "Angel Roffo" (ciudad de Buenos Aires). Asimismo varios Hospitales Regionales: el de Resistencia (Chaco), el de Allen (Río Negro) y el Común Andino de La Rioja (Rizzi y col., 1973: 35; Veronelli, 2004: 359-361).

Hacia 1910, el año del centenario de la Revolución de Mayo, la ciudad de Buenos Aires, a través de la Administración Hospitalaria y Asistencia Pública, dependiente de la Municipalidad, había incorporado numerosos hospitales con el fin de adecuarse a las nuevas tendencias en la práctica de la Medicina. El Hospital Rawson en 1887, el Hospital Pirovano en 1896, el Hospicio de Inválidos y Sifilocomio (base del actual Hospital Fernández) en 1889, el Hospital Argerich en 1900, el Hospital Álvarez en 1901, el Sanatorio Tornú (para tuberculosos) en 1905, el Hospital Crespo en 1907 y el Hospital Alvear en 1910. En conjunto ascendían a un total de 2.600 camas hospitalarias municipales (Veronelli, 2004: 357-359). Todos ellos respondían al modelo pabellonado de la 1ª generación.

Como ya mencioné (capítulo 2), los hospitales de colectividades extranjeras sumaban en ese entonces alrededor de otras 1.100 camas, distribuidas en los hospitales Español, Italiano, Francés, Británico y Alemán (Lardiez G., 1981). A estas camas privadas debían agregarse numerosos establecimientos particulares, creados por médicos y cirujanos, en general instalados en casas del tipo *petit hotel*, remodeladas para cumplir nuevas funciones. En un trabajo de la época se enumeraban 20 instituciones de este tipo, que sumaban unas 725 camas (Penna-Madero, 1910).

Cabe destacar que, también durante este período, algunos hospitales fueron diseñados con criterios que preanuncian adelantos posteriores. En este sentido corresponde nombrar a hospitales dependientes de la Facultad de Medicina, como la Clínica Obstétrica y Ginecológica, el Hospital de Clínicas –que había sido inaugurado en 1882– y el Instituto Modelo de Clínica Médica, ubicado en el Hospital Rawson (Cantón, 1921: 593). A éstos se agregaban otros nosocomios de la jurisdicción nacional, como el Hospicio de las Mercedes y el Hospital Militar, con los que sumaban unas 2.400 camas nacionales.

Con el tiempo, estos edificios pabellonados requirieron reformas arquitectónicas diversas, pero una de ellas fue particularmente significativa, porque replanteaba el partido (arquitectónico) original de aislamiento o separación. Así podrá observarse actualmente que muchos de aquellos hospitales han agregado galerías abiertas o vidriadas, pasillos o pérgolas, posibilitando una comunicación bajo techo entre los distintos pabellones, aunque se notan las diferencias de estilo o de construcción. El hospital descentralizado había dejado paso a un nuevo modelo organizativo y, por ende, también edilicio.

SEGUNDA PARTE

Segunda Guerra Mundial e inmediata posguerra

Capítulo 4 - Política social internacional

El cuadro social durante la conflagración y sus derivaciones

En realidad el título es pretencioso, ya que sería extremadamente difícil indagar en el cuadro social existente durante el período y en los escenarios de las acciones bélicas. Resulta imposible despejar los aspectos atribuibles a la estructura social y sanitaria de cada país, de aquellos que derivaron de las circunstancias militares, como desabastecimiento, destrucción masiva de poblaciones, cultivos y vías de comunicación, muerte de civiles en escala de genocidio y todas las catástrofes determinadas por la guerra, que no es necesario enumerar aquí. Debe comprenderse que todas las inversiones y esfuerzos de los países beligerantes estaban volcados a abastecer y financiar las operaciones militares. Seguramente existieron estudios militares y datos estadísticos demostrativos del cuadro social de ese momento, dado que las instituciones siguieron funcionando, pero es muy difícil acceder a ellos.

Un ejemplo de la preocupación social a nivel institucional fue el famoso Informe Beveridge, que precisamente se dio a conocer en 1942, en el peor momento de la guerra. Pero también otros países tomaron decisiones importantes entre 1939 y 1945, en lo referente a problemas sociales. Aunque la mayor parte de estos problemas requerían medidas de asistencia social de emergencia antes que políticas sociales de mediano y largo plazo. Se comprende que las acciones estuvieran primordialmente destinadas a paliar las consecuencias sociales de la guerra: subsidios, pensiones, asistencia a huérfanos y veteranos, alojamientos transitorios para civiles con viviendas destruidas y otras. Sin embargo, dentro del marco bélico general, tanto los países involucrados en las hostilidades como los que permanecieron neutrales, fueron madurando reformas en los sistemas de salud y seguridad social, que habrían de expresarse al término de la contienda.

Incipientes reformas de los sistemas de salud y seguridad social

En efecto, en 1941 el gobierno británico de Winston Churchill encomendó a un comité de legisladores y expertos, presidido por lord William Beveridge, el estudio de los componentes del sistema de protección social. El informe del comité –conocido luego como Informe Beveridge– fue dado a conocer en 1942. Tras un análisis crítico de las deficiencias e inequidades de los servicios de salud, recomendaba un cambio radical en la concepción del sistema, mediante una evolución trascendental desde el concepto de solidaridad *profesional*, predominante hasta el momento, hacia el de solidaridad *universal*. Esta visión estaba influida, tanto por la *Social Security Act* del Presidente Roosevelt de EE.UU., como por las innovaciones macroeconómicas alentadas por John Keynes (véase capítulo 1). Inspirado en esos antecedentes, se promovía una protección social universal a cargo del Estado, como una parte sustancial de las políticas públicas.

El informe calificaba al área de atención médica en la Inglaterra de preguerra como un "sistema de remiendos". Pero la atención médica constituía un engranaje fundamental de la protección social, por lo que debía incluirse dentro del campo de la Seguridad Social, aunque con un tratamiento técnico diferente del de otros problemas, como el desempleo, la vejez o las cargas familiares. Esta visión daría lugar al posterior planteo de un Servicio Nacional de Salud, financiado por las rentas generales del Estado, al que pasarían a pertenecer el 99 % de los recursos asistenciales del país. Como antecedentes cercanos, en 1938 **Nueva Zelanda** había reformado su sistema de Seguridad Social, garantizando un conjunto de prestaciones esenciales a todos los trabajadores, independientemente del nivel salarial. En el mismo sentido, **Australia** reformaba su sistema de salud en 1943. Ambos países pertenecientes a la *Commonwealth*[12]. El impacto del Informe Beveridge determinaría que, en el futuro, el concepto de *universalidad* fuera sinónimo del modelo *beveridgeano*, y el de *profesionalidad* del modelo *bismarckiano* (AMR, 1980).

Pero fue al final de la guerra en 1948, que el primer ministro laborista –de inspiración socialista– Clement Atlee, a través de la hábil gestión y convicción

---

[12] Denominación de la *British Commonwealth of Nations*, organización que reúne al Reino Unido con los países que fueron colonias del Imperio y luego se independizaron. Sus principales componentes son Canadá, Australia, Nueva Zelanda, India, y las ex colonias de Asia, África y el Caribe. Aunque el término se originó en el siglo XVII, recién empezó a emplearse en este sentido después de la Primera Guerra Mundial.

políticas de Aneurin Bevan –un aristócrata de izquierda– logró que el Parlamento tratara y aprobara la creación del *National Health Service*, es decir, el Servicio Nacional de Salud o NHS, que es la sigla con la que habitualmente se lo identifica en la bibliografía. Previamente, en 1946, Bevan había logrado la aprobación de dos documentos fundacionales: el *National Insurance Act* y el *National Health Service Act*. Para alcanzar este trascendente consenso, los laboristas –que durante la guerra habían contado con la complacencia de Churchill en el manejo de la política interna– habían logrado introducir en la opinión pública la idea-fuerza de *Welfare State* (Estado de Bienestar), por contraposición a la de *Warfare State* (Estado de Guerra) de Hitler. Más tarde en 1951, cuando Churchill accedió nuevamente al Gobierno, uno de sus ministros de extracción liberal, Harold Macmillan, impulsó una agresiva política de vivienda mediante inversiones públicas y privadas, con lo que expresó en los hechos la continuidad de las políticas de inspiración keynesiana (Dolmen, 2001).

En el marco del proceso descripto, **Gran Bretaña**, un país capitalista, monárquico, de tradición imperialista y colonial, creó un Sistema de Salud *socializado*, es decir, de alcance universal, con los recursos asistenciales –tanto institucionales como profesionales– administrados por el Estado, financiado por las rentas generales y con beneficios igualitarios para todos los habitantes. El NHS estaba organizado básicamente en dos niveles. Un *nivel primario* –que constituía la puerta de entrada al sistema– atendido por médicos generales en sus propios consultorios, a los que se asignaba una población bajo su responsabilidad, contratados mediante la modalidad de capitación. El *nivel secundario* lo conformaban los médicos especialistas y los que estaban a cargo de los pacientes internados, que atendían –como asalariados– en los hospitales pertenecientes en su inmensa mayoría al Estado. Salvo en el caso de las emergencias, la derivación al 2do nivel debía hacerla un médico del 1er nivel, que luego hacía el seguimiento del paciente una vez resuelto el motivo de la derivación. A estos dos niveles se agregaría décadas más tarde un tercero, para brindar servicios de rehabilitación, cuidados terminales y prestaciones de alta complejidad (Veronelli, 1975: 203-206).

Por su parte, el gobierno provisorio de **Francia**, en 1946, encomendó a Pierre Larroque el diseño de un régimen general de Seguridad Social, procurando resolver las desigualdades y la fragmentación del modelo *profesional* vigente, administrado por numerosas cajas de seguro. Las diversas cajas cubrían mediante reembolso hasta el 80% de los gastos de atención médica y posibilitaban el acceso a médicos libremente elegidos, que atendían en sus propios consultorios, mediante honorarios preestablecidos. La propuesta planteaba extender la cobertura al 95% de la población, a través de un Seguro Nacional de Salud financiado en forma solidaria, al que las cajas se irían incorporando progresivamente, por medio de acuerdos bilaterales con la SeS, en la medida que fueran encontrando dificultades de financiamiento. La implementación de la nueva legislación encontró similares inconvenientes, a los que dos décadas antes habían dificultado la aprobación de la legislación general de SeS. Las presiones corporativas profesionales seguían limitando la ejecución de las medidas gubernamentales (Larroque, 1955).

En **EE.UU.** funcionaba desde 1927 un Comité sobre Costos de Atención Médica destinado a controlar los elevados gastos de hospitalización de los seguros privados existentes desde fines del siglo XIX. En 1933 se creó la organización *Blue Cross*, como seguro hospitalario voluntario, que alcanzará un extraordinario crecimiento hasta la década del 60. Hay que recordar, como dijimos en el capítulo 1, que el *New Deal* del presidente Roosevelt se sancionó en 1935, y que incluía la recomendación de crear un seguro de salud. Pero la oposición corporativa silenció el tema hasta que Truman, en 1951, encomendó nuevamente su estudio a una comisión especial. El siguiente presidente, Eisenhower, no volvió a prestar atención al asunto. Es recién en 1965, durante la presidencia de Lyndon Johnson, que se aprueban las leyes de creación de *Medicare* y *Medicaid*, como programas de SeS administrados por el Estado. El primero destinado a los jubilados, pensionados y discapacitados. El segundo a los trabajadores de bajos ingresos.

En **Canadá** la evolución fue más ordenada. En 1946 la Provincia de Saskatchewan decidió establecer un Seguro Hospitalario Provincial, por iniciativa del político progresista Tommy Douglas, con el fin de cubrir los altos costos de atención nosocomial, a partir de la tecnología incorporada después de la guerra. En 1958 el sistema se extendió a todas las provincias, pero manteniendo su administración como resorte provincial. La atención ambulatoria o domiciliaria quedaba a cargo del paciente, sólo se cubría la atención hospitalaria, por lo que frecuentemente los médicos procuraban magnificar el problema, para justificar la derivación. Este desmesurado crecimiento de las hospitalizaciones determinó que en 1966 se estableciera el Seguro Nacional de

Salud (SegNS) en todo el país con cobertura integral, pero manteniendo la administración descentralizada a cargo de las provincias.

De los países de América Latina, **Chile** fue el que adoptó en 1952 el sistema más parecido al modelo *beveridgeano*. Contaba con algunas condiciones previas, que facilitaban la decisión. Tenía –y tiene– una organización constitucionalmente unitaria, cuya capacidad instalada de servicios de salud pertenecía casi totalmente al Estado, de tal modo que la autoridad sanitaria nacional concentraba un alto poder de decisión. Desde 1924 existía un seguro social estatal para los trabajadores de bajas remuneraciones. En este marco, el Colegio de Médicos de Chile propuso la creación de un Servicio Nacional de Salud (SNS), que contó con el consenso de la sociedad política. El SNS estaba dirigido por un funcionario designado por el ministro de Salud, que debía contar con el acuerdo del Senado. Los recursos del SNS se distribuían según las necesidades de cada región sanitaria, a partir de la decisión centralizada de las autoridades nacionales.

Otro caso significativo es el de **México**, cuya estructura constitucional es, por el contrario, federal. En 1917 se había formado el Consejo Superior de Salubridad, que luego se transformó en Departamento de Salubridad Pública, y que tenía a su cargo el Distrito Federal, los territorios nacionales y la sanidad de fronteras. Los asuntos sanitarios corrientes estaban en general en manos de las autoridades municipales. En 1938 se creó la Secretaría de Asistencia, encargada de la beneficencia pública y de vigilar las obras de caridad privadas. Entretanto, dependiendo del Departamento de Salubridad, se crearon la Escuela de Salubridad en 1925 y el Servicio de Sanidad Federal en los Estados en 1931. Progresivamente se fue unificando en cada Estado la conducción de los servicios, a través de la formación de Oficinas de Servicios Coordinados de Salubridad, hasta que en 1943 el Departamento de Salubridad y la Secretaría de Asistencia se unificaron, para constituir la Secretaría de Salubridad y Asistencia. En lo referente a cobertura de SeS, en 1950 empezó a funcionar el Instituto Mexicano de Seguro Social (IMSS), y en 1959 se creó el Instituto de Seguridad y Servicios Sociales de los Trabajadores del Estado (ISSSTE). Un modelo fragmentado de organización sanitaria, que tiene algunas semejanzas con la historia de las instituciones argentinas (Veronelli, 2004: 471-474).

Creación de organismos internacionales

Las circunstancias particulares en que se desencadenaron las Primera y Segunda Guerras Mundiales y sus trágicas consecuencias, actuaron a su vez como condicionantes favorables a la creación de organismos internacionales. Se procuraba por un lado alcanzar acuerdos básicos que permitieran la convivencia entre las naciones, pero al mismo tiempo reflejar en esos acuerdos las relaciones de poder resultantes de las respectivas conflagraciones. El análisis de su formación es importante, no sólo para conocer el marco político general del período analizado en estos capítulos, sino también para comprender su influencia en la evolución de los servicios de salud.

El punto de partida político, sobre el que se construyeron los organismos multilaterales posteriores a la Segunda Guerra, se evidenció en los acuerdos alcanzados en Yalta (URSS) en febrero de 1945 y en Potsdam (Alemania) en julio-agosto del mismo año, entre el Reino Unido (RU), los EE.UU. y la URSS. En la primera conferencia participaron Churchill, Roosevelt y Stalin, y en la segunda, Attlee, Truman y Stalin. Estos interlocutores básicamente acordaron zonas de influencia en los territorios que habían sido escenarios de las hostilidades y, por consiguiente, establecieron un marco político de agrupamiento en bloques ideológicos, que fueron determinantes del desarrollo posterior de la Guerra Fría. Entre otros puntos se dividió Alemania en 4 zonas de ocupación, incluyendo una por Francia, y el juzgamiento de los criminales de guerra nazis, que luego se llevó a cabo en Nüremberg; la reconstrucción de Polonia, mediante el Comité de Lublin, con predominio de comunistas; los mecanismos de toma de decisiones en el Consejo de Seguridad de la ONU; los términos de la rendición de Japón y la devolución a la URSS de los territorios anexados en la Guerra Ruso-Japonesa de 1905 y, por último, la reconstrucción de los países europeos mediante gobiernos democráticos y el aporte de fondos, que luego constituyeron el Plan Marshall (Wikipedia, 2008; Ocaña, 2003). Bajo el *paraguas* inicial de estos convenios, se instrumentaron condiciones de convivencia a través de múltiples organismos, que facilitaron el diálogo entre los bloques políticos y atenuaron las tensiones de la Guerra Fría.

Sin duda el organismo –al que podría denominarse *nodriza*– dentro de la red de entidades multilaterales creadas en el siglo XX, es la Organización de las Naciones Unidas (ONU). Su antecedente más remoto es la Sociedad de las

Naciones, creada en 1919 de acuerdo con el Tratado de Versalles, "para promover la cooperación internacional y conseguir la paz y la seguridad", propósito que evidentemente no consiguió y motivó su disolución. En el mismo marco se creó la Organización Internacional del Trabajo (OIT), como institución afiliada a la Sociedad de las Naciones. Existían otras organizaciones previas, que tenían objetivos de cooperación sobre cuestiones específicas: la Unión Internacional de Telecomunicaciones, fundada en 1865, y la Unión Postal Universal, creada en 1874, que posteriormente fueron incorporadas como organismos especializados de la ONU. Asimismo, la Corte Permanente de Arbitraje, que empezó a funcionar en 1902, fue resultante de la 1ª Conferencia Internacional de la Paz, celebrada en La Haya en 1899, con el fin de evitar las crisis y establecer normas de conducta en tiempo de guerra.

El término "Naciones Unidas" fue acuñado por el Presidente Franklin D. Roosevelt y se utilizó por primera vez el 1° de enero de 1942, cuando representantes de 26 países firmaron la *Declaración de las Naciones Unidas*, mediante la que se comprometían a continuar sus hostilidades contra el Eje y a no firmar la paz por separado. El breve documento preliminar había sido redactado por los representantes de EE.UU., el RU, la URSS y China, en concordancia con los términos de la Carta del Atlántico que los dos primeros habían suscripto en 1941. A esta Declaración adhirieron más tarde en forma sucesiva otros 24 países. Las 4 naciones que habían redactado el documento de 1942 volvieron a reunirse entre agosto y octubre de 1944 en Dumbarton Oaks (EE.UU.), a efectos de preparar el borrador de la *Carta de las Naciones Unidas*, que –con 19 capítulos y 111 artículos de carácter estatutario– fue definitivamente aprobada y firmada en San Francisco en junio de 1945 por representantes de los 51 estados miembros fundadores, entre los que no se encontraba la Argentina. La ONU empezó a existir oficialmente a partir del 24 de octubre de 1945, cuando todos los signatarios ratificaron su compromiso (ANdeDyCSdeC, 2006).

Si la ONU estableció el marco de las relaciones políticas emergentes de la Segunda Guerra Mundial, los *Acuerdos de Bretton Woods* determinaron los términos en que se establecerían los vínculos económicos. Estos Acuerdos fueron el resultado de la *Conferencia Monetaria y Financiera de las Naciones Unidas*, realizada en el complejo hotelero de New Hampshire que les dio el nombre, en julio de 1944. En ese marco de estilo *alpino* se reunieron representantes de 44 países, con la intención de superar la crisis de los años '30, después del paréntesis determinado por el conflicto bélico. Aunque el diseño general de la propuesta preliminar fue elaborado por el representante del RU, John Keynes, las decisiones finalmente adoptadas fueron las propuestas por los anfitriones, Henry Morgenthau, secretario del Tesoro, y su principal negociador Harry Dexter White. Desde el punto de vista de Keynes, el objetivo central era superar las políticas de "empobrecer al vecino", dejando lugar a un sistema de tipos de cambio fijos pero ajustables en relación con el oro, ya que las consecuencias del RU en los años '30, con la libra atada al oro, habían sido desastrosas. Su idea era tratar de conducir el crecimiento económico desde un plano global (Restivo, 1994; The Observer, 2004; De Pablo, 2006).

En aquel momento, la mayoría de las naciones del que ahora llamamos Tercer Mundo, con excepción de América Latina, aún permanecían como colonias europeas. Alemania, Italia y Japón estaban a punto de ser derrotados. Las naciones de Europa occidental aún eran campo de batalla de la guerra y estaban desangradas. En esas condiciones EE.UU. tuvo un considerable control sobre las decisiones finales de la Conferencia, por lo que logró imponer su diseño y condicionar la propuesta de Keynes. Dado que uno de los objetivos centrales era constituir un fondo de financiamiento internacional, la definición de las cuotas que corresponderían a cada país fue una de las cuestiones cruciales[13]. Los países del bloque comunista –liderados por la Unión Soviética– participaron de la Conferencia, pero no ratificaron los acuerdos. Por su parte, China se retiró luego del triunfo de la revolución comunista en 1949.

El propósito de Bretton Woods fue poner en marcha un nuevo orden económico internacional, que diera estabilidad a las transacciones comerciales mediante un sistema monetario mundial, en base a un tipo de cambio sólido y estable, fundado en el dominio del dólar. Con esta finalidad se adoptó un patrón oro/divisas, en el que EE.UU. debía *anclar* el precio del oro en 35 dólares por onza. A la vez, se le concedió la facultad de cambiar dólares por oro a ese precio, sin restricciones ni limitaciones. Al mantenerse fijo el precio del

[13] Aunque no hace al hilo conductor de este relato, es interesante conocer la magnitud y contribución de los países a ese fondo. Mediante un complejo sistema de cálculos económicos y matemáticos, se constituyó un capital total de US$ 8.800 millones. De los aportes principales corresponderían: a EE.UU. una cuota de US$ 2.740 millones (31,1%), al Reino Unido 1.300 millones (14,8%), a la Unión Soviética 1.200 (13,6%), a China 550 (6,3%) y a Francia 450 (5,1%). (Wikipedia, 2008.)

dólar, los demás países deberían fijar el precio de sus respectivas monedas en relación con él y, de ser necesario, intervenir en los mercados cambiarios para mantener los tipos de cambio dentro de una banda de fluctuación del 1% (Wikipedia, 2008). De este modo el Tesoro de EE.UU. actuaría como un banco central mundial, cuyo objetivo era regular la liquidez global y apoyar a países con excedentes de exportaciones, estabilizando por consiguiente la economía mundial.

A partir de Bretton Woods, cuando los países tuvieran déficit en sus balanzas de pagos, deberían financiarlos a través de reservas internacionales o mediante préstamos a otorgar por fondos multilaterales compensadores. Con esta finalidad fue creado el Fondo Monetario Internacional (FMI). Para acceder a sus préstamos, los solicitantes deberían acordar las pautas de sus políticas económicas. Asimismo, se estableció que los préstamos requeridos sólo podrían destinarse a cubrir déficits temporales de balanza de pagos, con cuotas a mediano plazo del orden de los 3 a 5 años. Por otra parte, para necesidades de financiamiento de largo plazo destinadas a países de bajos ingresos, se creó un *fondo para la reconstrucción y el desarrollo*, con el fin de que promoviera la disponibilidad de este tipo de créditos. El organismo encargado de estas asistencias financieras fue el Banco Internacional de Reconstrucción y Fomento (BIRF), más conocido posteriormente como Banco Mundial (BM).

En las reuniones de Bretton Woods se consideró también la necesidad de crear un tercer organismo económico mundial, que regulara el comercio global, tendiendo a una progresiva liberalización de las restricciones aduaneras y de los obstáculos no tarifarios. No se alcanzó un acuerdo en ese momento, pero para sustituir esa necesidad, en 1947 en el ámbito de la ONU en Ginebra, se firmó el Acuerdo General sobre Aranceles Aduaneros y Comercio (GATT - *General Agreement on Tariffs and Trade*). La creación de la Organización Mundial de Comercio (OMC), que era en realidad uno de los objetivos alentados por Keynes, recién se logró en 1995. La OMC es blanco actual de muchas críticas, porque más allá de las metas enunciadas, favorece a los países industrializados que mantienen la protección de sus productos agropecuarios. Por otra parte, la inflación producida por los gastos de la Guerra de Vietnam dificultó cada vez más que el Tesoro de EE.UU. pudiera mantener la paridad acordada en 1944. Por consiguiente, a principios de los '70 el presidente Richard Nixon abandonó el sistema de paridades de Bretton Woods (Novy, 2005).

Mientras se resolvían los acuerdos básicos, que permitirían la convivencia internacional de las naciones en el marco de los resultados de la conflagración, se fueron gestando diversos organismos sectoriales, destinados a alcanzar consensos específicos en lo referente a trabajo, educación, alimentación, infancia y salud. Como se dijo anteriormente, la OIT –la organización más antigua– ya había sido creada en 1919 en la Sociedad de las Naciones y fue luego incorporada a la ONU en 1946. En tanto su organización es tripartita (gobiernos, empleadores y trabajadores), es el único organismo de la ONU donde los privados participan en un pie de igualdad con los gobiernos. En el área de la educación, entre 1942 y 1945 funcionó la Conferencia de Ministros Aliados de Educación (CMAE), que desembocó en noviembre de 1945 en la constitución de la Organización de las Naciones Unidas para la Educación, la Ciencia y la Cultura (UNESCO - *United Nations Educational, Scientific and Cultural Organization*), cuya sede central está en París (Monclús-Saban, 2005).

En lo referente a alimentación, las tratativas comienzan en 1943 en EE.UU., hasta que en 1945 en la Conferencia de Québec (Canadá) se creó la Organización de las Naciones Unidas para la Alimentación y la Agricultura (FAO - *Food and Agriculture Organization*), con sede permanente en París (SAGPyA, 2006). Respecto de la infancia, en 1946 durante la Asamblea General de la ONU, se creaba el Fondo de las Naciones Unidas para la Infancia, con el fin de responder a las necesidades más urgentes de los niños damnificados por la Segunda Guerra Mundial. Recién en 1953 fue incorporada como organismo permanente de la ONU, como Fondo Internacional de las Naciones Unidas para la Ayuda a la Infancia (UNICEF - *United Nations International Children's Emergency Fund*), con sede permanente en Nueva York. Aunque es muy posterior, conviene mencionar entre los organismos internacionales a la Conferencia de las Naciones Unidas sobre el Comercio y Desarrollo (UNCTAD - *United Nations Conference on Trade and Development*), creada en 1964 como cuerpo intergubernamental permanente con reuniones plenarias cada 4 años, que coopera en algunos temas con la OMC. Los diversos fondos para el desarrollo se unificaron en 1966 en el Programa de las Naciones Unidas para el Desarrollo (PNUD), que actúa como ente administrador de la asistencia técnica y las inversiones en cada país que recibe apoyo, a efectos de unificar la ejecución de los programas.

Por último, la Organización Mundial de la Salud (OMS) o *World Health Organization* (WHO). Sus antecedentes se remiten a la 1ª Asamblea de la

Sociedad de las Naciones en 1920, que aprobó la recomendación de formar un organismo internacional permanente de higiene. Esto determinó la creación –con carácter de ente asesor especializado– de la Organización de Higiene de la Sociedad de las Naciones, que coexistió con la Oficina Internacional de Higiene Pública (OIHP) con sede en París. Más tarde, la Conferencia de San Francisco de 1945, reconsideró la creación de un organismo internacional de higiene pública, por lo que se designó un Comité Técnico Preparatorio de la Conferencia Sanitaria Internacional, en París en 1946. Tras sucesivos encuentros y conferencias, fue aprobada la Constitución de la OMS, que recién entró en vigencia en la Conferencia del 7 de abril de 1948[14]. Su sede se estableció en Ginebra (Suiza), en el Palacio de las Naciones, y se hizo cargo de los servicios que prestaban los dos organismos especializados en higiene, mencionados anteriormente. Tal como establece su Constitución, el objetivo de la OMS es que todos los pueblos puedan gozar del grado máximo de salud que se pueda lograr, definiendo a la salud como "un estado de completo bienestar físico, mental y social, y no solamente la ausencia de afecciones o enfermedades". Actualmente, 192 estados miembros gobiernan la organización, a través de la Asamblea Mundial de la Salud, por lo que se trata de un organismo estrictamente intergubernamental (Olguín, 1983).

En América, las acciones internacionales en el campo sanitario fueron intensas, tal como se vio en el capítulo 2, a través de los Congresos Latinoamericanos impulsados por Emilio Coni, a principios del siglo XX. Es destacable, en consecuencia, que haya existido en el continente una organización sanitaria que precedió a la mundial. La 2ª Conferencia Internacional de Estados Americanos, realizada en México en 1902, recomendó celebrar una convención general de representantes de Oficinas de Salubridad de las Repúblicas Americanas. Esta 1ª Conferencia Sanitaria Internacional, que se llevó a cabo en Washington D.C. el mismo año, estableció en forma permanente la Oficina Sanitaria Internacional (OSI), que en 1907 estableció relaciones con la OIHP, recién creada en París. En 1923, la OSI cambió su denominación por

[14] Es interesante mencionar que el representante de la Argentina ante la Conferencia de creación de la OMS, como ministro plenipotenciario, fue el doctor José Arce, Profesor Titular de Cirugía y Director del Instituto de Clínica Quirúrgica del Hospital de Clínicas, del que Carrillo había sido dilecto discípulo. Según testigos de la época, tanto Arce como Carrillo pertenecían a una corriente nacionalista conservadora, con particular arraigo entre los cirujanos, frente a la corriente liberal, liderada por el profesor Mariano Castex, con mayor ascendiente entre los clínicos.

la de Oficina Sanitaria Panamericana (OSP) y a continuación suscribió el Código Sanitario Panamericano. Al aprobarse la Constitución de la OMS, también se acordó mantener la individualidad de la OSP. Tras diversos cambios en su organización interna, en 1949 la OSP asumió las funciones de Oficina Regional de la OMS para "las Américas". Pero fue en 1959 en la XVª Conferencia Sanitaria Panamericana, celebrada en San Juan de Puerto Rico, que se estableció un acuerdo con la Organización de Estados Americanos (OEA), para que la OSP fuera reconocida como su organismo sectorial, bajo la actual denominación de Organización Panamericana de la Salud (OPS). De este modo, la OPS ejerce la doble función de organismo especializado continental y de oficina regional de la OMS (Olguín, 1983).

Tras esta sintética reseña sobre la sucesiva aparición de los organismos internacionales, ya sea los acuerdos político-económicos generales como los entes sectoriales, cabe preguntarse acerca de los resultados de estas iniciativas. En términos de costo-efectividad, no puede dejar de tenerse en cuenta la enorme cantidad de inversiones que significaron y aún insumen, debido a un muy alto costo operativo, atribuible a una estructura burocrática sobredimensionada y de producción insatisfactoria. Si bien han aportado importantes apoyos financieros acompañados de asistencia técnica, especialmente a los países en desarrollo, deberían analizarse los resultados en el marco de los problemas globales existentes. Sin duda han contribuido a resolver problemas parciales de los países asistidos, pero no han logrado aportar soluciones de fondo a los problemas multilaterales existentes: áreas de conflicto bélico donde el peso de la ONU ha sido escaso, marcada inequidad en las relaciones internacionales de producción y al interior de los países de menores recursos, epidemias que deberían resolverse con medidas preventivas y limitadas inversiones, zonas de sequía y prolongadas hambrunas, malversación de los recursos naturales renovables y no renovables, y deterioro ambiental del planeta, sólo para señalar algunos ejemplos.

Salud Pública: el paradigma de la cuestión sanitaria

Los hechos descriptos hasta aquí configuran un escenario de trágicos conflictos, profundos cambios en las relaciones internacionales y una dramática irrupción de la cuestión social en los asuntos de la administración del

Estado. Podría pensarse que este nuevo protagonismo sólo es consecuencia del cuadro bélico, pero las reformas impulsadas por el Informe Beveridge y los cambios en la doctrina jurídica, previos y posteriores a la Segunda Guerra, permiten deducir que –bajo los actos de superficie– subyacía una marcada evolución del pensamiento colectivo.

En Europa, la corriente de reformas tuvo su origen en la Constitución de Weimar de 1919 del Imperio Alemán, que –bajo el título de "la vida social"– preveía derechos y deberes de los alemanes, que estuvieron vigentes hasta el advenimiento del nacional-socialismo. Criterios equivalentes se encontraban en la Constitución de Polonia de 1921. En la España de la República regía la Constitución de 1931, conteniendo conceptos similares en un capítulo denominado "familia, economía y cultura". Del mismo modo, la carta fundamental de Portugal, en 1935, introdujo modificaciones agrupadas como "garantías fundamentales" y "de la familia". La Constitución de Italia se reformó en 1947 y, además de derechos y deberes relativos a los ya mencionados, agregó normas caracterizadas como "relaciones ético-sociales". Merece especial mención el caso de Francia ya que, a diferencia del resto de las reformas europeas y americanas, la Constitución aprobada en 1946 no contemplaba los derechos y garantías en el texto dispositivo sino en su preámbulo, lo que dio lugar a polémicas sobre la potencialidad de que se concretaran en la práctica, principios mencionados sólo en esta parte del texto.

Algunos países latinoamericanos también fueron sujeto de estos avances legislativos. La reforma de la Constitución de Colombia de 1936 introdujo la categoría de "derechos y garantías sociales". Conceptos similares presentaban la Constitución de Perú, promulgada en 1933, la del Uruguay, sancionada en 1938, y la de Chile, reformada en 1943. En Centroamérica, tanto la ley fundamental de Costa Rica, como las de Guatemala y Nicaragua, reformadas entre 1945 y 1948, contemplaban "garantías sociales". Por su parte, la Constitución de Panamá, promulgada en 1946, incluía un capítulo sobre "salud pública y asistencia social". En esta línea de cambios en la doctrina jurídica, la Constitución de Venezuela de 1947 incorporaba un capítulo titulado "de la salud y de la seguridad social". Las funciones del Estado en lo relativo a la salud fueron especificadas en las Constituciones de Cuba de 1940, Bolivia de 1945, Brasil de 1946 y Ecuador de 1946.

Como contrapartida, por la misma época la Constitución Federal de EE.UU. no contemplaba normas expresas sobre la materia, aunque sí mencionaba aspectos fragmentarios del problema sanitario, las respectivas normas fundamentales de la mayor parte de los Estados de la Unión. En cambio, la Constitución china, promulgada en 1947, hacía especial referencia a la "Seguridad Social" como "política nacional fundamental" (Carrillo, 1949: 24-46).

Carrillo sintetizaba la evolución del derecho constitucional posterior a la Segunda Guerra Mundial como una tendencia a completar la parte dogmática, tradicionalmente limitada a la enunciación de los derechos políticos o libertades formales, con la incorporación de los derechos y deberes sociales. La función estatal de la tutela de orden público –en lo referente a seguridad, moralidad, sanidad, etc.– se expresaba a través del ejercicio del poder de *policía*, palabra etimológicamente vinculada a *política*. La salud pública, específicamente, era tutelada mediante prestaciones directas por parte del Estado, especialmente las asistenciales, así como restricciones a los derechos formales y sanciones por el incumplimiento de deberes. A su vez, las restricciones a las libertades formales para la defensa de la salud pública las caracterizaba en distintos aspectos: a) en condiciones de trabajo; b) para comerciar y trabajar; c) al derecho de propiedad; d) a transitar por el territorio; e) a la inviolabilidad del domicilio, y f) a la libertad en general. Es decir que el pasaje de la salud como responsabilidades de carácter individual, a la salud pública como derechos y deberes esenciales del ciudadano, implicaba un punto de inflexión en el concepto de salud y no una simple extensión de las áreas de incumbencia de los asuntos del Estado.

Y estos cambios, en el análisis de Carrillo, también alcanzaban al problema del federalismo. En los países organizados bajo formas de gobierno unitarias –como Chile o Colombia– esta discusión carecía de relevancia. Pero en los países estructurados con una organización federal, la existencia de departamentos, provincias o regiones, suponía la capacidad de unirse en función de objetivos comunes sin resignar su individualidad. En virtud de este conflicto de competencias, comparaba las soluciones encontradas en países federales como Alemania, Austria y Suiza; por otra parte, en América Latina, exploraba los criterios existentes en los respectivos Estados Unidos de México, Venezuela y Brasil. En todos los casos, existía un reconocimiento de facultades del poder central, dado que la preservación de la salud pública y la protección de la familia constituyen garantías civiles, cuyo cumplimiento no puede quedar librado a los poderes locales. No ocurría así en la organización de EE.UU. y de la Argentina, tema que será tratado en el capítulo siguiente (Carrillo, 1949: 46-70).

Impacto del nuevo escenario en el pensamiento sanitario

La creación de la OMS en el marco de la ONU, en 1948, posibilitó que el enfoque sanitario adquiriera una denominación identificatoria y un cuerpo conceptual: *salud pública*, es decir, una disciplina de abordaje de lo social o colectivo, como visión superadora del enfoque clínico o individual. Como se vio en el apartado anterior, durante el período intermedio entre ambas guerras mundiales, el *derecho a la salud* se fue incorporando a las constituciones de los países europeos y latinoamericanos, junto con la creación de diversos sistemas –por iniciativa estatal– organizados como servicios nacionales de salud o entidades de Seguridad Social.

Aunque el sistema alemán de SeS, creado a fines del siglo XIX, había sido encarado con un incipiente enfoque actuarial de sustentabilidad económica, vistos desde la perspectiva actual, la lógica fundacional en la que se inspiraban estos regímenes aseguradores era de carácter *asistencialista*. Es decir, prevalecía el *derecho* a los beneficios con respecto a los *recursos* para financiarlos; cuando éstos resultaban insuficientes, se ampliaba la *contribución* financiera a los fondos a recaudar. El principal contribuyente era el Estado, aunque también participaban los empleadores y los trabajadores, en distintas proporciones según los países. Por otra parte, dado que se originaban en iniciativas estatales, la administración de los sistemas quedaba en manos del Estado, o de organismos descentralizados estatales. Inicialmente estaban orientados a proteger la salud del trabajador y su familia; posteriormente, universalizaron a toda la población el acceso a esos beneficios (Arce, 1993: 281-332; Bronstein, 1980). Este enfoque *asistencialista* debe interpretarse como una natural evolución respecto de las instituciones caritativas precedentes. De hecho, tanto las actividades mutuales cuanto las incipientes coberturas de la SeS eran comprendidas bajo la denominación genérica de *asistencia social*.

En este panorama de cambios conceptuales, la salud ingresaba en el espectro de áreas de interés de la *cosa pública*, amparada en la nueva visión doctrinaria promovida por la OMS. El paradigma de *salud pública* pasó a constituir una bandera emblemática, como soporte ideológico que, por sí mismo, posibilitaba el camino de acceso al progreso sanitario y a la distribución equitativa de los recursos. Simultáneamente, el mismo año en que se inauguraba la OMS, se creaba un modelo socializado de Medicina en un país capitalista, como el NHS británico. Puede comprenderse, entonces, que comenzara a predominar una visión *principista* respecto de la prioridad de los problemas sanitarios, hasta el punto que justificara limitaciones a las libertades individuales en función del bienestar colectivo, tal como lo explicaba Carrillo.

Las primeras generaciones de *sanitaristas*, es decir de profesionales especializados en la administración de servicios de salud, se formaron en este escenario. Fueron fuertemente influidas por el concepto de *salud pública* –como idea-fuerza– y por el modelo de *servicio único estatal*, como forma recomendable de organización del sistema de salud. Se suponía que la idea de *salud pública* era un agente intrínsecamente promotor de *cambio*, para posibilitar el *bienestar* y el *desarrollo*, sin definir con precisión en qué sentido se orientarían ese *cambio*, ese *bienestar* y ese *desarrollo* (Sonis, 1964: 18-38). Al mismo tiempo, el éxito del NHS británico alentaba a recomendar su emulación por otros países. De manera que, la forma de ejecución más apropiada de la idea de *salud pública*, ubicaba a los *sanitaristas* –según el pensamiento predominante– en el vértice de un *sistema único* conducido desde el Estado.

El manejo de los servicios de salud como un sistema universal, estatal y centralizado determinaba que la *planificación* constituyera el recurso metodológico por excelencia de la política sanitaria, aunque –como señalaba Sonis– algunos críticos consideraran que, más allá de una más eficiente utilización de los recursos, la planificación implicaba además una actitud de carácter estatizante (Sonis, 1964: 261-268). Desde esta lógica, la clave del éxito de una buena gestión dependía de la más minuciosa y ordenada asignación de los recursos, en función de la representatividad de los datos estadísticos, que reflejaran la situación sanitaria y las necesidades existentes. Al mismo tiempo, se elaboraban diversos modelos matemáticos de planificación, en los que subyacía la utopía de que los instrumentos técnicos permitirían orientar los condicionantes políticos y económicos de las decisiones sanitarias. El modelo más difundido fue el OPS/CENDES, originado en la década del 50 en el Centro de Estudios del Desarrollo de la Universidad Central de Venezuela, y promovido luego por la OPS. También tuvo alcance significativo el método PERT, proveniente de la planificación militar. PERT es la sigla correspondiente a *Program Evaluation and Review Technique* (Instrumento de Planificación y Control); es un método basado en el álgebra matricial y va acompañado de una técnica auxiliar denominada Camino Crítico (*Critical Path Method*).

Algunos sanitaristas, pertenecientes a la generación mencionada, se autocriticaron años después por haber depositado excesivas expectativas en estos modelos de planificación (Neri, 1982: 46-50; Testa, 1993: 11-20). A la vez, ese "prestigio mágico" de la planificación –según lo calificaba Aldo Neri– permitía una metodología aceptablemente *neutra* en el aspecto ideológico, como para facilitar el diálogo *este-oeste* en el ámbito de los organismos internacionales. Por otra parte, debe tenerse en cuenta que las economía socialistas –emergentes al término de la Segunda Guerra– fundamentaban su eficacia en el hecho de tratarse de economías *planificadas*, donde la mayor parte de los medios de producción se encontraban en manos del Estado. De tal modo que, en los trabajos que se desarrollaban en los organismos internacionales, el denominador común de la planificación proporcionaba un instrumento idóneo para trabajar en un clima de cooperación entre países de diferente signo ideológico. Asimismo, es oportuno señalar que era frecuente entre los funcionarios de esos organismos –aun entre los originarios de países capitalistas– una posición políticamente *progresista* o social-demócrata, cuando no definidamente socialista.

Conviene acotar que el propósito de mejorar la salud y la calidad de vida, acompañando el desarrollo económico-social, no era un concepto limitado solamente a las ideas más difundidas en el ámbito de la OMS. También constituía una tendencia predominante en América Latina durante la década del 50, que se expresaba a través de la corriente económica *desarrollista*. El eje de esta propuesta estaba centrado en el desarrollo de las fuerzas productivas, mediante la promoción de inversiones extranjeras que permitieran la inserción y crecimiento de la industria pesada. De este modo, se posibilitaría superar la brecha tecnológica entre los países industrializados –productores de manufacturas– y las economías *subdesarrolladas*, basadas en producciones *extractivas* o de materias primas. Se esperaba por este camino, contrarrestar el *deterioro de los términos del intercambio*, fenómeno considerado inevitable en ese momento, en virtud del incremento de los precios de los productos manufacturados, en relación con la progresiva caída del precio de los productos primarios (Furtado, 1964). Esta corriente tuvo referentes definidos en la región: Getulio Vargas y Juscelino Kubitschek –impulsor de la creación de Brasilia– en Brasil, y Arturo Frondizi en la Argentina. Asimismo, estas posiciones de la teoría económica encontraron albergue en un organismo regional dependiente de la ONU, la Comisión Económica para América Latina y el Caribe (CEPAL), cuya fundación en 1948 fue promovida por otro argentino: Raúl Prebisch.

En el clima político y económico internacional, que traté de describir sintéticamente en los aspectos relativos a nuestro objeto de interés, se formaron las primeras generaciones de *sanitaristas*. Una disciplina que adquiría cuerpo en ese momento, sin que esto implique desconocer los aportes anticipados en la etapa anterior por los *higienistas*, y quienes se ocupaban de la llamada *medicina social* durante el período de la revolución industrial. La bibliografía, los proyectos, los documentos políticos y el ejercicio profesional quedaron impregnados por estos rasgos, que trascendieron hasta la etapa siguiente. Para la percepción de los administradores de salud de esa época, la calidad de su gestión residía esencialmente en la capacidad de *planificar* eficazmente los recursos disponibles, en función de las necesidades de la población.

En este escenario histórico, la idea de calidad predominante estaba fuertemente influida por la visión fundacional del *Informe Beveridge*. Es decir, una organización racional de los recursos de salud, planificada desde el Estado. En el marco del análisis que aportaba Avedis Donabedian, las propuestas de mejoras en el campo de la salud reflejaban la ecuación básica del sistema: la relación entre el *médico* y el *paciente*. Asimismo, expresado en términos de mercado, la *oferta* y la *demanda*, o bien aplicado al sistema en su conjunto, los *recursos* y las *necesidades* (Donabedian, 1988: 605-755). Desde esta perspectiva, la propuesta de Beveridge en realidad reflejaba el punto de vista del médico, de la oferta o de los recursos, extrapolando el enfoque al *plano social* del sistema de salud. Es decir, se propone organizar la totalidad de los recursos del sistema con la mayor racionalidad técnica, que se atribuía entonces al Estado.

CAPÍTULO 5 - POLÍTICA SANITARIA NACIONAL

La organización sanitaria durante la década peronista

Así como en el capítulo 2 observamos la organización sanitaria argentina durante las primeras décadas del siglo XX, en este capítulo abordaremos el período simultáneo con la Segunda Guerra Mundial y los eventos posteriores a la conflagración, tal como fueron delineados en el capítulo 4. Este período, además de coincidir con la presencia del peronismo en el Gobierno, formó parte de una tendencia mundial a la creciente injerencia del Estado en la planificación y administración de los servicios de salud, así como de otras prestaciones sociales. Mientras tanto, el mundo asistía a la recomposición de las relaciones de poder político-económicas, que signaron las décadas siguientes, impuestas por el nuevo equilibrio resultante de la guerra.

Los aspectos metodológicos en los que se basa el análisis ya fueron ampliamente explicados en el Introducción. Por consiguiente, la caracterización del modelo organizativo que trataremos en este capítulo se sustenta en los criterios comentados allí (Arce, 1993: 157-190; Katz y col., 1993: 13-30). Pero conviene aclarar que, aunque los comentarios se concentrarán especialmente en el período 1945-1955, que corresponde al predominio en el poder del general Perón, muchos de los hechos determinantes de esa etapa se gestaron en los años previos. En efecto, entre fines de los '30 y principios de los '40 –simultáneamente con el desarrollo de las hostilidades– se fueron adoptando diversas decisiones, que incrementaron la intervención del Estado en la economía y alentaron un nuevo ordenamiento de las organizaciones sociales, particularmente los sindicatos. Entre 1943 y 1945, los gobiernos militares de los generales Ramírez y Farrell se desenvolvieron con una marcada influencia de Perón, que precedió su acceso a la Presidencia.

En consecuencia, es razonable ubicar el modelo de organización sanitaria que se abordará a continuación, en paralelo con la Segunda Guerra Mundial y los sucesos posteriores, que dieron forma al escenario internacional de la Guerra Fría, aunque pueda existir un desfasaje de más de un lustro. Por un lado, porque las etapas que se procura caracterizar no implican cortes categóricos entre una y otra; por el contrario, admiten *zonas grises* o períodos de transición, en los que los rasgos descriptos en una etapa se van configurando en la precedente, y viceversa, los de esta última persisten en la siguiente. Por otro lado, porque haciendo un paralelismo entre las tendencias de ambos continentes, los fenómenos que se observaban en los escenarios europeos no se reproducían inmediatamente en América Latina, sino que aparecían en esta parte del mundo unos años más tarde.

Los cambios políticos que signaron el gobierno peronista

En la Argentina, la mayor injerencia del Estado en la planificación y administración de los servicios de salud tuvo en primer lugar expresiones concretas a través de una paulatina elevación de la jerarquía de los organismos estatales que entendían en los problemas sanitarios. En el capítulo 2 dijimos que en las primeras décadas del siglo, en los asuntos de salud intervenían dos organismos: el Departamento Nacional de Higiene, dependiente del Ministerio del Interior, y la Comisión Asesora de Asilos y Hospitales Regionales, en la órbita de la Cancillería.

La revolución del 4 de junio de 1943 derrocó al presidente nacionalista conservador, Ramón S. Castillo y, tras unos días a cargo del ultramontano general Arturo Rawson, asumió el gobierno de facto el general Pedro P. Ramírez. Esta rebelión militar era impulsada por un grupo nacionalista de coroneles y otros oficiales de menor grado, denominado Grupo de Oficiales Unidos (GOU), entre los que se destacaba el teniente coronel Juan Domingo Perón. Desde ese momento, Perón fue adquiriendo una creciente influencia en el gobierno nacional y, mediante elecciones democráticas, ocupó la Presidencia por dos períodos consecutivos. Durante la mayor parte de estos años fue acompañado, en funciones de máxima autoridad de Salud por el doctor Ramón Carrillo. Entre 1943 y 1949, la representación de la finalidad salud en el Estado nacional evolucionó desde los organismos mencionados en el párrafo anterior hasta el nivel de Ministerio. Veamos en forma detallada los pasos que determinaron esta evolución.

El 21 de octubre de 1943, mediante el Decreto N° 12.311, se creó la Dirección Nacional de Salud Pública y Asistencia Social, en jurisdicción del Ministerio del Interior, integrando el Departamento Nacional de Higiene, que ya pertenecía a esa cartera, la Comisión Asesora de Asilos y Hospitales Regionales, dependiente del Ministerio de Relaciones Exteriores y Culto, el Instituto Nacional de la Nutrición, la Sociedad de Beneficencia de la Capital Federal, el Registro Nacional de Asistencia Social, la Dirección de Subsidios y otros organismos menores. Por el Decreto N° 21.901 del 16 de agosto de 1944 se dispuso que las actividades de beneficencia, hogares y asistencia social pasaran a la órbita de la Secretaría de Trabajo y Previsión, que estaba entonces a cargo del Cnel. Perón y, en consecuencia, la Dirección Nacional limitó sus funciones a Salud Pública solamente. El 23 de mayo de 1946, mediante el Decreto N° 14.807, se creó la Secretaría de Salud Pública dependiendo directamente de la Presidencia, aunque los actos del secretario debían ser refrendados por el ministro del Interior. Finalmente, con posterioridad a la reforma constitucional, la Ley 13.529 de organización de los Ministerios, promulgada el 8 de julio de 1949, creó el Ministerio de Salud Pública de la Nación (García D., 1983).

Es oportuno llamar la atención sobre un hecho que tuvo repercusión posterior en la configuración del sistema de salud argentino. Como se vio ya desde principios de siglo, en los aspectos relativos a la higiene pública entendía el Departamento Nacional de Higiene, en tanto que en los referentes a la atención médica lo hacía la Comisión Asesora, aunque la pretensión de grandes sanitaristas de ese momento como Emilio Coni –si bien esto no estaba exento de polémicas– era reunir bajo una sola jurisdicción ambos componentes. Asimismo las mutuales –al igual que las organizaciones benéficas– se ocupaban de la *asistencia social*, que se expresaba a través de acciones que hoy llamaríamos *asistenciales* o de atención médica. En realidad, existía en la sociedad el concepto de que los problemas de atención médica debían ser resueltos por la sociedad civil: por los propios trabajadores, mediante iniciativas de *socorros mutuos*, o por organizaciones filantrópicas, administrando servicios caritativos subsidiados por el Estado. Puede comprenderse, así, que la *nacionalización* de la Sociedad de Beneficencia de la Capital Federal, la más poderosa de todas ellas, para que pasara a formar parte de la Dirección Nacional de Salud Pública y Asistencia Social, haya sido interpretada como una clara expropiación a las familias patricias.

Esta concepción subyacía en la ambigua asignación de funciones explicada anteriormente. La primera medida concentraba bajo una misma conducción la *salud pública* y la *asistencia social*; menos de un año más tarde, la asistencia social –gestionada a través de la Dirección de Subsidios y Registro Nacional de Asistencia Social– pasaba a la Secretaría de Trabajo y Previsión, es decir, el organismo que entendía en los asuntos de las organizaciones sindicales, que además administraban a las entidades mutuales. La misma dicotomía persistió a lo largo del tiempo: las organizaciones gremiales siempre pretendieron que las funciones de regulación de las Obras Sociales –ya fueran por parte del INOS, la ANSal, la SSS y/o la APE– estuvieran bajo la órbita del Ministerio de Trabajo y no de la cartera de Salud. De hecho, en los períodos en que se optó por esta última alternativa, la Confederación General del Trabajo (CGT) tuvo fuerte influencia en la gestión y los funcionarios del organismo. Aún hoy, aunque la SSS y la APE dependen del Ministerio de Salud, la presencia sindical tiene preponderancia en los organismos reguladores de las Obras Sociales. Pese a estos comentarios, en junio de 1954 se dictó la Ley 14.303 de Organización de Ministerios, por la que la Dirección Nacional de Asistencial Social volvió de la cartera de Trabajo a la de Salud, que así pasó a denominarse Ministerio de Asistencia Social y Salud Pública. Pero un mes más tarde Carrillo renunció a su cargo (Veronelli, 2004: 529).

Tal como fue explicado en el capítulo anterior, el concepto de *salud pública* se imponía en todo el mundo, como expresión de la presencia de los problemas sanitarios y sociales entre las áreas de interés de los asuntos públicos, a la vez que resaltando la naturaleza pública de los problemas de salud de la población, por contraposición al carácter predominantemente *privado* de los temas sanitarios en la etapa anterior. La definición de salud de la OMS, que lideraba esta tendencia, resultaba ahora sin embargo insuficientemente explícita porque, al definir *salud* como *completo estado de bienestar*, dejaba sin definición al *bienestar*. No obstante reflejaba la idea-fuerza que prevalecía, al extender su campo de interés no sólo a la *ausencia de afecciones o enfermedades*, sino también al *completo estado de bienestar físico, mental y social*. Esta ambigüedad en la definición debe atribuirse a la necesaria neutralidad ideológica, que requería una definición aceptable para países pertenecientes a diferentes bloques políticos, como los que se reunieron en Ginebra en 1948 para aprobar la Constitución de la OMS. Veamos cómo se manifestaban estos cambios conceptuales en nuestro país, desde el punto de vista jurídico.

Es interesante revisar aquí cómo analizaba Carrillo el problema sanitario en 1949, frente a la inminente reforma constitucional. En primer lugar, señala la necesidad de incorporar el derecho a la salud como bien social tutelado, ya que no estaba contemplado en la Constitución de 1853. Asimismo promovía a la salud como *derecho* y a la vez *deber* y, en función de esta doble interpretación, fundamentaba la necesidad de ejercer el *poder de policía sanitaria* que, tanto nuestra Constitución de 1853, como la de EE.UU., no mencionaban expresamente. Este poder de policía implicaba –como ya fue comentado– restricciones a las *libertades individuales y a la propiedad*, en función del bienestar prioritario de la comunidad. Al mismo tiempo, el texto de 1853 guardaba silencio respecto de las facultades del poder central y los de las provincias, para dictar normas y ejercer acciones en materia de salud pública. Al respecto se remontaba a tres tesis de 1900, ventiladas en la Cámara de Diputados de la Nación, a propósito de una ley sobre policía sanitaria animal: la *localista*, defendida por Joaquín V. González, argumentando que cualquier restricción a los poderes de las provincias debía ser expresamente contemplada en la Constitución, y la tesis del *poder central*, opuesta por el diputado Quintana, quien consideraba que el poder de policía sanitaria pertenecía absolutamente a la autoridad nacional. Finalmente fue aprobada la tesis intermedia, expuesta por el diputado Bermejo, quien postulaba que eran atribuciones *concurrentes* de la Nación y las provincias.

Tras una prolongada revisión de la jurisprudencia, proponía las innovaciones específicas a introducir en la nueva Constitución. Siguiendo el doble alcance de la definición de la OMS, manifestaba que "no basta la proclamación abstracta de los derechos a la libertad, igualdad, etc. –que se inspiraban en los enunciados de la Revolución Francesa– sino que es necesario, además, proporcionar al ser humano las condiciones adecuadas para el ejercicio de esos derechos". Por consiguiente, debía garantizarse "la protección, conservación y restitución de la salud" y el Estado debería asegurar ese derecho mediante "medidas de sanidad y asistencia médico-social integral", así como la "protección de la maternidad y la infancia". En lo referente al federalismo, defendía la competencia del Congreso Nacional "para legislar en materia de política sanitaria", así como de "dictar el Código Sanitario y la legislación en materia de asistencia social", sin que esto implicara vulnerar las autonomías provinciales. De hecho, era facultad exclusiva de la Nación actuar en la Capital Federal, los territorios nacionales[15], las zonas fronterizas y vías de tránsito internacional e interprovincial (Carrillo, 1949: 70-87).

El análisis jurídico de Ramón Carrillo reseñado hasta aquí muestra claramente su punto de partida político para encarar la gestión ministerial. El Estado debía hacerse cargo de la planificación y conducción de todos los asuntos referidos a la atención de las enfermedades de la población y a la protección de su salud. Esto no implicaba una actitud excluyentemente *estatista* en materia sanitaria, o tendiente a desalentar las actividades asistenciales privadas y mutuales. Pero prevalecía el concepto de que el Estado debía ser el prestador de todos los servicios públicos, o de que éstos debían prestarse a través de empresas públicas de servicios. Debe recordarse que durante esta etapa la provisión de agua, electricidad, gas, teléfonos y transportes se hacía por medio de empresas estatales. En el caso de los ferrocarriles –que eran explotados por empresas británicas– fueron nacionalizados, y algo similar ocurrió con las diversas compañías telefónicas.

Sin la pretensión de hacer un abordaje profundo de la política económica de esta década, que excedería mi capacidad de análisis, conviene reseñar la información crítica de Cortés Conde, en base a una gran cantidad de datos económico-financieros, a efectos de explorar dicha actitud *estatizante* dentro del marco político general en el que desarrolló la política sanitaria (Cortés C., 2005: 141-212). En primer lugar, sintetiza las circunstancias económicas internacionales en que debía desenvolverse inicialmente la política nacional. La obligada autarquía económica determinada por la situación bélica mundial, por la inexistencia de un mercado internacional de capitales, así como un saldo comercial extremadamente favorable, creó la impresión de que la circunstancial acumulación de divisas provenía de un gran aumento de riqueza. En efecto, la guerra había determinado limitaciones a la importación de manufacturas, junto con una enorme demanda de alimentos que había mejorado los precios internacionales. En realidad, al no poder reinvertir los excedentes comerciales en bienes de capital, el país se estaba descapitalizando. Por otra parte, en la opinión pública existía cierta visión pesimista sobre las posibilidades del comercio mundial para colocar exportaciones argentinas, así como una actitud nacionalista contra las empresas extranjeras.

[15] En ese entonces eran territorios nacionales las actuales provincias de Chaco, La Pampa y las de la Patagonia, incluyendo Antártida e Islas del Atlántico Sur.

En este cuadro de situación, los objetivos planteados por la política económica del Gobierno fueron esencialmente tres: a) pleno empleo; b) industrialización con fuerte apoyo e intervención estatal, y c) mejora de la remuneración real de los asalariados. La idea de pleno empleo provenía del temor de empresarios, sindicalistas y militares a que se reiterara el escenario de conflictividad social, que estalló al término de la Primera Guerra Mundial, y determinó el incremento general de salarios de la década del 20. Esta tendencia incremental fue luego frenada en la década siguiente y complementada con la intención de extender los beneficios de la SeS a todos los trabajadores, como factor de estabilización. Aunque algunas de estas pautas son coincidentes con las teorías keynesianas, no menciona específicamente que hayan influido en las medidas tomadas aquí. Por otro lado, si se tiene en cuenta el escenario internacional de la posguerra, puede apuntarse que la actitud *estatizante* respecto de industrias estratégicas y servicios públicos era una tendencia mundial. Conviene recordar aquí los comentarios del capítulo 1 sobre la política económica de Roosevelt y los elogios que recibió del propio Keynes (Pozzi, 2000). Con el fin de documentar la concepción predominante de Estado prestador o productor, es oportuno transcribir un cuadro que exhibe el autor (véase Apéndice al final del capítulo).

El modelo de planificación estatal centralizada del período 1945-1955

La capacidad inversora del Estado nacional también se reflejó en el campo de la salud mediante gran cantidad de construcciones en infraestructura asistencial. Pero en este aspecto cumplió un papel muy importante la Fundación Eva Perón que, a pesar de ser una entidad no gubernamental, estaba íntimamente vinculada con el poder político y con la gestión del Gobierno. La acción conjunta del Ministerio de Salud y de la Fundación en la construcción de hospitales posibilitaron la clara hegemonía de la autoridad sanitaria nacional, en el escenario de las actividades e inversiones del Sector Salud, pese a las limitaciones jurídicas del federalismo en el poder de decisión, ya comentadas. En efecto, no sólo la capacidad de trabajo de Carrillo y sus permanentes innovaciones para extender las acciones de salud del Gobierno a todo el territorio nacional, sino también la disponibilidad de recursos para apoyar sus iniciativas, consolidadas por el respaldo de la Fundación, fortalecieron el liderazgo del Ministerio ante las autoridades provinciales.

Las acciones sociales de Eva Perón –Evita, como la llamaba el pueblo– se iniciaron en 1946, bajo la denominación de Cruzada de Ayuda Social, y estaban dedicadas a contribuir a la construcción de barrios de viviendas económicas, hogares de tránsito y comedores escolares; a la donación de instrumental para hospitales; a mediar en la concreción de obras de salubridad y saneamiento en barriadas precarias; a entregar artículos de primera necesidad a familias carenciadas, a distribuir juguetes para niños humildes y a proveer trabajo a desocupados. Por la actitud y el carisma de Evita, la solidaridad de la Fundación tenía una marcada diferencia –en la visión de la gente– con la beneficencia de las sociedades de damas pudientes y la caridad de la Iglesia. Su particular posición, actuando fuera de la estructura estatal, pero con acceso a los lugares donde se tomaban las decisiones para emprender obras o proveer inserción laboral, le permitía accionar eficaz y ágilmente, potenciada por una infatigable voluntad de trabajo. Hacia fines de 1947 se hacía evidente la necesidad de contar con una estructura orgánica. El 19 de junio de 1948 se constituyó la Fundación de Ayuda Social "María Eva Duarte de Perón", que obtuvo su personería jurídica el 8 de julio de ese año. Desde el 25 de septiembre de 1950 fue denominada "Fundación Eva Perón".

Los fondos y las ayudas en especies provenían de donaciones de empresas y sindicatos. También disponía de fondos de la partida de Obras de Ayuda Social, provenientes del presupuesto del Ministerio de Hacienda, que estaban destinados a la adquisición de ropas, calzado, alimentos y medicamentos, pero excluían sueldos y jornales. Los orígenes de los fondos que manejó la Fundación fueron objeto de polémica. Según una Memoria de 1953, procedían de donaciones en efectivo por parte de sindicatos, particulares y empresas, convenios colectivos de trabajo, impuestos, alquileres, adjudicación de recursos por vía del Poder Legislativo, etc., aunque algunas empresas manifestaron más tarde que se lograban mediante donaciones forzosas. Este tipo de operatoria, donde el Estado canaliza fondos por medio de entidades no estatales, también ocurre en la actualidad. Por ejemplo, el Ministerio de Desarrollo Social ejecuta fondos de ayuda social a través de múltiples ONG's; asimismo, diversos organismos del área educativa asignan recursos a las cooperadoras escolares. Del igual modo ocurría con las sociedades de beneficencia en las primeras décadas del siglo, que administraban fondos provistos por el Estado. Entre las dos etapas mencionadas, la Fundación ocupó la función de ejercer ayuda social, sin los obstáculos de la burocracia estatal.

En el campo de la salud, la Fundación construyó 4 policlínicos en el Área Metropolitana, el de Ezeiza, los establecimientos gemelos de Avellaneda, Lanús y San Martín, y también otros en el interior del país. Asimismo, proveyó equipamiento moderno a otras unidades hospitalarias. Por otra parte, el Tren Sanitario Eva Perón, dotado de los más modernos aparatos, cumplía con la tarea de relevar y proteger la salud de las poblaciones más alejadas del país. En septiembre de 1950 se inauguró la Escuela de Enfermeras, una de sus obras más trascendentes, ya que en ese momento aportó personal calificado que resultaba deficitario, tanto a servicios del país como del exterior[16] (PJ Bonaerense, 2006).

En 10 años se duplicó la capacidad instalada del país en camas de internación, desde aproximadamente 66.000 a más de 130.000, principalmente por el impulso conjunto del Ministerio y de la Fundación. Si bien se realizaron fuertes inversiones desde los Estados provinciales, la mayor parte de ellas eran, en realidad, la ejecución de transferencias de la Nación a las provincias. El cuadro N° 5.1 refleja la evolución de la capacidad instalada de las diferentes jurisdicciones.

Cuadro N° 5.1: Distribución de camas hospitalarias en 1946, 1951 y 1954, según jurisdicción

Jurisdicción	1946		1951		1954	
	Cantidad	%	Cantidad	%	Cantidad	%
Nacionales	15.425	23.3	27.351	23.9	46.602	34.7
Provinciales	8.100	12.2	23.278	20.3	38.296	28.5
Municipales	18.200	27.5	20.877	18.2	21.367	15.9
Universitarias	815	1.2	1.700	1.5	s/inf.	
Fundación Eva Perón			18.130	15.8	s/inf.	8.3
Obras Sociales			2.040	1.8	s/inf.	
Mutuales y privadas	23.760	35.8	21.233	18.5	16.903	12.6
Total	**66.300**	**100.0**	**114.609**	**100.0**	**134.218**	**100.0**

Fuente: Veronelli-Campoamor, 1971.

[16] En materia habitacional, la Fundación emprendió la construcción de viviendas para obreros. En Buenos Aires, pueden mencionarse dos urbanizaciones con diseño similar: el barrio aledaño a la Av. Gral. Paz, en la zona de Saavedra, y Ciudad Evita, en el Camino de Cintura, proporcionando vivienda propia a 25.000 familias. Lindante con el llamado Puente 12 de la Av. Richieri, en Ezeiza, otro barrio de características equivalentes. Allí mismo está el Policlínico y, cruzando la Ruta 205, las colonias de vacaciones para escolares, en el complejo que actualmente se conoce como Piletas de Ezeiza.

Puede observarse en el cuadro el marcado crecimiento de la cantidad de camas de todas las jurisdicciones estatales y, especialmente, las del nivel nacional. Aunque no consta la información precisa, los mismos autores comentan que, hacia 1954, la mayor parte de las camas de la Fundación Eva Perón habían sido transferidas al Estado nacional. Simultáneamente, las camas del subsector privado iban perdiendo peso, tanto en términos absolutos como relativos, con lo que se realzaba aún más la magnitud del impulso generado por el Ministerio de Salud Pública. Puede inferirse que adquiría la condición de planificador hegemónico de los servicios de Salud, aun cuando su función administrativa se limitara a los establecimientos dependientes del Estado. Por otra parte, la fuerza de su capacidad de inversión extendía este liderazgo al ámbito de las propias autoridades sanitarias provinciales y municipales, ya que éstas resultaban beneficiadas con los emprendimientos nacionales.

La magnitud de las inversiones del Estado nacional en salud era respaldada por la política general del Gobierno, no sólo tendiente al desarrollo de un capitalismo asociado con el Estado, sino también a imponer la planificación como componente metodológico indispensable de la gestión de los asuntos públicos. Sin dejar de mencionar, además, el amplio despliegue de trabajo del ministro Carrillo. En el marco de la planificación instrumentada a través del 1er y el 2do Planes Quinquenales, se consolidó la fuerza orientadora en la ejecución de acciones, del Plan Analítico de Salud Pública de 1947 (SSPN, 1947) y del Plan Analítico 1952-57 (MSPN, 1952), dirigidos por Carrillo. El conjunto de fenómenos descriptos, en forma concurrente, contribuyeron a apuntalar un modelo en el que predominaba la concentración, por parte del Estado nacional, de la capacidad de planificar y ejecutar en materia de salud.

La expectativa del Ministerio, respecto de conducir integralmente el sistema de salud, se expresó también en la gran cantidad de organismos, creados para atender el amplio despliegue de planes nacionales gestados, a partir del impulso otorgado por Carrillo, en base al principio de *centralización normativa y descentralización administrativa*. Predominaba asimismo, en esta reestructuración de la autoridad sanitaria nacional, no sólo la intención de crear una organización con alto poder técnico –que hasta ese momento nunca había tenido–, sino también un ordenamiento *vertical* de los planes que luego deberían ser ejecutados por las provincias y municipios. En el

Apéndice de este capítulo se enumeran estos organismos, dependientes del Ministerio nacional. En la actualidad, una diversificación tal de organismos especializados resultaría desaconsejable, ya que complicaría excesivamente la organización administrativa del Ministerio. Según la visión actual, muchas funciones asignadas a reparticiones especializadas deben ser realizadas por establecimientos polivalentes y, las directivas del nivel central, es suficiente con que emanen de algunos asesores. Los presentes problemas de hipertrofia burocrática del Ministerio de Salud son de otra índole y serán analizados más adelante.

En esta etapa se mantuvo el carácter pluralista del sistema y la libertad de iniciativas, pero la tendencia a hegemonizar el sistema, mediante el abrupto incremento de la capacidad instalada pública (capítulo 6) y la intención de *funcionarizar* al médico, fue modelando una organización predominantemente estatal. Los organismos enumerados en el cuadro anterior llevaban a cabo una gran cantidad de programas *verticales*, tal como se denominó después a los recursos asignados a problemas sanitarios específicos que eran aplicados en todas las jurisdicciones, y se procuraba abarcar la totalidad del espectro de factores que podían incidir sobre la salud de la población, a través de una red de centros de salud, destinados a acercar la atención ambulatoria a la población. La idea de pivotear sobre centros de salud y dispensarios insertados en la comunidad era sustentada por un cuerpo de la doctrina sanitaria, denominado *Medicina Social*. La expectativa de remodelar el sistema de atención médica en base a médicos *funcionarios* del denominado *ejército de salud* –por contraposición al ejercicio individual del médico *francotirador*– y hasta el objetivo de *semisocializar* la Medicina, provocaron un fuerte debate y crisis internas sucesivas, en las organizaciones representativas del cuerpo médico, así como enfrentamientos con las autoridades gubernamentales (Belmartino y col., 1991: 57-97). Obsérvese, sin embargo, la similitud de estos conceptos con los que sustentaron el modelo inglés, instrumentado mediante el NHS.

Dentro de la diversificación de objetivos, que sin duda implicaba el gran despliegue de organismos especializados, creados en el nivel central, es interesante mencionar que en 1953 el Ministerio solicitó la cooperación de la OSP, con el fin de integrar los servicios de salud a nivel local, en el marco de un Programa de Demostración de Servicio Local de Salud Pública Integral. Se procuraba concentrar todos los servicios existentes en un ámbito geográfico definido, con núcleos urbanos y rurales, bajo una misma unidad funcional encargada de ejecutar todas las acciones que se planeaban en el orden nacional. En la misma línea impulsaba Carrillo la reorganización de los servicios de salud del Área Metropolitana, cuya gestión ya desde aquel momento estaba dificultada por la marcada superposición de jurisdicciones: nacional, provinciales y municipales (Veronelli, 2004: 528 y 530). Llama la atención, desde la perspectiva actual, la similitud conceptual entre esta iniciativa y la de los Sistemas Locales de Salud (SiLoS), que promovió la OPS desde mediados de la década del 80, para implementar la estrategia de Atención Primaria de la Salud (APS).

Conviene detenerse en este punto, para revisar la visión de Carrillo respecto de la salud como problemática universal, porque influyó en la Política Sanitaria de las décadas siguientes, e incluso, la propia organización del Ministerio de Salud tuvo rasgos de ese enfoque hasta la década del 80 (Carrillo, 2004: 267-284). Desde su punto de vista, los planes debían organizarse en torno de tres ámbitos concéntricos, pivoteando alrededor del hombre, en los cuales se generaba la salud y también el riesgo de enfermar: el medio psicofísico individual o *microcosmos*, el medioambiente físico y biológico o *mesocosmos*, y el medio familiar y social o *macrocosmos*, es decir, el ser humano, la naturaleza y la sociedad.

Para cada uno de estos ámbitos, la Salud Pública debía contar con instrumentos específicos, que se despliegan detalladamente en el cuadro N° 5.2. Aunque no constan testimonios al respecto, conviene notar en las etapas de la medicina la influencia de las denominaciones *filogénicas* de las distintas partes del cerebro y el cerebelo –*arqui*, *paleo* y *neo*–, ya que Carrillo era neurocirujano y, por supuesto, neuroanatomista. A las tres ramas mencionadas se agregaba una 4ª rama, la *medicina formativa* o educación sanitaria, que era el instrumento mediante el que se cerraba el circuito del pensamiento científico, devolviendo al pueblo los conocimientos que contribuyó a generar, a través de su historia y su experiencia social (Carrillo-a, 1974: 329-344; Alzugaray, 1988, 138-140; Arce, 1993: 75-85).

Cuadro N° 5.2: Ramas de la Salud Pública y los planes de salud según Carrillo

Rama	Medicina Asistencial	Medicina Sanitaria	Medicina Social
Posición histórica	*arqui-medicina*	*paleo-medicina*	*neo-medicina*
Modalidad de acción	pasiva, reparadora	defensiva, profiláctica	activa, preventiva
Sujetos de acción	ser humano	naturaleza	sociedad
Ámbito de acción	psico-físico individual	ambiente biofísico	familia-comunidad
Esfera de relación	*microcosmos*	*mesocosmos*	*macrocosmos*
Forma de prestación	individual	masiva	colectiva
Medios de acción	recuperación y rehabilitación	saneamiento ambiental, vacunaciones, detección precoz	alimentación, vivienda, vestimenta, deportes, trabajo, educación
Ejes de acción	binomio	trinomio	tetranomio
Actores	individuo enfermo-médico	agente patógeno-medioambiente-huésped o enfermo-médico-Estado	Estado-política social-familia-comunidad o enfermo-médico-Estado-comunidad

Simultáneamente –al comienzo desde la Secretaría de Trabajo y Previsión– se impulsaba la formación de entidades mutuales –no estatales– de trabajadores. Éstas eran administradas por los sindicatos que se acercaban al Gobierno, para acogerse a la protección laboral a la que se hacían acreedores, por la condición de *organizaciones libres del pueblo*, que la Doctrina les adjudicaba. Las antiguas cajas patronales de principios de siglo, constituidas por contribuciones de las empresas en base a un porcentaje del salario, se extendían como modelo –especialmente en los organismos estatales– emulando la experiencia de la Caja Ferroviaria. Las mutuales de empleados públicos ya habían alcanzado suficiente importancia en la década del 30, como para justificar el Acuerdo de Ministros del 26 de septiembre de 1932, por el que se facultaba a las respectivas Direcciones de Administración o a las Tesorerías, a efectuar deducciones en los sueldos a favor de las entidades mutuales que éstos autorizaran (Belmartino y col., 1987). Entretanto, las primitivas mutuales *cosmopolitas* de trabajadores agrupados por su inserción laboral, nacidas en el período anterior (Bunge, 1914), se consolidaban en esta época y mutaban paulatinamente de voluntarias a obligatorias, por su incorporación a los convenios colectivos de trabajo. Así se fueron conformando las entidades que posteriormente tuvieron la denominación de Obras Sociales. No cuento con precisiones respecto de los primeros antecedentes legislativos de las convenciones colectivas de trabajo, pero entiendo que fue entre fines de los '30 y comienzos de los '40, y se consolidó su instrumentación durante la gestión de Perón, con la Ley 14.250 de 1953.

El Congreso de Mutualidades de 1944, al que asistió el coronel Perón, contó con la participación de importantes mutualidades de empleados públicos, como las del personal del Ministerio de Marina, Matadero y Frigorífico Municipal, Mercado de Hacienda, Telégrafos, Policía, Hospicio de las Mercedes, Dirección General de Aduanas, Ministerio de Hacienda, Departamento Nacional de Higiene y División de Impuestos a los Réditos. También estaban presentes otras de personal de empresas privadas, como Cervecería Palermo, Frigorífico La Negra, Talleres Metalúrgicos San Martín, Tamet, Frigorífico Anglo, Corporación Nacional de Granos y Elevadores, Piazza Hnos. y Fábrica de Tejidos Unión (Belmartino y col., 1987).

El papel financiador de servicios de salud por parte de estas entidades se inició a través del Decreto N° 30.655 del 14 de noviembre de 1944, por el que se creó la Comisión de Servicio Social, encargada de propulsar la implantación de servicios sociales en sindicatos de cualquier rama de actividad, a efectos de proveer –entre otros beneficios– atención médica y farmacéutica "a precio de costo" (Belmartino-Bloch, 1982). Pero también tenían un peso muy importante otras prestaciones sociales como proveedurías, campos deportivos, hoteles de turismo, planes de vivienda o simplemente gestionar descuentos a afiliados en comercios adheridos[17]. Aunque la expectativa, desde el ámbito de Salud Pública, era que los hospitales y centros de salud estuvieran abiertos gratuitamente a toda la población, los recursos de aquellos servicios sociales destinados a la atención médica se canalizaron principalmente hacia sanatorios privados; también existía una manifiesta tendencia a

[17] Las proveedurías fueron un rubro importante. En Buenos Aires, en la esquina de Florida y Sarmiento, donde actualmente está la casa central del Banco de la Ciudad, estaban los *Grandes Almacenes Justicialistas*, que eran la proveeduría de la Federación de Empleados de Comercio (FEC).

la creación de servicios propios, por lo menos de atención ambulatoria. Esta conducta no sólo respondía a la posición de los dirigentes sindicales, sino también a los deseos de sus afiliados. Los trabajadores se sentían "ciudadanos de segunda" cuando concurrían a los hospitales, aun cuando éstos fueran modernos y no tuvieran el carácter filantrópico de los de principio de siglo. Asimismo preferían los servicios propios, porque allí los atendían "como señores" los "médicos del sindicato". Se sentían –y en realidad eran– propietarios de esos servicios, y esto determinaba un fenómeno social que iba más allá de la racionalidad de la planificación sanitaria.

Hacia el final de este período, el fenómeno de formación de OS's, sostenidas mediante contribuciones patronales y aportes de los asalariados en forma obligatoria, se había consolidado y alcanzaba a una buena parte de los trabajadores en relación de dependencia. Algunas de estas entidades mutuales dedicaron una parte sustancial de sus esfuerzos a la creación de servicios propios. El fenómeno más notable en este sentido fue el de la mutual ferroviaria, que provenía de las primeras décadas del siglo y se encontraba entre las denominadas *patronales* (capítulo 2), dado que había sido creada mediante subsidios de los empleadores del momento: las empresas inglesas propietarias de los ferrocarriles. En realidad, respondían a las tendencias que se estaban desenvolviendo en su país de origen donde, por la misma época, comenzaban las primeras entidades de SeS (capítulo 1). La mutual ferroviaria se dedicó desde el comienzo a crear servicios asistenciales propios. Este comportamiento acompañó a la OS ferroviaria hasta principios de la década del 80, en que debió desprenderse paulatinamente de los establecimientos de su propiedad. En ese momento contaba con 72 establecimientos, entre hospitales y centros de atención ambulatoria, distribuidos en las principales terminales ferroviarias de todo el país.

También otras mutualidades invirtieron en servicios propios asistenciales, incluyendo instalaciones de internación: a título de ejemplo las de los metalúrgicos, electricistas (Luz y Fuerza), textiles y bancarios. Pero no hubo entre los distintos gremios una conducta homogénea: los bancarios, por ejemplo, tuvieron además una importante proveeduría en la Ciudad de Buenos Aires. Las mutualidades de los empleados estatales de Correos y Telecomunicaciones, Obras Públicas y Economía llegaron a contar con importantes establecimientos ambulatorios y de internación, o con áreas de internación en establecimientos privados, contratadas con exclusividad. En su *Teoría del*

Hospital, Carrillo identificaba a estos emprendimientos como *hospitales especiales*, correspondientes a los *servicios sociales* de los empleados públicos (Carrillo-b, 1974: 187). Estas mismas entidades también invirtieron en clubes deportivos y hoteles-colonia de vacaciones. En especial, la mayor parte de las entidades sindicales volcaron sus recursos hacia la adquisición de hoteles en las zonas de vacaciones más populares: Mar del Plata, Córdoba y Termas de Río Hondo. Algunas, como Luz y Fuerza, seguros y la de la construcción, alcanzaron a formar importantes redes de hotelería en los principales puntos turísticos del país. En línea con manifestaciones de Perón ante las organizaciones sindicales, las iniciativas sobre servicios propios tendían a fortalecer los vínculos solidarios entre los trabajadores asociados (Veronelli, 2004: 503-504).

Debe destacarse, sin embargo, un comportamiento común a todos estos emprendimientos de mediados de siglo. Quienes creaban servicios propios de cualquier naturaleza –asistencial, turístico, deportivo o de proveeduría– lo hacían exclusivamente para los trabajadores y los familiares de sus respectivos gremios. No se pensaba aún en explotar la capacidad instalada ociosa, atendiendo por contrato a beneficiarios de otros gremios. El mismo rasgo administrativo habían tenido las mutuales de comunidades extranjeras; cada una estaba preparada para atender prioritariamente a sus paisanos. Por consiguiente, se manifestaba entre los beneficiarios y los servicios –así como entre los profesionales que allí trabajaban– un sentimiento de pertenencia, que sin duda tuvo un papel fundamental en la consolidación de aquellas instituciones.

En términos microeconómicos no se expresaba el concepto de desdoblar la manutención de los establecimientos, respecto de costear su funcionamiento. La financiación operativa de los servicios provenía esencialmente de la misma institución que ejercía la titularidad patrimonial de las instalaciones. En la actualidad ninguna institución podría funcionar de esta manera, salvo que la propia demanda que generan los beneficiarios directos alcance a saturar su capacidad operativa, cosa que excepcionalmente ocurre. Por su parte, los hospitales públicos estaban abiertos a toda la población en forma gratuita y sólo se financiaban con el presupuesto estatal. El eje decisorio parecía estar dado por la posesión de los servicios, antes que por su financiamiento. Incluso en el ámbito privado, si bien existía una incipiente corriente de medicina prepaga, prevalecían los *abonos* de las clínicas y sanatorios suscriptos por la clientela local, cuya función principal era la de estabilizar los ingresos y gastos de la atención médica sanatorial (Arce, 1993: 155-190).

Comentarios finales

Con la caída del gobierno justicialista en 1955, se desataron un conjunto de fuerzas políticas y sociales, unidas en la intención de desarticular totalmente el aparato de poder construido por Perón, desde la administración del Estado y desde las organizaciones intermedias de la sociedad. La actitud *revanchista* predominó sobre todo análisis acerca de la razonabilidad y viabilidad de las instituciones creadas (Veronelli, 2004: 535-568).

Si se tiene en cuenta el escenario internacional de la posguerra, puede apuntarse que la actitud *estatizante* respecto de industrias estratégicas y servicios públicos era una tendencia mundial. Naturalmente, desde un enfoque ortodoxo –como el citado anteriormente de Cortés Conde– surgen conclusiones extremadamente críticas respecto de la política económica de ese período. No obstante, con notable objetividad intelectual, el autor encuentra que gestiones posteriores a 1955 –de signos ideológicos muy diferentes– continuaron aplicando medidas parcialmente coincidentes con aquéllas. Entre los rasgos heterodoxos –y en su opinión, regresivos– de la política económica peronista, señala a título de ejemplo la nacionalización del Banco Central y de todos los depósitos bancarios. De modo que, al actuar como prestamista de última instancia, eximía a los bancos privados del riesgo de desequilibrio entre depósitos y créditos, limitándolos a la función de agentes del Banco Central. Simultáneamente, la reforma de la Carta Orgánica de 1946 posibilitaba que, no sólo ejerciera medidas de regulación del valor de la moneda nacional y de control de la inflación, sino también que prestara divisas al Gobierno para resolver saldos negativos de Tesorería, con lo que resultaba "financiador de la política".

El mundo empezaba a emerger de tiempos trágicos. En muchos países, tanto de la órbita socialista como capitalista, la política se manifestaba a través de grandes movilizaciones populares, lo que agregaba un componente de democracia directa a las decisiones, paralelo al de las instituciones legalmente constituidas. Desde nuestra perspectiva histórica, la monstruosa destrucción masiva de personas y bienes, la enorme dilapidación de recursos invertidos en armamentos, así como la furia genocida de exterminio racial, no pueden haberse llevado a cabo con recursos genuinos. Finalizada la guerra, se estructuraron organismos internacionales que planificaron las nuevas relaciones entre los países. En esta incipiente globalización, no puede pensarse que los países centrales hayan encarado la normalización de sus economías sin recurrir a medidas extremas y heterodoxas. Más aún, una parte sustancial del costo financiero debe haberse descargado sobre las economías emergentes y subdesarrolladas, como había ocurrido históricamente. Países liberales en su política económica, adoptaron medidas proteccionistas y subsidiaron sectores productivos para mantener su competitividad.

El campo social también vivía momentos de excepción y en la Argentina eran interpretados por sus actores como cambios revolucionarios. Carrillo pensaba en su gestión como un hito fundacional y, siguiendo la inspiración del pensamiento de Perón, imaginaba una estructura sanitaria que transformaría definitivamente el bienestar de la población. Muchos de esos objetivos fueron alcanzados y, de hecho, se reflejaron claramente en los indicadores estadísticos de morbi-mortalidad. Pero los cambios fueron menos sustentables y permanentes que lo esperado entonces. Simultáneamente, más allá de la lectura superficial de las intenciones de los protagonistas, un conjunto de fenómenos se estaba desarrollando en el sistema de salud, que tendían hacia la configuración de un nuevo modelo organizativo.

Apéndice del capítulo 5

Empresas estatales en la década peronista

Empresas nacionales	Año de creación y razón
Banco Industrial	1943. Financiar al sector industrial.
Mercado Nacional de Frutas	1944. Concentrar la oferta de frutas para la Capital Federal.
Flota Aérea Mercante Argentina (FAMA) -Zonda-Alfa-Aeroposta Argentina	1945. Atender el tráfico aéreo.
Líneas Aéreas del Estado	1945. Sobre la base de líneas de la aeronáutica militar LANE y LASO. Fomentar la zona patagónica.
Dirección General de Combustibles Sólidos Minerales - Yacimientos Carboníferos Fiscales (YCF)	1945. Sobre la base de la Dirección de Carbón de YPF.
Gas del Estado	1945. Con motivo de la nacionalización de la Compañía Primitiva de gas de Buenos Aires.
Instituto Argentino de Promoción del Intercambio (IAPI)	1946. Promueve el Comercio Exterior.
Empresa Mixta Telefónica Argentina (EMTA) - Empresa Nacional de Telecomunicaciones (ENTel)	1946. El gobierno compró la Unión Telefónica (ITT) y en 1948 ocho compañías más. ENTel se crea en 1956.
Instituto Mixto de Inversiones Inmobiliarias	1947. Promover el mercado mobiliario público y privado.
Sociedad Mixta Siderúrgica Argentina (SOMISA)	1947. Recibe impulso recién en 1958. Produce chapa laminada en caliente y en frío, etcétera.
Agua y Energía Eléctrica	1947. Continuación de la ex Dirección General de Agua y Energía Eléctrica.
Dirección Nacional de Industrias del Estado (DINIE)	1947. Administra el conjunto de empresas de propiedad enemiga (alemana y japonesa). En 1953 el Gobierno decidió comenzar la restitución de esas empresas.

Empresas nacionales	**Año de creación y razón**
Distribuidora Nacional de Frutos	1947. Pasa al Estado nacional, era un acopiador de fruta de la zona del Valle de Río Negro.
Destilería de Alcohol Anhídrido	1948. Fue expropiada por el Estado y trasferida a la DINIE.
Atanor - Compañía Nacional para la Industria Química, Sociedad Anónima Mixta	1949. Producción de metanol y cloro soda, etcétera.
Empresa Ferrocarriles del Estado Argentino (EFEA)	1949. Estatización. En 1969 cambia el régimen legal pasando a denominarse Ferrocarriles Argentinos.
Flota Argentina de Navegación de Ultramar (FANU) - Flota Argentina de Navegación Fluvial (FANF)	1949. El gobierno adquiere la Compañía Argentina de Navegación Dodero.
Aerolíneas Argentinas	1950. Atender el tráfico aéreo.
Empresa Nacional de Energía (ENDE)	1950. Formar un *holding* que agrupara a las empresas energéticas nacionales (YPF, Gas del Estado, YCF, Agua y Energía). No llegó a cumplir enteramente sus finalidades. Disuelta en 1957.
Empresa Nacional de Transporte	1952. Ídem anterior pero para empresas de transportes.
Industrias Aeronáuticas y Mecánicas del Estado (IAME, DINFIA, IME)	1952. Sucesora de la Fábrica Militar de Aviones. Se convirtió en fábrica automotriz.
Astilleros y Fábricas Navales del Estado (AFNE)	1953. Dos plantas, astillero Río Santiago y la fábrica de Azul (pólvora)
Empresas provinciales	**Año de creación y razón**
Mercado de Frutos "Victoria"	1947. Mercado de Ferrocarriles de Bahía Blanca, donde se comercializa lana, cueros, etcétera.
Dirección de Energía de la Provincia de Buenos Aires (DEBA)	1947. Se expropian pequeñas empresas privadas.
Empresa Provincial de Energía de Córdoba (EPEC)	1952.
En materia legislativa en 1946 se dictó el Decreto Ley 15.349 que creó las Sociedades de Economía Mixta y estableció así el primer régimen jurídico que regló la intervención estatal directa en la economía. En 1949 se dictó la Ley 13.653 que estableció el marco jurídico para las empresas totalmente públicas, a las que desde entonces se las llamó "empresas del Estado".	

Fuente: Ugalde, 1984. Extraído de Cortés C., 2005: 160-161.

Organismos nacionales creados durante la gestión de Ramón Carrillo

Institutos	Otras reparticiones
-Instituto Nacional de Enfermedades Alérgicas	-Dirección de Ayuda Médico-Social
-Instituto de Farmacología y Contralor Farmacéutico	-Dirección de Alimentación, Vivienda y Vestido
-Instituto Tecnológico de Higiene Industrial y Medicina del Trabajo	-Escuela Superior Técnica de Salud Pública
-Instituto de Rehabilitación Médica del Inválido	-Dirección de Climatismo y Termalismo
-Instituto Nacional de Endocrinología	-Dirección de Higiene Pública y de la Vivienda
-Instituto de Luminoterapia y Óptica	-Dirección de Sanidad de Fronteras y Transportes
-Instituto Nacional de Foniatría	-Dirección de Asuntos Profesionales
-Instituto Nacional de Entomología	-Dirección de Cultura Sanitaria
-Instituto Central de Dermatología	-Dirección de Gemología Sanitaria
-Instituto de Higiene Pública	-Consejo Nacional de Construcciones Sanitarias
-Instituto de Biotipología y Materias Afines	-Dirección de Higiene Social
-Instituto de Higiotécnica y Meteoropatología	-Inspección General del Personal
-Instituto de Fisiopatología del Deporte	-Dirección de Costos y Precios
-Instituto Central de Medicina Preventiva	-Centro de Investigaciones de Glaucoma y Enfermedades Oculares Hereditarias
-Instituto Nacional de Reconocimientos Médicos	-Escuela de Instructoras de Enfermería
-Instituto de Clínica Tecnológica	-Escuela de Enfermería
-Instituto de Investigaciones Médico Tecnológicas	-Comisión Asesora de Medicina Preventiva
-Instituto de la Población	-Comisión Coordinadora de Gemología Sanitaria
-Instituto de Educación y Propaganda Sanitaria	-Dirección de Enseñanza Técnica e Investigaciones Científicas
-Instituto de Psicopatología Aplicada	-Dirección de Fabricación de Especialidades Medicinales del Estado
-Instituto de Entomología Sanitaria	-Dirección de Cardiología
-Instituto Nacional de Cirugía	-Dirección de Gastroenterología
-Instituto de Neoplasias y Dirección de Oncología	-Consejo de Medicina Preventiva
-Instituto de Puericultura (Córdoba)	-Servicio de Informaciones Técnico-Administrativas
-Instituto de Investigaciones Brucelósicas del Noroeste Argentino (La Rioja)	-Comisión de Estreptomicina
	-Laboratorio de Electroencefalografía
	-Asesoría Médico-Farmacéutica
	-Dirección de Centros de Salud y Subsidios
	-Dirección de Maternidad e Infancia
	-Servicio de Coordinación de Laboratorios

Fuente: Veronelli, 2004: 516-522.

Capítulo 6 - Tendencias hospitalarias

Los hospitales de la década peronista

El amplio despliegue de las instituciones sanitarias durante el período de 1945 a 1955 fue acompañado por una multiplicación equivalente de la capacidad instalada asistencial. Como se vio en el capítulo 3, para algunos autores la 2ª generación de hospitales es coincidente con el período peronista (García Díaz, 1983; Sonis, 1984; Arce, 1993: 123-154), dado que su enfoque es esencialmente sanitario y político. En cambio otros autores, que introducen el enfoque arquitectónico, ubican el comienzo de esta generación en 1925, coincidiendo con la incorporación del hormigón armado a las construcciones en altura (Vera O.-Quaglia, 1984). Estas diferencias no implican contradicciones. En realidad, desde el punto de vista arquitectónico, desde fines de la década del 20 se encaró la construcción de hospitales extendidos en altura, que son característicos de esta etapa. Pero es recién a partir de 1945, cuando se produce una verdadera explosión de construcciones hospitalarias que, en pocos años, multiplica la cantidad de camas del país.

Efectivamente, desde el comienzo del gobierno de Perón se encararon obras de infraestructura asistencial, con una intensidad inusitada en relación con las construcciones realizadas en las dos décadas precedentes. Esas obras no sólo estaban dirigidas a establecimientos con internación, sino también a centros de salud ambulatorios, insertados en el corazón de los poblados. Pero las innovaciones en la tecnología constructiva incorporadas desde 1925 acompañaban a la vez a una marcada aceleración de los conocimientos médicos. Las técnicas quirúrgicas se habían depurado notablemente, con un particular avance en el cuidado de las condiciones de asepsia de los quirófanos, con lo que se modificó radicalmente el pronóstico de las intervenciones. Al término de la Segunda Guerra, las sulfamidas y la penicilina empezaban a ser incluidas entre los recursos terapéuticos corrientes. Por otra parte, las vacunaciones ya formaban parte de los instrumentos habituales de prevención con que contaban las autoridades sanitarias. En lo relativo a tecnología de diagnóstico, la radiología y los análisis bioquímicos apoyaban usualmente la práctica clínica.

En este panorama de adelantos tecnológicos, se produce la más formidable concentración de inversiones, bajo la conducción de un ministro que, como se vio en el capítulo anterior, no sólo exhibía una inquebrantable capacidad de trabajo, sino que además orientaba el proceso de esas inversiones a través de la planificación y del marco teórico en que debían realizarse.

Características de la segunda generación

El objetivo principal de los hospitales de la 2ª generación era el de brindar una atención médica compleja, dentro del espectro de recursos diagnóstico-terapéuticos con que se contaba en ese momento, asistiendo en forma gratuita a toda la población que concurriera espontáneamente por motivos de enfermedad. Esto no implicaba que las acciones preventivas estuvieran excluidas de la práctica hospitalaria pero, en los planes de la organización gubernamental, las funciones de prevención estaban orientadas hacia los centros de salud. Este simple enunciado introduce algunos de los criterios que componían el programa médico de esos hospitales. De la función esencialmente pasiva de aislar a los enfermos, que predominaba en los hospitales de la 1ª generación, se pasaba ahora a un enfoque mucho más activo, estructurado sobre la base de una organización asistencial, que pivoteaba alrededor de un cuerpo institucional de médicos. Como se muestra en el capítulo 5, el Estado había ido interviniendo progresivamente en el manejo de los problemas sanitarios de la población y acrecentado la oferta de establecimientos destinados a actuar como efectores de los planes de Salud Pública.

Pese a que entre las décadas del 20 y el 40 se había avanzado mucho en lo referente a recursos tecnológicos complejos, esta complejidad distaba mucho de la concentración de prestaciones por cada día-cama de internación, propia de los modernos establecimientos asistenciales. De manera que el objetivo de estos hospitales, más que el de brindar una atención médica continuada, dado que no existían modalidades de atención del tipo de las actuales terapias intensivas, era el de mantener a los enfermos a disposición del cuerpo médico, para su adecuado diagnóstico y tratamiento. Los pacientes se internaban para ser estudiados, para ser discutidos en juntas médicas o ateneos, para recibir tratamientos prolongados, para observar la evolución de su enfermedad y/o durante su convalecencia. Por consiguiente las hospitalizaciones eran prolongadas, promediando un tiempo de estadía intermedio, entre las que actualmente denominamos internaciones de agudos y de crónicos. Rara vez un paciente permanecía internado menos de una semana, incluso las parturientas. Un nacimiento por cesárea implicaba cerca de 2 semanas de internación y lo mismo una colecistectomía. Una internación por cáncer de pulmón requería al menos un mes para hacer el diagnóstico, discutirlo en ateneo y, si era quirúrgico, extirparlo. Los pacientes con lesiones tuberculosas no volvían a su domicilio hasta que se negativizaran sus cultivos y, si sus condiciones sociales eran precarias, permanecían internados hasta 6 o más meses, según los órganos afectados.

En este acelerado proceso de adelanto tecnológico por el advenimiento de nuevos recursos de diagnóstico y tratamiento, el hospital adquiría características de organización asistencial compacta. Los que ahora designamos como servicios *intermedios* y *de apoyo*, empezaban a constituir piezas fundamentales de la estructura funcional y por ende se centralizaban en su conducción y administración. La administración central anexa a la Dirección reemplazaba a la secretaría del pabellón; los servicios centrales de mantenimiento y maestranza supervisaban las tareas de todo el personal afectado a estas tareas; aunque las enfermeras funcionaban en cada sala, un Departamento de Enfermería planificaba la distribución del personal y supervisaba su desempeño. El archivo central de historias clínicas procuraba desplazar la habitual tendencia de los servicios a apropiarse de la documentación de sus pacientes. El Laboratorio central y el servicio central de Radiología comenzaban a concentrar los recursos tecnológicos más avanzados y a aventajar a los servicios de las salas. Respecto de la atención ambulatoria, los consultorios externos se concentraban en un ámbito cercano al acceso del público. Por último, la Guardia de Emergencias adquiría el carácter de servicio especializado, para atender a los pacientes que asistían fuera de los horarios matutinos, efectuar las operaciones de urgencia o no programadas y utilizar el quirófano *sucio* para heridas contaminadas o traumáticas.

La centralización de servicios de los hospitales entre las dos generaciones no estuvo exenta de conflictos ya que, fuera de la lógica del funcionamiento y optimización del uso de los recursos, implicaba resignar cuotas de poder por parte de los antiguos pabellones o salas. Los jefes de cada especialidad tenían ahora que coordinar con los servicios centrales, mientras que antes tenían dependencias descentralizadas bajo su control. En consecuencia, como remanente de la organización hospitalaria de la generación anterior, competían –a menudo en forma superpuesta– servicios centrales con servicios descentralizados. Así, el Archivo Central con historia clínica única competía con archivos autónomos de las salas, el Laboratorio central con pequeños laboratorios de sala, Radiología central con los aparatos de rayos X distribuidos en las salas y la oficina central de Admisión y Egresos con las secretarías de las salas. Esta conflictividad por espacios de autonomía, entre los servicios especializados hospitalarios, podría parecer de carácter anecdótico y transitorio. Sin embargo, en las expectativas implícitas de la mayoría de los jefes de servicio, se van a encontrar aún hoy aspiraciones por construir una suerte de instituto autónomo, en el interior de la organización del hospital. En algunos grandes hospitales, incluso, ciertos servicios cuentan con cooperadora propia o fundaciones para atender sus necesidades.

Junto a la diversificación organizativa del hospital, también se complicaban las funciones de sus recursos humanos y las antiguas actividades auxiliares, casi indiferenciadas, fueron adquiriendo perfiles propios con atribuciones y capacitación específicas. La enfermera consolidaba y acrecentaba su papel dentro de la estructura, continuando un proceso que ya ocurría en los hospitales más *modernos* de la 1ª generación. Asimismo se consolidaba la partera y aparecían la instrumentadora de quirófano, el kinesiólogo, el técnico radiólogo, el técnico de laboratorio, la visitadora social, la dietista y otros. Es probable que, inicialmente, los técnicos auxiliares mencionados hayan tenido una formación empírica, a partir de personal administrativo o de enfermería asignado a esos servicios; la capacitación específica por medio de *tecnicaturas* recién aparecería más tarde. Los uniformes seguían siendo blancos en su gran mayoría, pero algunos innovadores introdujeron otros colores para diferenciar, por ejemplo, a la enfermera de quirófano de la instrumentadora. Del mismo modo, las damas voluntarias *ad honorem* solían vestir guardapolvos color rosa.

Un breve comentario sobre las visitadoras sociales. Conviene destacar que durante este período se formaron una gran cantidad de *visitadoras sociales*, cuyo nivel de calificación correspondía a estudios secundarios. Cumplían una tarea destacada y aún hoy necesaria, porque concurrían efectivamente al domicilio de los pacientes, y evaluaban las condiciones del grupo familiar *in situ*, cosa que las actuales *asistentes sociales* –con nivel de calificación universitario– suelen resistirse a hacer. Asimismo se incorporaban al complejo hospitalario los servicios odontológicos, las Farmacias y la Bioquímica especializada del Laboratorio central, de tal modo que los planteles profesionales se ampliaban con los respectivos odontólogos, farmacéuticos y bioquímicos, que hasta esa época se desempeñaban exclusivamente en forma privada y extrahospitalaria. En síntesis, el hospital se había *profesionalizado* en todas sus áreas. Un hecho interesante es que, hasta que se organizó la carrera universitaria de Farmacia y Bioquímica, los encargados de laboratorio eran médicos dedicados a esta tarea y que los profesionales de las primeras camadas eran fármaco-bioquímicos. Por este motivo era frecuente, en aquellos años, encontrar que los Laboratorios de Análisis Clínicos privados estaban anexos a las Farmacias y pertenecían a un mismo dueño.

En una corriente de profesionalización como la descripta, agregaba un factor de contraste que un servicio –la Guardia– conservara el *amateurismo* de la generación anterior. En efecto, habitualmente los planteles estaban constituidos por estudiantes de Medicina adelantados, bajo la denominación general de *practicantes*. Y entre éstos existía una escala jerárquica: practicante *externo*[18], practicante *menor* y practicante *mayor*, lo cual constituía una línea de adiestramiento informal, complementaria de la educación sistemática que proporcionaban las facultades. Por este camino los estudiantes aprendían procedimientos, que en general las facultades no enseñaban: inyecciones, curaciones, sutura de heridas, pequeñas cirugías, anestesias superficiales y tratamientos sintomáticos de dolencias menores. Todas las guardias, sin embargo, contaban con uno o más médicos –los *internos*–, que actuaban como profesionales de segunda instancia. En realidad, en la organización del

[18] Un hecho del lenguaje coloquial, es que a los practicantes *externos* se los llamaba "perros", lo que parece remedar cierta jerga de las guardias *imaginarias* militares. En realidad, solía haber un trato autoritario de los médicos y practicantes de mayor jerarquía hacia los recién llegados.

hospital la función esencial de la Guardia, era la de actuar como servicio de admisión fuera del horario convencional de atención matutina; las que actualmente consideramos emergencias graves, en aquel momento eran a menudo casos perdidos, ya que no existía una modalidad de atención equivalente a la de las terapias intensivas.

El personal técnico y profesional, excepto los practicantes de Guardia y los médicos concurrentes, pasaron a revistar en calidad de asalariados. Sin embargo, los planteles médicos remunerados fueron siempre escasos y una buena parte de los profesionales concurrían en forma honoraria. Aquellos hospitales eran totalmente gratuitos y abiertos a toda la población, de tal modo que no facturaban sus servicios en ningún caso, ni cobraban arancel alguno por las tareas que realizaban. Incluso los medicamentos, mientras estuvieron bien sustentados por los respectivos presupuestos, eran provistos en forma gratuita. Por consiguiente, todos los recursos financieros del hospital provenían del presupuesto del Ministerio de Salud de la jurisdicción de la cual dependían. Dado que muchos establecimientos dependían de la jurisdicción nacional, aunque estuvieran emplazados en provincias distantes de la Capital, los trámites administrativos de provisión de insumos por licitación, con frecuencia resultaban excesivamente lentos y las provisiones llegaban tardíamente.

A menudo recibían subsidios y donaciones, ya sea de la Fundación Eva Perón, de otras entidades benéficas o de organismos del Estado. Asimismo, funcionaban en todos los hospitales las cooperadoras, procurando la adhesión voluntaria de los usuarios a través de bonos-contribución. Sin embargo, aunque estos aportes eran voluntarios, ejercían cierto grado de presión sobre los pacientes, aun los de escasos recursos. Este fenómeno no es exclusivo de esta época; acompañó la evolución de los hospitales a lo largo de su historia moderna y aún persiste. Es funcional a la operatoria presupuestaria del hospital, ya que permite a los directivos adquirir bienes de consumo y equipamiento que, si los compraran empleando la vía administrativa convencional, tardarían mucho tiempo en recibir, dado que deberían contar con la conformidad de los funcionarios superiores y la afectación de las correspondientes partidas.

Tal como señalamos en el capítulo 5, durante esta etapa se acrecentó la oferta de camas hospitalarias, esencialmente por iniciativa del Estado nacional. Aunque los hospitales estaban abiertos a toda la población –no sólo a los de escasos medios– de modo totalmente gratuito, en la cultura corriente de los trabajadores se evitaba depender del hospital público. Ya vimos en el capítulo anterior que este sentimiento era admitido por el ministro Carrillo y que, el mismo Perón alentaba que los trabajadores tuvieran sus propios establecimientos dentro de las mutuales. Sin embargo, en los planes del Ministerio la oferta de camas públicas debía alcanzar hasta cubrir totalmente las necesidades de la población. Carrillo había establecido una meta de una cama cada 100 habitantes, proporción que parece hoy excesiva, aun teniendo en cuenta la mayor extensión de los plazos de estadía de entonces[19]. Así como estaban abiertos a toda la población, no existía una delimitación clara de su área de influencia, o área programática, como hoy la denominamos (Molinero, 1979).

La construcción de establecimientos hospitalarios fue intensiva. Más de la mitad de las camas existentes en la actualidad, pertenecientes a todas las jurisdicciones estatales, se deben a iniciativas de ese período. Resultaría tedioso intercalar en este texto la gran cantidad de establecimientos y de acciones educativas realizadas durante la gestión de Carrillo. Por consiguiente, en el Apéndice de este capítulo se presentará en forma cronológica el listado detallado de las inversiones realizadas entre 1946 y 1953 (Alzugaray, 1977 y 1988). Sólo presentaré en este punto los datos cuantitativos sobre la magnitud de estas inversiones en términos de establecimientos y camas (cuadro N° 6.1).

[19] La meta de Carrillo de 1 cama cada 100 habitantes seguramente estaba influida por la proporción que establecía el NHS británico, como veremos en el capítulo 7. Acostumbraba a tomar las referencias de otros países, para proponer las metas propias, como hizo por ejemplo, con los consumos esperados de los distintos alimentos por habitante/año, comparándolos con los de EE.UU., cuya alimentación corriente no constituiría hoy precisamente un ejemplo a emular.

Cuadro N° 6.1: Cantidad de establecimientos y camas creados al 31 de diciembre de 1953

Jurisdicción	Nosocomios	Camas
Capital Federal	507	31.777
Buenos Aires	1.049	41.432
Catamarca	77	917
Córdoba	531	14.936
Corrientes	109	2.763
Entre Ríos	150	6.200
La Pampa	42	1.003
Jujuy	163	1.561
La Rioja	84	638
Mendoza	170	4.318
Chaco	73	1.442
Salta	156	2.422
San Juan	56	1.388
San Luis	92	790
Santa Fe	449	10.681
Santiago del Estero	122	1.185
Tucumán	171	3.567
Comodoro Rivadavia	19	385
Chubut	31	369
Formosa	21	219
Misiones	59	722
Neuquén	23	444
Río Negro	32	611
Santa Cruz	16	160
Tierra del Fuego	7	50
Total	**4.229**	**130.180**

Fuente: Alzugaray, 1988: tomo 2, 231.

Como ejemplo emblemático de la arquitectura del momento y de la visión de Carrillo sobre la *ciudad-hospital*, deben recordarse los policlínicos gemelos de los partidos de Avellaneda, Lanús y San Martín. Asimismo, debe tenerse en cuenta que en ese momento, respondiendo a la concepción con que según Carrillo debían emplazarse los grandes hospitales, esos establecimientos estaban ubicados en la periferia de las áreas pobladas, aunque hoy hayan sido absorbidos por la irrefrenable expansión urbana del Área Metropolitana. Como tantos otros, su construcción fue financiada por la Fundación Eva Perón.

También conviene destacar aquí a otros hospitales típicos de la 2ª generación, pero que corresponden a iniciativas anteriores al gobierno peronista. Por ejemplo, el Hospital Central de Mendoza y los Hospitales Juan R. Fernández y Cosme Argerich de la Ciudad de Buenos Aires. Un caso particular es el del Hospital de Clínicas José de San Martín, perteneciente a la UBA. Curiosamente, su creación fue propuesta al Congreso Nacional por el diputado Eliseo Cantón en 1906, con una dotación de 1.500 camas, unos 25 años después de la inauguración del *viejo* Hospital de Clínicas, en tiempos de la 1ª generación (Cantón, 1921: tomo 4, 593). Su construcción se inició a fines de la década del 50, con un diseño arquitectónico de gran magnitud, típico de los hospitales de la 2ª generación. La enorme inversión que implicaba y las dificultades para completarla determinaron que recién se habilitara en 1970 mediante un crédito del BID, coincidiendo con la etapa que aquí caracterizaremos como de la 3ª generación (Arce, 1987; Arce-Roncoroni, 1987). Actualmente tiene serios problemas de funcionamiento, ya que insume alrededor del 20 % del presupuesto de la UBA; la mayor parte de sus ascensores no funcionan –para un edificio de más de 10 pisos– y las camas habilitadas son menos de 300. El viejo Hospital de Clínicas fue demolido en 1971[20].

En términos espaciales los hospitales de este período se extendían en altura en general, como las construcciones de la época. Arquitectónicamente respondían al modelo de *edificio vertical* o de *monobloque en peine*, es decir, una nave central a cuyos lados se ubicaban transversalmente las salas –como *dientes* de un peine– y esta matriz básica se repetía en varios pisos. Cada uno de estos *peines* transversales alojaba unidades de 30 a 40 camas compartimentadas en habitaciones de 2 a 12 camas; son las salas o *pisos* de la jerga hospitalaria, que pasaron a constituir ahora la unidad funcional principal del establecimiento, como anteriormente lo fue el pabellón. Estas camas estaban

[20] El predio está ubicado frente al actual Hospital de Clínicas y las Facultades de Ciencias Médicas y de Ciencias Económicas de la UBA. Fue transformado en una plaza (entre Av. Córdoba, Uriburu, Paraguay y Junín) y sólo se conservó la capilla del viejo hospital. Las autoridades militares del momento, preocupadas por las frecuentes movilizaciones estudiantiles, aprobaron un extraño diseño de la plaza –con exceso de cemento y escasos canteros verdes– tendiente a obstaculizar los desplazamientos de manifestaciones masivas.

distribuidas en las especialidades básicas de Toco-Ginecología, Pediatría, Cirugía y Clínica Médica, y a su vez, éstas podían diferenciarse en subespecialidades como Cardiología, Gastroenterología, Traumatología, etc. Respetando la matriz básica mencionada, la altura de cada nosocomio dependía del tamaño previsto, de su complejidad y de su ubicación geográfica. En realidad, desde el punto de vista de la planta física, entre la distribución de la 1ª y la de la 2ª generación se había introducido un único cambio, pero substancial: los pabellones aislados por jardines habían sido unidos por una nave central. Es decir, las unidades semiautónomas de los pabellones se habían limitado ahora a la función asistencial y compartían los servicios intermedios y de apoyo. El gráfico siguiente esquematiza esa evolución en la planta física hospitalaria.

Gráfico Nº 6.1: Patrones comparados de plantas físicas de dos generaciones de hospitales

Fuente: croquis del autor.

Conviene recordar las diversas denominaciones asignadas al hospital de 2ª generación por los diferentes autores. García Díaz lo caracterizaba como hospital *abierto*, aludiendo a su naturaleza pública, para diferenciarlo del hospital de *beneficencia* destinado a menesterosos (García D., 1983). En cambio, Vera Ocampo y Quaglia lo identificaban como hospital de la *enfermedad*, con el fin de diferenciarlo del hospital de la *salud* de la 3ª generación, haciendo hincapié en que atendían a la población enferma que acudía espontáneamente o por derivación (Vera O.-Quaglia, 1984). Carrillo, por su parte, hablaba de una estructura asistencial basada en dos grandes tipos complementarios de instituciones: el *centro de salud* y la *ciudad-hospital*. El primero era ambulatorio, estaba geográficamente dentro de la comunidad, muy accesible y con amplio desarrollo de actividades preventivas, educativas y profilácticas. El segundo estaba destinado a las internaciones, a enfermos derivados desde los centros de salud periféricos, estaba geográficamente ubicado en áreas suburbanas y podía o no tener consultorios externos (Carrillo-a, 1974: 329-403). Como se ve, la misión del *centro de salud* de Carrillo se parecía bastante a la puerta de entrada de la actual *estrategia de APS*, promovida por la OMS desde 1978 (OMS, 1978). En base a esta concepción, el hospital de este período se proyectaba generalmente sin consultorios externos. De modo que será frecuente encontrar que las instalaciones de los consultorios aparecen como adaptaciones posteriores al proyecto original, naturalmente a expensas del confort de los ambientes y la funcionalidad de los espacios.

El marco teórico de los establecimientos de este período

La formidable expansión de la capacidad instalada asistencial que se produjo durante la década peronista no fue producto de una espontánea explosión de iniciativas, sino que estaban encuadradas por un marco teórico, a través del cual Carrillo procuraba dotar a los servicios del sistema de salud de un ordenamiento sistemático y racional. Debe recordarse que también los hospitales de la 1ª generación se basaban en una teoría sólidamente fundada, conocida como *pabellón de planta francesa*. Por consiguiente, Carrillo se proponía replantear el concepto de hospital y centro de salud, a partir de una nueva visión general sobre los factores determinantes de la salud y la enfermedad, así como de un nuevo ordenamiento de la organización de la Salud Pública (revisados en el capítulo 5). Las ideas sobre el desarrollo de la infraestructura hospitalaria, fueron volcadas en su libro *Teoría del Hospital* (Carrillo-b, 1974). Los dos instrumentos básicos de la organización sanitaria –el centro de salud y el hospital– eran a su vez, según su enfoque, los ejes de ejecución de otros dos componentes de la Salud Pública: desde el centro de salud se articulaban las acciones asistenciales, profilácticas y sociales; el hospital era el principal ejecutor de la Medicina Asistencial.

Veamos las funciones asignadas a los centros de salud y los atributos con que los definía: “es la institución que integra la asistencia médico-ambulatoria, médico-sanitaria y médico-social, que actúa sobre el individuo y su familia, su medioambiente biológico, biofisiológico y social, con el objeto de habilitarlos física, intelectual y moralmente frente a las contingencias posibles o actuales de la enfermedad, todo dentro de un radio y núcleo determinado de población". Es decir, que era el efector del Sistema de Salud integrado en la comunidad, en el que convergían todos los componentes del sistema para actuar sobre el individuo y su familia. En función de la magnitud de la población que tenían bajo su responsabilidad, identificaba 6 tipos de centros de salud con características claramente definidas (Carrillo, 2004: 56-69):

Tipo 1. Constituido por un médico, un enfermero, una visitadora social y un empleado administrativo-estadígrafo. Unidad sanitaria mínima para cumplir el contralor sanitario de una población de 1.000 a 2.000 habitantes.

Tipo2. Constituido por un médico sanitario y uno asistencial, 2 visitadoras sociales, 2 enfermeros, un estadígrafo y un empleado administrativo. Podía abarcar una población de 2.000 a 10.000 habitantes.

Tipo 3. Debía contar con un médico sanitario para enfermedades infecciosas y profilaxis vacunatoria, un médico asistencial para la atención ambulatoria y un médico higienista para orientar los problemas sociales y de higiene pública. Además, una farmacia básica, 4 enfermeros, 4 visitadoras sociales, 2 estadígrafos y 2 empleados administrativos. Tenía un área de influencia de 10.000 a 20.000 personas.

Tipo 4. Debía contar con radiología, laboratorio y farmacia. Cubría una población de 20.000 a 40.000 habitantes. Estaba integrado por 3 secciones:

✓ Medicina asistencial: un jefe, 2 médicos generalistas y una sala de enfermería.

✓ Medicina Sanitaria: un jefe y 2 médicos para tuberculosis, venéreas e higiene social.

✓ Medicina Social: un jefe higienista, sub-secciones de educación sanitaria, higiene pública y laboral, 6 a 8 visitadoras sociales, sector de estudios epidemiológicos y demográficos.

Tipo 5. Similares componentes que los del tipo anterior, claramente delimitados. Además, secciones de higiene social, epidemiología y endemias, maternidad e infancia, medicina escolar y laboral. Un departamento de salud mental con psiquiatra, psicólogos y sociólogos. Servicio de asistencia social, catastro radiológico, coordinación y transporte. Estaba destinado a poblaciones de 40.000 a 50.000 habitantes.

Tipo 6. Debía contar con todos los componentes del tipo anterior, con mayor organicidad en sectores claramente diferenciados. Debían estar representados todos los programas técnicos del Ministerio, incluyendo los administrativos, así como auditorías técnicas y administrativas. Abarcaba poblaciones de 50.000 a 70.000 personas.

En esta sintética caracterización de los centros de salud, puede apreciarse la importancia que asignaba Carrillo a los aspectos sanitarios y sociales. Todos prevén apoyo estadístico, epidemiológico, acciones de higiene comunitaria, prevención de enfermedades transmisibles y visitadoras sociales. Es evidente que no limitaba la misión del centro de salud al 1er nivel de atención, sino que le atribuía un papel mucho más activo de profilaxis, prevención e inserción comunitaria. Puede observarse también la importancia que asignaba a la dotación de *visitadoras sociales* ya que, no sólo el centro de salud debía estar inserto en la comunidad, además la población correspondiente debía ser visitada en su domicilio.

La otra gran vertiente en materia de establecimientos es la referente a los hospitales propiamente dichos. Excedería largamente el alcance de este capítulo resumir todos los conceptos volcados en su *Teoría del Hospital*. En consecuencia, procuraremos rescatar algunos conceptos, con el fin de mostrar el enfoque con que abordaba la que él consideraba una etapa liminar en la evolución de los hospitales[21].

Sus primeras observaciones se referían a los hospitales rurales de 14 y 18 camas que, tras un análisis técnico-administrativo, evidenciaban requerir tanto presupuesto e infraestructura de apoyo, como los necesarios para atender 30 camas. Incluso el espacio necesario, 32 m² por cama, no variaba mucho al pasar a 30 camas[22]. Partiendo entonces de que el prototipo hospitalario mínimo debía ser de 30 camas, planteaba que la planta física debía tener la forma de una U, con una dotación de 2 médicos, 4 enfermeras y personal de maestranza, con lo que se obtenía la más óptima relación costo/rendimiento.

---

[21] De los diversos resúmenes encontrados sobre los postulados teóricos de Carrillo en lo referente a hospitales, creo que la de Alzugaray es a la vez fidedigna y representa en forma excelente sus extensos fundamentos técnicos. Por consiguiente, la síntesis presentada aquí se basa preferentemente en el autor citado (Alzugaray, 1988: 208-218).

[22] No pretendo cuestionar de ningún modo las observaciones de Carrillo. Sin embargo, tuve oportunidad de conocer varios de estos hospitales rurales, en particular, los de la zona pantanosa de los departamentos de San Javier y Garay, provincia de Santa Fe. Vistos desde la perspectiva actual, esos pequeños hospitales de 14 camas cumplen una excelente función para atender los problemas del 1er nivel de atención en zonas de aislamiento geográfico (partos, fracturas de reducción simple, cuadros agudos reversibles, etc.) y derivar sólo lo necesario hacia el 2° nivel.

En base a la unidad de eficiencia óptima de 30 camas, los establecimientos de mayores dimensiones debían ser múltiplos de 30: 60, 90, 120, etc., hasta 480 camas, para hospitales generales de agudos o policlínicos. De la forma de inicial de U, se podía pasar a formato de H, en *peine* o en *cruz*. En cambio, para los hospitales de crónicos la unidad mínima debía ser de 120 camas.

El análisis del concepto de hospital lo divide en dos grandes aspectos: las leyes morfológicas, o *Estática del Hospital*, y las leyes funcionales, o *Dinámica del Hospital*. Respecto de la Estática del Hospital, formula 6 leyes referentes a la magnitud y la distribución de los espacios físicos.

1ª regla. Debe calcularse un terreno de una hectárea (ha) cada 30 camas en hospitales para agudos y una cada 15 camas en los hospitales de crónicos. Esta norma preveía espacio para futuras ampliaciones, sin excluir los espacios verdes. Los hospitales de agudos debían estar ubicados en zonas suburbanas y los de crónicos en zonas rurales, aunque bien provistos de infraestructura de servicios. El consumo de agua se estimaba en 750 litros por día-cama.

2ª regla. A medida que el emplazamiento de los hospitales se trasladaba de la periferia al centro de las ciudades, debía calcularse una superficie menor por cada cama, pero sin reducirla nunca a menos de la mitad, es decir, 1 ha cada 60 camas de agudos. En el caso de los hospitales de crónicos la pendiente era inversa: a medida que se alejaban de los suburbios hacia las áreas rurales, debía aumentarse la superficie en 5 ha cada 15 camas por cada 5 km de alejamiento.

3ª regla. Cada hospital debía tener 4 sectores básicos:

✓ Servicios Externos: administración, consultorios externos, laboratorio, radiología y farmacia (los 3 últimos los denomina servicios intermedios A).

✓ Servicios Internos: salas de internación y aislamiento, área quirúrgica, comedor, departamento de médicos internos, biblioteca, sala de estar, etc. (los 4 últimos los denomina servicios intermedios B).

✓ Servicios Generales: maestranza, lavadero, usina, talleres, garage, tanque de agua, morgue, servicios sanitarios, etcétera.

✓ Servicios Anexos: viviendas del personal estable y del director, hogar de enfermeras, caminos, teléfonos y medios de comunicación, ambulancias y transportes.

4ª regla. La forma del hospital podía ser variable –en U, en H, en peine o en cruz– en tanto se respetara la presencia de los 4 sectores nombrados y el diseño arquitectónico previera su ulterior crecimiento y la diferenciación de los servicios.

5ª regla. Los sectores debían guardar determinadas proporciones de la superficie total, dentro de ciertos límites aproximados, según su naturaleza: los servicios intermedios debían ocupar del 60 al 75 %, y los servicios externos del 10 al 18 %; los servicios generales del 15 al 22 %. La magnitud de los servicios anexos dependería de que el hospital fuera rural, urbano o suburbano.

6ª regla. Los sectores no debían imbricarse entre sí. Si este aspecto no era tenido en cuenta por los arquitectos, podrían entrecruzarse las circulaciones de público, pacientes, médicos, enfermeras, camillas, operarios, proveedores, carros de curaciones, etc., entorpeciendo los desplazamientos y comprometiendo la higiene del hospital.

Respecto de la Dinámica del Hospital, formulaba un conjunto de leyes, tendientes a favorecer el normal desenvolvimiento de los sectores técnicos y administrativos. Conviene sintetizarlas tal como fueron enunciadas, aunque actualizando algunas denominaciones, ya que muchos aspectos conservan su vigencia y permiten comprender los criterios empleados en la organización de los hospitales construidos en esa época.

1. Ley de la independencia funcional de los sectores. Cada sector debe ser una unidad funcional con acceso propio, evacuación y circulación, sin interferencia o proximidad con otros sectores.

2. Ley cualitativa de la circulación interna. La naturaleza de los objetos y personas que circulan por cada sector deben considerarse incompatibles, por lo que no puede haber cruces entre ellos. Los cruces sólo pueden ser para elementos de una misma naturaleza.

3. Ley cuantitativa de la circulación interna. La mayor densidad circulatoria durante mayor tiempo se produce en los servicios externos, cuya circulación no está regulada, y puede estimarse en el orden de 5 personas por cama. En los servicios internos circulan 0,25 personas por cama, que aumentan a 3 personas por cama en horarios de visita. En un hospital general de agudos circulan alrededor de 0,25 empleados por cama; a éstos deben sumarse 8 personas más entre visitas, proveedores y otros. Los servicios externos, que tienen la mayor movilidad, deben estar aislados del resto, con fácil acceso y evacuación, en planta baja y cerca de la puerta principal.

4. Ley del tránsito horizontal. Debe procurarse el tránsito horizontal y evitar las circulaciones verticales, salvo en los centros urbanos.

5. Ley del circuito cerrado. El tránsito del área quirúrgica y de los equipos radiológicos debe ser un circuito cerrado, con un único acceso.

6. Ley de la economía funcional de la construcción. La economía del hospital depende de las respectivas economías de espacio, materiales, personal y tiempo, con el fin de lograr un prototipo óptimo para el máximo rendimiento.

7. Ley de la unidad funcional. El hospital debe considerarse un conjunto de *unidades funcionales de asistencia* o *servicios*. Éstos están integrados por un grupo de enfermos diferenciados o no, una planta física, un equipo de personal con su jefe, un funcionamiento semiautónomo, cierta dotación de materiales y gastos fijos.

A estas leyes de la Dinámica del Hospital, Carrillo agregaba otras dos, agrupadas bajo el concepto de *Genealogía del Hospital*. Conviene reseñarlas porque permiten completar su visión general sobre la evolución hospitalaria.

A) Ley de previsión hospitalaria. Todo hospital debe ser concebido y construido, de modo que pueda crecer como un árbol, armónica y proporcionalmente al crecimiento y necesidades de la población circundante.

B) Ley de descendencia genealógica de los prototipos. Los prototipos hospitalarios deben derivar unos de otros, desde formas más pequeñas y simples, hasta las formas más grandes y complejas, por medio de un crecimiento lógico y orgánico. Es decir, la unidad mínima de 30 camas debería tener forma de U, evolucionando hacia la forma en H y luego en sucesivos peines, a medida que se incorporan nuevas unidades de 30 camas.

Esta sintética descripción de los criterios con que Carrillo fundamentaba la arquitectura y la administración, que debían tener los nuevos emprendimientos hospitalarios muestran que percibía que la Salud Pública entraba en una nueva época. A menudo acompañaba sus textos con ingeniosos neologismos, que hoy han sido reemplazados o desechados, pero esbozaba con propiedad una novedosa concepción, que se proponía revisar todo lo que hasta ese momento era considerado apropiado en el diseño y el funcionamiento asistencial (Carrillo, 1951).

Conclusiones

El impacto de la Segunda Guerra Mundial y la catástrofe económico-social provocada fueron tan dramáticos que determinaron un punto histórico de inflexión en el campo de los servicios sociales. A partir del término de la guerra se replantearon los sistemas de salud, en la mayor parte de los países, y se reorganizaron las relaciones políticas y económicas internacionales de acuerdo con los resultados de la conflagración.

En la Argentina ese punto de inflexión, determinado por las circunstancias posteriores a la guerra, fue coincidente con la década gobernada por el peronismo y tuvo una especial repercusión, debido a los aportes teóricos y ejecutivos del Ministro de Salud. Ambos planos de análisis –el internacional y el nacional– muestran una tendencia significativa, que repercutirá posteriormente en el modelo de *Estado de Bienestar*, de los países europeos (véase capítulo 8), y en el modelo de *regulación descentralizada*, que se configuró en la Argentina (véase capítulo 9).

En el curso de la transición descripta, se llevó a cabo en nuestro país la más formidable inversión en infraestructura asistencial de la historia del Sistema de Salud. En el ámbito de la organización sanitaria, las características de esa etapa del gobierno nacional, así como la influencia de los modelos predominantes en el mundo, condicionaron un período de características particulares, que se diferenció claramente de la configuración predominante del Sector Salud, antes y después del ejercicio de la Presidencia, por parte de Perón, y de su Ministerio de Salud, a cargo de Carrillo.

Apéndice del capítulo 6

Inversiones hospitalarias y educativas realizadas durante la gestión de Ramón Carrillo

Año	Inversiones	Inversiones
1946	-Río Cuarto (Córdoba) -Ojo del Agua (Santiago del Estero) -Hospital de Roque Sáenz Peña (Chaco) -Hospital de Jobson-Vera (Santa Fe) -Hospital de Pinto (Santiago del Estero) -Hospital de Puerto Iguazú (Misiones) -Hospital de Chos Malal (Neuquén) -Hospital de Valcheta (Río Negro) -Hospital de Cruz del Eje (Córdoba) -Pabellón de Infecciosas en el Hospital de Santa Rosa (La Pampa) Nuevo pabellón en la Colonia de Alienados de *Open Door* (Buenos Aires) -Puestos Sanitarios de Cerro Azul, Cerro Corá y Campo Viera (Misiones) -Institutos de Gastroenterología, Hemoterapia y Dermatología (Capital Federal) -Instituto de Odontología Infantil de Rosario (Santa Fe) -Servicios Odontológicos en Instituto de Alergia (Capital Federal) -Dispensario de Vías Respiratorias, Zona Este (Capital Federal) -Centro de Salud de Berisso (Buenos Aires) -Hospital Dubarry de Mercedes (Buenos Aires) -Centro de Salud de Azul (Buenos Aires) -Centro de Salud de Chilecito (La Rioja)	-Hospital de Gonzales Chaves (Buenos Aires) -Sociedad de Bomberos Voluntarios de Lomas de Zamora (Buenos Aires) -Hospital de Concepción del Uruguay (Entre Ríos) -Centro Materno-Infantil de Aimogasta (La Rioja) -Centro Materno-Infantil de La Rioja -Hospitales de Allen, General Conesa y Guardia Mitre (Río Negro) -Hospital de Ushuaia (Tierra del Fuego) -Centro de Higiene Social de Avellaneda (Buenos Aires) -Centro Materno-Infantil de Mercedes (Corrientes) -Centro de Salud de Santo Tomé (Corrientes) -Centro de Salud Materno-Infantil de Santiago del Estero -Centro Infantil de Mendoza -Centro Materno-Infantil de Zapala (Neuquén) -Oftalmología y Tracoma en Hospital de Río Cuarto (Córdoba) -Hospital de Quequén (Buenos Aires) -Hospital de Rafaela (Santa Fe) -Asistencia Pública de Resistencia (Chaco)

Año	Inversiones	Inversiones
1947	-Hospital de Tartagal (Salta) -Hospital de Quequén (Buenos Aires) -Hospital de Clorinda (Formosa) -Hospital Ángela Iglesia de Llano (Corrientes) -Pabellón para Laboratorio y -Consultorios Externos en Hospital de -General Güemes (Salta) -Pabellones para Maternidad, Infecciosos y Consultorios Externos en Hospital de Resistencia (Chaco) -Pabellón para Infecciosos en Hospital de Río Gallegos (Santa Cruz)	-Pabellón para Niños y Consultorios Externos en Hospital de Rafaela (Santa Fe) -Pabellón para Consultorios Externos en Hospital de Concepción del Uruguay (Entre Ríos) -Pabellón para Maternidad y Servicios Especializados en Asistencia Pública de Resistencia (Chaco) -Pabellón para Consultorios Externos, Farmacia y Laboratorio en Hospital de Allen (Río Negro) -Hospital de Río Grande (Tierra del Fuego)
1948	-Leprosario de Diamante (Entre Ríos) -Hospital de Ibarreta (Formosa) -Hospitales de Villa Berthet, Charaday, Machaday, Taco Pozo, Pampa del Infierno, Presidente Roca, Basail, Colonia Castelli, y Quitilipi (Chaco) -Hospitales de Oberá y Puerto Rico (Misiones) -Hospitales de Quemú-Quemú, Rolón, Calefú, Eduardo Castex, Catriló, La Maruja, Ingeniero Luiggi y Telén (La Pampa) -Hospitales de Loncopué, Bata, Ranquio, Cutralcó, Picún-Leufú y Colonia Centenario (Neuquén) -Hospitales de Comillo, Sierra Colorada, Cipolletti e Ing. Huergo (Río Negro) -Servicios Central de Sangre y Oncología en Hospital de Río Cuarto (Córdoba) -Instituto de Hemoterapia (Córdoba) -Centro Sanitario de Tucumán	-Servicio Odontológico en Institutos de Reconocimientos Médicos e Higiotécnicos (Capital Federal) -Instituto Central de Cardiología (Capital Federal) -Institutos Regionales de Oncología en Tucumán, Santa Fe y Santiago del Estero -Unidad Sanitaria de Villa Lugano (Capital Federal) -Centro de Vías Respiratorias (Córdoba) -Dispensario Dermatológico de Concordia (Entre Ríos) -34 Centros Materno-Infantiles en el interior del país -Servicio de Psiquiatría Infantil y Laboratorio de Electroencefalografía en Hospital de las Mercedes (Capital Federal) -Centro Cardiológico de Mercedes (Buenos Aires)

Año	Inversiones	Inversiones
1949	-Hospital en San Vicente (Buenos Aires) -Hospital Tisiológico en Villaguay (Entre Ríos) -Hospital en Ing. Jacobacci (Río Negro) -Hospital de Apóstoles (Misiones, nacionalizado) -Hospital de El Dorado (Misiones) -Hospital de Río Grande (Tierra del Fuego) -Hospitales de Comodoro Rivadavia, Puerto Deseado, Lago Buenos Aires, Río Mayo, Río Senguel, Colonia Las Heras, Caleta Olivia y Sarmiento (transferidos por Gobernación Militar de Comodoro Rivadavia) -Centro Cardiológico de Santiago del Estero -20 Centros Materno-Infantiles en diversas localidades del interior	-Nuevos pabellones en Colonias Neuropsiquiátricas de *Open Door* y Torres (Buenos Aires) y Oliva (Córdoba) -Instituto Neuropsiquiátrico de Norte (Salta) -Hospital "Beato Roque González" (Capital Federal - expropiación a la Sociedad San Vicente de Paul) -Hospital de Victoria (La Pampa) -Servicio Central de Hemoterapia (Catamarca) -50 Puestos Sanitarios en Jujuy, la mayoría cercanos a la frontera con Bolivia -Centro Sanitario de Salta -Instituto de Hemoterapia Mesopotámico de Concepción del Uruguay (Entre Ríos) -Instituto de Cardiología de Rosario (Santa Fe)
1950	-Hospital de Esperanza y San Cristóbal (Santa Fe, nacionalizado) -Hospital San Juan Bautista (Catamarca, nacionalizado) -Hospital de Comandante Piedrabuena (Santa Cruz) -Colonia de Alienados de Guaymallén (Mendoza, parcial) -Nuevas obras en Colonia Neuropsiquiátrica de Oliva (Córdoba) -Servicio Nacional de Quemados y Brigada de Emergencias -Guardia Central Sanitaria -Servicio Central de Playas (Vicente López, Buenos Aires) -Centro de Salud de Mataderos (ex Hospital de Tuberculosos, Capital Federal)	-Servicio Nacional de Hemoplasmoterapia -Centro de Bronco-esofagología de Urgencia (Capital Federal) -Servicio de Traumatología y Ortopedia en Colonia de Retardados de Torres (Buenos Aires) -Servicio Médico de la Confederación Argentina de Deportes (Capital Federal) -Servicios de Recuperación y Reintegración Psico-física en Colonias de Neuropsiquiatría de *Open Door* y Torres (Buenos Aires) y Oliva (Córdoba) -Centro de Salud de la ciudad de Santa Fe -Centro Sanitario de la ciudad de San Juan

Año	Inversiones	Inversiones
	-Centros de Higiene Social de Ibarreña (Formosa) y Río Cuarto (Córdoba) -Centro Psiquiátrico de Río Cuarto (Córdoba) -Servicio Médico del Sindicato de Obreros Curtidores y Peladores de Cueros Lanares de Avellaneda (Buenos Aires)	-Centro Sanitario de Mendoza Instituto de Asistencia Médico-Climática Hidrotermal (Capital Federal) -Centro Sanitario de Salta -Centro Sanitario de Jujuy -Servicio de Psicometría en Hospital Nacional de Neuropsiquiatría -Farmacia Central de Salud Pública -Instituto de Prevención y Profilaxis de la Sordera
1951	-Hospitales (nacionalizados) de Bella Vista (Corrientes), General Pico (La Pampa), Junín (Buenos Aires), El Maitén y Paso de Indios (Chubut), Concepción de la Sierra, Bonpland y en Monte Carlo (Misiones) -Obras en Hospital de Neuropsiquiatría (Capital Federal) y en Colonias de *Open Door*, Torres, Oliva y Guaymallén. -Centro Sanitario de Rosario (Santa Fe) -Instituto de Terapeútica Inhalatoria y Profilaxis Toxicológica (Capital Federal) -Servicios de Neurocirugía en Colonias Neuropsiquiátricas de *Open Door* y Torres (Buenos Aires) y Oliva (Córdoba) -Servicio de Traumatología y Ortopedia en el Hospital Nacional de Neuropsiquiatría -Puesto Sanitario de Colonia 25 de Mayo (La Pampa) -Instituto Médico de Paidofrenia -Centro Sanitario de Formosa	-Laboratorio de Anatomía Patológica en la Colonia Neuropsiquiátrica de *Open Door* -Servicio de Gastroenterología en Hospital de Posadas (Misiones) -Centro Sanitario de la ciudad de Corrientes -Centro Sanitario del Chubut Oeste -Centro Sanitario de La Rioja -Centro Sanitario de Santiago del Estero -Centro Sanitario de Catamarca -Centro Sanitario de Paraná (Entre Ríos) -10 Unidades Odontológicas en barrios de la Capital Federal -Instituto de Hemoterapia del Litoral (Rosario, Santa Fe) -Sanatorio para el Personal de Salud Pública de la Nación (Capital Federal) -Consultorio en Bahía Margarita, Base Gral. San Martín (Antártida Argentina)
1952	-Reserva de Sangre "Eva Perón" (sangre donada por personal del Ferrocarril Nacional Gral. Manuel Belgrano) -Servicio de Transfusión de Sangre y Hemoterapia de Mercedes (Buenos Aires)	-Estación Médico-Sanitaria del Barrio Lacarra (Capital Federal) -Centro de Salud de Puerto Nuevo (Capital Federal)

Año	Inversiones	Inversiones
	-Hospital Rural de Monte Buey (Córdoba) -Centro de Salud "Eva Perón" de Jaime Prats (Mendoza)	-Laboratorio Sanitario de Zona en Departamento de Higiene Experimental de la Facultad de Higiene de Santa Fe
1953	-Laboratorio Sanitario de Zona (Córdoba) -Comisión Permanente de Reglamento Alimentario -Filiales del Servicio Nacional de Extensión Hospitalaria en Centros de Salud de Villa Soldati (Capital Federal), Gualeguaychú (Entre Ríos), San Luis, Rosario y Santa Fe -Comisión para la Lucha Antihidatídica (Tierra del Fuego) -Administración Zonal de Concepción del Uruguay (Entre Ríos) -Escuela de Enfermeras y Visitadoras Sanitarias de Resistencia (Chaco) -Escuelas de Enfermería en todos los Hospitales de Salud Pública (nacionales) -Servicio de Gastroenterología en Instituto Nacional de la Nutrición (Capital Federal) -Cursos de Reumatología en Departamento de Enseñanza Técnica e Investigación Científica (Capital Federal) -Servicio de Psicocirugía en Colonia Vidal (Oliva, Córdoba)	-Escuela de Cocina de la Salud -Centros de Salud de Jáchal y Desamparados (San Juan) -Hospital Rural de Bandera Bajada (Santiago del Estero) -Servicio de Otorrinolaringología en Hospital Vecinal de San Carlos de Bariloche -Servicio de enfermos crónicos y de Heine Medin en Hospital de Villa Ester (Santa Fe) -Comisión Nacional de Lucha contra la Enfermedad de Heine Medin -Tren Sanitario Justicialista "Eva Perón" (Santiago del Estero) -Jornadas de Hidatidosis y Rabia en Santa Fe, Rosario y Paraná -Instituto de Investigaciones del Origen del Cáncer -Servicio de Oncología de Rosario (Santa Fe) -Primera Conferencia Nacional de la Enfermedad de Chagas

Fuente: modificado de Alzugaray, 1988: tomo 2, 220-230.

TERCERA PARTE

Los '60, '70 y '80, décadas del Estado de Bienestar y la Guerra Fría

Capítulo 7 - Política social internacional

El predominio del Estado de Bienestar

Una vez pasados los años inmediatamente posteriores a la Segunda Guerra Mundial, se habían consolidado los organismos internacionales que garantizarían el nuevo equilibrio universal, en base a la distribución de áreas de influencia por parte de los victoriosos resultantes de la contienda global. Aniquilada la capacidad ofensiva de los países del Eje, naciones aliadas de diferentes signos ideológicos se encontraron sin el enemigo común al que combatían. Por consiguiente se fue instalando una nueva polaridad, que determinaría el marco en el que habría de desenvolverse la nueva etapa de Guerra "Fría": es decir, en un contexto estratégico defensivo de confrontación permanente, diversos conflictos circunscriptos evitaban alcanzar hostilidades totales.

La polarización ideológica vigente no impidió sin embargo una tensa convivencia internacional, sustentada en una despiadada carrera armamentista y una feroz competencia por el predominio tecnológico. Las intermitentes situaciones de conflicto alentaban una continuada estrategia de inversiones bélicas en ambos bandos en pugna. Determinados enfrentamientos locales motivaban inmediatos alineamientos entre los dos extremos de la confrontación mundial, suscitados no sólo por afinidades políticas, sino también por la necesidad de los grandes proveedores de tecnología ofensiva e industrial de mantener un escenario global conflictivo para alentar el acopio y consumo de armamento. Algunos de estos conflictos tuvieron profunda repercusión y llegaron a poner en peligro la política orientada hacia la *coexistencia pacífica*. La Guerra de Corea, la Revolución Cubana y el episodio de los misiles soviéticos, la Guerra "de los 6 días" en Medio Oriente y la Guerra de Vietnam, son los exponentes más relevantes de estas circunstancias.

La consolidación del Bienestar como política de Estado en los '50 y '60

En ese clima de enfrentamiento político, en el que los países de la órbita socialista exhibían notorios avances en la provisión de servicios sociales por parte del Estado, las reformas tendientes a extender los servicios educativos y sanitarios a toda la población alcanzaban el nivel de los grandes temas de las agendas nacionales e internacionales. No sólo se trataba de implementar las reformas estructurales, que ya habían sido iniciadas en las etapas anteriores (véanse capítulos 1 y 4), sino también de demostrar que el capitalismo estaba en condiciones de ofrecer una sociedad razonablemente equitativa –aunque no igualitaria–, dentro de un sistema político de convivencia democrática, con pleno goce de las libertades individuales.

El modelo de atención estatal, única y universal de los servicios de salud, implantado en el Reino Unido desde 1948, el NHS, se había consolidado y se había extendido en primer lugar a los países de la *Commonwealth*, aunque respetando la configuración y los antecedentes salientes que en cada uno tenían previamente, como eran los casos de Canadá, Australia y Nueva Zelanda. Pero también otros países europeos adoptaron sistemas similares, basados en servicios universales financiados por los impuestos generales del Estado, como Holanda, España e Italia. Por su parte, el modelo de Seguridad Social estatal iniciado en la Alemania de Bismarck, financiado mediante tributaciones específicas y obligatorias aportadas por el Estado, los empleadores y/o los trabajadores, se había extendido a una gran parte del continente europeo, a partir del Tratado de Versalles.

En el continente americano, asimismo se habían desarrollado cambios trascendentes (véase capítulo 4). En EE.UU., el *New Deal* de Roosevelt en 1935, fue el precedente político para que Lyndon Johnson creara en 1965 el *Medicare* y el *Medicaid*, los programas estatales de cobertura para jubilados, discapacitados y trabajadores de bajos ingresos. En Canadá se implantó el Seguro Nacional de Salud en 1966, después de un prolongado proceso de reformas parciales. En América Latina la mayor parte de los países implementaron sistemas estatales de Seguridad Social, que se desenvolvieron paralelamente a los servicios públicos destinados a la población sin cobertura. Sólo Chile adoptó en 1952 un modelo equivalente al del Servicio Nacional de Salud británico, pero a partir de 1980 se introdujeron entidades privadas de medicina prepaga. En cambio en el Río de la Plata, Uruguay y la Argentina posibilitaron la expansión de organizaciones mutuales no estatales que, complementando la acción de los servicios públicos, constituyeron la base de sus sistemas de Seguridad Social. En suma, entre los '50 y los '60 los países occidentales habían estructurado y alcanzado el pleno funcionamiento de sus respectivos sistemas de protección sanitaria de la población.

Esa sucesión de reformas, en un entorno de *coexistencia pacífica* y Guerra Fría, fueron emergentes institucionales de la tendencia internacional predominante en las décadas del 50 al 80, caracterizada como *Estado de Bienestar* o *Welfare State*. La consigna circunstancial, que los laboristas habían logrado instalar mientras Churchill se ocupaba de los asuntos de la guerra, por contraposición fonética al *Warfare State* de Hitler, se habían extendido a todo Occidente, bajo la inspiración de la doctrina keynesiana. Las inversiones estatales en los sectores sociales constituirían en adelante la modalidad de ahorro público, que contribuiría a sostener el consumo en las etapas recesivas de la economía, introduciendo fundamentalmente un factor *anticíclico*. El efecto *distributivo* en sentido *progresivo* del Gasto Público Social sería una consecuencia, ya que el objetivo fundamental de esta política era antes la *estabilidad* macroeconómica que la *equidad* social. Se buscaba mantener el pleno empleo, con el fin de apuntalar el nivel de la demanda y atenuar el deterioro de la situación social durante los períodos de recesión.

El proceso de consolidación en algunos ejemplos nacionales

Tras esta breve enumeración descriptiva de la extensión del concepto de Bienestar Social como política de Estado, y del modo particular en que cada región concretó estas reformas, conviene detenerse especialmente en el análisis de algunos modelos nacionales. Se los podría caracterizar como *emblemáticos*, no sólo porque la particularidad de sus rasgos permite utilizarlos para tipificar los principales modelos observados, sino también porque han tenido un cierto carácter ejemplar sobre los demás países.

Sin duda el Sistema de Salud emblemático de los '50 había sido el del **Reino Unido**, por la profundidad de su reforma. Es importante entonces detenerse en el análisis de su organización inicial, porque tuvo una marcada influencia en el pensamiento sanitario de la época. El sistema se basaba en la modalidad de contratación, mediante pago *por capitación*, donde el Estado tenía un poder monopólico por el control financiero centralizado. El 1er nivel de atención era provisto por médicos generalistas y clínicas de atención ambulatoria; los costos estaban fuertemente controlados, en lo referente a servicios médicos, de enfermería y medicamentos, en tanto el Estado era el único comprador de servicios. La administración directa de la red asistencial estaba a cargo de Consejos Ejecutivos, que controlaban la atención ambulatoria y liquidaban los pagos a los generalistas. La asignación de pacientes *capitados* promediaba los 3.500 por médico al comienzo y 2.200 más tarde. La cobertura odontológica se limitaba a algunos procedimientos y la forma de pago era *por prestación*. Al comienzo la cobertura de medicamentes era completa y se pagaba al farmacéutico mediante una fórmula modulada por el consumo; posteriormente, se introdujeron *coseguros* y más tarde un vademécum de medicamentos recomendados.

Los servicios hospitalarios estaban organizados en Juntas Regionales, que eran 15 en total. Tanto los hospitales públicos, como los privados sin fines de lucro y los confesionales, fueron nacionalizados, con los que se incorporaron al sistema 2.700 establecimientos con 480.000 camas. Las regiones hospitalarias abarcaban en promedio unos 3 millones de habitantes con una dotación de camas de alrededor de 30.000[23]. Para administrarlos, las Juntas Regionales designaban comisiones de gestión en los hospitales más grandes, los de 1.000 a 2.000 camas, a las que asignaban los fondos que recibían del Gobierno central. Las autoridades sanitarias locales, ya existentes antes de la creación del NHS, quedaron a cargo de los servicios preventivos, la salud materno-infantil y las inmunizaciones.

A partir de los '60, el sistema empezaba a mostrar un fuerte peso en el PBI, ya que del 3,6% de 1958, había pasado a 4,6% en 1968. Entre las causas de ese marcado incremento, se señalaron la remuneración de los profesionales y el permanente aumento de los costos de la atención médica, los que a su vez determinaron demoras en la ejecución del plan de construcciones hospitalarias. Por estos motivos, a partir de la década del 70 se ampliaron las redes asistenciales locales, a otras más amplias de alcance zonal, a las que también se les transfirió parte del riesgo de incremento financiero. De tal modo que el sistema quedó

[23] Recuérdese la meta de Carrillo de 1 cama cada 100 habitantes, comentada en el capítulo 6, que era igual a ésta.

organizado con una estructura piramidal, con 3 niveles de creciente responsabilidad y riesgo: zonal, regional y central (Roemer, 1980: 165-183; López, 2005).

Otro modelo emblemático fue el de Alemania, cuya Seguridad Social –recordemos– se había iniciado en 1883 (capítulo 1), con el objetivo de garantizar la distribución de los servicios necesarios para el bienestar de la población, sin que quedaran limitados por los eventuales efectos *regresivos* de la economía de mercado. En el sector del país que quedó en la órbita de Occidente al término de la Segunda Guerra Mundial, **Alemania Federal**, cuya organización constitucional se basaba en 10 Estados federados, el gobierno central asumió la responsabilidad de las decisiones políticas generales del sistema y de definir los servicios de que debía disponer toda la población. Por otra parte, cada Estado miembro debía responsabilizarse de aprobar y compatibilizar la legislación general con las leyes locales, a través de sus órganos de gobierno, y de garantizar que los servicios llegaran a la población. También debía encargarse de supervisar a las Cajas de Enfermedad (*krankenkassen*), a las organizaciones intermedias de médicos que las administraban, el desenvolvimiento de los hospitales de su jurisdicción, así como ajustar el plan de inversiones en cada uno de los nosocomios. Esta estructura no se modificó sustancialmente hasta 1990, en que se produjo la unificación. En cambio, en los estados que quedaron bajo la órbita soviética, que constituyeron **Alemania Democrática**, el sistema fue centralizado tanto en el financiamiento como en la provisión de servicios, con alcance a la totalidad de la población.

Algunos autores caracterizaron este modelo como Seguro Social de Enfermedad, pero éste es un tema controvertido, como se verá en el apartado siguiente. Independientemente de su interpretación, el sistema era obligatorio para los trabajadores en relación de dependencia, hasta un cierto nivel de ingresos; más allá de ese nivel podían ingresar voluntariamente. En consecuencia, en Alemania Federal el 75% de los trabajadores habían ingresado al seguro en forma obligatoria y el 13% en forma voluntaria, que conformaban el 88% de los trabajadores y sus respectivos familiares a cargo. En el componente *asegurador* del sistema, la organización era normativamente centralizada, pero administrativamente descentralizada en cada Caja de Enfermedad, brindando servicios en establecimientos públicos y privados. Por otra parte, en el extremo *prestador*, las asociaciones de médicos, tanto las que agrupaban a los que atendían sus consultorios como a los pertenecientes a hospitales, tuvieron siempre una participación protagónica en la operatoria y el control del sistema.

El origen y la naturaleza de las Cajas de Enfermedad eran muy variados, aunque todas eran organizaciones sin fines de lucro, y hacia fines de los '80 había más de 1.100 entidades. La mayor parte provenía de iniciativas locales, que representaban alrededor del 40% de los trabajadores; otras eran de origen federal, diferenciaban a obreros de empleados, y constituían el 27% de los trabajadores. Las de origen empresario –para grandes empresas– comprometían al 12% de la fuerza laboral, y otro 12% correspondían a las provenientes de iniciativas gremiales. En suma, alrededor del 86% de la población estaba cubierta por Cajas de Enfermedad, en forma voluntaria u obligatoria. Por otra parte, un 11% de la población contaba con aseguradores privados y un 2,6% se beneficiaba con fondos de asistencia social o de entidades caritativas.

El financiamiento del seguro –con recaudación centralizada– provenía de la contribución por partes iguales de empleadores y trabajadores, en alícuotas de entre 9 y 16% según el nivel de retribución, lo que implicaba en promedio el 12,8% de la nómina salarial. Con estos fondos se financiaban todas las prestaciones a los beneficiarios, se atendía a los discapacitados, a los jubilados y a los agricultores. Hasta 1960 predominó la modalidad de pago por capitación, pero más tarde, la modalidad contractual predominante fue por presupuesto o pago por prestación, en tanto la magnitud del gasto no excediera la base financiera formada por la contribución de los beneficiarios. A partir de 1987, la Asociación de Médicos de Atención Ambulatoria, que actuaba como intermediaria en el circuito administrativo, liquidando los pagos trimestralmente, decidió jerarquizar a los médicos de familia respecto de los especialistas, al mismo tiempo que implementó guías de atención clínica para el manejo de las patologías crónicas (López, 2005).

El caso de **Estados Unidos** resulta emblemático, por ser diferente al de todos los modelos europeos y tener el más alto costo asistencial del mundo. En 1956 se sancionó un seguro por *invalidez*, para trabajadores afectados por enfermedad o accidente laboral. Como ya dijimos (capítulo 4), en 1965 se iniciaron los programas estatales de *Medicare* y *Medicaid*. Por otro lado, alrededor del 90% de los asalariados formales eran cubiertos por el sistema de Seguridad Social, mediante aportes por partes iguales de empleadores y trabajadores. Los diferentes estados se hacían cargo además del sostén de los establecimientos públicos, para la población sin cobertura. Por su parte, el gobierno federal financiaba diversos proyectos con objetivos específicos y aportaba fondos para contribuir al sostenimiento de *Medicare* y *Medicaid*. Pero esta cobertura no era integral: en general los beneficiarios de *Medicare* complementaban su cobertura con seguros adicionales, p.ej. para gastos de internación excedentes de 60 días, para servicios de enfermería o consultas ambulatorias (Roemer, 1980: 439-447).

Alrededor del 85% de los habitantes de EE.UU. tenían algún tipo de cobertura, ya fuera a través de los seguros estatales o privados. Para los trabajadores activos la forma de acceso habitual era el empleo. Los empleadores proveían seguros privados a los trabajadores, en general, mediante previos acuerdos con el sindicato de la correspondiente rama de la producción. Estos aseguradores privados se denominaban *Health Maintenance Organizations* (HMO) y el costo de sus pólizas dependía de la cantidad y calidad de los servicios comprendidos. Frecuentemente, las empresas de menor magnitud no alcanzaban a afrontar esos costos en las cargas laborales, por lo que sus empleados se quedaban sin acceso a la cobertura. Cada HMO organizaba su red de servicios, contratando a los prestadores privados mediante distintas modalidades de pago, pero a la vez establecían diferentes barreras administrativas para el acceso a los servicios por parte de los usuarios. Otra modalidad frecuente era la *estratificación* de la cobertura, a través de diversos planes escalonados, como: internación, atención ambulatoria, servicios odontológicos, rehabilitación, enfermedades *catastróficas* (baja frecuencia y alto costo) y otros.

Las HMO's podían ser de dos tipos: a) *sin fines de lucro*, en las que los excedentes se redistribuían a los beneficiarios por medio de nuevos servicios, como *Blue Cross*, *Blue Shield*, *Kaiser Foundation*, etc., y b) *con fines de lucro*, de carácter comercial, en las que las utilidades se reparten entre los accionistas, salvo decisiones de inversión (p.ej. *Metropolitan Life*). Además de los asociados directos en forma voluntaria, o mediante contratación de póliza por parte del empleador, las HMO's podían actuar como intermediarios de riesgo entre los programas estatales y los beneficiarios. En esos casos, el *Medicare* por ejemplo, acordaba con la HMO una asignación de fondos por cada beneficiario que la hubiera elegido como proveedora de servicios. Hacia fines de la década del 80, el 35% de los servicios hospitalarios, el 46% de los servicios médicos y el 45% de los servicios odontológicos estaban cubiertos por seguros privados. Antes de la creación de *Medicare* y *Medicaid*, la participación del Estado en el gasto global en salud era del orden del 24%. A partir de la década del 70, esa participación se incrementó al 40%. A los programas mencionados se agregaban los hospitales para veteranos y los hospitales públicos estaduales.

La forma de pago predominante en estos programas era la de pago por prestación (*fee for service*). En algunos establecimientos se acordaron pagos por capitación, pero ésta fue una modalidad poco frecuente. En la década del 80 empezó a utilizarse una modalidad de pago modular, denominada DRG (*diagnosis related groups*), consistente en incluir dentro de un mismo arancel a las patologías cuyos tratamientos tuvieran similares procesos de diagnóstico y tratamiento. Esta modalidad de pago se difundió rápidamente e incluso se extendió a Europa (Fetter y col., 1991; Closon, 1991). En la misma época también alcanzó amplia difusión la modalidad de Atención Gerenciada o *Managed Care*, debido al incesante incremento de los costos de la atención médica. Las organizaciones que adoptaron esta forma de contratación se caracterizaban por asumir los riesgos financieros de la atención, mediante un control estricto del proceso de atención a través de médicos generalistas (*gatekeeper*). Establecían contratos por un monto determinado, abonado por adelantado, y se hacían cargo de los gastos asistenciales de la población asignada, en un modo equivalente a la *gestión de contratos de riesgo* (Enthoven, 1980). Dentro de esta tendencia se desarrollaron dos variantes: a) las HMO's con una red de prestadores cerrada y obligatoria, y b) las PPO's (*Preferred Provider Organizations*), en las que el usuario tenía la posibilidad de seleccionar la red de servicios preferida (López, 2005).

Otro caso que merece un análisis particular es el de **Canadá**. Ya en 1958 todas las provincias habían adoptado el Seguro de Hospitalización. En 1968, a través de la Ley de Atención Médica, la Administración Federal asumió una parte de los costos de los seguros de enfermedad, con lo que en 1972 todas las provincias habían adherido al sistema y contaban con su propio seguro. La participación del gobierno federal le permitió uniformar las prioridades y orientaciones en la gestión de los seguros por parte de las provincias, con lo que hacia la década del 80 se había consolidado el modelo en todo el territorio nacional. Se había ampliado la cobertura de servicios y también la utilización por parte de los usuarios; en consecuencia, empezaron a extenderse los plazos de espera de turnos para operaciones y prestaciones de distinto tipo. Simultáneamente, los crecientes costos asistenciales obstaculizaban la actualización del equipamiento, motivo por el que el descontento de la población iba en aumento. La provincia de Québec creó la "Comisión Rochón", para estudiar las dificultades del sistema, que recomendó políticas específicas sobre salud, así como la regionalización administrativa y un enfoque centrado en el usuario. En 1984, la Ley de Salud consolidó las medidas legislativas anteriores sobre hospitalización y seguros de enfermedad, y estableció pautas nacionales para que las provincias pudieran acceder a la contribución económica del gobierno federal.

El Sistema de Salud de Canadá se fue configurando en base a un Seguro Nacional de Salud de alcance universal, que garantizaba las prestaciones básicas a toda la población, independientemente de su capacidad de contribución al sistema. Estaba organizado en varios niveles de responsabilidades escalonadas. Los municipios y departamentos regionales eran responsables del saneamiento ambiental y la higiene pública, incluyendo la provisión de agua potable y cloacas, disposición de residuos, salubridad de los alimentos, inmunizaciones y campañas preventivas. Los gobiernos provinciales y territoriales debían garantizar los servicios médicos y hospitalarios, incluyendo la regulación de honorarios y remuneraciones de los profesionales, determinación de presupuestos y planes de inversiones, así como la adopción de normas operativas. Por último, la administración federal, que retuvo el ente recaudador, compensaba los desniveles que se producían entre las diferentes jurisdicciones, en la ejecución de los programas de salud, bienestar y servicios básicos. Por otra parte, a través del Ministerio de Salud y Bienestar Social, administraba en forma directa los programas nacionales de protección de la salud y de seguridad del ingreso mínimo y, al mismo tiempo, asistía con un significativo apoyo financiero los programas sanitarios y sociales de las provincias. Naturalmente, también se reservaba el poder de *policía sanitaria*, en la fiscalización de normas de salubridad, código alimentario, vigilancia farmacológica e instrumental médico.

El caso emblemático en América Latina ha sido sin duda el de **Chile**. A partir de 1952 se había creado el Servicio Nacional de Salud (SNS), con una amplia concentración del poder de decisión en el Ministerio de Salud nacional, que se propuso brindar atención a toda la población por medio de la red asistencial pública. El sostenimiento del sistema se basó en una ley que estableció un seguro obligatorio de enfermedad, invalidez, vejez y muerte, inspirado en el modelo inglés y que unificaba bajo su dependencia a todos los organismos que prestaban servicios. A fines de los '60 se creó el Servicio Médico Nacional (SerMeNa), que introdujo la posibilidad de elegir libremente al prestador preferido para los empleados y sus familiares, mediante un aporte adicional. Por otra parte, el Seguro de Accidentes de Trabajo y Enfermedades Profesionales (SATEP) fue organizado en forma paralela y bajo una dependencia diferente de la SNS. Con la Reforma Administrativa de 1973, se inició un proceso de descentralización del sistema, que se fue consolidando progresivamente a lo largo de gobiernos de distinto signo.

El cambio más significativo se introdujo en 1980, con la creación del Sistema Nacional de Servicios de Salud (SNSS) y del Fondo Nacional de Salud (FoNaSa), mediante el que se mantuvo concentrado el financiamiento del sistema, pero se avanzó en la descentralización de la prestación de servicios. La definición de políticas para el FoNaSa, así como la orientación general del Sector Salud, quedaron en la órbita del Ministerio de Salud. La organización administrativa de la red de servicios públicos se desconcentró en 27 Zonas Sanitarias autónomas y, a su vez, los servicios ambulatorios fueron transferidos a la órbita municipal. Su anterior posición hegemónica quedó condicionada por la delegación de facultades –inherente a la regionalización de servicios– y la introducción de aseguradores privados en la operatoria del sistema. Por otra parte, se posibilitó mediante nuevas leyes la creación de las Instituciones de Salud Previsional (ISaPre's), que actuarían como operadores privados del sistema nacional de Seguridad Social, a través de aportes adicionales a los universales del FoNaSa. Los afiliados de las ISaPre's, en tanto contribuyentes al Fondo mantuvieron sus derechos, mediante la cobertura subsidiaria del FoNaSa para prestaciones de alta complejidad. De este modo, el sistema público actuó reduciendo los riesgos de los operadores privados y favoreciendo su crecimiento. A fines de los '80 el subsector privado alcanzaba a alrededor del 30% de la población (Mills y col., 1990: 60-69; FEMEBA, 1993; Roemer, 1980: 106-130).

Los casos reseñados, sin que supongan una revisión amplia de las estructuras de protección sanitaria y social consolidadas en este período, representan los principales modelos de Sistemas de Salud existentes. La mayor parte de los sistemas vigentes reprodujeron estos rasgos o combinaron varios de ellos.

Caracterización de los modelos de organización sanitaria

Los diferentes autores no coinciden en la identificación de los modelos de Seguridad Social y otras denominaciones, ya que introducen sesgos ideológicos a la caracterización de los sistemas de protección social implementados en los distintos países.

Un ejemplo de arbitrariedad conceptual es el del prestigioso sanitarista brasileño Milton Terris que, durante la década del 70 en varios eventos y trabajos, exponía su tesis de la existencia de 3 modelos de sistemas de atención médica: a) Asistencia Pública; b) Seguro de Salud, y c) Servicio Nacional de Salud. El primero predominaba en Asia, África y América Latina, que representaban alrededor del 49% de la población mundial, en países donde predominaban economías precapitalistas, principalmente agrícolas. El segundo predominaba en Europa Occidental y Norteamérica, cubriendo alrededor del 18% de la población mundial en países de economía capitalista. El tercero era predominante en países socialistas y alcanzaba al 33% de la población mundial, proporcionando cobertura universal a través del financiamiento con fondos públicos (Terris, 1977, 1980 a-b). Lo arbitrario de este análisis consistía en atribuir relaciones de causalidad entre el sistema político-económico y el modelo de organización sanitaria. Por ejemplo, el modelo de Servicio Nacional de Salud se encuentra en países monárquicos de economía capitalista, como el Reino Unido, Suecia, Holanda, España o Japón, y también en Chile, donde se mantuvo durante los '70, hasta que la dictadura militar introdujo la medicina prepaga. Hacia 1980, la URSS ya tenía servicios privados, además del sistema público (Chazov, 1988); por otra parte, los servicios de salud de China fueron evolucionando hacia una marcada inequidad, en las 3 últimas décadas, incluyendo servicios privados. Muchos otros ejemplos podrían contradecir esas afirmaciones.

Un análisis más profundo es el que realizaba Milton Roemer. Al tipificar los diferentes modos de financiar los servicios, los relacionaba con las formas en que éstos eran administrados, entre los que distinguía 6 tipos (Roemer, 1980: 36-45), que se sintetizan más abajo. Posteriormente, describía minuciosamente los rasgos de las organizaciones existentes en la mayor parte de los países del mundo, así como la historia reciente y la evolución que sufrieron (*op. cit.*: 49-391).

Pago personal. Erogaciones con recursos personales o *gasto de bolsillo* para la adquisición de servicios privados. En muchos países se pagaba parcial o totalmente la atención médica ambulatoria, la odontológica y los medicamentos. Cuando la cobertura era parcial, el resto era cubierto por seguros voluntarios, por la Seguridad Social o por fondos públicos.
Caridad. Aunque tuvo su apogeo en la época preindustrial, actualmente es casi inexistente. Se mantenían por legados o donaciones, aunque desde el siglo XVIII contaban frecuentemente con subsidios estatales. En América Latina las organizaciones caritativas derivaron de las culturas española y portuguesa, y estuvieron vinculadas a la Iglesia Católica. Predominaba la intención de socorrer piadosamente a los pobres, más que prevenir sus enfermedades.
Industria. Es la provisión de servicios sanitarios mínimos a los trabajadores, a expensas de la rentabilidad de las empresas. Se desarrollaron en los países más industrializados, especialmente EE.UU., pero no fue un modelo muy extendido.
Seguro voluntario. Fue uno de los modelos más importantes de financiamiento en Europa, entre los siglos XVIII y XIX. Surgieron como fondos de enfermedad, sociedades de amigos y asociaciones de socorros mutuos, sobre una base ocupacional, geográfica o patronímica, para pagar gastos de atención médica extrahospitalarios. Estas entidades mutuales fueron los antecedentes del seguro social o Seguridad Social. En el transcurso del siglo XX, en la mayoría de los países europeos, los seguros voluntarios fueron integrados a la Seguridad Social.
Seguro Social o Seguridad Social. Es la protección requerida por ley para prestar determinados servicios asistenciales a un sector predeterminado de beneficiarios. En general comenzó con la cobertura de los empleados de la industria y luego se extendió a todos los trabajadores
Fondos públicos. La protección se financia mediante impuestos sobre las ventas y servicios, implementados por autoridades municipales, provinciales o nacionales. Los servicios no se restringen a los contribuyentes, sino que alcanzan a toda la población. Distingue tres formas: a) con antecedentes de Seguro Social que luego pasaron a fondos públicos, como Gran Bretaña, Chile y Nueva Zelanda; b) se cubre la mayor parte de la atención a través de centros de salud y hospitales estatales, aunque coexiste con alguna forma de Seguro Social, como en Asia y África, y c) se

cubre el 100% de las prestaciones con fondos públicos, como la URSS y –con algunas modificaciones– Checoslovaquia, Hungría, Polonia, Yugoslavia y Cuba.

En una línea de análisis similar, Evans distinguía dos grandes tipos de sistemas: a) público, de carácter obligatorio, y b) privado, voluntario. Además consideraba 4 formas de pago a los prestadores, que contribuyen a configurar el ordenamiento predominante (citado en López, 2005):

Pago directo de bolsillo por parte del consumidor del seguro.

Pago directo de bolsillo por parte de los consumidores sin seguro.

Pago indirecto por un tercer pagador mediante contratos.

Pago indirecto por un tercer pagador, bajo la modalidad de presupuesto o de salarios dentro de organizaciones integradas.

Por su parte Londoño y Frenk recorrían algunos de los modelos de organización sanitaria predominantes en América Latina, para fundamentar su recomendación de un modelo al que denominaban de *pluralismo estructurado*, como forma de convergencia entre los demás modelos existentes. Para caracterizar los modelos vigentes en la Región analizaban los componentes esenciales de los Sistemas de Salud, que actúan intermediando la relación entre la generación de los recursos y la población beneficiaria: la *modulación* –a la que atribuyen un sentido más amplio que la *regulación*–, la *financiación*, la *prestación* y la *articulación* entre las dos últimas (Londoño-Frenk, 1997, 1999). En base al funcionamiento de estos componentes identificaban 4 modelos:

Modelo público unificado: donde la regulación, el financiamiento y la prestación están articulados por la dependencia del sistema de una conducción unificada.

Modelo de contrato público: en el que la regulación y el financiamiento responden a una misma legislación, que ordena la articulación del sostenimiento económico del sistema, pero la prestación está fragmentada en diversas instituciones.

Modelo segmentado: donde coexisten diversos subsistemas que articulan el financiamiento con las prestaciones, bajo una regulación unificada; pueden existir problemas de articulación entre financiamiento y prestación.

Modelo privado atomizado: bajo una regulación general, tanto las instituciones financiadoras como las prestadoras se encuentran fragmentadas y, en consecuencia, existen dificultades de articulación entre unas y otras.

Como puede observarse, las categorías de análisis empleadas por los autores citados difieren no sólo en la identificación de los modelos de organización sanitaria, sino también en los aspectos en los que hacen hincapié para caracterizarlos. Terris procura una relación de causalidad entre ideología política y organización sanitaria. Roemer describe las diversas modalidades de financiamiento de los servicios de salud, sin establecer en general juicios de valor sobre cada modelo, sino señalando las diferencias entre unos y otros. Evans los diferencia a partir de las formas de pago a los prestadores. Por último, Londoño y Frenk profundizan en los modos mediante los cuales se articulan los distintos componentes del sistema, con el fin de proponer la estructuración de un modelo armónico. La diversidad de interpretaciones también se encuentra al analizar el concepto de Seguridad Social.

Evolución del concepto de Seguridad Social

Para introducir el análisis conceptual de la Seguridad Social (SeS), me voy a apoyar en algunos casos, en materiales reproducidos para un taller de estudio de 1980, y no en las fuentes bibliográficas originales. El objeto de este tramo no es la comparación jurídica entre distintas definiciones –que requeriría un apoyo bibliográfico actualizado– sino tomar algunos conceptos vigentes en las décadas posteriores a la Segunda Guerra Mundial, en momentos en que se consolidaban los sistemas de protección de la salud en el mundo. La intención es ilustrar y fundamentar una definición que procure ser abarcativa de la diversidad de visiones existentes en esa época.

Para la Organización Internacional del Trabajo (OIT) en la década del 70, la SeS era el "conjunto de medidas tomadas por la sociedad, y en primer lugar por el Estado, para garantizar a todos los individuos, los cuidados médicos necesarios y asegurarles los medios de subsistencia, en el caso de reducción o pérdida ponderable de los medios de vida, debido a circunstancias independientes de su voluntad" (AMR', 1980). De la definición de la OIT creo conveniente destacar algunos elementos. Hacía un especial hincapié en el papel del Estado como iniciador de los sistemas de SeS, que es la configuración que tienen en la mayor parte de los países que adoptaron esta modalidad. Los objetivos de estos sistemas no eran sólo de proporcionar atención médica, sino también medios de subsistencia, ante el deterioro de los recursos vitales de los individuos. Es decir, además de los servicios asistenciales, estaban comprendidos los subsidios por incapacidades ocasionadas por riesgos del trabajo, así como los beneficios jubilatorios. Estos beneficios estaban justificados en tanto las causas de este deterioro fueran *ajenas a la voluntad* del trabajador. Este aspecto es significativo, porque durante mucho tiempo se excluyeron de la cobertura de la SeS en muchos países, el alcoholismo, las drogadicciones y las lesiones a consecuencia de intentos de suicidio, considerando que estos problemas no eran *ajenos a la voluntad.* Los riesgos que merecían ser cubiertos por la SeS eran los relacionados con las condiciones de vida laboral; por consiguiente, los beneficios se limitaban a los trabajadores formales en relación de dependencia y sus familias.

En el mismo documento se citaba a Duperaux que, en lo referente a la cobertura específica de los riesgos laborales –accidentes de trabajo y enfermedades profesionales– estaba contenida dentro del concepto de *seguro social*. En este sentido, para el autor el objetivo del *seguro social* era "garantizar la satisfacción de las necesidades vitales de cada ciudadano, no sólo por su situación laboral, sino por el solo hecho de su condición de ciudadano". En consecuencia, extendía el alcance de la cobertura de los riesgos de salud a la totalidad de los habitantes, independientemente de su condición laboral. Este concepto, en realidad, expresa que para fines de la década del 70, tanto los sistemas que se habían iniciado como Servicio Nacional de Salud, como los que se configuraron como Seguro Social o como Seguridad Social, habían alcanzado a toda la población. Un aspecto diferencial que introducía el autor es que la SeS sólo podía organizarse en base a la intervención del Estado, en tanto que el Seguro Social admitía la participación de organizaciones de la sociedad civil, con lo que adquirían una mayor heterogeneidad en la oferta y utilización de los beneficios.

Otro autor mencionado en ese trabajo es Guy Perrin, para quien existían 3 modelos representativos de los sistemas de SeS: a) el modelo nacional unitario; b) el modelo profesional unitario, y c) el modelo profesional pluralista o múltiple. El primero se caracterizaba por la generalización de la protección a toda la colectividad nacional, sin distinciones respecto de la inserción laboral de los beneficiarios, con uniformidad tanto en las prestaciones otorgadas como en las estructuras administrativas del sistema. El *modelo profesional unitario* también tenía propósitos de universalidad, aunque limitados a la población activa y a su grupo familiar, por lo que lo vinculaba con la modalidad de protección de los seguros sociales. Por último, incluía dentro del *modelo profesional pluralista* a los sistemas destinados a la población activa, mediante múltiples regímenes administrativos y financieros, que limitaban su alcance a un principio que podría caracterizarse como *universalidad calificada*. Naturalmente, el prototipo ideal de SeS, para Perrin, estaba más cercano al primer modelo. Por su parte, el prestigioso sanitarista chileno Hernán San Martín definía a la SeS como "una rama de la política, que trata de producir una redistribución parcial más equitativa de la renta nacional entre las clases sociales, es decir, en sentido *progresivo*". De este modo, introducía en el análisis de la SeS su función macroeconómica: la redistribución de la riqueza.

Más allá de la recorrida por algunos conceptos de diferentes autores para describir los sistemas de protección social instrumentados por los países, el estudio evolutivo de la SeS como fenómeno universal permite establecer etapas y rasgos generales, que distinguen los procesos ocurridos en cada lugar, con el fin de establecer tramos definidos que identifiquen su evolución. En aquel trabajo, Sergio Bronstein distinguía 4 etapas principales (Bronstein, 1980):

a) Comenzó con la creación de la SeS bismarckiana, a la que clasifica como *seguro social*, que implicaba la utilización de la técnica actuarial para estimar la magnitud financiera del riesgo amparado. Lo característico de aquella legislación era:
- la obligatoriedad o compulsión de los aportes para todos los asalariados;
- la modulación del aporte como un porcentaje del salario;
- se limitaba sólo a la población asalariada hasta un nivel determinado de ingresos.

b) Se imitó la experiencia alemana en otros países con las mismas pautas, adoptando el modelo *bismarckiano* después de la Primera Guerra Mundial; en general estaban orientados a proteger a los asalariados industriales.

c) Atribuía la formulación de la doctrina de la SeS, especialmente al denominado Informe Beveridge, que se basaba en los siguientes principios:
- un seguro nacional que comprendía todos los riesgos sociales y amparaba a la totalidad de la población por su sola condición de habitar el territorio;
- se financiaba con aportes uniformes y los beneficios prestacionales, que eran también uniformes, no tenían relación con el nivel salarial del aportante;

- la protección de la salud se gestionaba a través de un Servicio Nacional de Salud, que estaba separado de la administración financiera de la SeS, y preveía una atención médica integral y gratuita.

A partir de la 3ª etapa identificaba el desarrollo de dos vertientes. Por un lado, el Sistema *beveridgeano* o Atlántico, con cotizaciones uniformes, bajo la única condición de residencia, prestaciones en dinero y de salud uniformes, así como unidad de gestión. Por otro lado, el Sistema Continental, de base profesional, con prestaciones en dinero, aportes proporcionales al ingreso, y diferentes regímenes jurídicos según la actividad productiva.

d) La 4ª etapa es la que estaba ya en curso en los '80, a través de la conciliación de los sistemas Atlántico y Continental. Las características de este proceso eran las siguientes:
- una creciente participación del Estado en el financiamiento de la SeS;
- entre el 90 y el 100% de la población quedaba protegida de todos los riesgos sociales;
- una progresiva unificación de los regímenes, bajo una administración centralizada;
- una tendencia a establecer un doble sistema de beneficios. Prestaciones básicas y uniformes, garantizadas por el Estado a todos los habitantes, y prestaciones complementarias proporcionales a los ingresos, según grupos profesionales.

A través de esta evolución, puede observarse que el modelo *bismarckiano* introdujo un incipiente enfoque actuarial, sin que hubiera experiencia suficiente como para definir una precisa dimensión y distribución de los riesgos, en función de la magnitud de la siniestralidad esperada. Sin embargo, subyacía una lógica de carácter *asistencialista*, en la que los derechos adquiridos –por la condición de dependencia laboral o de habitante de un territorio– predominaban sobre la viabilidad financiera del sistema. Los modelos se fueron diseminando según las posibilidades y la cultura predominante en cada país, financiando los sistemas de protección social con contribuciones tributarias generales o con deducciones específicas como porcentajes del salario. Al comienzo, los modelos inspirados en la SeS, se limitaron a la cobertura de riesgos laborales y sanitarios de los trabajadores y sus grupos familiares. Posteriormente, todos convergieron hacia la universalidad de la cobertura a toda la población, de modo que en la última etapa las diferencias entre una y otra modalidad quedaron limitadas a rasgos particulares dependientes de la legislación y la organización de cada país. En algunos casos, la organización permaneció unificada bajo un único organismo recaudador y regulador; en otros, intervinieron organizaciones de gestión del riesgo financiero, que actuaban como intermediarios entre el ente recaudador y las redes de servicios de salud. En algunos países que optaron por el modelo de Servicio Nacional de Salud, coexistieron coberturas privadas para sectores de la población con altos ingresos.

A la idea-fuerza de *salud pública* de los años cercanos a la creación de la OMS, entre los '50 y los '60 se fue incorporando en documentos y trabajos un objetivo operativo, compatible con la organización de todos los sistemas de salud, independientemente de su configuración: proveer a la totalidad de la población una *atención médica accesible, oportuna, integrada e integral*, donde la entrada por cualquier punto del sistema, permitiera acceder a todos los niveles y servicios disponibles, según las necesidades de cada caso. En esta definición se admitía, en forma implícita, que podían existir modalidades alternativas a la del *servicio único estatal* y, que todas eran válidas, en tanto cumplieran con este propósito estratégico.

Las décadas del 70 y el 80

Fuera por el modelo británico de Medicina *socializada*, por el de SeS unificada y universal, o por un Seguro de Salud que admitiera la fragmentación institucional de la organización del sistema, en toda Europa occidental se había consolidado alguna estructura estatal de protección social, como base financiera y garantía del *Estado de Bienestar*. La conducta general de las naciones fue la expansión de los respectivos organismos estatales, interviniendo en forma directa en la administración de los servicios sociales. Pero, en última instancia, la organización final de estos sistemas desembocaba en que fueran gerenciados por entes descentralizados estatales o no estatales, según las características de cada país.

En el modelo británico, que se financiaba con las *rentas generales* del Estado, la administración directa de las prestaciones fue paulatinamente transferida a territorios más circunscriptos e, incluso, la forma de contratación mediante la modalidad de pago por *capitación*, implicaba una transferencia del riesgo financiero hacia el efector último de los servicios asistenciales

(Glennester, 1998, 2000). Por el contrario, en aquellos que dependían de *aportes específicos* estatales, patronales y/o del trabajador, el riesgo fue transferido a organizaciones profesionales de distinto tipo, que asumieron el riesgo financiero entre los recursos asignados a la atención médica y la magnitud de la demanda de la población, como ocurrió en Francia y Alemania Occidental. Sea por uno u otro camino, el problema central de los sistemas de protección social consistió en racionalizar los propósitos iniciales de cobertura irrestricta, interponiendo por diversos mecanismos algunas barreras a la utilización ilimitada de los servicios, así como haciendo participar a los prestadores directos de la necesidad de contener los costos crecientes de los gastos asistenciales.

Frente a la lógica que caracterizamos como *asistencialista*, de la administración de los sistemas de aseguramiento de la atención médica, coexistía un principio general de *reparto* en los sistemas jubilatorios. Es decir, en lugar del predominio irrestricto de los *derechos adquiridos*, se establecía un límite a la expansión de la base tributaria del sistema: la magnitud de los beneficios estaría limitada por la masa de fondos disponibles para *repartir*, de modo que el balance del sistema se equilibrara. De esta manera, simultáneamente con los criterios *asistencialistas* predominantes en el campo de la salud, en los sistemas previsionales, los beneficios a percibir por las generaciones anteriores quedaron sujetos a la capacidad de contribución de las generaciones de trabajadores activos, configurándose un principio de *solidaridad intergeneracional*, que introducía incipientes límites *actuariales* en la gestión de una parte de la Seguridad Social. Después de la Segunda Guerra, junto con la incorporación masiva de los antibióticos, las vacunaciones y los adelantos tecnológicos en el diagnóstico y tratamiento de las enfermedades, se había producido un fenómeno nuevo: en apenas dos décadas la expectativa media de vida de la población se había incrementado en unos 20 años. Esto obligó a replantear la sustentabilidad de los sistemas provisionales, que se basaban en que la población económicamente activa (PEA) financiaría los haberes jubilatorios de la clase pasiva, que crecía a un ritmo mayor que la población general.

Pese a estos cambios, que anticipaban dificultades futuras, en la década del 90, dos destacados analistas sociopolíticos miraban retrospectivamente con cierta nostalgia a los que denominaban "los 30 gloriosos años" –las décadas del 60, 70 y 80– de predominio del Estado de Bienestar. Pronosticaban que habían terminado definitivamente, ya que la *globalización* obligaba a las economías nacionales a reducir sus costos laborales, con el fin de obtener mayores *ventajas competitivas* para sus productos, en el comercio mundial. La vertiginosa incorporación de adelantos tecnológicos había determinado un marcado incremento en la concentración de capitales, en las escalas económicas de producción y en los requisitos de calificación del personal. La consecuencia universal de estos fenómenos había sido una acelerada *expulsión* de mano de obra y la *exclusión social*, para las que no se habían encontrado caminos alternativos. El propósito central de la Política Social había pasado, entonces, de extender el derecho a la Seguridad Social –predominante en esas décadas– a evitar la *exclusión* del mercado de trabajo, es decir, a garantizar el derecho a la *pertenencia social* (Fitoussi-Rosanvallon, 1998). Estas transiciones fueron luego acompañadas por enormes corrientes migratorias, desde países en desarrollo hacia países industrializados, frente a las que estos últimos no atinaron a hacer otra cosa que ensayar medidas defensivas antiinvasoras, con escasos resultados favorables.

Alma-Átá: un nuevo paradigma en la cuestión sanitaria

Dijimos que entre las década del 50 y 60 las expectativas sobre la *salud pública* se habían ampliado a proveer una *atención médica accesible, oportuna, integrada e integral* a la totalidad de la población, que posibilitara acceder a cualquier punto del sistema, según las necesidades de cada caso. Se había admitido que lo fundamental era preservar los propósitos últimos del sistema, independientemente de la forma que se adoptara para alcanzar esos objetivos. Que la atención médica fuera *accesible* implicaba que estuviera al alcance de toda la población, evitando las barreras geográficas, administrativas y/o culturales, es decir, que las puertas de entrada a la red de servicios de salud se encontraran cercanas al lugar de residencia de los usuarios, mediante centros de salud comunitarios, dispensarios o consultorios médicos, barriales o rurales. Que fuera *oportuna* significaba que pudiera llegar con los recursos necesarios, para resolver las situaciones de riesgo con la premura suficiente que el caso requiriera. Que la atención proporcionada fuera *integrada*, se refería a que el ingreso por cualquier puerta de entrada permitiera el acceso a todos los recursos del sistema, aun los distantes del domicilio del paciente. Por último, que los servicios fueran *integrales* estaba relacionado con que los distintos niveles de atención –ambulatoria, internación aguda o crónica y alta complejidad– se encontraran vinculados entre sí, de modo de garantizar la continuidad del seguimiento de cada paciente.

Del 6 al 12 de septiembre de 1978, en Alma-Átá, capital de Kazakhstan –una de las repúblicas soviéticas–, durante una Conferencia Internacional organizada en forma conjunta por la OMS y UNICEF, se dio a conocer una declaración que postulaba una meta ambiciosa, *salud para todos en el año 2000*, y una estrategia para alcanzarla, la *atención primaria de la salud* (APS). Esta declaración era resultante de una serie de documentos previos, elaborados durante la década del 70, en los que se anticipaban los cambios que se estaban produciendo en el Sector. A diferencia de la *salud pública* del 48, vinculada con el modelo de conducción estatal de un sistema único, la estrategia de APS admitía la existencia de sistemas pluralistas, donde efectores públicos y privados, con o sin fines de lucro, compartían el objetivo de privilegiar las acciones preventivas y de promoción de la salud (OMS-UNICEF, 1978). La formulación de la estrategia de APS tuvo la habilidad de reunir, bajo un único cuerpo de doctrina, una serie de componentes que habían sido expresados con anterioridad, como orientaciones para optimizar la utilización y eficacia de los recurso de salud.

Estos componentes comprendían:

a) recuperar la prioridad de las acciones de *prevención y promoción*, así como del *1er nivel de atención* en la planificación de los servicios de salud;

b) la *planificación estratégica*, como medio para organizar los recursos de la comunidad con objetivos comunes;

c) la *cobertura* y la *accesibilidad* de la totalidad de la población a los servicios de salud;

d) la *tecnología apropiada*, como criterio de distribución de los recursos de diagnóstico y tratamiento en la proporción y desarrollo adecuados, según las necesidades de la población;

e) la utilización plena de todos los *recursos humanos*, tanto los profesionales, como los curanderos tradicionales, los colaboradores de la comunidad y la propia población;

f) la integración en una *red de servicios* de todos los recursos asistenciales de la comunidad;

g) la *participación comunitaria* en las decisiones estratégicas, a fin de determinar sus necesidades y expectativas prioritarias, y

h) la *descentralización administrativa* como criterio operativo de la administración del sistema.

La estrategia de APS encontró una rápida y favorable acogida en los organismos ministeriales de todos los países, ya que posibilitaba recuperar –a través de una idea-fuerza motivadora– una serie de postulados sostenidos por los administradores sanitarios desde la década del 60. Pero pese a que desde el comienzo fue formulada como una estrategia integral, tendiente a establecer un nuevo paradigma en la organización de los servicios de salud, la interpretación de la APS, por parte de la mayoría de los actores del Sector Salud, distorsionó el propósito inicial. En efecto, se privilegió el primer componente de la estrategia –es decir prevención, promoción y 1er nivel de atención– focalizando su ejecución en los centros ambulatorios, en desmedro de los servicios hospitalarios y el resto de los componentes que integraban el enunciado. Una expresión de esta inadecuada interpretación, fue la creación de dependencias ministeriales denominadas "atención primaria de la salud", dedicadas a la administración del 1er nivel de atención. En realidad, un abordaje integral como el formulado mediante la APS, no podía limitarse a una dependencia subalterna, ya que –en tanto *estrategia*– debía formar parte de la política general de la autoridad sanitaria. En el fondo subyacían interpretaciones contradictorias, entre los que enfatizaban en los aspectos de *equidad* y *accesibilidad* de la APS, y los que hacían hincapié en la *participación* e *integración* de la totalidad de los recursos de salud.

Estas diferencias también se reflejaron en la OPS, como oficina regional de la OMS, dado que en la mayor parte de los países de la Región se observaba la tendencia descripta. En virtud de esta realidad postuló, a mediados de la década del 80, una *táctica* particular para aplicar la estrategia de APS en el continente americano, los *Sistemas Locales de Salud* (SiLoS). Los SiLoS implicaban la delimitación de ámbitos geográficos de planificación, en los que participaran los líderes sectoriales. Los SiLoS partían de un instrumento central, la *planificación estratégica*, a través de la concertación entre los referentes de las instituciones del Sector Salud, tanto públicas como de la SeS y privadas, fueran de naturaleza solidaria o lucrativa, representando a la autoridad sanitaria o a la sociedad civil. Estos actores deberían acordar principios y propósitos comunes, así como criterios operativos que permitieran la articulación entre los efectores. Entre los objetivos a implementar por los SiLoS se preveía la recuperación de la función nuclear de los hospitales, sin que sus actividades compitieran con las acciones preventivas y del 1er nivel de atención. Además, la articulación de todos los efectores en *redes* de servicios de salud, con el fin de brindar al conjunto de la población un sistema que proteja integralmente su salud, y no sólo responder a la demanda espontánea (OPS/OMS, 1990).

Para la OPS, la adopción de este modelo de gestión local implicaba un propósito adicional de carácter estratégico. En tanto organización intergubernamental, los alcances de sus propuestas y planes, sólo alcanzaban a los gobiernos y los servicios públicos estatales de los países de la Región. Dependía de la voluntad de éstos, que lograran involucrar a instituciones no gubernamentales, igualmente protagonistas del Sector. Asociaciones de prestadores privados, entes de Seguridad Social con autarquía respecto al Ministerio de Salud nacional, operadores de la Seguridad Social de distinto tipo, medicina prepaga privada y organismos sanitarios provinciales en países de estructura federal, constituían actores fundamentales del Sector Salud, cuya participación y apoyo resultaban esenciales para el éxito de todo plan, que pretendiera producir transformaciones en el Sistema de Salud en su conjunto. De tal modo que los SiLoS también procuraban ampliar el alcance de los cambios que se esperaban en el sistema, aplicando la estrategia de APS. Gran cantidad de encuentros, cursos, publicaciones y documentos fueron promovidos con esta finalidad (OPS, 1990).

La estrategia de APS, pese a ocupar el centro de la escena en el pensamiento y los fundamentos de las iniciativas de las autoridades sanitarias de la mayoría de los países del mundo, y especialmente en los países en desarrollo, no logró sin embargo los resultados esperados. Una idea-fuerza de consenso, con la que se identificaban la casi totalidad de los funcionarios del Sector, no alcanzó a extenderse más allá de un espacio reivindicativo de la prevención y la atención médica básica, tradicionalmente desvalorizadas frente a la atención hospitalaria y de alta complejidad. Menos aún pudo cumplir la ambiciosa meta de *salud para todos en el año 2000*, ni encausar al personal de salud detrás de una inspiración común. De tal modo que las reformas de los sistemas de salud en la década del 90 recurrieron con frecuencia a instrumentos diferentes, acuciadas por las tendencias y presiones provenientes de las necesidades político-económicas del imperioso fenómeno de la globalización. Sin embargo, como componente favorable del balance histórico de la aplicación de la estrategia de APS, puede computarse que logró redimensionar la importancia del 1er nivel de atención en la organización general de los sistemas de salud, especialmente en países en los que este escalón asistencial había sido subsumido por el predominio de la atención hospitalaria y de alta complejidad.

CAPÍTULO 8 - POLÍTICA SANITARIA NACIONAL

La expansión de la Seguridad Social en la Argentina

Dejamos el capítulo 5, con la descripción y análisis del alto grado de concentración alcanzado en las decisiones sanitarias –al igual que en las inversiones– por el Ministerio de Salud Pública, durante la década de gobierno peronista. El período que se inicia en 1955 muestra el progresivo desmantelamiento de la enorme estructura organizada por Ramón Carrillo, con una actitud signada por la *revancha* política, más que por criterios de racionalidad administrativa. Simultáneamente, se desarrollaba una paulatina desconcentración de los factores de poder y decisión hacia otras jurisdicciones estatales, así como hacia instituciones no estatales. De este modo, al término de las tres décadas comprendidas en este período, la mayor parte de las decisiones de la autoridad sanitaria nacional estaban condicionadas por las autoridades estatales provinciales, por las múltiples entidades que integran la Seguridad Social y por las igualmente diversificadas organizaciones intermedias de prestadores privados.

Naturalmente, el hito que dio comienzo a este período debe situarse en el golpe militar de septiembre de 1955, autodenominado *Revolución Libertadora*, ya que fue la circunstancia político-institucional que determinó los hechos en el campo de la Salud, que configuraron posteriormente el modelo de organización sanitaria cuya evolución trataremos. El otro extremo del período debe localizarse en la explosión hiperinflacionaria de 1989, que motivó la renuncia anticipada del doctor Raúl Alfonsín, y el rebrote de 1990 que, ya bajo la presidencia del doctor Carlos Menem, creó las condiciones para el Plan de Convertibilidad, que se llevaría a cabo desde abril de 1991. Los efectos destructivos de las relaciones económicas e institucionales del Sector Salud –desencadenados por la hiperinflación– fueron de extrema gravedad, ya que alteraron profundamente la operatoria del sistema. De modo que a partir de ese momento, se produjeron una serie de fenómenos condicionantes de un nuevo ordenamiento en la organización sectorial.

En la Introducción caracterizamos los rasgos organizativos, desarrollados a lo largo de este proceso, como *Modelo pluralista de regulación descentralizada*, abarcando el tramo histórico que va desde 1955 a 1989/90. Dentro de este tramo identificamos tres etapas, equivalentes a las de una estructura institucional que se va conformando, en primera instancia, que luego se ordena y consolida, y que, finalmente, declina y entra en su crisis terminal. Por consiguiente, el plan de trabajo de este capítulo estará orientado por el ordenamiento siguiente:

- Período de 1955 a 1989/90: *Modelo pluralista de regulación descentralizada*

1955 a 1970:	etapa de *formación*
1970 a 1977:	etapa de *institucionalización*
1977 a 1989/90:	etapa de *crisis distributiva*

El desmantelamiento del aparato sanitario nacional

Tras un breve lapso el general Eduardo Lonardi fue reemplazado, en noviembre de 1955, por el general Pedro E. Aramburu. La Confederación General del Trabajo (CGT), que había realizado una huelga general en apoyo a Lonardi, fue enseguida disuelta, y el Partido Justicialista, proscripto. El nuevo Gobierno solicitó al doctor Raúl Prebisch, ex presidente del Banco Central durante la presidencia de Ramón Castillo, que por entonces había alcanzado prestigio internacional como secretario ejecutivo de la CEPAL, una evaluación de la situación económica nacional. El informe y las recomendaciones de ese estudio, conocido como "Plan Prebisch", destacaba la caída de las reservas, una marcada inflación atribuida a aumentos masivos de los salarios sin incrementos en la productividad, una reiterada intervención del Estado en la economía y excesivas facilidades crediticias a los industriales, no respaldadas por el crecimiento productivo. Como consecuencia de estos hechos, señalaba el informe un casi nulo crecimiento del PBI en 10 años (3,5%). Entre los hechos mencionados por Prebisch, hacía especial hincapié en la hipertrofia del aparato estatal en todas sus áreas, no solamente en lo específicamente económico (Cortés C., 2005: 213-220).

En el marco de un achicamiento de la organización del Estado, promovida por el Plan Prebisch, en lo relativo específicamente a los aspectos sanitarios, el Gobierno decidió acudir al asesoramiento de la Organización

Panamericana de la Salud (OPS). El pedido fue transmitido por el subsecretario de Salud, doctor Francisco Elizalde, al representante de Zona de OPS/OMS, en diciembre de 1955. Dado que era uno de los primeros pedidos de esta naturaleza que recibía la OPS, se constituyó una *Comisión de Expertos* presidida por el subdirector de OPS, doctor Carlos L. González (Venezuela), e integrada por el doctor Paulo Antúnez y el Ing. Abel Wolman (EE.UU.). El primer informe específico sobre el sistema hospitalario fue realizado por el sanitarista brasileño, doctor Odair Pedroso, y entregado al ministro en septiembre de 1957. Recomendaba transferir la responsabilidad de los establecimientos nacionales a las respectivas provincias, coincidiendo con los objetivos generales de la Revolución Libertadora. Un segundo informe del doctor Hugo Enríquez Fröden (Chile), proponía el sistema de atención médica recomendado. Como consecuencia del informe de Pedroso, el Gobierno decidió transferir los hospitales casi de oficio, sin el correspondiente soporte técnico y financiero, por lo que se produjo un rápido deterioro de los establecimientos. En función de las recomendaciones del informe de Enríquez, por el Decreto N° 2.245/56 se creó la Comisión Nacional del Seguro Nacional de Enfermedad, integrada por representantes de los Ministerios de Salud Pública y de Trabajo y Previsión (Veronelli, 2004: 537-551).

Es interesante rescatar algunos de los conceptos vertidos por los consultores de la OPS, porque reflejan tendencias de ese momento. Pedroso manifestaba que los establecimientos hospitalarios debían pertenecer y ser administrados en general por entidades no estatales, con una función subsidiaria del Estado en lo relativo a la adquisición de bienes y equipamiento. Destacaba el carácter técnico de la administración de los nosocomios y criticaba las habituales designaciones políticas de los directores. Entendía los establecimientos hospitalarios como empresas públicas productoras de servicios, cuya administración debía ser descentralizada, con el fin de evitar actitudes del personal propias de *empleados públicos*. Le llamaba la atención la total gratuidad de los hospitales, así como que los centros de salud fueran en realidad clínicas de atención ambulatoria, que efectuaban pocas acciones preventivas, pese a que habían sido creados con ese objetivo. Enríquez, por su parte, señalaba el excesivo número de subdivisiones en las estructuras ministeriales, donde cada oficina entendía en un único tema, con limitado poder de decisión, y superponía una parte de sus actividades con las de otras dependencias. Al mismo tiempo criticaba los *programas verticales* o las *grandes luchas*, proponiendo que fueran integrados a las tareas generales de las dependencias principales. Finalmente, mencionaba la necesidad de capacitar específicamente en Salud Pública al personal de los organismos sanitarios (Veronelli, 2004: 554-568).

Las transferencias hospitalarias se basaban en el concepto de *centralización normativa y descentralización operativa*, que ya se empleaba desde la época de Carrillo, pero en las particulares circunstancias históricas en que se llevaban a cabo, tenían como finalidad principal la desarticulación del aparato hegemónico del Ministerio nacional. Sin embargo el proceso resultó tortuoso y oscilante. Por los Decretos-Leyes Nº 1.371 del 8 de febrero y 1.156 del 25 de septiembre de 1957, se crearon los instrumentos para posibilitar las transferencias, que se ejecutaron durante 1958, previos convenios con cada una de las provincias y municipios. De los 1.772 hospitales existentes en el país en 1957, 230 dependían del Ministerio nacional, así como 204 de los 2.052 centros de salud. Hasta mayo de 1958 se habían firmado convenios para transferir nosocomios con Córdoba, Corrientes, Chaco, Chubut, Entre Ríos, Formosa, Jujuy, La Pampa, La Rioja, Mendoza, Misiones, Neuquén, Río Negro, Salta, San Juan, San Luis, Santa Cruz, Santa Fe, Santiago del Estero, Tierra del Fuego y Tucumán. Se transfirieron así un total de 272 establecimientos.

Una vez que accedió Arturo Frondizi a la Presidencia, se dispuso reintegrar los servicios transferidos a la jurisdicción nacional, ante la notoria incapacidad de las provincias para afrontar su manutención, mediante la Ley 14.475 del 25 de septiembre de 1958. Esta misma ley promovía nuevas medidas legislativas tendientes a una descentralización ordenada de los servicios. Por el Decreto Nº 8.569 del 22 de septiembre de 1961 se estableció la necesidad técnica de volcar al ámbito provincial los establecimientos asistenciales, lo cual fue instrumentado mediante la Ley 16.432 de Presupuesto del Ejercicio 62. Los traspasos debían llevarse a cabo mediante convenios de reciprocidad y asignaciones presupuestarias; sin embargo, al término del ejercicio fiscal, sólo se habían convenido las transferencias con Santa Cruz y Formosa, así como otras derivaciones parciales a Tucumán y Córdoba. A lo largo de las gestiones de Héctor Noblía (1958-62) y Arturo Oñativia (1963-66), ministros de Salud de Frondizi e Illia, respectivamente, se mantuvo una actividad prudente respecto del equilibrio entre centralización y descentralización, por lo que el resultado –en términos de transferencias concretadas– fue escaso (Veronelli, 1975: 71-78).

La tendencia al achicamiento del Estado no debe interpretarse como un fenómeno exclusivo de la Argentina. El enorme crecimiento del gasto estatal y del Gasto Público Social, determinado por la Segunda Guerra Mundial y la etapa inmediata de reconstrucción, indujo –en las décadas siguientes– a que muchos países descentralizaran la administración de sus sistemas de protección social. De modo que organismos de Seguridad Social, que anteriormente estaban en manos del Estado, pasaron a constituir entes autárquicos autofinanciados. La misma tendencia se produjo en la prestación de servicios públicos, como gas, electricidad, telefonía y transportes, cuya producción y distribución fue transferida a operadores privados. El Estado mantuvo distintos grados de injerencia; desde sociedades de capital mixto hasta la simple regulación de las concesiones, en general preservando la pertenencia pública de los bienes patrimoniales. Seguramente las causas fueron múltiples y estaban vinculadas con la recomposición de la economía mundial, por lo que puede inferirse que las recomendaciones del Plan Prebisch y de la Comisión de Expertos de OPS acompañaban conceptos económicos generales del momento, además de las motivaciones políticas circunstanciales ya comentadas.

Otro componente importante de esta etapa es el crecimiento del poder de negociación de los médicos organizados gremialmente. Durante la década peronista se habían producido reiterados conflictos entre los médicos que apoyaban al Gobierno y los que defendían su independencia política y su poder de negociar aranceles. El enfrentamiento también se expresaba institucionalmente: los primeros se agrupaban en la Corporación de Médicos de la República Argentina (CMRA), que había recibido el reconocimiento gremial de la Secretaría de Trabajo y Previsión; los segundos conformaban la Confederación Médica de la República Argentina (CoMRA). Obviamente, la CMRA fue proscripta por el gobierno de la Revolución Libertadora, y los médicos identificados como peronistas, cesanteados de sus puestos de trabajo. Entre junio y septiembre de 1958, durante la presidencia de Frondizi, la CoMRA encabezó una huelga médica nacional, esencialmente orientada a confrontar con las organizaciones sindicales, que administraban las Obras Sociales (OS's). Quienes se opusieron a esa huelga fueron los médicos desplazados en 1955, agrupados en el Centro Médico de Buenos Aires. En el fondo, subyacía a este conflicto dentro de la profesión médica, una controversia ideológica respecto de la naturaleza de la profesión: la posición de la CoMRA había enfrentado la visión del *médico funcionario*, promovida por el gobierno peronista y, más tarde, defendía la independencia de los médicos para el ejercicio *liberal* de la profesión. Pero también reivindicaban el derecho de los médicos agremiados para intervenir en la gestión administrativa de la Seguridad Social (Belmartino y col., 1991: 272-281).

Un personaje destacado en el proceso reseñado en el párrafo anterior, fue sin duda el doctor Sergio Provenzano. Como dirigente de la Federación Médica de la Provincia de Buenos Aires (FeMeBA), Provenzano advertía hacia 1959 las dificultades progresivas para que pudiera mantenerse un subsector público –para la población de bajos recursos– y un subsector privado de ejercicio netamente liberal. Suponiendo que la tendencia del país se orientaba hacia el creciente protagonismo de la Seguridad Social, descartaba la posibilidad de un Servicio Nacional de Salud financiado exclusivamente por el Estado, y proponía "socializar la medicina privada", para estructurar un Seguro de Salud con financiamiento tripartito Estado-empleador-trabajador. Basado en estos fundamentos, logró la creación del Instituto de Obra Médico-Asistencial (IOMA) para la cobertura de los empleados estatales de la Provincia de Buenos Aires, y asumió como su primer presidente. Esta posición, aunque fue luego predominante, no estaba exenta de polémicas: desde la Federación Médica de la Capital Federal, el doctor Bernardo Kandel defendía el ejercicio privado y la libre competencia (Bermartino y col., 1991:222-231). Unos años más tarde fue convocado por Oñativia al ámbito sanitario nacional, designándolo en 1965 como interventor del Consejo Nacional de Asistencia Social. Éste era el organismo encargado de acordar con los actores de las incipientes iniciativas de SeS, la conformación de un proyecto de consenso que desembocara en la cobertura universal de la población (Veronelli, 2004: 610-616)[24].

A través de hechos como los mencionados aquí en forma excesivamente somera, a partir de 1955 comienza a consolidarse un protagonismo de las organizaciones gremiales médicas, que determinaría en el futuro su participación como intermediarios administrativos del circuito de facturación y cobranzas de la SeS, a medida que se fueron consolidando las OS's sindicales y las provinciales, como cimientos de la organización del sistema.

---

[24] Conocí al doctor Provenzano en una posición totalmente distinta, ya que fue el vicerrector del turno mañana del Colegio Nacional de Buenos Aires, a principios de la década del 60. Desde nuestra posición de adolescentes, ignorábamos las importantes funciones que estaba ocupando. Sólo destacábamos de él que lo enfurecían los petardos y las "vueltas olímpicas" que hacíamos a fin de año. 30 años más tarde –a través de Belmartino y Bloch– comprendí su significación.

Las gestiones ministeriales de la década del 60

La gestión de Noblía, pese a la brevedad impuesta por el período presidencial truncado, estuvo signada por decisiones trascendentes. Es significativo que, al igual que Ramón Carrillo, tenía la aspiración de completar su mandato con la sanción de un Código Sanitario. Se inició con la ya mencionada Ley 14.475, por la que se dio marcha atrás con las transferencias compulsivas a las provincias, para luego reiniciarlas en forma ordenada. También asignó importancia a las luchas contra las patologías infecciosas, como Chagas y tuberculosis. Apoyó decididamente el proyecto del gobernador de San Juan, Américo García, para crear un Servicio Provincial de Salud. Asimismo, apoyó en el ámbito de la provincia de Buenos Aires –gobernada entonces por Oscar Alende, con el Ministerio de Salud a cargo del doctor Osvaldo Mammoni– una experiencia breve pero trascendente, denominada *Hospitales de Reforma*, mediante la cual se descentralizaba la administración hospitalaria y se procuraban fuentes alternativas de financiamiento diferentes de la presupuestaria (será tratada en profundidad en el capítulo 9). Preocupado por el gasto en medicamentos, encargó a un grupo de médicos prestigiosos la preparación de un Repertorio Terapéutico Nacional. Por último, debe señalarse su preocupación por la formación de los recursos humanos que administraban el Sector Salud. Por este motivo, acordó a fines de 1958 con la Universidad de Buenos Aires, dirigida entonces por el profesor Risieri Frondizi, la creación de la Escuela de Salud Pública, en el ámbito de la Facultad de Medicina, dado que la creada por Carrillo se había desactivado después de su renuncia. Asimismo, inició el sistema de residencias médicas hospitalarias.

Arturo Oñativia llegó al Ministerio con expectativas de realizar una gestión integral. De prolongada militancia política radical en su provincia natal, Salta, contaba además con la visión del médico compenetrado de las necesidades prioritarias de la población carenciada. Por haberse especializado en Endocrinología y Nutrición, tenía un profundo conocimiento de la situación alimentaria y epidemiológica del NOA. Fue acompañado en sus tareas –entre otros– por los doctores Bernabé Cantlon y Plácido Nosiglia. Una de sus primeras preocupaciones fue la ambigüedad de las atribuciones de la autoridad sanitaria nacional, ya que se había anulado la reforma constitucional de 1949, sin que Carrillo hubiera logrado la sanción del Código Sanitario. Por esta razón, a efectos de fortalecer el papel de las Delegaciones Sanitarias

Federales, creó en 1964 una Oficina Coordinadora (Decreto N° 2.083), asignándoles la representación del Ministerio en las provincias. Hacia fines de 1964 inició gestiones ante el Banco Interamericano de Desarrollo (BID) para el financiamiento del Plan Nacional de Abastecimiento de Agua en Zonas Rurales. Una vez aprobado el crédito se creó, dentro del Ministerio, el Servicio Nacional de Agua Potable y Saneamiento Rural. Debe destacarse la amplitud de su visión sanitaria, al atribuir carácter prioritario a la provisión de servicios de saneamiento que, por sí solos, contribuyen a la salud de la población con mayor alcance que el que suelen lograr los servicios asistenciales.

Entre 1964 y 1965 se realizó el Catastro Nacional de Recursos y Servicios en Salud, que arrojó una dotación total de camas de internación de 141.869. En 1965 se decidió reorganizar la Dirección de Estadística y Economía Sanitaria que, con un importante apoyo de la OPS, procuró la uniformidad de la información estadística de todo el país, mediante convenios con las provincias, a fin de formular el Plan Nacional de Estadísticas Sanitarias. Este plan tuvo continuidad posterior y dio lugar al Estudio sobre Salud y Educación Médica llevado a cabo en 1969 (SS-AFM-OPS, 1969-71). Un estudio conjunto entre la OEA, el BID y la CEPAL efectuado en 1963, sobre "Incidencia de los gastos en medicina en los presupuestos familiares" había mostrado que, en los grupos de menores ingresos, el gasto en medicamentos alcanzaba más del 62% del gasto en salud de los hogares. Estos antecedentes, además de objetivos políticos planteados por el Gobierno desde su asunción, determinaron la formación de una Comisión Consultiva de Medicamentos, integrada por profesionales de reconocido prestigio. Después de intensas y tortuosas gestiones, se logró la sanción parlamentaria de las Leyes 16.462 –sobre los aspectos económicos– y 16.463 –sobre los aspectos técnicos– de la producción, importación y comercialización de medicamentos, que motivaron fuertes presiones políticas por parte de los intereses afectados. Al ordenar la reinscripción de las especialidades medicinales, el número de productos registrados se redujo de unos 33.000 a 17.832 (Veronelli, 2004: 598-618).

Comentarios de diversos observadores del campo sanitario, especialmente en la década del 80, consideraban a las leyes de medicamentos como principal factor desencadenante de la caída del presidente Illia. Aunque la influencia internacional de la industria farmacéutica era de gran magnitud, la historia política que precedió a los sucesos de 1966, así como el sinuoso desarrollo posterior del gobierno militar, permiten suponer que es improbable que esta causa haya sido el factor determinante. No obstante, debe destacarse el alto grado de determinación política por parte del gobierno radical, que implicaba una decisión tan trascendente. Un análisis detallado de los planes, recursos y resultados de la gestión fueron volcados por Oñativia en una publicación que coordinó personalmente, rescatando las acciones que consideraba positivas de las gestiones anteriores y continuando la actitud de planificar e informar, que había mostrado Carrillo (MASSP, 1966).

A partir del golpe militar de junio de 1966, las Fuerzas Armadas designaron en la Presidencia de la Nación al general Juan C. Onganía, uno de los líderes del sector *azul*, triunfante en el enfrentamiento interno del Ejército en 1962, conocido como *azules vs. colorados*. Si bien la "Revolución Argentina" no tuvo una orientación política homogénea, predominó la tendencia a favorecer la participación de las corporaciones sindicales y de prestadores en la gestión de los servicios de salud. Además, una parte importante de los cuadros de gobierno fueron reclutados entre sectores conservadores, provenientes del movimiento católico *cursillista*[25]. Los ministerios y secretarías de los sectores *sociales* fueron reestructurados, con el fin de reducir el gasto administrativo y facilitar la supervisión por parte de la Presidencia. La Secretaría de Trabajo fue asignada al Ministerio de Economía, mientras que las Secretarías de Seguridad Social y Vivienda, y la de Salud Pública, junto con una Secretaría de Promoción y Asistencia de la Comunidad creada entonces, fueron incorporadas al nuevo Ministerio de Bienestar Social (MBS). Los temas relacionados con la regulación económica de los medicamentos quedaron en la órbita de Economía.

En la Secretaría de Salud Pública fue designado el doctor Ezequiel Holmberg, investigador de prestigio, quien fue acompañado como subsecretario por el doctor Alberto Mondet, que ya venía actuando en el Ministerio desde la gestión de Oñativia. Estas circunstancias, sumadas a la calidad intelectual de los funcionarios, determinaron una cierta continuidad técnica con las

[25] Los *Cursillos de Cristiandad* formaron parte de un movimiento apostólico iniciado por la Iglesia, a partir del Concilio Ecuménico Vaticano II, que se llevó a cabo desde 1962. Consistían en retiros espirituales y jornadas de reflexión de varios días de duración, en las que participaban grupos católicos practicantes de diversas extracciones sociales. En algunos de esos encuentros participaron personalidades destacadas de las Fuerzas Armadas, profesionales, empresarios y dirigentes políticos. Los integrantes de esos grupos quedaban después ligados por vínculos intelectuales y religiosos.

decisiones adoptadas durante la gestión radical. En lo referente a los establecimientos que quedaban en la jurisdicción nacional, durante esta gestión se eliminaron muchos de los institutos especializados creados por Carrillo. Consideraban que la clave del Sistema de Salud consistía en ordenar la red de establecimientos asistenciales, a efectos de que –a través de vías de derivación adecuadamente programadas– pudieran afrontarse con solvencia todos los problemas, que demandaran las necesidades de la población. Por otra parte, volvió a insistirse en la descentralización administrativa, no sólo a través de las transferencias de establecimientos a las provincias por convenios de reciprocidad, mediante la Ley 18.586, sino también mediante la participación de la comunidad en la administración de los hospitales, sancionando la Ley 17.102 (será tratada en el próximo capítulo). Lo mismo ocurrió con la lucha contra la enfermedad de Chagas donde, aunque se continuó el impulso dado al problema por Oñativia, se transfirió la responsabilidad ejecutiva a las provincias.

Las condiciones políticas *de facto*, en las que tanto los interventores de las provincias como sus ministros fueron designados con acuerdo del gobierno nacional, posibilitaron paradójicamente una significativa coherencia de la Política Sanitaria. Mas allá del atropello al *federalismo* de la Constitución Nacional que implicaba, dichas circunstancias permitieron que accedieran a funciones ministeriales en las provincias sanitaristas bien capacitados en la Escuela de Salud Pública de la Universidad de Buenos Aires (ESPUBA), a cargo en ese momento de Abraam Sonis. Asimismo, en la Provincia de Jujuy fue designado ministro de Salud Pública, el doctor Carlos A. Alvarado, que había dirigido con notable éxito el programa de erradicación del paludismo durante la gestión de Carrillo. Partiendo de su prolongada experiencia, el doctor Alvarado llevó a cabo un programa de salud rural, en base a un cuerpo de agentes sanitarios especialmente formados, que visitaban periódicamente a la población en sus propios domicilios. De algún modo se inspiraba en las visitadoras sociales de la época de Carrillo, pero estos agentes tenían una formación específica para detectar, registrar y educar a los hogares en los problemas sanitarios. Posteriormente, este modelo de extensión sanitaria fue reproducido en otras provincias (Veronelli, 2004: 631-636).

Uno de los aspectos importantes de esa gestión fue el proceso de ordenamiento de las Obras Sociales, por aproximaciones sucesivas. La primera medida fue la creación de la Comisión Coordinadora de Obras Sociales Sindicales, mediante el Decreto N° 2.318/67, en la que se reunieron representantes de las

Secretarías de Trabajo, Salud Pública y Promoción y Asistencia de la Comunidad. A través de una encuesta se registraron unas 400 Obras Sociales. Por la Ley 17.230 del mismo año, pasó a ser la Comisión Nacional de Obras y Servicios Sociales, en la órbita del MBS. El informe de esta Comisión fue la base de la Ley 17.850 de agosto de 1968, que estableció normas operativas y arancelarias de regulación del sistema. Por otra parte, la Ley 18.045 de diciembre de ese año normatizó las condiciones de reciprocidad que regularían los convenios entre proveedores y compradores de servicios. Más tarde, la Ley 18.483 de diciembre de 1969 fijó aranceles obligatorios para todos los convenios. Por último, a principios de 1970 se sancionó la Ley 18.610, que estableció la obligatoriedad de los aportes del empleado y las contribuciones patronales para todos los trabajadores en relación de dependencia, a efectos de contar con la cobertura de la Obra Social –ya existente o a crearse– de la propia rama de la producción. Asimismo, se creaba el Instituto Nacional de Obras Sociales (INOS), como ente regulador dependiente del MBS (Katz-Muñoz, 1988: 41-43; Arce, 1993: 167-170).

A través de este proceso culminó la etapa de desarrollo de la cobertura social de los trabajadores, a la que se denominó *voluntarista* –o mejor *voluntaria*– para abrir paso al período *obligatorio*. Parece contradictorio que haya sido este Gobierno el que más fortaleció las organizaciones sindicales y profesionales, ya que también se sancionó en 1970 la Ley de Asociaciones Profesionales, que recuperaba el principio de una sola entidad gremial por rama de la producción y una sola central sindical. Esto posibilitó la *normalización* de la CGT. Pero al mismo tiempo esa ley favoreció el ordenamiento de las organizaciones empresarias, que se agruparon en dos sectores, esquemáticamente caracterizados como: los pequeños y medianos empresarios, nucleados alrededor de la Confederación General Económica (CGE), y los grandes empresarios, adheridos a la Unión Industrial Argentina (UIA).

También en el Sector Salud se otorgó personería gremial a las asociaciones de 3er grado, de alcance nacional: la CoMRA ya mencionada, la Confederación Argentina de Clínicas, Sanatorios y Hospitales Privados (ConfeCliSa), la Confederación Odontológica de la República Argentina (CORA), la Confederación Única de Bioquímicos de la República Argentina (CUBRA) y la Confederación Farmacéutica Argentina (CoFA). Como se ve, la lógica del gobierno *de facto* conllevaba la necesidad de contar con una sola organización disciplinada por cada sector, como interlocutora en el tratamiento de las cuestiones sociales. La misma legislación establecía la jurisdicción de los distintos niveles gremiales: 1er grado para las entidades locales, 2do grado para las provinciales y 3er grado para las de alcance nacional. Asimismo, reforzando el carácter corporativo de las asociaciones, permitía la reelección indefinida de sus dirigentes. Cabe apuntar que, en el campo previsional, ya desde 1967 se había agrupado a los trabajadores en 3 grandes cajas: la de Industria, Comercio y Actividades Civiles (CICAC), la del Estado y Servicios Públicos (CESP) y la de Trabajadores Autónomos (CTA). La configuración de las asociaciones profesionales, tal como fue descripta, tuvo dos consecuencias posteriores: por un lado, posibilitó interlocutores representativos para negociar condiciones estables de funcionamiento del sistema de SeS; por otro lado, permitió que esos dirigentes se eternizaran al frente de sus organizaciones y fueran partícipes al mismo tiempo de todo tipo de corruptelas.

Durante la gestión de Holmberg y Mondet se consolidaron diversas fuentes de datos técnicos, necesarios para una toma racional de decisiones. Por una parte, sobre la base de la Dirección de Estadísticas y Economía Sanitaria, creada por Oñativia en 1965, se formó la Dirección Nacional de Información Técnica, integrada por los Departamentos de Estadísticas y de Economía Sanitaria. En este organismo se nuclearon un conjunto de sanitaristas formados en la ESPUBA, bajo la dirección del doctor Carlos Ferrero. Mediante el patrocinio compartido entre la Subsecretaría de Salud Pública, la Asociación de Facultades de Medicina y la OPS diseñaron, planificaron e implementaron en 1969 un extenso estudio de encuestas y de análisis estadístico, destinado a conocer el peso de los distintos componentes del sistema en el gasto en salud de las familias, así como el verdadero nivel de utilización de servicios médicos por parte de la población. El trabajo, denominado Estudio sobre Salud y Educación Médica, procuraba estudiar el comportamiento de la población respecto de la atención de su salud, abarcando los aspectos que escapaban al control del Estado (SESP-AFM-OPS, 1969-71). Otro estudio técnico trascendente se llevó a cabo con el apoyo de las provincias, a través del Consejo Federal de Inversiones (CFI). Tenía por finalidad ordenar los establecimientos públicos dependientes de las diferentes jurisdicciones, articulándolos en redes integradas de complejidad creciente. Con este fin se desarrollaron los *perfiles de complejidad hospitalaria*, para *categorizar* los nosocomios y determinar niveles de atención (Barrenechea y col., 1968). Será comentado con mayor extensión en el capítulo 9.

Cambios en el comportamiento económico del Sector hasta 1970

Además de la evolución del comportamiento corporativo de los médicos ante los cambios que se producían en la organización del Sistema de Salud, uno de cuyos protagonistas salientes fue Sergio Provenzano, es importante analizar cómo evolucionaba su comportamiento económico, a través de los criterios adoptados en la regulación de los aranceles profesionales. Durante la década peronista, se firmaron los primeros convenios de asistencia médica entre OS's y gremios médicos de las provincias de Santa Fe y Buenos Aires –en los años 1948 y 1949–, que establecían un rudimentario listado de prestaciones, basado en los aranceles de las compañías de seguros. Esta modalidad arancelada fue ratificada más tarde en los Congresos Médico-Gremiales de la CoMRA de Mar del Plata-1954 y San Luis-1957. Una de las consecuencias de esta tendencia a uniformar los aranceles fue el denominado *Libro Verde* de FeMeBA de 1958. Este catálogo arancelario reglamentaba solamente las prácticas quirúrgicas –en general las consultas clínicas no estaban cubiertas– e incluía un anexo para sanatorios y laboratorios, que en su mayor parte eran propiedad de los médicos. Poco después aparecieron el *Libro Rosa* –de aranceles sanatoriales– y el *Nomenclador Bioquímico.*

La edición de 1961 del *Libro Verde* de FeMeBA llevó el título de "Aranceles mínimos para asistencia y prácticas médicas", con lo que determinaba el *piso* del costo de los convenios, pero admitía acuerdos por costos mayores. En esa oportunidad incluía también aranceles para las consultas y visitas, síndromes clínicos principales y prácticas especializadas. Llevaba la aspiración explícita de que constituyera una nomenclatura tipo para todo el país y se basaba en 3 principios del ejercicio profesional: a) libertad de elección recíproca entre el médico y el paciente; b) aranceles mínimos aprobados por las entidades gremiales médicas, y c) convenios profesionales colectivos a través de las mismas entidades. Aquel nomenclador clasificaba las prestaciones por especialidades, patología y tipo de intervención, les asignaba una codificación, estipulaba aranceles en pesos y fijaba algunas normas rudimentarias de procedimientos administrativos. En 1963 se publicó otra edición, donde se modificaba la codificación, adaptándola a la clasificación de enfermedades de la OMS, y se introducía un cuerpo normativo más extenso. La expectativa de que fuera tomado como base contractual para todo el país, logró concretarse en los hechos. La edición de 1966 conservaba la estructura del anterior, pero introducía la unidad *galeno* para los honorarios médicos y, la de *gasto sanatorial*, para el componente institucional. Además introducía por primera vez el concepto de Auditoría Médica, como elemento de vínculo racional entre los signatarios del contrato. Hasta que se establecieron aranceles obligatorios mediante la Ley 18.483/69, estos nomencladores fueron la base de casi todos los contratos (Reale y col., 1978).

La profusa producción de instrumentos normativos para los contratos entre prestadores y OS's mostraba la preferencia de estas últimas por los prestadores privados, no sólo por su flexibilidad en las contrataciones, sino también porque éstas eran las expectativas de sus asociados, que aspiraban a que su OS les evitara concurrir a servicios públicos, donde la forma de trato correspondía a "ciudadanos de 2ª categoría". De tal modo que se desarrolló intensamente, en esta etapa, la capacidad instalada privada con y sin fines de lucro, a la vez que se desactivaron una significativa cantidad de camas estatales. La inversión estatal en recursos físicos se tornó prácticamente nula. Durante el tramo 1966-69, se cerraron varios institutos nacionales de atención especializada; entre otros, los de Nutrición y de Endocrinología, junto con las transferencias de hospitales nacionales a sus respectivas jurisdicciones de asiento. La reducción de la participación estatal en el gasto en Salud favoreció la expansión del sistema de OS's en la financiación de la atención médica, a expensas de una paulatina reasignación de recursos en el interior de las entidades de origen sindical, que se habían afianzado en el período anterior.

Las anteriores mutuales gremiales habían transitado de la voluntariedad a la obligatoriedad, mediante su incorporación a los términos de los Convenios Colectivos de Trabajo de la respectiva rama de la producción. En algunos casos se dictaron leyes especiales, para sectores del trabajo de gran significación política y poblacional, a través de un proceso que se prolongó desde el gobierno peronista hasta 1969. Sin embargo, este cambio no fue lineal y dio lugar a una gran diversidad de formas jurídicas, organizativas y de población cubierta. Ambas tendencias expansivas, la de la capacidad instalada –privada y mutual– y la de la capacidad financiadora de las OS's, se retroalimentaron recíprocamente, favoreciendo el desarrollo de un sistema prestador/ financiador de atención médica, paralelo a la oferta estatal de servicios, que fue neutralizando progresivamente la hegemonía alcanzada por el subsector público durante la década peronista. Debe mencionarse, no obstante, que en el ámbito de la SeS, las OS's de empleados de organismos estatales, cumplieron en esta etapa un papel preponderante como modelos institucionales de organización. Como ejemplos pueden mencionarse las de los Ministerios de Economía, de Bienestar Social, de Obras Públicas y de los Ferroviarios.

Como resultado de los cambios que se estaban produciendo en el Sector, se fue instalando con claridad el concepto de *desdoblar* las fuentes de financiamiento de los establecimientos, respecto de su posesión patrimonial. En los hospitales públicos se procuraban fuentes alternativas de financiamiento –diferentes del presupuesto– mediante convenios con la SeS, a través de modelos que se comentarán con más detalle en el capítulo siguiente, como los hospitales de *reforma* de la provincia de Buenos Aires y los de *comunidad* o SAMIC de la Ley 17.102/77. Los hospitales mutuales de comunidades extranjeras –por su carácter privado– mostraron una mayor flexibilidad para adaptarse a este fenómeno. Por otra parte, los sanatorios privados, que ya desde principios del siglo XX habían gestado sistemas financiadores comerciales, por medio de *abonos* locales, ampliaron la venta de sus servicios, integrados en redes gremiales de prestadores que celebraban contratos con OS's sindicales. Los sanatorios y hospitales sindicales fueron curiosamente los más resistentes a abrir sus puertas a otros beneficiarios: los metalúrgicos, los ferroviarios, los textiles y otros, sólo atendían a los miembros de su actividad. En otros casos contrataban pisos o sectores de sanatorios con exclusividad, para lograr una atención preferencial. Antes de esta etapa, la idea de contar con un *servicio propio* exclusivo para los beneficiarios de la entidad presidía los propósitos de todo emprendimiento, incluso en los hospitales de comunidades extranjeras.

El concepto de *desdoblamiento* entre la financiación del funcionamiento y la posesión patrimonial implicaba un cambio sustancial en la dinámica de gestión de los nosocomios. Las instituciones privadas tenían que maximizar la utilización de su capacidad instalada, ya que una capacidad ociosa permanente comprometía su viabilidad económica. En los hospitales públicos, los presupuestos eran crónicamente deficitarios y, en general, repetían los ejercicios anteriores con algunos ajustes inflacionarios, por lo que la expectativa de reforzarlos con recursos adicionales se extendía rápidamente. Los hechos concurrentes relatados hasta aquí determinaron una dispersión de los centros de decisión y planificación, no sólo territorialmente hacia las provincias, sino también hacia compartimentos no estatales, ya fueran solidarios o lucrativos.

La transferencia de los hospitales hacia las jurisdicciones donde estaban emplazados, la mayor injerencia relativa de las asociaciones de prestadores en la SeS, la mayor participación de las OS's en el financiamiento de la atención médica y el incremento de los establecimientos privados, fueron otras tantas oportunidades de transmisión de resortes decisorios hacia otros protagonistas.

Revisemos estas circunstancias. La situación de hegemonía del Estado nacional durante la década peronista fue paulatinamente desmontada. En los hospitales, diversas iniciativas promovían la descentralización administrativa y fuentes alternativas de financiamiento provenientes de la SeS. A partir de 1955, se requirió a las OS's sindicales una mayor participación en la financiación de la atención médica. Las organizaciones gremiales de prestadores fueron adquiriendo carácter protagónico, por lo que estructuraron sus mecanismos administrativos para actuar como intermediarias en la gestión de los contratos con las OS's. Los establecimientos privados también se preparaban para saturar su capacidad operativa que, junto con la voluntad de los trabajadores sindicalizados de ser atendidos en instituciones propias o particulares, promovió el crecimiento relativo del subsector privado. En el cuadro N° 8.1 se refleja esta evolución de la capacidad instalada nacional con datos cuantitativos.

Cuadro N° 8.1: Distribución de las camas de internación entre 1954 y 1969, por jurisdicción

Subsector	1954		1964		1969	
	Cantidad	%	Cantidad	%	Cantidad	%
Estatal	(a) 114.315	85.2	107.495	75.9	97.688	73.0
Obras Sociales	(b) 3.000	2.2	4.957	3.5	4.977	3.7
Privado	16.903	12.6	29.175	20.6	31.182	23.3
Total	**134.218**	**100.0**	**141.627**	**100.0**	**133.847**	**100.0**

Fuente: elaboración propia en base a datos de Veronelli-Campoamor, 1971 y registros catastrales de la Secretaría de Estado de Salud.
(a) Estimado, incluyendo hospitales universitarios y de la Fundación Eva Perón.
(b) Estimado.

En noviembre de 1971 la Secretaría de Salud Pública promovió la sanción de la Ley 19.337, que apresuraba la descentralización administrativa de los hospitales remanentes en la jurisdicción nacional y los autorizaba a establecer convenios con las OS's. Tal como mostraban los datos cuantitativos presentados, el subsector público asistía a una progresiva pérdida de peso relativo, debido a múltiples factores: reducción de las inversiones estatales en salud, dificultades presupuestarias en las diferentes jurisdicciones para mantener sus hospitales, ineficiencia en las normas administrativas para adaptarse a las reglas de juego de la SeS, crecimiento de la incorporación de tecnología compleja a los establecimientos privados e incremento de la proporción de población cubierta por OS's, que prefería usar establecimientos privados.

Las reformas en la Seguridad Social de la década del 70

Al sancionarse la Ley 18.610 en febrero de 1970, el mensaje de elevación estaba firmado por el ministro de Bienestar Social, Carlos Consigli, y el secretario de Promoción y Asistencia de la Comunidad, Santiago de Estrada, que se encargó de la organización del INOS. No puede dejar de mencionarse en la negociación que desembocó en este instrumento legislativo, la influencia del secretario de Trabajo, Rubens San Sebastián, ya que era el principal operador de las relaciones entre el Gobierno y la CGT normalizada, cuyo secretario general era José Rucci. En realidad, junto con la Ley de Asociaciones Profesionales, formaron parte de un marco normativo satisfactorio para los sindicalistas, en el que recobraron definitivamente su capacidad de presión frente a las autoridades, así como la conducción de las OS's, que habían formado en el seno de las organizaciones gremiales. Con el primer instrumento, la totalidad de los trabajadores formales en relación de dependencia pasaron obligatoriamente a un régimen de cobertura financiado con aportes del trabajador del 1% y contribuciones del empleador del 2% sobre la nómina salarial. Los gremios que ya contaban con OS lograban el encuadramiento compulsivo de todos los trabajadores de su actividad; los que no la tenían pasaron a recaudar para organizarla. Las entidades así constituidas debían destinar el 70% de sus ingresos a proveer servicios de atención médica. Mediante el segundo instrumento se aseguraba un único sindicato por rama de la producción y una sola central de trabajadores, criterios que eran compatibles con las expectativas predominantes en el Gobierno.

A mediados de 1970 la cartera de Bienestar Social pasó a manos de Francisco Manrique, ex marino con destacada actuación en la Revolución Libertadora, periodista en la vida civil y funcionario con vocación política. En diciembre de ese año se sancionó la Ley 18.912, que unificó los anteriores libros *verde* y *rosa*, poniendo en vigencia el Nomenclador Nacional de Honorarios Médicos y Gastos Sanatoriales (NN) en todo el país. Este nuevo cuadro arancelario introducía requisitos mínimos para autorizar la realización de algunas intervenciones quirúrgicas, diferenciándolas de las "sin requisitos", y determinaba criterios de evaluación para los incipientes servicios de Terapia Intensiva[26]. Durante este período se puso en funcionamiento el INOS, financiado por el Fondo de Redistribución, que se constituía por aportes solidarios efectuados por las OS's, en carácter de régimen compensador para entidades deficitarias. En mayo de 1971, como resultado de la histórica puja entre la CGT y el Sector Salud sobre la jurisdicción de las Obras Sociales, el INOS pasó a la órbita del Ministerio de Trabajo.

Desde su ubicación en la cartera de Trabajo, el INOS promovió la sanción de la Ley 19.710 en junio de 1972, que adquirió una mayor trascendencia regulatoria, por su carácter de concertación multilateral a través de la Comisión Paritaria Nacional (CPN), también conocida como *Gran* Paritaria Nacional. Los actores de esta concertación fueron la CGT, como representantes de 3er grado de los beneficiarios del sistema, las organizaciones de 3er grado de los prestadores (CoMRA, ConfeCliSa, CORA, CUBRA y CoFA) y el INOS, representando a las OS's, pero donde predominaban funcionarios vinculados con la CGT. En términos de puja distributiva, las discusiones se polarizaron desde el comienzo entre *prestadores* y *prestatarios*, ya que el objetivo formal de la CPN era la concertación de convenios tarifarios de aplicación obligatoria en los servicios de atención médica. Pero sus actividades se extendieron más allá y aportaron durante muchos años el marco operativo de las relaciones entre prestadores privados y OS's. Además del acuerdo arancelario sobre

[26] Conviene recordar que el primer servicio de Terapia Intensiva del país, en base a normas internacionales, se había creado en el Instituto Nacional de Enfermedades Respiratorias "María Ferrer" en 1968.

la modalidad preferida de *pago por prestación*, con *libertad de elección* recíproca entre médico y paciente, se acordó la vigencia del NN que había establecido la Ley 18.912. Como hecho novedoso, en 1975 los prestatarios aceptaron la representatividad de las organizaciones de prestadores, legitimadas para inscribirse en le Registro Nacional de Prestadores (RNP), como proveedores *mayoristas* –y también monopólicos– de la oferta de servicios al sistema (Mera-Bello, 2003: 97-98). También en el marco de la Comisión se acordaron *requisitos mínimos* para los prestadores sanatoriales, que constituyeron un precedente de normas de calidad para los servicios a prestar, cuando aún no se hablaba de Acreditación en la Argentina.

Estos acuerdos fueron cancelados por el golpe militar de 1976 y no llegaron a ponerse formalmente en vigencia, pero siguieron funcionando en la práctica corriente del sistema, incluyendo el Nomenclador utilizado hasta 1977, aunque los convenios no pudieran ser homologados por el INOS. Es curioso que las propias organizaciones de prestadores hayan enarbolado el *pago por prestación* y la *libertad de elección*, como principio *cuasi* ético en su relación con las OS's. Dado que, al mismo tiempo, incorporaban al sistema a todos los profesionales y emprendimientos que deseaban operar en ese mercado, contribuyeron a la expansión irrestricta de la oferta y determinarían más tarde una crisis de *sobreoferta*.

La gestión de Manrique se volcó especialmente a la atención y captación política de la clase pasiva. A fines de 1971 promovió la sanción de la Ley 19.032, de creación del Instituto Nacional de Servicios Sociales para Jubilados y Pensionados (INSSJP). De este modo se proporcionó cobertura a la totalidad de los jubilados y pensionados, beneficio que hasta ese momento sólo alcanzaba a una minoría, que prolongaba su protección a través de la OS de origen. También incorporaba a los trabajadores autónomos, que no tenían ninguna cobertura. La organización del Programa de Asistencia Médica Integral (PAMI) del INSSJP, fue encomendada al subsecretario de Seguridad Social, el empresario David Graiver, que había sido promovido por una de las centrales empresarias, la CGE. El análisis de esa gestión y del modelo de organización asistencial implementado va a ser objeto de un abordaje más exhaustivo, en la 5ª parte de este libro. Sólo conviene agregar aquí que esta iniciativa le dio a Manrique un marcado ascendiente político sobre el sector de la tercera edad, que capitalizó con el 15% de los votos en las elecciones de 1973. Por otra parte, desde el punto de vista de la SeS, junto a los trabajadores formales en relación de dependencia, se incorporaba ahora la clase pasiva con capacidad contributiva. Pero como parte de las inconsistencias y privilegios del sistema, quedaron al margen de esta legislación ordenadora las Fuerzas Armadas y de Seguridad, los Poderes Legislativo y Judicial, el personal universitario y, naturalmente, los empleados públicos de las provincias y municipios (Katz-Muñoz, 1988: 41-45; Arce, 1993: 170-174).

También en los primeros años de la década del 70 –hacia el final del gobierno militar– fueron creadas dos Obras Sociales de personal de dirección, a las que se caracterizó como *polivalentes*, por no estar vinculadas a una rama específica de la producción: APS y OSDE. Con anterioridad existían varias Obras Sociales para ejecutivos, pero estaban circunscriptas al personal superior de un sector de la industria: metalúrgica, petrolera, farmacéutica, de la construcción, del grupo Techint, etc. Al sancionarse la Ley de Asociaciones Profesionales y habiéndose homologado las dos grandes centrales empresarias de 3er grado, la UIA y la CGE, ambas entidades quedan habilitadas para recaudar los fondos establecidos por la Ley 18.610. Así se constituyeron, por parte de la CGE, la Asociación del Personal Superior de la Industria, el Comercio y Actividades Civiles (APS), y por parte de la UIA, la Obra Social de Ejecutivos (OSDE). Estas entidades crecieron con intensidad paralela durante casi dos décadas, captando afiliados en relación de dependencia y voluntarios, en función de la mayor flexibilidad con que se desempeñaban en sus respectivas centrales. Sin embargo, a partir del golpe militar de 1976, APS sufrió sucesivas intervenciones y toda clase de manipulaciones políticas y administrativas de modo que, a principios de la década del 90, entró en concurso de acreedores y finalmente fue liquidada. Por el contrario, OSDE mantuvo una persistente estabilidad institucional y una coherente política empresaria, de modo que actualmente representa la organización aseguradora de mayor magnitud, en términos económicos (será tratada en la 5ª parte). En el cuadro N° 8.2 se muestra la composición de las Obras Sociales hacia 1976.

Cuadro N° 8.2: Distribución y recursos de las Obras Sociales según dependencia en 1976

Dependencia	Cantidad	Población	Recaudación
Estatales	16	835.000	7 %
Administración Mixta	16	6.250.000	46 %
Sindicales	240	6.300.000	38 %
Personal de Dirección	16	785.000	9 %
Total	**288**	**14.170.000**	**100 %**

Fuente: Arce, 1982.

En lo referente a las OS's provinciales, era difícil recopilar información sobre su nacimiento y evolución, ya que implicaba reunir antecedentes dispersos en las respectivas jurisdicciones. Por el contrario, sí se contaba con información sobre la magnitud y características de este sector (también serán tratadas en la 5ª parte). Además del antecedente mencionado, sobre la creación del IOMA de la Provincia de Buenos Aires en 1959, ya a fines de la década del 50 existía el Sanatorio Municipal "Julio Méndez", que posteriormente pasó a depender del Instituto Municipal de Obra Social (IMOS), destinado a atender a los empleados del municipio de la Ciudad de Buenos Aires. Esta importante franja de la SeS actualmente cubre alrededor del 15% de la población del país y, hacia principios de la década del 70, ya existía la Confederación de Obras y Servicios Sociales Provinciales de la República Argentina (COSSPRA).

Lo cierto es que, junto con la creación e implementación del PAMI y de la Ley 18.610, hacia mediados de la década del 70 las ¾ partes de la población del país estaba cubierta por alguna Obra Social, lo que representaba la mayor proporción de cobertura de la Seguridad Social entre los países latinoamericanos. Conviene apuntar que, para principios de esa década, un estudio sobre medición de la pobreza en América Latina, por el método de *líneas de pobreza*, presentaba para la Argentina un 8% de pobres y un 1% de indigentes (Altimir, 1979). Por otra parte, la cantidad de trabajadores informales o de *economía no registrada* era entonces mucho menor.

Con el correr de la década, en la medida que el PAMI adquirió una organización consolidada y absorbió la gran masa de beneficiarios que tenía asignada por ley, ocupó mediante contratos *por capitación* a la mayor parte de los efectores privados del país, incluyendo algunos públicos. Sólo en las grandes ciudades, los prestadores con un mayor desarrollo tecnológico o con un marcado prestigio dentro de la comunidad médica, pudieron excluir de su cartera de clientes a la voluminosa carga de trabajo y facturación que aportaba el PAMI. En muchos casos, debido a la gran demanda y la ajustada retribución *per capita*, las utilidades de estos contratos resultaban negativas. Sin embargo, eran admitidas por los efectores como forma de mantener el costo básico de los servicios funcionando, para atender contratos más redituables. El hecho es que, entre las OS's provinciales y el PAMI, que estaban en plena expansión, aunque en conjunto cubrían alrededor del 20% de los habitantes del país, representaban –en cualquier escenario provincial– más de la mitad del total –y a veces las 2/3 partes– de la facturación de los prestadores de la SeS. Las decisiones adoptadas en estas entidades, que tenían una amplia autonomía respecto a las autoridades nacionales –y a veces a las propias autoridades provinciales– determinaron un marcado efecto regulatorio sobre el comportamiento del sistema de atención médica de cada provincia. Este poder de regulación del mercado por la concentración de su capacidad de comprar servicios, fue configurando un progresivo *oligopsonio*[27].

Por otra parte el INOS, que en esta etapa tenía una apreciable capacidad técnica, alcanzó a ejercer sobre las OS's un papel indicativo, que respaldaba con su ingerencia sobre los subsidios y préstamos del Fondo de Redistribución, sin alcanzar a controlar todos los resortes del sistema y, menos aún, el PAMI y las OS's provinciales. Uno de los resortes accesibles, para la ejecución de las iniciativas del INOS, fueron las OS's estatales y los institutos de Administración Mixta. Las primeras porque tenían una mayor vinculación administrativa con el INOS, en su condición de componentes de la Administración Pública Nacional. Los segundos, porque se regían por leyes constitutivas propias, que reglamentaban la participación de empleadores y trabajadores –compartiendo la conducción de la entidad– y preveían una sindicatura estatal, que designaba el INOS. Entre los últimos estaban el propio INSSJP, Ferroviarios, Seguros, Comercio, Bancarios y otros, que contenían las carteras de beneficiarios más voluminosas. Como contrapartida a la fragmentación de la población de OS's nacionales en cada escenario provincial, el INOS promovió intensamente la formación de Asociaciones de Obras Sociales (ADOS), con el fin de fortalecer la capacidad de

[27] Concentración de la demanda.

negociación de las seccionales chicas ante los prestadores. En la práctica, no lograron articular frentes comunes que contrapesaran el poder de negociación de estos últimos, en el momento de discutir los contratos locales. En algunos casos las ADOS generaron servicios propios, como farmacias, centros ambulatorios, e incluso sanatorios. En general, terminaron privatizadas total o parcialmente en la década del 80, tras prolongados conflictos.

El comportamiento de las asociaciones de prestadores fue progresivamente avanzando hacia prácticas *oligopólicas*, que en cualquier mercado de bienes materiales hubieran escandalizado el análisis de los economistas, a partir de su consolidación como intermediarias en el circuito administrativo de la SeS. Por una parte, las entidades de carácter gremial frecuentemente estaban políticamente vinculadas con las de naturaleza *deontológica*, genéricamente identificadas como *colegios* profesionales, por lo que la regulación de la Matriculación quedaba asociada con la gestión de los contratos colectivos con las OS's. En las grandes ciudades –Buenos Aires, Rosario, Córdoba y Mendoza– la gran cantidad de prestadores permitía que las OS's pudieran establecer contratos preferenciales, canalizando hacia esos prestadores la totalidad de la demanda. En algunos de estos casos se utilizaron modalidades de arancelamiento diferentes, como *cartera fija*, *modulares* o *capitación*. En el resto del país, las entidades gremiales provinciales impedían contratos directos y exigían su intervención como contraparte *mayorista*, contra la amenaza de negar la disponibilidad de servicios en toda la jurisdicción. La forma contractual era invariablemente la de pago por *prestación* o por *acto médico* a valores del NN. Los contratos no admitían selección de prestadores: la totalidad de la oferta inscripta en la corporación estaba incluida en el convenio, sin calificación alguna de calidad. Por otro lado, las entidades no ejercían restricciones a la incorporación de nuevos prestadores a la oferta de servicios: todo profesional o servicio que se asociara ingresaba automáticamente en la cartera de los clientes prestatarios. Simultáneamente, en las universidades en plena efervescencia *setentista*, predominaban el ingreso y la graduación irrestrictos. En este marco de eliminación de restricciones, en pocos años se dio un explosivo crecimiento de capacidad instalada privada y de profesionales de la salud, donde se destacó, por su dramatismo, la denominada *plétora médica*.

Estas entidades, que a la vez actuaban ante las autoridades sanitarias como representación *gremial* de sus asociados, los protegían también en forma corporativa cuando cometían prácticas distorsivas de la operatoria profesional:

sobreprestaciones, sobrefacturaciones, derivaciones innecesarias entre prestadores, cobros adicionales de bolsillo a los pacientes y otras. Como contrapartida, las OS's también ejercían prácticas distorsivas para compensar el incremento injustificado en los gastos asistenciales: débitos arbitrarios, barreras administrativas para autorizar prestaciones y retrasos injustificados en los pagos. El circuito administrativo corriente de facturación y cobranzas agregaba demoras muy prolongadas en los plazos de pago, de manera que el último eslabón de la cadena –el prestador directo y el paciente– resultaban los más perjudicados. Como las organizaciones de alcance provincial estaban ordenadas en forma piramidal, el circuito habitual transitaba esta secuencia: facturación del prestador ➤ entidad gremial local (1er grado) ➤ entidad gremial provincial (2do grado) ➤ Obra Social: auditoría y liquidación ➤ entidad de 2do grado ➤ entidad de 1er grado ➤ pago al prestador. En épocas en que toda la operatoria se realizaba manualmente, entre el acto médico y el pago solían transcurrir 6 meses. Por este motivo se hicieron cada vez más frecuentes los pagos adicionales de bolsillo a los pacientes.

Los fenómenos descriptos hasta aquí determinaron –como ya se dijo– un crecimiento explosivo de los establecimientos privados, mientras que los públicos continuaron su progresiva pérdida de peso relativo. En el cuadro N° 8.1 vimos esta evolución entre 1954 y 1969, en el cuadro N° 8.2, que se presenta más abajo, se aprecia esta tendencia entre 1969 y 1980. Pero junto con estos cambios relativos, la dotación total de camas del país se incrementó en unas 10.000 a expensas de las privadas. En el gráfico N° 8.1 se resume la evolución de las camas de internación descripta entre 1954 y 1980.

Cuadro N° 8.3: Distribución de camas de internación según jurisdicción entre 1969 y 1980

Subsector	Año 1969		Año 1978		Año 1980	
	Cantidad	%	Cantidad	%	Cantidad	%
Estatal	97.688	73,0	95.159	66,6	96.191	64,1
Obras Sociales	4.977	3,7	7.765	5,4	6.801	4,5
Privado	30.182	23,3	40.051	28,0	47.018	31,4
Total	**133.847**	**100,0**	**142.975**	**100,0**	**150.010**	**100,0**

Fuente: Secretaría de Estado de Salud, registros catastrales.

Gráfico N° 8.1: Evolución total y relativa de las camas de internación entre 1954 y 1980

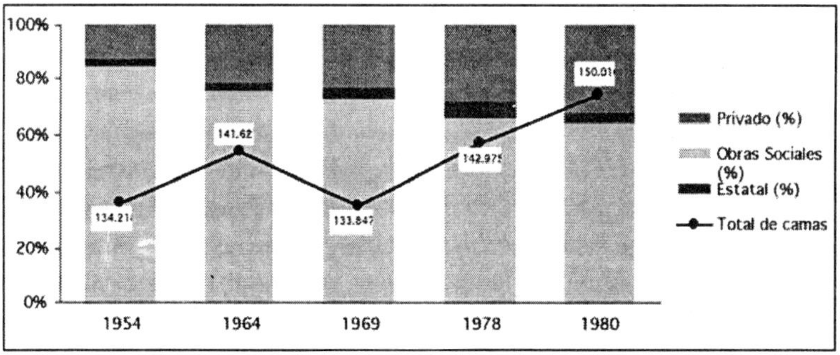

Al mismo tiempo, las variaciones relativas del peso de los distintos subsectores durante la década del 70 también se reflejaban en la distribución de las prestaciones según la fuente de financiamiento, al menos en el Área Metropolitana. Los estudios parciales disponibles en ese momento mostraban que las OS's iban adquiriendo un peso creciente en la financiación de la atención médica, con independencia del efector donde se llevara a cabo la atención, junto con una mayor utilización de los servicios. El cuadro N° 8.4 muestra estas tendencias en la población con cobertura del Área Metropolitana, en términos de consultas e internaciones.

Cuadro N° 8.4: Distribución porcentual de prestaciones y propensión al consumo, según fuente de financiamiento en el Área Metropolitana, en 1969 y 1980

Indicador	Año	Público (%)	Prepago (%)	Privado (%)	O. Social (%)	Total (%)	Consumo (*)
Consultas	1969	27.5	13.2	43.2	16.1	100.0	71.7
	1980	14.4	8.5	31.5	45.6	100.0	74.0
Egresos	1969	40.0	13.2	26.5	20.3	100.0	5.4
	1980	29.9	9.6	10.8	49.7	100.0	6.5

Fuente: Estudio sobre salud y educación médica, 1969. Departamento de Economía Sanitaria, Secretaría de Salud, 1980. Elaboración propia en base a datos de Bello, 1981.
(*): cantidad de prestaciones por año cada 100 encuestados.

Como síntesis, eran tiempos en que se estaba desenvolviendo vigorosamente un modelo financiador en expansión, integrado por las OS's y una incipiente Medicina Prepaga, junto con un modelo prestador, basado en organizaciones de proveedores privados sin restricciones a la oferta. Ambos actores se afirmaban en un mercado con precios máximos –el NN– y una relativa libertad de elección. En el fondo, tendían a la concentración –aunque era aún moderada– tanto de la oferta como de la demanda de servicios, en un marco de cautividad de los usuarios y de los efectores asociados.

La crisis distributiva del modelo desde fines de los '70

El 24 de marzo de 1976 las Fuerzas Armadas asaltaron otra vez el poder. Si en la "Revolución Argentina" de Onganía predominaron los *azules* del enfrentamiento interno de 1962, en el "Proceso de Reorganización Nacional" –como se autodenominó este nuevo quiebre institucional– tuvieron preponderancia los *colorados* de aquel conflicto. Las intenciones declaradas implicaban una reestructuración total de las instituciones y, bajo ese fundamento, intervinieron todos los poderes del Estado y una parte de las organizaciones intermedias de la sociedad civil, a efectos de reordenarlas y eliminar la corrupción. Detrás de estas manifestaciones explícitas, a partir de ese momento se desencadenó un sangriento plan de exterminio de los militantes que habían adherido a la lucha armada, así como de muchos intelectuales de izquierda que actuaban en forma pacífica.

En 1977 el modelo parecía haber llegado a su apogeo, independientemente de los cambios políticos y sus dramáticas consecuencias. Después del primer impacto y de explorar el comportamiento de los funcionarios militares, los actores del Sector Salud procuraron adaptarse a las nuevas autoridades y al funcionamiento de las OS's, ahora intervenidas por militares. Lejos de depurar su operatoria, éstos se fueron agregando a las corruptelas del sistema y, más allá de las declaraciones políticas públicas, interventores y dirigentes sindicales encontraron un punto de convivencia y tolerancia. Salvo algunos casos de persecución y proscripción política, en general los sindicalistas peronistas de la segunda línea continuaron al frente de las seccionales de sus gremios. En el campo de las entidades gremiales de prestadores no se produjeron cambios significativos, ya que las autoridades sanitarias y en particular las del INOS, que estaban en la órbita de la Marina, continuaron la línea de regulaciones que se venían discutiendo en el Sector. Sin embargo, en el marco de la lógica predominante, tendiente a que el Estado controlara totalmente el sistema y se *nacionalizaran* las OS's, fueron cancelados los acuerdos que se habían alcanzado en la CPN-Ley 19.710.

Desde 1976 se había constituido en el INOS una comisión de estudio del NN. Como resultado de ese trabajo, se dictó el Decreto N° 2.355/77 aprobando una nueva versión del NN, que se puso en vigencia a partir del 1° de septiembre de 1977 mediante el Decreto N° 3.115. El nuevo instrumento arancelario actualizó la tipificación de las prestaciones por especialidad, por tipo de intervención –en algunos casos por patología– y por prácticas especializadas, adoptando una codificación de 3 pares de dígitos. Como innovación, este Nomenclador incorporaba un conjunto de normas operativas, destinadas a evitar abusos especulativos en la utilización de procedimientos diagnóstico-terapéuticos, algunas normas de procedimientos de facturación y de cobertura, así como unos pocos criterios de calidad de atención médica. Tenía además un capítulo especial dedicado a las condiciones de estructura y funcionamiento de los servicios de Cuidados Especiales y de Terapia Intensiva. Los criterios de valorización de las prestaciones, expresados en la unidad Galeno, para los honorarios profesionales, y la unidad Gastos Sanatoriales, para los componentes de equipamiento e institucionales, fueron producto del consenso con expertos y sociedades científicas (Reale y col., 1978). Más allá de la legítima intención de los protagonistas, el nuevo NN tuvo marcados efectos en el desenvolvimiento de la atención médica, que podrían sintetizarse en los siguientes rasgos: a) valorizó el uso de tecnología respecto del trabajo intelectual del médico; b) alentó las prestaciones de reparación y recuperación de patologías respecto de las preventivas; c) promovió la desagregación de los componentes arancelarios y la inclusión de prestaciones injustificadas, y d) brindó una guía normativa para la instalación de servicios de Cuidados Especiales y Terapia Intensiva, sin que existieran aún suficientes profesionales capacitados para atenderlos.

Un evento realizado en octubre de 1977, en la ciudad de Cosquín (Córdoba), simbolizó sin proponérselo el comienzo del escenario que transitaría el Sector. Fue el 1er Congreso de Auditoria Médica Compartida, patrocinado por la CoMRA y organizado por el Círculo Médico de Punilla, cuyo acto inaugural se llevó a cabo en el hotel-colonia del Instituto de Obra Social del Ejército

(IOSE). Las organizaciones médicas se alistaban para una etapa de marcada hegemonía, con dirigentes capacitados y prestigiosos, así como asesores sanitaristas de primera línea. A la vez, no hubo presencias significativas que mostraran la influencia de las autoridades militares[28]. Algunos temas tratados en el Congreso tuvieron particular significación, dado que establecieron pautas duraderas por un tiempo prolongado. Se presentó el nuevo NN, que acababa de entrar en vigencia. Si bien posteriormente la CoMRA tomó distancia de este instrumento con espíritu crítico, su presentación en el marco del Congreso fue interpretada como un implícito respaldo, que la dejó comprometida más tarde en sus consecuencias adversas sobre el trabajo médico.

También se presentó como modalidad novedosa de contratación el acuerdo recién establecido entre el INSSJP y FeMeCor, mediante el que el PAMI abonaba *por capitación* en forma adelantada a FeMeCor, y ésta pagaba a sus prestadores asociados *por prestación* a valores del NN, en forma diferida. FeMeCor era una razón social recién creada, subsidiaria de la Federación Médica de Córdoba, para la administración de contratos de riesgo. Esta innovación, que luego el PAMI extendió a casi todo el país, excepto la Capital Federal, tuvo varias implicancias. Por un lado, las asociaciones sanatoriales se vieron obligadas a ser subcontratadas por las federaciones médicas, para no quedar marginadas de los contratos con PAMI, de modo que perdían capacidad de negociación en forma directa. Por otro lado, al recibir pagos adelantados que luego liquidaban en forma diferida, las entidades médicas no sólo participaban en el circuito administrativo de facturación y cobranzas, cobrando una comisión administrativa, sino también comenzaban a operar financieramente con los fondos comprometidos, asumiendo riesgos pero asimismo beneficios, en tanto actuaran eficazmente en el control del gasto. Esto implicaba entonces que la Auditoría Médica –acompañando al riesgo financiero– se transfería desde el sector financiador hacia el interior de las organizaciones de prestadores, e incluso determinó un endurecimiento de la actitud fiscalizadora de los auditores.

[28] La escasa influencia de las nuevas autoridades militares en el desenvolvimiento del Sector Salud, así como la creciente importancia de una nueva camada de dirigentes, que más tarde tendrían funciones destacadas durante el gobierno radical, se reflejó en algunas presencias destacadas, como las que a título de ejemplo menciono a continuación: el presidente de la CoMRA, doctor Rodolfo Montero, sería después secretario de Salud; el presidente del CMPunilla, doctor Isaac Moncars, sería luego presidente de la CoMRA; el secretario del Congreso y Asesor de CoMRA, doctor Jorge

Pero asimismo significaba que las organizaciones gremiales médicas se aprestaban a desempeñarse en forma hegemónica en el Sector Salud, predominando como contraparte en la negociación con las OS's respecto de las asociaciones sanatoriales, fenómeno que se mantuvo durante la primera parte de los '80. Esa vocación de hegemonía tuvo expresiones institucionales concretas. En Córdoba se constituyó una entidad bancaria vinculada a FeMeCor, que decidió efectuar inversiones hacia el grupo SaSeTru[29] de la industria alimentaria, en franca expansión. Hacia 1981, enfrentado con el ministro de Economía, José Alfredo Martínez de Hoz, el grupo quebró y arrastró consigo fondos provenientes de las organizaciones médicas. En Mendoza, el Círculo Médico construyó su propio club deportivo, en una zona bien cotizada y con excelentes instalaciones. En la mayor parte de las provincias, las federaciones médicas crearon sus propios programas de medicina prepaga, consolidando así su papel de entidades financiadoras. Estas entidades alcanzaron un marcado desarrollo en los '90 y constituyeron la Red Argentina de Salud, asociada a la CoMRA. Dado que entre los propietarios de los sanatorios predominaban los médicos, algunos nosocomios prefirieron canalizar sus facturaciones hacia la respectiva entidad médica, en lugar de la asociación sanatorial. Estos casos, conocidos como *camas gremiales*, contribuyeron a las disputas entre CoMRA y ConfeCliSa.

Otro resultado de ese evento fue que la Auditoría Médica, y en particular la ejercida en forma compartida, quedó consagrada como un instrumento idóneo en la relación entre prestadores y prestatarios. Como disciplina de la Administración Sanitaria, la Auditoría estaba en sus etapas iniciales. La Sociedad Argentina de Auditoría Médica (SADAM) se había fundado en 1973 y tuvo en ese Congreso una presencia destacada. Por parte de la evolución de los sanitaristas, tenía la significación de su incorporación activa al subsector de la SeS, criterio de inserción laboral que –en la década del 60– era incompatible con los principios de la Salud Pública, impartidos por la ESPUBA. La expansión de la SeS también introducía un punto de inflexión en el campo de acción de los administradores de servicios de salud.

Mera, sería presidente del INOS; el asesor de FeMeBA, doctor Aldo Neri, sería ministro de Salud, y el presidente de FeMeCor, doctor Rodolfo Rodríguez, sería secretario de Salud después de la renuncia de Neri. Tuve oportunidad de presenciarlo como auditor médico de la Obra Social de la Secretaría de Estado de Obras Públicas y Transporte.

[29] Razón social proveniente de los apellidos de sus fundadores: Alberto Salimei y las familias Seitún y Trucco.

Volvamos al NN. Su reestructuración había surgido del trabajo conjunto entre técnicos de OS's, de organizaciones de prestadores y del INOS, procurando ordenar las prestaciones del sistema. Su discusión no estuvo exenta de contradicciones: hubo diferentes versiones antes de la aprobación del texto definitivo, que surgió como un elemento de razonable consenso entre sus actores. En un escenario de vacío en la capacidad de decisión del Estado para ordenar y regular el sistema, el espacio fue ocupado por este listado arancelario, que se convirtió en un formidable regulador de la atención médica y orientador de las inversiones en salud. Pese a estas observaciones, los NN's del 77 –ya que incluían prestaciones bioquímicas y odontológicas, además de las médico-sanatoriales– tuvieron inicialmente un efecto orientador y homogeneizador de las relaciones contractuales en el sistema de atención médica. A poco andar, la inadecuada valorización de las prestaciones, se expresó como desfasajes notorios entre los precios de mercado y los aranceles oficiales. Se ofrecían servicios de alta complejidad a valores inferiores a los del NN y, por el contrario, se cobraban honorarios adicionales a los pacientes, por consultas o intervenciones quirúrgicas. El INOS no contó con un mecanismo suficientemente ágil de revisión y actualización, de modo que el instrumento fue perdiendo el liderazgo normativo y orientador de precios que había tenido al principio. Con el paso del tiempo, los aranceles adicionales -copagos o *plus*- se generalizaron en la práctica cotidiana y tornaron inviable cualquier solución que no modificara el modelo contractual.

En realidad, aquel NN expresaba que la puja distributiva se había trasladado, desde las controversias entre prestadores y prestatarios de la CPN-Ley 19.710, hacia el interior del sistema prestador: entre honorarios médicos y gastos sanatoriales, entre prestaciones médicas y exámenes complementarios, entre prácticas convencionales y prácticas de alta complejidad, pero sobre todo, entre mano de obra profesional y equipamiento tecnológico innovativo. Curiosamente, las entidades gremiales médicas apuntaban sus presiones en ese momento hacia el mercado farmacéutico que, indudablemente competía en el gasto en salud con las prestaciones médica, pero cuya regulación escapaba a las facultades del INOS y las autoridades sanitarias. Observando esta evolución desde una perspectiva histórica, el sistema había crecido a principios de los '70, extendiendo su cobertura a toda la población con capacidad contributiva. Cuando los recursos resultaron insuficientes para afrontar los gastos crecientes de la atención médica, se aumentaron las alícuotas de tributación sobre el salario. Sólo entre 1970 y 1989 –Leyes 18.610 y 23.660, respectivamente– mediante ajustes sucesivos se triplicaron las bases de sustentabilidad del sistema. Dentro de los límites de este crecimiento de la base financiera del sistema, es decir, con un diámetro inelástico de la torta, la puja distributiva se daba entre los componentes del gasto en salud. Todo crecimiento de una *porción* debía hacerse a expensas de las *porciones* vecinas.

La política económica gubernamental de este período –instrumentada por Martínez de Hoz– se inició con una abrupta devaluación de la moneda nacional, que determinó un inmediato incremento de la rentabilidad de las exportaciones agropecuarias, la liberación de todos los precios y el congelamiento de los salarios. Al mismo tiempo, mediante un previo acuerdo con el FMI, se liberaron barreras aduaneras, reduciendo los aranceles de importación y las retenciones a las exportaciones. Con el fin de lograr la nivelación de los precios domésticos con los internacionales, se estableció una pauta de progresiva reducción de la devaluación –conocida como la *tablita*– que desembocó en una paridad cambiaria que sobrevaluaba la moneda nacional. Simultáneamente se alentaba la expansión del mercado de capitales, con el florecimiento de gran cantidad de entidades financieras, y se favorecían los compromisos crediticios con proveedores extranjeros. Este conjunto de medidas terminó desalentando la industria nacional, que se encontró frente a productos importados con los que no podía competir, y provocó la caída de una parte importante del parque industrial. Fue el período al que la jerga periodística caracterizó como de *plata dulce*. A fin de frenar la inflación por la amplia disponibilidad de capitales, se liberaron las tasas de interés, lo que determinó que las empresas no pudieran afrontar la amortización de sus créditos y desembocó en la crisis bancaria de 1981 (Cortés C., 2005: 283-302).

Las repercusiones de la política económica sobre el ámbito empresario fueron intensas. Hubo una gran cantidad de fusiones y compras de empresas nacionales, por parte de capitales extranjeros. Sólo en casos excepcionales se dio la situación inversa: que capitales nacionales adquirieran filiales de empresas multinacionales. La rentabilidad de las empresas se redujo bruscamente; únicamente pudieron subsistir aquellas que contaban con activos realizables, fuerte respaldo financiero dentro del grupo empresario o estaban vinculadas con el sistema bancario. Hubo una marcada concentración de capitales, de modo que las pequeñas y medianas empresas (PyME's) se encontraron frente a límites casi incompatibles con su supervivencia. La política del Banco Central, frente a las entidades bancarias que enfrentaban dificultades financieras, no fue equitativa. En algunos casos, concurrió en asistencia de bancos importantes, que de algún modo estaban asociados con los grupos empresariales aliados del equipo económico. En otros casos, como el de SaSeTru, el Banco Central negó su asistencia a los dos bancos que formaban parte del grupo (Schvarzer, 1983).

Este período coincidió con un agudo crecimiento del precio internacional del petróleo, decidido unilateralmente por los países de la OPEP (Organización de Países Exportadores de Petróleo), cuyos excedentes financieros inundaron de *petrodólares* los bancos europeos y americanos. Por consiguiente, había una gran disponibilidad de créditos en condiciones *blandas* y tasas bajas. Amparados por la paridad cambiaria favorable, ingresaron al país en forma masiva toda clase de equipos de tecnología electrónica. Por otra parte, inspirados en las normas estructurales del NN, se reprodujeron rápidamente los servicios de Medicina Crítica para adultos, niños y neonatos. Ante las facilidades de compra, una masa importante de las inversiones médicas, se volcó hacia la adquisición de equipamiento de diagnóstico y tratamiento. La propia desvalorización del trabajo profesional, alentaba en los médicos la expectativa de incorporar tecnología, como forma de diferenciar y especializar su producto. Las especialidades que empleaban equipos de diagnóstico en forma corriente, de tecnología relativamente accesible, tuvieron rápidas oportunidades de incrementar sus ingresos: Cardiología, Gastroenterología, Urología, Terapia Intensiva, Ecografía, Oftalmología, Otorrinolaringología y otras, se destacaron como los nuevos pequeño-inversores privados. Ese ingreso explosivo de tecnología no tuvo racionalidad en su distribución: los equipos se ubicaban en los lugares en los que las perspectivas de la demanda aseguraban una más rápida amortización. Por ende, tendieron a acumularse en las grandes concentraciones urbanas. Por otra parte, como los establecimientos públicos, ya sea por deficiencias presupuestarias o por la rigidez de sus normas administrativas, no eran capaces de aprovechar las extraordinarias facilidades existentes para equiparse, las adquisiciones se volcaron masivamente al subsector privado. Los cuadros N° 8.5 y 8.6 muestran información estadística contemporánea –extraída de distintas fuentes o con diferentes puntos de corte– respecto del desequilibrio en la distribución de tecnología pesada.

Cuadro N° 8.5: Equipos médicos de alta complejidad, según ubicación geográfica y jurisdicción de pertenencia en 1985

Equipos	Total	Privados		Estatales		Bs. Aires (a)		Resto del país	
		Cant.	%	Cant.	%	Cant.	%	Cant.	%
Tomógrafos Computados	45	42	93.3	3	6.7	31	68.9	14	31.1
Cámaras Gamma	88	74	84.0	14	16.0	61	69.3	27	30.7
Aceleradores Lineales	10	7	70.0	3	30.0	8	80.0	2	20.0
Bombas de Cobalto	80	61	76.2	19	23.8	54	67.5	26	32.5

Fuente: registros de la CoNEA, marzo 1985 (Secretaría de Salud, 1986).
(a) Comprende la Capital Federal y la Provincia de Buenos Aires.

Cuadro N° 8.6: Equipamiento de alta complejidad disponible en establecimientos públicos y privados

Equipos	Públicos	Privados (a)	Total (b)
Ecógrafos	112	425	566
Riñones artificiales	107	353	489
Mamógrafos	27	120	156
Bombas de Cesio	5	8	13
Tomógrafos Computados	2	28	30
Bombas de Circ. Extracorpórea	52	127	187
Rayos Láser	2	4	6
Centellógrafos	63	110	177
Cámaras Gamma	13	33	48

Fuente: Dirección de Estadísticas de Salud, Recursos en Operación, diciembre 1985 (extraído de Katz-Muñoz, 1988: 111).
(a) Excluye información de la Seguridad Social.
(b) Equipos disponibles en 1980, incluidos los de Obras Sociales.
Camas públicas totales: 94.883. De agudos: 70.095.
Camas privadas totales: 47.048. De agudos: 41.096.

Es evidente la mayor predisposición a la adquisición de equipamiento de los establecimientos privados, pese a que las camas públicas representaban las 2/3 partes de la capacidad instalada. Respecto de la distribución geográfica sólo debe agregarse que la Capital Federal y la Provincia de Buenos Aires, representaban en 1985 menos del 50% de la población del país, proporción claramente inferior a la de la concentración de equipos, que gira alrededor del 70%. Asimismo, es obvio señalar que los equipos registrados en la provincia de Buenos Aires, se asentaban en su gran mayoría en el Gran Buenos Aires.

Tal como se veía en el cuadro N° 8.3, durante la década del 70 la capacidad de camas privadas aumentó más de un 50%, pero este incremento se hizo en forma desordenada, disarmónica y sobre todo a expensas de establecimientos pequeños, instalados en edificios –precariamente adaptados– que no habían sido construidos con fines hospitalarios. Conviene detenerse en el comportamiento microeconómico con que se constituyeron estos nosocomios, porque explica muchos fenómenos ocurridos más tarde en el Sector. Una gran cantidad de estas clínicas tuvieron un comportamiento comparable al de los pequeños talleres industriales que –en la década del 40– proveyeron al país productos nacionales, sustituyendo importaciones. Trabajadores pequeño-ahorristas se asociaban para generar una empresa, cuyo principal objetivo era garantizar la fuente de trabajo de sus dueños. Esta misma conducta tuvieron los médicos: se asociaban en grupos más o menos amplios, alquilaban o compraban una propiedad –a la que remodelaban para adaptarla a actividades sanatoriales– y constituían una pequeña empresa, cuyo propósito central era garantizar su propio trabajo. No acumulaban capital; a fin de mes todos los socios retiraban lo facturado, sin aportar a un fondo empresarial, que permitiera la adquisición de bienes de capital (construcciones, equipamiento). Este tipo de comportamiento fue funcional durante este período, en tanto incorporaba automáticamente su parcial oferta de servicios a la de la entidad gremial con la que la clínica estaba asociada. Por otro lado, el NN y la modalidad de pago por prestación, facilitaba el progreso de la empresa *por aposición*; es decir, por pequeñas inversiones sin un plan maestro, agregando nuevos servicios según las oportunidades, o incorporando nuevos asociados a la operatoria asistencial, no al capital empresario.

Como resultado de esta tendencia, se extendieron los acuerdos entre profesionales propietarios de equipamiento y sanatorios con escasa capacidad de adquirir bienes de capital, por el uso de una parte de la planta física. A ese tipo de contrato, el especialista aportaba el equipamiento que él mismo operaba y la clínica el uso de la planta física; en la facturación, el especialista cobraba los honorarios y, los gastos sanatoriales, se distribuían según el acuerdo que hubieran realizado. De este modo, el establecimiento ampliaba su oferta tecnológica, diferenciando su producto, sin haber hecho grandes inversiones. Esta conducta fue muy extendida, e incluso empleada por grandes instituciones, pero creaba –como contrapartida– el problema a mediano plazo, de quedarse con la explotación de lo menos rentable de las actividades asistenciales: la administración, la planta física, los servicios de apoyo y la *hotelería* de internación. En este escenario, no sólo se había acentuado el desdoblamiento entre la posesión patrimonial y la financiación operativa de los nosocomios, sino también se había desdoblado la explotación de la planta física sanatorial y la del equipamiento de diagnóstico y tratamiento. El establecimiento hospitalario o sanatorial se limitaba en algunos casos al edificio y la estructura operativa, mientras que los aparatos del servicio de Radiología eran propiedad de los radiólogos, los del Laboratorio eran de los bioquímicos y, los endoscopios o el ecógrafo, eran de quienes los operaban, que a veces los transportaban recorriendo varios sanatorios. Una organización empresaria comparable a la de un *shopping center.*

También se promovió la incorporación de tecnología subsidiada por el Estado. La Dirección de Emergencias Sanitarias, dependiente de la Secretaría de Salud, luego transformada en Dirección de Asistencia Médica-Social (DAMeS), otorgaba subsidios para prestaciones de alta complejidad, debido a su costo inaccesible para la población sin recursos y sin cobertura social. Así recibían apoyo financiero: la compra de válvulas artificiales para operaciones cardíacas, los tratamientos de diálisis crónica, los transplantes renales, las tomografías computadas, los estudios hemodinámicos, los tratamientos oncológicos y otros. Los fondos con que se solventaban estos subsidios provenían del ProDe[30]. Aunque el propósito de facilitar la accesibilidad era deseable desde el punto de vista social, estos subsidios resultaron funcionales a la explosión de importaciones tecnológicas, posibilitando que algunos establecimientos adquirieran equipos sin arriesgar inversiones. En muchos casos, y sobre todo durante el gobierno militar, se adelantaron fondos a prestadores privados para

[30] ProDe: Pronósticos Deportivos, apuestas sobre los resultados semanales del fútbol, administradas por la Lotería Nacional.

que adquirieran equipos (riñones artificiales, por ejemplo), que después debían ser amortizados mediante prestaciones sin cargo, a pacientes subsidiados. En algunas oportunidades estos prestadores privados actuaban a través de fundaciones que, como entidades de bien público, obtenían exenciones aduaneras para el ingreso de equipos médicos. Por consiguiente, a través de las facilidades descriptas, se agregó un circuito que permitió arriesgar inversiones en equipamiento a inversores con escasa disponibilidad de capital.

En síntesis, sin que pueda verificarse si una misma institución se benefició simultáneamente con todas las facilidades existentes para la incorporación de tecnología, se disponía de: una paridad cambiaria favorable, créditos externos generosos, aranceles sobrevaluados que posibilitaban la rápida recuperación de la inversión, adelanto de subsidios del Estado con cargo a prestaciones futuras y exenciones aduaneras para instituciones de bien público. En 1981, el nuevo ministro de Economía, doctor Lorenzo Sigaut, produjo un *shock* de sucesivas devaluaciones de la moneda –junto con una inflación muy acelerada– que terminaron condicionando las importaciones. En consecuencia, el Estado asumió ante los acreedores externos una gran parte de la deuda privada, reemplazándola por obligaciones en moneda nacional de los deudores, lo que implicó una enorme transferencia de ingresos de los contribuyentes hacia quienes se habían endeudado en el exterior (Cortés C., 2005: 297-302). Sin embargo, los recursos acumulados durante la etapa floreciente de las importaciones determinaron el sostenimiento de la conducta inversora de los prestadores de servicios, aun en momentos de crisis financiera de la Seguridad Social. También se había modificado la conducta prescriptiva de los médicos y, por consiguiente, la mayor oferta de tecnología había condicionado un incremento de la demanda de estudios complejos.

Durante este proceso, los hospitales mutuales de comunidades extranjeras lograron adaptarse rápidamente a las reglas del juego, dado que se trataba de entidades sin fines de lucro, que operaban con normas administrativas ágiles, propias de las empresas privadas. También en su interior se desarrollaron microempresas propietarias de equipamientos complejos, que establecieron convenios de reciprocidad con la institución anfitriona, equivalentes a la *tercerización* de servicios. Sin embargo esta modalidad introdujo contradicciones, ya que en una organización hospitalaria mutual –sin fines de lucro– operaban servicios parcialmente autónomos, con fines de lucro. Se establecía así una dinámica interna en la que las derivaciones entre servicios y la conducta prescriptiva de exámenes complementarios no eran ajenos a las necesidades de crecimiento y desarrollo de las distintas microempresas, dado que la distribución interna de los recursos del hospital se basaba en la cantidad de prestaciones realizadas.

Como excepción al comportamiento comentado, conviene mencionar aquí el caso del Hospital Privado de la Comunidad de Mar del Plata, ya que –aunque no era de carácter mutual– estaba sostenido por una Fundación, también sin fines de lucro. La totalidad del equipamiento fue siempre –y sigue siéndolo– de propiedad del Hospital; la distribución interna de recursos entre los profesionales se basaba en honorarios modulados según la función, la carga de trabajo, el rendimiento y la capacitación profesional. Para prestar servicios, el Hospital celebraba convenios con diferentes OS's, mediante diversas modalidades de pago, incluyendo la de *capitación* con el PAMI. Durante mucho tiempo, fue uno de los pocos establecimientos cuyo contrato con PAMI resultaba rentable brindando un buen servicio (Pavón y col, 1984). Asimismo, aunque no escapó en ese momento a la *tercerización* de servicios asistenciales, puede señalarse la reorganización interna que llevó a cabo el Hospital Italiano de Buenos Aires para atender su contrato con el PAMI. Se implementó un programa de desarrollo de la Medicina Familiar, tendiente a racionalizar la conducta prescriptiva de los médicos, que dio origen a una escuela de formación de profesionales con esta orientación.

Entretanto, los hospitales públicos perdían aceleradamente el predominio en la tenencia de servicios de alta complejidad, que –con las dificultades descriptas anteriormente– habían logrado sostener durante la década del 60. Los cuadros N° 8.5 y 8.6 son una muestra elocuente al respecto. Continuaban su paulatina desfinanciación, por el achicamiento relativo de los presupuestos estatales en salud, y observaban pasivamente el avance de actividades de docencia, investigación y residencias en el ámbito privado. De modo que también en estos aspectos de capacitación y desarrollo del conocimiento fueron perdiendo predominio. Sin embargo, se renovaron los esfuerzos tendientes a lograr su inserción en la SeS, a través de diferentes proyectos de descentralización administrativa y la mayor facturación de servicios prestados a beneficiarios de OS's. Las iniciativas en este sentido serán tratadas detalladamente en el próximo capítulo, pero conviene adelantar aquí que no lograron resultados suficientemente significativos como para torcer la tendencia general hacia el predominio del subsector privado.

En el sector financiador privado, crecieron hacia fines de los '70 las Empresas de Medicina Prepaga (EMP). Se desarrollaron especialmente en las grandes concentraciones urbanas, disputando entre sí una franja particular del mercado, compuesta por la población de recursos económicos medianos y altos, con o sin cobertura de OS. En un escenario de rápida expansión de la SeS, un sector de la población disponía de recursos suficientes, para evitar la cautividad de una OS, y/o para contratar un plan de cobertura, que le permitiera afrontar los costos crecientes de la atención médica de alta complejidad, sin resignar los beneficios de la atención privada. La *crema* de esta franja de mercado la integraban las personas relativamente jóvenes, con baja propensión al gasto, dado que accedían a estos planes por opción y no por necesidad. Naturalmente, las empresas competían por *descremar* este sector de los potenciales usuarios (*cream screaming*). Esta situación de intensa competitividad provocaba un alto grado de rotación de la población entre las distintas empresas y planes, produciéndose en consecuencia una importante duplicación de cobertura entre los beneficiarios de OS's que, además, contrataban planes privados de EMP. La magnitud de la duplicación de cobertura por OS y prepago privado era un tema controvertido. Según una estimación de 1989, había llegado a afectar el 5,4% de la población del país (INDEC, 1989), cifra que adquiría mayor significación, teniendo en cuenta que la totalidad de los cubiertos por planes de EMP, se dimensionaba entonces en alrededor del 10% de los habitantes.

Rasgos de la crisis distributiva durante la década del 80

En el plano político, la derrota sufrida en junio de 1982 en la guerra por las Islas Malvinas, precipitó la caída del 3er presidente de la dictadura militar, general Leopoldo F. Galtieri. En situación de desordenada retirada, las Fuerzas Armadas iniciaron un apresurado proceso de transición hacia la democracia, con la presidencia a cargo del general Reinaldo B. Bignone. Tras un breve período de negociaciones con los partidos políticos, el candidato radical, doctor Raúl R. Alfonsín, sorprendió a todas las predicciones, venciendo al peronismo en las elecciones de octubre de 1983. El eje central de su política inicial estuvo orientado a consolidar la democracia y juzgar los crímenes de la represión durante el gobierno militar. En lo económico, las primeras acciones sólo procuraron paliar los desajustes entre los actores económicos, sin atacar en profundidad los graves problemas existentes.

Desde principios de los '80, comenzaron a observarse en las OS's las dificultades para absorber el precipitado incremento de los costos de la atención médica, con sus relativamente decrecientes recursos financieros. Entre los diferentes sectores prestadores –y especialmente entre las corporaciones médicas y sanatoriales– se desenvolvía una intensa puja por el posicionamiento relativo del valor de sus prestaciones, ya que la diseminación en todo el país de la modalidad de contratación iniciada por FeMeCor, había generado una marcada hegemonía de las organizaciones médicas. Mientras subsistió el escenario macroeconómico de inflación medianamente controlada, las OS's licuaron parcial y silenciosamente sus deudas, alargando los plazos de pago. Pero la acelerada espiral inflacionaria –desatada a partir de 1981– puso en evidencia que los sucesivos ajustes negociados por los prestadores en el valor de las unidades arancelarias del NN, para paliar los efectos de la inflación, no eran alcanzados por los incrementos salariales pactados por los sindicatos. Los desfasajes entre las actualizaciones, que lograban alternativamente los prestadores y prestatarios del sistema de SeS, evidenciaban la crisis financiera subyacente. Con aceleraciones y desaceleraciones, dentro de un marco económicamente crítico, este panorama competitivo se mantuvo hasta 1985.

En febrero de 1985 se hizo cargo del Ministerio de Economía el doctor Juan V. Sourrouille, quien tras soportar unos meses de marcada inflación, lanzó un plan de estabilidad macroeconómica que –previo reajuste del valor de la moneda– congeló precios, salarios y el tipo de cambio. El Plan Austral, con el que el Gobierno procuró tomar la iniciativa económica, tenía como innovación el *desagio* de los valores nominales de los contratos, que supuestamente tenían incorporadas las expectativas inflacionarias en sus precios, con el fin de frenar el efecto inercial de la inflación precedente. Por consiguiente, se instaló una moneda fuerte y estable –el Austral– que dejó al descubierto la gravedad del problema financiero de las OS's y las deficiencias estructurales del modelo vigente. Es decir, si antes del Plan Austral –al pagar con 6 meses de demora– se estaban liquidando $ 60 por cada 100, con el Austral se mantenía los valores nominales aunque se postergaran los pagos. Se neutralizaba así la licuación de las deudas y se mantenían los costos actualizados. Desde entonces, renegociaciones sucesivas instrumentadas por el INOS, mediante acuerdos colectivos equivalentes a los de la Ley 19.710, procuraron refinanciar, subsidiar, transferir al Estado, condonar y/o *consolidar*[31] las deudas de las OS's por servicios prestados a sus beneficiarios. Sólo se alcanzaron soluciones parciales, paliativos o postergaciones, pero el abordaje de la viabilidad estructural de sistema quedó como problema pendiente. Como se vio a lo largo de este capítulo, desde la década del 60 las OS's fueron ampliando en forma paulatina su participación en la financiación de la atención médica, sin que se plantearan modificar el rumbo del modelo prestacional, según las necesidades y coberturas prioritarias para sus beneficiarios.

La evolución del modelo prestacional siguió naturalmente la orientación determinada por los supuestos implícitos, que subyacían en la formación académica de los profesionales: los factores biológicos por encima de las consideraciones sociales, una actitud orientada a la recuperación de enfermedades antes que a su prevención, la preferencia por la sumatoria de especialidades respecto a la prioridad de un 1er nivel de atención básica o general. En diversas oportunidades el INOS aportó normas tendientes a corregir desvíos frecuentes en las modalidades de atención: estándares de calidad para algunas actividades, indicaciones clínicas de ciertos tratamientos, normas de cobertura para prestaciones de alta complejidad. Otros proyectos más ambiciosos no lograron ser implantados: criterios de complejidad de los establecimientos según el tipo de intervención quirúrgica (Resolución Nº 1.977/82), estándares de calidad para establecimientos prestadores (1986), normas de acreditación para servicios de Medicina Crítica (INOS, 1986-87) y el anteproyecto de prestaciones básicas y coberturas esenciales (INOS a, 1985). Tuvo más éxito, aunque por breve tiempo, el programa de estadísticas de salud (INOS b, 1985). De cualquier modo, estas iniciativas correctivas no alteraron el curso natural de modelo vigente. Los principios de *libre elección* del prestador y de pago por prestación, enarbolados como banderas de carácter ético por las entidades gremiales de los profesionales desde los años 60, sirvieron como amparo doctrinario de la evolución seguida por la conducta prestacional de los profesionales, constituyendo una de las causas de fondo de la crisis estructural del sistema.

---

[31] Consolidar: término empleado para dejar establecida –mediante un acuerdo escrito– la magnitud de una deuda y poder reanudar el funcionamiento del contrato, resguardando lo adeudado. En general, la deuda *consolidada* era traducida a bonos de largo plazo, que tenían valores flotantes de mercado y eran transables, por ejemplo, por servicios públicos.

La Auditoria Médica, como enfoque multidisciplinario destinado a controlar la calidad de la atención médica y las relaciones económicas entre proveedores y financiadores, tuvo en esta etapa un papel preponderante dentro de la SeS. Inicialmente cumplió una función moderadora de los costos y reguladora de las pautas de atención médica; por otra parte, la modalidad *compartida* entre auditores de prestadores y prestatarios logró atenuar los aspectos conflictivos entre las partes, especialmente desde 1977. Hacia el final de los '80, estas funciones se habían desvirtuado, como ya se comentó. El ejercicio de los auditores desde el interior de las organizaciones de prestadores incrementó su actitud fiscalizadora de los prestadores individuales. De algún modo, este cambio en la posición *evaluativa* tuvo la significación de un retroceso en el comportamiento de los auditores, en el tránsito hacia la actitud de evaluación de la calidad, que venía promoviendo SADAM desde comienzos de la década del 80 (SADAM, 1984, 1985).

Hacia mediados de los '80, los prestadores sanatoriales agrupados en ConfeCliSa mostraron que comprendían con mayor claridad la naturaleza de la crisis distributiva, que se estaba produciendo en el modelo prestador, mientras las organizaciones médicas estaban más atentas a sus propias contradicciones internas, resultantes del período en el que tuvieron un papel hegemónico en el Sector. La excesiva monopolización de funciones y la acumulación de poder de decisión, que habían logrado en los '70, fueron produciendo desmembramientos en las Federaciones Médicas de las provincias más grandes, como Buenos Aires, Santa Fe y Córdoba. Entretanto ConfeCliSa fue incorporando sanitaristas con alto nivel de capacitación y conformando un grupo de dirigentes coherente. En las negociaciones en el ámbito del INOS mostraban una mayor solvencia y participaban más activamente en las iniciativas de ordenamiento del sistema. Paulatinamente, en diversas provincias fueron desplazando a las Federaciones Médicas en la titularidad de los contratos con el PAMI. De tal modo que, si a partir de 1977 las asociaciones sanatoriales eran intermediadas por las Federaciones Médicas en su relación con el PAMI, desde mediados de los '80 se invirtieron las posiciones, y estos últimos tuvieron que aceptar la subcontratación de los primeros.

Pese a los esfuerzos del Gobierno, a fines de 1987 la inflación se escapaba de su control, por lo que el ministro implementó un nuevo congelamiento de precios y tarifas, denominado *Australito* en términos coloquiales. Sin embargo, la desconfianza en la capacidad gubernamental para manejar la economía iba en aumento y todas las transacciones, incluyendo las de la SeS, funcionaban indexadas. En agosto de 1988 se ensayó un nuevo paquete económico denominado *Plan Primavera*, pero su debilidad para recuperar la confianza de los actores económicos se puso rápidamente de manifiesto. El déficit fiscal se aceleraba y el Banco Central no sólo emitía dinero para atender los compromisos del Tesoro, sino también tomaba dinero prestado de inversores internos, a través de la emisión de múltiples series de bonos, proceso que la jerga periodística calificó como *festival de los bonos*. Toda persona que lograba ahorrar algún dinero lo traducía inmediatamente a dólares, conducta que también cumplían los empleados para mantener el valor de sus sueldos durante el mes. A principios de 1989 se desató la hiperinflación y la administración nacional quedó el borde del colapso fiscal, con un incremento de precios que casi llegó al 200% mensual, lo que determinó la renuncia anticipada del doctor Alfonsín en julio, 5 meses antes del término de su mandato (Cortés C., 2005: 302-321).

Proyectos integrales en los '70 y '80 contra todas las tendencias

Es interesante analizar, en estas décadas, ciertas iniciativas destinadas a concentrar poder de decisión en la autoridad sanitaria nacional, pese a que todas las medidas adoptadas en ese período mostraban la tendencia a dispersar los ámbitos decisorios entre una gran cantidad de actores. En primer lugar la transferencia de los hospitales a las provincias. En segundo lugar, la relativa autonomía de las OS's. Por último, el marcado protagonismo que adquirieron las organizaciones gremiales de prestadores de la SeS, interviniendo en el circuito administrativo del sistema. Sin embargo, persistía en los actores del Sector Salud y en el pensamiento del peronismo y el radicalismo, que gobernaron en ambas décadas respectivamente, la intención de recuperar para el Ministerio de Salud de la Nación la capacidad de conducir el Sistema de Salud, unificando en un servicio nacional a todos los componentes del Sector. Debe hacerse la salvedad, previamente, que la exitosa reforma sanitaria de la provincia del Neuquén, llevada a cabo por Néstor Perrone y Elsa Moreno con un enfoque integral, a principios de la década del 70, será tratada en el capítulo 11 al analizar los proyectos provinciales en el marco del federalismo.

Durante el gobierno del general Perón de 1973-74, siendo ministro de Salud el doctor Domingo Liotta, se envió al Parlamento el proyecto del Sistema Nacional Integrado de Salud (SNIS). La idea original del SNIS era reunir bajo un único sistema a la totalidad de los establecimientos públicos administrados por las provincias, a las OS's –con carácter obligatorio– y a sus prestadores, con la intención de concentrar en el Estado nacional la conducción del conjunto de los actores del sistema. Curiosamente, entre los redactores del proyecto, además de algunos expertos vinculados con el peronismo, trabajaron también los doctores Aldo Neri y Carlos Canitrot, ministro y secretario de Salud, respectivamente, del gobierno de Alfonsín, y en 1985 propulsores del Seguro Nacional de Salud. El tratamiento parlamentario del proyecto fue tortuoso, ya que tuvo la férrea oposición del sindicalismo y de una parte del peronismo político, desatándose una aguda polémica en el interior del Movimiento gobernante y entre los componentes del sistema prestador. Logró pasar la etapa de tratamiento en Comisiones, después de ser despojado de las expectativas iniciales de concentración de poder, ya que se cambió la redacción de *obligatoriedad* de incorporación de las provincias y las OS's por la de *adhesión voluntaria* mediante convenio. Finalmente, se logró la sanción de las Leyes 20.748, de creación del SNIS, y 20.749, de Carrera Sanitaria Nacional (Liotta, 1981). El SNIS sólo alcanzó a implementarse en 4 provincias –Formosa, Chaco, La Rioja y San Luis– donde tuvo un resultado favorable, pero fue derogado por el gobierno militar, mediante la Ley 21.902 de noviembre de 1978.

Más allá de las mutilaciones políticas del proyecto inicial, el SNIS fue sancionado incluyendo una innovación importante, desde la óptica de este análisis: existía un Consejo Federal, como órgano de conducción. Esto implicaba el reconocimiento institucional de la necesidad de concertar las distintas jurisdicciones estatales, universidades, entidades financiadoras y prestadoras, para la articulación e integración general del sistema. Para algunos autores, el SNIS expresaba una nueva corriente en el pensamiento sanitario, que estaba evolucionando desde el modelo de seguro de enfermedad de los años 60 al de servicio nacional de salud, que no sólo preveía el financiamiento, sino también el ordenamiento de redes asistenciales integradas (Belmartino-Bloch, 1982). Esta interpretación parece haber estado influida por la visión de Milton Terris, comentada en el capítulo anterior. En realidad, los sanitaristas formados en la ESPUBA estaban evolucionando por el contrario, desde el modelo de servicio nacional único y estatal –al que consideraban ideal– hacia la incorporación de las OS's y los prestadores privados, integrados en un único sistema con el subsector público. Pero aquella iniciativa también puso en evidencia una estrategia inadecuada, teniendo en cuenta las dificultades ejecutivas con que había quedado el Ministerio nacional –tras una etapa de progresivo deterioro de su capacidad de decisión, inversión y liderazgo– para articular a los componentes del sistema de atención de la salud en una única organización, por el camino de la sanción legislativa. Visto desde la perspectiva histórica, aun para los que defendimos calurosamente el proyecto en aquellos años, el SNIS iba a contrapelo de todas las tendencias analizadas.

Aunque no representó un proyecto integral, sino la intención del gobierno militar de tomar el control del sistema de Obras Sociales, conviene comentar aquí la Ley 22.269 sancionada en 1980. En primer lugar, las Obras Sociales perdían su individualidad jurídica y pasaban a constituir entidades de derecho público, denominadas Entes de Obra Social (EOS) dependientes del INOS. Los fondos aportados eran considerados impuestos públicos y los aportantes mantenían poder de asignación sobre el 90% del monto aportado. Este criterio fue propuesto por el Ministerio de Economía, con el fin de posibilitar que los beneficiarios tuvieran la posibilidad de optar por una EMP, manteniendo una pequeña parte de su participación solidaria en el sistema. Los EOS quedaban sujetos a la decisión del INOS para ser agrupados en entidades de mayor magnitud, ya sea por afinidad de ramas de la producción o por coincidencia geográfica. Se esperaba reducir las OS's a alrededor de 50 a 60 EOS. La pérdida de individualidad jurídica y de autonomía decisoria por parte de las OS's implicaba la estatización total del sistema de cobertura social. Este criterio en lo social, era contradictorio –o más bien complementario– con el de la libertad de comercio, sostenido en el campo económico. Curiosamente, pese a que el Gobierno tenía la suma del poder público, ya que no funcionaba la división de poderes y la mayoría de las OS's estaban intervenidas por militares, la Ley 22.269 ni siquiera llegó a reglamentarse. Como proyecto, tenía poco en común con los que se comentan en este apartado, pero también iba contra la tendencia histórica y no logró reemplazar a la Ley 18.610.

Por último, hay que referirse al emprendimiento estatal más ambicioso de esta etapa, el Seguro Nacional de Salud de 1985 (SegNS '85). A diferencia del SNIS, que procuraba integrar los aspectos financieros y prestacionales en un sistema único estatal, el SegNS '85 proyectaba la integración por el camino de la unificación financiera del sistema, admitiendo en su interior una oferta pluralista de servicios de atención médica. Por otra parte, se proponía ampliar la cobertura de la SeS a la totalidad de los habitantes del país, mediante el aporte de las rentas generales, para incorporar a la población carente de capacidad contributiva (Neri a-b, 1984). La historia posterior demostró que no existía ni la decisión política ni los recursos para afrontar la incorporación masiva de cerca de 10 millones de nuevos beneficiarios al sistema. De manera que el proyecto tenía más expectativas técnicas que factibilidad política real. Lo común a los proyectos del SNIS y del SegNS '85 era la estrategia de alcanzar una reforma integral, a partir de un sistema que progresivamente se había descentralizado y diversificado, promoviendo una drástica concentración del poder de decisión del Estado nacional, a través de un proyecto de ley que debía transitar el debate parlamentario. Como ya se mencionó, tanto el ministro de Salud, Aldo Neri, como el secretario de Salud, Carlos Canitrot, habían participado –12 años antes– en la redacción del proyecto del SNIS, aunque en esta oportunidad el borrador de trabajo original fue redactado por el doctor Jorge Mera (Mera, 1988).

La propuesta se evidenció políticamente inviable durante la etapa de tratamiento parlamentario. Por iniciativa de la CGT –encabezada en ese momento por Saúl Ubaldini– los diputados de extracción gremial presentaron el denominado "Proyecto Azul y Blanco", que prácticamente regresaba a los términos de la Ley 18.610, y que buscaba neutralizar la propuesta del Ministerio de Salud. La totalidad del Gabinete de Salud debió renunciar y el tema quedó congelado por un tiempo. Dos años después se reanudó su discusión en un escenario distinto. En el campo sindical había adquirido fuerte predominio un sector conciliador, que cuestionaba la actitud de confrontación permanente de Ubaldini; se identificaba como "Grupo de los 15" y fue gratificado con la designación de un dirigente de sus filas como ministro de Trabajo, Carlos Alderete. En la órbita del Poder Ejecutivo, Alfonsín encomendó las negociaciones al doctor Rodolfo Rodríguez, designándolo al frente del INOS –en primera instancia– y de la Secretaría de Salud, más tarde. El resultado de esas tratativas fueron dos proyectos *transaccionales* y complementarios, que –en última instancia– no modificaban el modelo emblemático de la Ley 18.610. En la negociación los sindicalistas procuraron mantener su control sobre la administración de las OS's, pero cedieron varios aspectos legales, como la naturaleza jurídica de las entidades y de los fondos recaudados (serán analizados en el capítulo 11). Finalmente, en la madrugada del 30 de diciembre de 1988 –última y maratónica sesión del año– se aprobaron las Leyes 23.660 de Obras Sociales y la 23.661 de creación del Sistema Nacional del Seguro de Salud (SNSS), que aún están vigentes.

En general, ambas normas legales no modificaban la estructura básica de la organización del sistema de Obras Sociales, salvo algunas innovaciones. En primer lugar, pasaban a ser *agentes del Seguro Nacional de Salud* y, jurídicamente, entidades de derecho público no estatal. Reemplazaban el INOS por la Administración Nacional del Seguro de Salud (ANSSal), dependiendo de la Secretaría de Salud y con capacidad para recaudar en forma directa. Los aportes del trabajador se elevaban al 3% del salario y las contribuciones del empleador al 6%. El 10% de los aportes y contribuciones debían ser depositados a la orden de la ANSSal, directamente y no por transferencias de las OS's, para conformar el Fondo Solidario de Redistribución (FSR). Ratificaban que las OS's debían destinar el 80% de sus recursos a servicios asistenciales, y de éstos, el 70% debían ser invertidos en la jurisdicción de origen. Procuraban eliminar gradualmente las contribuciones especiales o *recursos de distinta naturaleza*, que algunas OS's habían logrado mediante leyes específicas, como bancarios, seguros, luz y fuerza, etc., destinando en principio el 50% de esos recursos al FSR. En el Registro Nacional de Prestadores (RNP) se admitía la inscripción de Asociaciones de Prestadores, con lo que se legalizaba la situación de hecho de sus contrataciones con la SeS. El SNSS también preveía la incorporación de la población sin cobertura, mediante el financiamiento compartido del Estado nacional y los estados provinciales, pero esto nunca fue reglamentado. Para la inscripción de las OS's y a fin de entender en los aspectos relacionados con su organización jurídica, se creaba la Dirección Nacional de Obras Sociales (DiNOS), dependiente de la Secretaría de Salud.

Dado el momento en que fueron sancionadas las Leyes 23.660 y 23.661, las circunstancias políticas generales –explotó la hiperinflación y el Presidente renunció en julio de 1989– determinaron que fuera durante la presidencia de Carlos Saúl Menem cuando se implementó todo lo relativo a los nuevos instrumentos legislativos. La historia posterior mostraría que, aunque se habría de citar como marco jurídico ambas leyes, muchas decisiones adoptadas serían contradictorias con el espíritu de esas normas jurídicas (véase capítulo 11).

Consideraciones finales

A partir de 1955 se inició una tendencia histórica a la desconcentración de los centros de planificación de los servicios de salud, dando lugar a un modelo organizativo que subsiste hasta el momento actual. Ya sea por la delegación progresiva de competencias desde el Estado nacional hacia los estados provinciales, o por el crecimiento de entidades no estatales, que pasaron a controlar distintos segmentos de las relaciones contractuales entre prestadores y prestatarios, se afianzó en adelante una modalidad pluralista de la oferta y demanda de servicios. Esta diversificación se había revertido parcialmente durante el período peronista, debido a la declinación del sector privado y –sobre todo– a la formidable expansión de la oferta estatal. La forma paulatina en que se fue configurando este modelo, las marchas y contramarchas en las decisiones que se adoptaron y la competencia entre los distintos componentes del sistema, nos permitieron identificar 3 etapas evolutivas dentro del mismo patrón organizativo, de *Modelo pluralista de regulación descentralizada*, como se señaló al iniciar este capítulo: a) formación (1955-1970); b) institucionalización (1970-1977), y c) crisis distributiva (1977-1989).

Una vez desmantelado el aparato estatal nacional, que predominó en la década peronista, se procuró volcar el eje del financiamiento hacia las OS's. La expansión de la SeS en la Argentina constituyó una organización superadora del modelo *benéfico* que prevaleció hasta la Segunda Guerra Mundial, y de las modalidades de *ayuda mutua*, mencionadas en los capítulos 2 y 5. Pero durante el período que hemos analizado, continuó predominando una lógica *asistencialista* en la gestión del sistema, donde los derechos adquiridos –por la condición de dependencia laboral– predominaron por encima de la viabilidad financiera del aseguramiento. En la medida que los recursos del sistema se hicieron insuficientes, se incrementó la alícuota del salario con que participaban los contribuyentes. Basta mencionar al respecto que, entre la Ley 18.610 de 1970 y las Leyes 23.660/23.661 de 1988, el porcentaje de aportes y contribuciones sobre la nómina salarial pasó del 3% al 9%, sin que se introdujeran restricciones en la cobertura de servicios otorgada. El sistema de SeS ni siquiera era interpretado como un modelo asegurador, en el que los beneficios pudieran ser regulados –en términos actuariales– en función de los recursos disponibles.

En el pensamiento sanitario también se produjeron modificaciones, dado el crecimiento que había experimentado la participación de las OS's en la financiación de la atención médica. El paradigma de *salud pública*, que venía presidiendo la formación de los sanitaristas desde 1948, como transición desde lo clínico individual hacia lo epidemiológico colectivo, estaba implícitamente vinculado con un modelo de atención basado en servicios públicos, planificados desde el Estado. Para adecuarse a las nuevas circunstancias de la década del 60, se incorporaba un objetivo operativo para la organización del sistema de salud: proveer a toda la población una *atención médica accesible, oportuna, integrada e integral*, donde la entrada por cualquier punto del sistema permitiera acceder a todos los niveles y servicios disponibles, según las necesidades de cada caso (Ministros SP, 1968). En esta definición se admitía en forma implícita que podían existir modalidades alternativas a la del *servicio único estatal*. Alma Átá en 1978 terminó de consolidar esta posición omnicomprensiva de los recursos de salud, mediante la estrategia de APS.

Así llegamos hasta 1989. Al desatarse la hiperinflación, todas las reglas del juego se modificaron y se alteraron todos los análisis sobre la estructura del sistema. El modelo pluralista iniciado en 1955 evidenciaba su descomposición. Los protagonistas asistían atónitos a la crisis, con decisiones de coyuntura. Todo hacía suponer que hacia delante se configuraría un nuevo modelo, pero sus características eran difíciles de predecir.

Capítulo 9 - Tendencias hospitalarias

Los hospitales del período de expansión de la Seguridad Social

Si las 1ª y 2ª generaciones de hospitales se caracterizaron por la existencia de modelos arquitectónicos claramente definidos, inspirados incluso en fundamentos teóricos científicamente justificados, los hospitales de la 3ª generación tuvieron un diseño menos homogéneo. Al menos en la Argentina, respondieron a diversas concepciones, por lo que habría que identificar los aspectos comunes a los establecimientos construidos en este período. Debe tenerse en cuenta, además, que esta etapa fue la menos prolífica en la construcción de nosocomios públicos y que, en general, la gran expansión de los emprendimientos privados se llevó a cabo remodelando edificios anteriores, pero no con edificaciones nuevas. Quizá por nuestra propia contemporaneidad con esta generación, el perfil de estos establecimientos no aparezca con tanta nitidez como el de las generaciones precedentes.

Como se verá más adelante, esta época se caracterizó por su heterogeneidad, por la superposición de proyectos contrapuestos y por las marchas y contramarchas en materia de política hospitalaria. Por este motivo creo conveniente recurrir al artificio de describir un modelo teórico del hospital de esta generación, confrontándolo luego con las construcciones históricas reales. Sin embargo, la descripción de este modelo no es el resultado de una especulación abstracta, sino del análisis de las tendencias que pudieron identificarse en nuestro país, a pesar de la diversidad de iniciativas y de la coexistencia de distintos actores en el Sector Salud. Admito que esta definición también tiene el sesgo de expresiones de deseo sobre el papel que deben cumplir los hospitales. En última instancia, por la convergencia entre los modelos *observados* y los *esperados*, se fue conformando un perfil institucional, que es el que se verifica en los países más avanzados y que aquí cumplen parcialmente diferentes nosocomios, aunque sea difícil encontrar uno que reúna todos los atributos delineados.

Caracterización de la tercera generación de hospitales

Para partir de una definición general del modelo teórico de este hospital de la 3ª generación, me voy a remitir al enunciado que formulé en 1985, que encontró un aceptable consenso (Arce, 1985). Decía entonces que su objetivo es brindar una *atención médica continuada, integrada e integral a la comunidad de su área programática, mediante una administración descentralizada y una financiación multicéntrica.* Desmenucemos aquel enunciado. El paciente recurre al hospital –o es internado– cuando necesita una observación continua de su evolución, una operación programada o urgente, o un tratamiento intensivo, porque su salud se encuentra en riesgo grave e inminente. Ya no se trata de aislar al enfermo o tenerlo a disposición del cuerpo médico, sino de concentrar una gran cantidad de recursos de diagnóstico y tratamiento, en tiempos limitados, para reintegrar al paciente a su medio lo más rápidamente posible. La intensidad del cuidado que se brinde a cada paciente, deberá estar racionalmente administrada, de acuerdo a la curva evolutiva de su enfermedad.

En estas condiciones, las camas no se separarán por especialidades, son indiferenciadas desde este punto de vista: lo que las distingue es la intensidad o continuidad de las acciones terapéuticas, salvo para las maternidades y los servicios pediátricos. La organización en base al concepto de *cuidados progresivos*, resulta entonces la forma más eficiente de proporcionar atención en internación. De este modo, las áreas de internación se ordenan en cuidados mínimos o autocuidado, cuidados intermedios o especiales y terapia o cuidados intensivos. También deberán preverse, si la estructura de la demanda así lo requiere, las unidades de terapia intensiva pediátrica y neonatal. Este conjunto de servicios con alta concentración de prestaciones se agrupan bajo el concepto de Medicina Crítica.

La articulación de las distintas especialidades, *se integra* a través del médico clínico de sala, de tal modo que éste constituye la vía final común de las decisiones médicas especializadas, a efectos de lograr una mayor coherencia en la relación paciente-institución. En este sentido se retorna al concepto de que la Clínica Médica, la Medicina Interna o la Medicina a secas, sean el hilo orientador de la actividad asistencial, evitando que la superposición de enfoques especializados –y a veces contrapuestos– se revierta sobre el paciente en forma anárquica. Toda decisión deberá ser ejecutada u ordenada a través del *médico de cabecera* de cada enfermo. Este problema era particularmente visible en los establecimientos más complejos de la 2ª generación, en los que las camas estaban asignadas a cada especialidad y eran los especialistas los que comandaban las decisiones sobre los pacientes de su sector.

La modalidad de atención médica *continua y concentrada*, conlleva la necesidad de abreviar los plazos de internación. Las convalecencias, en general, deben transcurrir en la casa del enfermo, que es dado de alta en el momento en que su cuadro se estabiliza y su seguimiento médico o de enfermería puede hacerse en forma discontinua. El costo del día-cama de internación se eleva dramáticamente, dado que va complicándose el proceso asistencial por una gran cantidad de exámenes complementarios, y se concentran muchas prestaciones especializadas en cada jornada de hospitalización. Los procedimientos de diagnóstico y tratamiento, que desde un punto de vista mejoran la eficacia del trabajo médico, multiplican su carácter invasivo y entrañan nuevos riesgos: punciones-biopsia, endoscopias, mediciones y cirugías intravasculares, cirugías endoscópicas, y el variado arsenal terapéutico de las terapias intensivas. Los avances en la tecnología, permitieron reemplazar métodos más cruentos utilizados anteriormente: por ejemplo, tomografía axial computada (TAC) o resonancia magnética nuclear (RMN) vs. neumoencefalografía; la cirugía laparoscópica y anastomosis digestivas por broches mecánicos vs. cirugía abdominal a cielo abierto. Las dimensiones del balance costos+ riesgos/beneficios, así como el resultado final de este desarrollo tecnológico, son un motivo de preocupación mundial en el campo de la bioética, que se encuentra en plena discusión. Por otra parte, la simple permanencia dentro del hospital entraña algunos riesgos. En efecto, la utilización cada vez más extendida de antibióticos ha generado una población bacteriana progresivamente resistente al arsenal terapéutico disponible, motivo por el cual las cepas que habitan los ambientes hospitalarios, provocan infecciones altamente virulentas en huéspedes cuyo estado inmunológico ya está comprometido.

La tendencia a que la atención médica pivotee alrededor de la Clínica Médica o la Medicina Interna también se verifica en los consultorios externos, donde el *médico de orientación* es quien recibe inicialmente al paciente y encamina su asistencia dentro del nosocomio. Sin embargo, el médico –aunque es el recurso humano asistencial más importante– ya no es el eje del hospital de esta generación. Si el equipo médico hegemonizaba la estructura del hospital de 2ª generación, la *organización asistencial* es ahora protagonista de la 3ª. Un conjunto de profesionales, técnicos y personal de apoyo, coherentemente organizados, constituyen la clave de la eficacia del establecimiento sobre la salud de la población. Lo *organizativo* es el eje y así es como aparece un nuevo personaje: el *administrador sanitario*, el sanitarista o como se lo llame que, en realidad, no es más que un especialista en organización de servicios de salud. La administración hospitalaria, que antes estaba reservada en general al médico más antiguo, se ha complicado y requiere una capacitación técnica especial, sin que esto signifique que el hecho de poseer dicha capacitación, habilite por sí mismo a conducir eficientemente un hospital.

Se dijo que el hospital de esta generación ofrecía una atención médica integrada e integral. *Integrada* porque cada establecimiento constituye una estación intermediaria dentro de una red de derivación regionalizada, es decir, que el hospital es punto de referencia para todos los efectores menos complejos de su área de influencia (consultorios, dispensarios, centros de salud, etc.) y, a su vez, tiene como propia referencia, otros hospitales de mayor complejidad o especialización que la suya. Es *integral* porque la existencia de una red coordinada de derivaciones de complejidad o riesgo vital crecientes, permite que cualquiera de las puertas de entrada, habilite el acceso a todo el espectro de servicios que el sistema contiene. El hospital es aquí engranaje o *efector* de un *sistema*. Dice también la definición que el hospital atiende a la población de su *área programática*, a la zona geográfica que se encuentra bajo su influencia. Y aquí van implícitos dos conceptos: por un lado, que la oferta de atención no es indiscriminada sino circunscripta a un territorio; por otro lado, que ese territorio y la población que lo habita, forman parte del programa médico del hospital. El establecimiento no debe limitarse a cumplir con la atención de la población enferma, que espontáneamente demanda cuidados profesionales, sino que es centro coordinador y efector de programas especiales de profilaxis, prevención y promoción de la salud en su área de influencia. Así, el hospital actuará en campañas de saneamiento ambiental, planes materno-infantiles, vacunaciones masivas, educación sanitaria, etcétera.

La administración de cada establecimiento es *descentralizada* o tendiente a la descentralización, a diferencia de los hospitales de la 2ª generación creados, equipados, sostenidos y administrado por los organismos centrales de Salud Pública. El proceso de descentralización hospitalaria fue en la Argentina extremadamente extenso y tortuoso, por lo que será explicado en sus líneas generales más adelante. Pero podrán verificarse, por consiguiente, diferentes etapas o estadios de descentralización, que esquemáticamente podrían caracterizarse en estos escalones: a) delegación en la Dirección hospitalaria del llamado y adjudicación de las licitaciones públicas, hasta determinados montos; b) facturación a Obras Sociales o Medicina Prepaga de las prestaciones a pacientes con cobertura, ya sea con personal propio, por una oficina centralizada o por tercerización; c) administración por la propia institución de los fondos ingresados en concepto de facturaciones y distribución de parte de los recursos entre el personal (Arce-Roncoroni, 1984); d) utilización de las instalaciones y equipamiento para atender pacientes privados, por parte de los profesionales del hospital (Arce-Roncoroni, 1987); e) conducción del establecimiento por parte de un consejo integrado por representantes de la comunidad; f) otorgar personería jurídica, estatuto, así como autonomía para administrar el presupuesto y el plantel de personal, con fiscalización diferida (Milesi-Niklison, 1996), y g) administración de algunos servicios por empresas privadas.

Ejemplos de estos diversos escalones de descentralización habrán de encontrarse en el país, con todas las variantes posibles, aun conservando la naturaleza pública del nosocomio. Algunos casos pueden ser ilustrativos. Los hospitales de la ciudad y de la provincia de Buenos Aires tramitan la compra de sus insumos y facturan sus servicios a las entidades de cobertura. En esta Provincia la facturación y cobranzas están centralizadas por el sistema SAMO y parte de los ingresos se distribuyen entre el personal (Ustarán V., 1978). Los hospitales de la Universidad de Buenos Aires han tercerizado su facturación y administran los fondos ingresados por este concepto. Diversas empresas privadas administran servicios de apoyo, como cocina, seguridad, limpieza o facturaciones; lo mismo ocurre con la playa de estacionamiento o el bar, que habitualmente explotan las cooperadoras. Los hospitales de El Dorado y Puerto Iguazú (Misiones), los SAMCo de la Provincia de Santa Fe y el Hospital Garrahan de Buenos Aires tienen personería jurídica y se rigen por leyes especiales de autonomía administrativa. En muchos hospitales de localidades chicas, los médicos atienden sus pacientes privados y efectúan exámenes complementarios con equipamiento del hospital. La provincia del Neuquén, en cambio, mantiene un alto grado de centralización administrativa. A través de estas variables –solas o combinadas– se ha procurado revertir las serias dificultades administrativas que presentan los hospitales centralizados, por las crónicas dificultades presupuestarias, la burocratización de los trámites administrativos –que ahora resultan ineficientes– y el ritmo acelerado que actualmente requiere la vida hospitalaria, exigiendo decisiones rápidas.

La *financiación multicéntrica* es en parte consecuencia de la propia descentralización administrativa, del acelerado crecimiento de los costos de la atención médica, del extraordinario desarrollo de las OS's como financiadoras de salud y también de la proliferación de distintas formas mutuales, cooperativas o aseguradoras privadas (Pampliega, 1984), proceso que fue extensamente descripto en el capítulo 8. Los anteriores hospitales gratuitos, fueron arancelados para los pacientes que gozan de algún tipo de cobertura social y, en algunos casos, aún para los que no la poseen. De manera que a la Contribución del Tesoro Público, que antes era exclusiva, ahora se agrega el pago directo de la población –por lo menos en los medicamentos– y el pago de las prestaciones efectuadas a OS's o EMP's. Asimismo se diversificaron las formas de retribución del trabajo profesional con la aparición de nuevas modalidades remunerativas diferentes del salario. Sobre este aspecto también podrán encontrarse diversas variantes: desde la distribución proporcional de un pozo común, independientemente del rendimiento de cada servicio o cada profesional, hasta la retribución en base a la cantidad de prestaciones realizadas por el profesional o el servicio. Todas estas variables apuntan en síntesis a lograr fuentes de financiación que acompañen el crecimiento del costo de la atención médica, obteniendo una mayor dedicación del profesional a un mismo establecimiento con el fin de evitar el *poliempleo*.

Nuevos rasgos arquitectónicos

Desde el punto de vista arquitectónico los hospitales de este período tendieron a extenderse nuevamente en superficie, a reducir su estatura y a un número de camas que en general no excedieron las 500[32]. Las instalaciones

[32] Como dato comparativo, piénsese que el proyecto original del *nuevo* Hospital de Clínicas preveía 1.500 camas, tal como lo afirmaba el diputado Eliseo Cantón en 1906 (Cantón, 1921).

admiten ahora la concentración de gran cantidad de aparatos y de recursos complejos, por lo que los sistemas de seguridad y de mantenimiento de la infraestructura de servicios juegan aquí un papel fundamental. En este sentido la construcción hospitalaria se especializa y complica, requiriendo un presupuesto edilicio mucho más alto por m^2 que el de las construcciones civiles convencionales (Molinero, 1979). El edificio contempla ahora expresamente las áreas de atención ambulatoria, las cuales adquieren una gran preponderancia en la utilización del espacio, no sólo por el aumento del número de consultorios previstos, sino también por el incremento de exámenes complementarios especializados. La circulación diferenciada de público y personal, la delimitación de áreas de circulación restringida y la distribución de espacios según pautas operativas minuciosas, constituyen ahora un problema metódicamente estudiado y resuelto.

Vera Ocampo y Quaglia denominaban *superficie hospitalaria* a un complejo espacial tridimensional que contemplaba las características descriptas, de tal modo que esta trama constituyera la unidad funcional arquitectónica del hospital, como antes lo fueron el pabellón y la sala o *peine*. El fundamento de este diseño es el *hospital multiestratégico*, basado en la flexibilidad físico-funcional, múltiples posibilidades de uso y modos de expansión previstos para cada sector (Vera O.-Quaglia, 1984). Un modelo arquitectónico de estas características tiene por finalidad posibilitar la dinámica adecuación de los edificios a las incesantes modificaciones que deben sufrir las instalaciones sanitarias, pero también implica un planeamiento específico de las construcciones hospitalarias como problema genérico (SCA-FAEA, 1988; Biquard y col., 1982). Por su parte, el Centro de Investigaciones y Planificación del Recurso Físico en Salud (CIRFS) de la Facultad de Arquitectura, Diseño y Urbanismo (FADU) de la UBA, diseñó especialmente una sistemática para el desarrollo de un *plan maestro*, que permita reformular y ordenar los espacios hospitalarios, de modo de posibilitar una adaptación arquitectónica continua, aún en establecimientos con deficiencias estructurales por insuficiente planificación inicial (Debuchy y col., 1983 y 2001).

Recapitulando, el nacimiento de la Edad Contemporánea trajo consigo la *medicalización* del hospital, proceso que hemos interpretado en la Introducción como *sustantivación* funcional de estas instituciones, el momento en que adquirieron objetivos y características específicos. Sin embargo, desde el punto de vista arquitectónico, los diseños con finalidad hospitalaria no eran más que adaptaciones operativas de los planteos espaciales vigentes en cada época. Observando los pabellones de la 1ª generación, se encontrarán muy similares a las mansiones y *petit-hotels* de fines del siglo XIX y principios del XX. Asimismo, el hospital de *monoblock en peine* de la generación siguiente es resultante del modelo de rascacielos o del *monoblock* habitacional propio de los años '30 al '60. En cambio la unidad espacial denominada *superficie hospitalaria*, corresponde a un diseño específico y original dedicado a una finalidad exclusiva. Podríamos deducir que lo que ahora se ha *sustantivado*, es el propio diseño arquitectónico hospitalario.

Dado que el período transcurrido desde la caída del gobierno peronista hasta la década del 80 inclusive, fue el menos activo en materia de construcciones hospitalarias o de remodelación integral de edificios ya existentes, resulta difícil encontrar ejemplos arquitectónicos característicos de la 3ª generación. Entre 1955 y 1990 el Estado redujo su dotación de camas y por el contrario el subsector privado casi triplicó las suyas, pero estos emprendimientos se hicieron en general refaccionando edificios –frecuentemente en forma precaria– que originalmente no estaban destinados a estos fines. Los autores mencionados, citan como ejemplos del diseño de *superficie hospitalaria*: el Policlínico de la Unión Obrera Metalúrgica (UOM) de Avellaneda, el Hospital de La Matanza (actual "Paroisienne"), las remodelaciones integrales de los Hospitales Fernández, Argerich y Santojanni de la Municipalidad de Buenos Aires y el Hospital de Pediatría "Prof. Dr. Juan Garrahan", que fueron proyectos en los que participaron directamente.

Este último, es sin duda el que mejor expresa el modelo arquitectónico delineado. Extendido en superficie –ocupa varias manzanas– y organizado básicamente en 3 plantas: una planta baja de servicios externos y administrativos, una planta alta de internación y un piso intermedio de circulación de servicios técnicos (cañerías, calefacción, aire acondicionado, mantenimiento, etc.). En realidad, el proyecto arquitectónico del Hospital Garrahan es de fines de la década del 60 y estaba destinado a ser emplazado en el barrio de Saavedra. A principios de los '70 el gobierno peronista decidió reubicarlo en los terrenos del demolido Arsenal "Esteban De L'uca", que es donde está actualmente, entre los barrios de Constitución y Parque Patricios. Su construcción se terminó hacia principios de la década del 80 y estuvo algunos años con los equipos embalados sin funcionar. Inicialmente iba a reemplazar al Hospital de Pediatría "Pedro Elizalde" (ex Casa Cuna)[33]. El Garrahan se puso en funcionamiento gradualmente desde mediados de los '80, con la intención de constituir el 3er nivel de alta complejidad para la atención pediátrica de todo el país (O'Donnell y col., 1986). Este objetivo fue alcanzado parcialmente, dado que no existe una concentración decisoria suficiente, para establecer una red nacional de atención pediátrica, pero la propia población fue orientando la demanda con un criterio equivalente. Desde el punto de vista administrativo fue encuadrado en la Ley 17.102, tema que será tratado en el apartado siguiente.

También hacia fines de la década del 80, se iniciaron proyectos de construcciones hospitalarias con financiamiento externo del BID (serán tratados en el Capítulo 12), como Préstamo AR 516. El proyecto original comprendía 11 hospitales de "recambio" en diferentes provincias, basados en un diseño arquitectónico único de 300 camas. Dado que participó el mismo estudio de arquitectos, el diseño se adaptaba conceptualmente a los criterios expuestos más arriba. En 1991 el proyecto fue reformulado, cuando aún no se había colocado un solo ladrillo, limitándose a 4 hospitales con planteos arquitectónicos propuestos por las respectivas provincias. Como excepción, durante la década del 80 se llevó a cabo el anexo en un edificio-torre del Sanatorio Güemes de Buenos Aires, pero tuvo dificultades para alcanzar su completo funcionamiento y a principios de los '90 quebró la empresa. Asimismo, el Hospital de Clínicas "José de San Martín", dependiente de la UBA, fue imaginado a principios del siglo XX (Cantón, 1921), diseñado con criterios arquitectónicos de monobloque en peine –propios de la 2ª generación– y puesto en funciones a principios de la década del 70, mediante un crédito del BID, en tiempos correspondientes a la 3ª generación (Arce, 1987). Probablemente haya habido otras excepciones en las provincias pero, en todo caso, no alcanzaron a marcar tendencias nacionales.

Nuevos rasgos del funcionamiento hospitalario

Por contar con un encuadramiento jurídico innovativo (Ley 17.102), sin duda el prototipo hospitalario descripto más atrás, en nuestro modelo teórico, se adapta con mayor probabilidad al Hospital Garrahan. Cuenta con

[33] Diversas presiones políticas impidieron que se tomara la decisión de desactivarlo y continuó funcionando durante mucho tiempo, desgastándose en condiciones edilicias precarias. Finalmente, recién en la década del 2000, se efectuaron las inversiones para su recuperación arquitectónica definitiva.

personería jurídica, estatuto propio, autonomía administrativa para ejecutar su presupuesto, tramitar sus compras y contrataciones, así como determinar su plantel de personal. Asimismo, cuenta con mecanismos administrativos eficientes para detectar la cobertura de los pacientes, facturar sus prestaciones y gestionar las cobranzas. Empleando un artificio interpretativo que se analizará más adelante, se identificó como la *comunidad del área programática*, no a la comunidad de los usuarios, sino a las jurisdicciones nacional y municipal, que comparten su participación en el Consejo de Administración. Una vez que alcanzó su pleno funcionamiento, el Hospital mostró un modelo administrativo sustentable, con procedimientos asistenciales de tecnología avanzada, actividades docentes de pre y postgrado y programas intensivos de investigación. Tiene, como elemento altamente favorable, un gran prestigio en todo el país –y aun en países vecinos– que determina una demanda espontánea muy calificada. Todos estos elementos contribuyen a su sustentabilidad, que no sería fácil reproducir en otros nosocomios.

Pero también podrán encontrarse aspectos parciales de este modelo en la organización, administración y/o funcionamiento de otros establecimientos, aún cuando su arquitectura pertenezca a generaciones anteriores. De hecho, funcionan con algunos de estos criterios una buena parte de instituciones privadas, entre las que el Hospital Privado de Comunidad de Mar del Plata es la que más se adapta a este modelo. Sus características administrativas provinieron del proyecto de "Hospitales de Reforma" de la provincia de Buenos Aires, que se reseñará más abajo. La entidad propietaria del Hospital es la Fundación Médica de Mar del Plata, que es una asociación civil sin fines de lucro, por lo que sus características organizativas pueden compararse con las de los hospitales de comunidades extranjeras. A diferencia de la mayoría de los nosocomios privados, logró una gestión económica eficazmente acumulativa –pese a tener al PAMI como cliente principal–, que le permitió equiparse con sus propios recursos financieros, y mantener a sus profesionales con un alto grado de dedicación institucional (Pavón y col., 1984).

En el ámbito público, no puedo dejar de mencionar aquí al Instituto de Investigaciones Médicas "Alfredo Lanari", dependiente de la Facultad de Medicina de la UBA, que desde su fundación en 1957, funcionó con camas indiferenciadas y con un enfoque integrador, pivoteando alrededor de la Medicina Interna, tanto en el área de internación como en consultorios externos. Asimismo, contaba con autonomía para facturar sus prestaciones a la SeS y para administrar los fondos recaudados por este concepto. Promovió una dedicación intensiva entre sus profesionales, que efectuaban tareas asistenciales, actividades docentes de pre y postgrado y programas intensivos de investigación. La iniciativa docente de pregrado tuvo trascendencia, porque constituyó una exitosa innovación en la Facultad de Medicina: fue denominada Experiencia Pedagógica Curricular –"escuelita" en la jerga interna del Instituto– y luego desactivada durante la intervención militar de la Facultad en 1976. También contribuía a su sustentabilidad el prestigio alcanzado en el tratamiento de patologías complejas, por lo que contaba con derivaciones de todo el país en la búsqueda de enfoques altamente especializados (Arce-Roncoroni, 1984).

En el ámbito privado, los aspectos organizativos –señalados recién como innovadores en establecimientos públicos o provenientes de ese origen– fueron los de uso corriente, aunque en general sin el alcance técnico-científico logrado en los casos mencionados. Los sanatorios privados funcionaron con camas indiferenciadas desde el comienzo y con un fuerte nivel de control administrativo sobre las actividades asistenciales. Por el contrario los hospitales públicos, cuando procuraron reconvertirse para facturar sus prestaciones a la SeS, se encontraron con serias dificultades de registro en las áreas asistenciales. Es frecuente que los médicos o el personal administrativo que por la mañana trabajan en el hospital –imbuidos de una tradición cultural filantrópica– conspiren contra la identificación de la cobertura, aconsejando a los pacientes que no la declaren o no registrando prestaciones efectuadas en la sala. También es común que los profesionales indiquen el alta a los pacientes internados, sin notificar la novedad al área administrativa. Estas mismas personas, que por la tarde trabajan en instituciones privadas, tienen un comportamiento totalmente diferente y cumplen prolijamente las normas administrativas de registro y facturación de prestaciones. Asimismo es frecuente que en el hospital los médicos decidan excepciones por su cuenta, sin la intervención del Servicio Social, cosa que no se atreverían a intentar en un nosocomio privado. Como se ve, no sólo se trata del cumplimiento o no de las normas administrativas, sino de las diferentes *culturas ambientales* vigentes en cada lugar (Arce, 1990).

Los hospitales privados de comunidades extranjeras, que son propiedad de asociaciones mutuales sin fines de lucro, se adaptaron con mayor agilidad a las nuevas tendencias administrativas de *financiación multicéntrica*, resignando la pertenencia exclusiva a la comunidad de origen. Sus procedimientos administrativos fueron laboriosamente adaptados y lograron alcanzar eficiencia, frente a la diversidad de normas de facturación y cobranzas, que requería el amplio espectro de su clientela de entidades prestatarias. No obstante, tuvieron serias dificultades para superar la persistencia de *feudos* de poder en manos de las especialidades, provenientes de su tradición de salas-cátedra, y de la tendencia a continuar su funcionamiento como pabellones independientes. Algunos no pudieron sustraerse a la tendencia a delegar en empresas privadas con fines de lucro, la incorporación de tecnología de diagnóstico y tratamiento, con el fin de completar una oferta de complejidad actualizada, sin contar con capitales suficientes para adquirirla con sus propios medios financieros. Esta tendencia se revertiría en general más tarde, durante la década del 90. Sin embargo, constituyeron una sólida propuesta asistencial, con servicios altamente calificados, actividades docentes y de investigación, por lo que fueron muy requeridos en las cartillas de prestadores de las OS's y EMP's.

El personal asistencial se ha profesionalizado en todas las áreas. Dentro de la Enfermería existen diversas especializaciones como Quirófanos, Terapia Intensiva, Epidemiología, Esterilización, Psiquiatría, así como algunas habilidades en la ejecución de estudios complementarios en servicios especializados. La dispensa de medicamentos necesita la supervisión de un farmacéutico, que además esté en condiciones de preparar combinaciones especiales para tratamientos parenterales, o recetas magistrales. Los trabajadores de Mantenimiento, no es suficiente que tengan idoneidades múltiples para pequeñas tareas de pintura, albañilería, electricidad o plomería; ahora los establecimientos grandes requieren ingenieros especializados, que dirijan las tareas del 1er y 2do escalones de mantenimiento, con personal propio. Pero invariablemente los equipos electrónicos deben ser atendidos y mantenidos por los respectivos servicios de postventa de las empresas proveedoras. La Lavandería, si no ha sido tercerizada, requiere circuitos diferenciados para la circulación de la ropa sucia y de la contaminada. Los residuos hospitalarios, cuando son potencialmente patógenos, deben ser derivados a servicios especiales, que los incineran en hornos pirolíticos de combustión completa. El personal administrativo también se ha especializado: los asignados a compras y contrataciones, deben ocuparse de planificar el abastecimiento puntual de los insumos y tramitarlos de acuerdo con las normas legales vigentes; los afectados al régimen de personal deben liquidar sueldos según complejas normativas a menudo superpuestas, planificar licencias y controlar el ausentismo. En los hospitales que facturan sus prestaciones, que son la mayoría, se requieren *facturistas* adiestradas y encargados de gestionar las cobranzas, apoyados por una Asesoría Legal. Hasta los uniformes han cambiado su estética, resignando el antes invariable blanco: sólo queda el guardapolvo de ese color para los médicos de consultorios externos y algunas enfermeras, pero el personal de distintas áreas técnicas –quirófanos, esterilización, camilleros, lavandería, guardia, Terapia Intensiva y otros– incorporaron uniformes con nuevos colores.

Vale la pena detenerse en el problema del confort de los ambientes hospitalarios, porque éstos evolucionaron desde condiciones colectivas de atención en extensas salas de más de 20 camas, hasta ambientes climatizados, decoración estéticamente agradable, habitaciones de una o dos camas con baño privado y atención personalizada. Estas comodidades, que contribuyen al entorno ambiental que facilita la recuperación de los enfermos y que fueron consideradas como *hotelería* hospitalaria, fueron incorporándose en primer lugar a los establecimientos privados, pero posteriormente fueron contempladas en las remodelaciones de los hospitales públicos. Algo similar ocurrió con la alimentación de los enfermos internados: los antiguos carros térmicos de distribución colectiva, calefaccionados a *baño María*, gas o electricidad al iniciar la ronda, han sido reemplazados por bandejas térmicas individuales, que mejoraron considerablemente la temperatura, la presentación y la aceptabilidad de las comidas. En los hospitales públicos frecuentemente se delegó en un concesionario la provisión de los alimentos, ya sea utilizando las instalaciones del nosocomio o proveyendo las comidas ya preparadas. En los sanatorios privados, también se procedió a tercerizar este servicio en empresas especializadas, siguiendo una tendencia común a las empresas privadas industriales. Similar conducta suele adoptarse con los servicios de limpieza y seguridad.

La conducta que no se ha modificado en los hospitales públicos es que la gran mayoría siguen funcionando sólo en horarios matutinos y con métodos de citación primitivos. Los médicos concurren sólo unas 4 horas por la mañana, aun cuando sus horarios de contratación sean de 8 horas diarias. En ese período –además de atender consultorios externos– efectúan recorridas de sala, participan en ateneos y dan clases. Los cirujanos restringen además su atención externa en los días que dedican al quirófano. La Guardia de Emergencias funciona entonces como servicio de admisión de problemas no urgentes, durante los horarios no convencionales. En muchos casos se realizan cirugías programadas en la Guardia, debido a las prolongadas listas de espera del servicio de Cirugía respectivo. En la inmensa mayoría de los hospitales los pacientes deben concurrir desde las 5 ó 6 de la mañana para sacar un número de orden, a efectos de ser atendidos a partir de las 8 ó 9 de la mañana, en que arriban los médicos. Una vez que han sido atendidos y recibido indicaciones de exámenes complementarios, suelen tener que tramitar el turno en el respectivo servicio –Laboratorio, Imágenes u otros– ya que no hay una sola ventanilla para todas las reservas.

En los hospitales que cuentan con tecnología moderna, los servicios acostumbran a funcionar con amplia capacidad ociosa, por lo que a menudo los pacientes deben prolongar sus plazos de internación a la espera de sus turnos. Por el contrario, los establecimientos privados no pueden admitir estas ineficiencias y procuran dar a su equipamiento la mayor utilización posible, más aún si los propietarios de los equipos no pertenecen a la empresa sanatorial y tienen vencimientos crediticios que afrontar, para amortizar sus inversiones. En los hospitales públicos sigue teniendo arraigo la modalidad de trabajo denominada *concurrencia* –sólo utilizada en las profesiones del campo de la Salud–, consistente en la participación sin retribución alguna en las actividades hospitalarias, a cambio de un reconocimiento formal del jefe de servicio y la dirección. Esta forma de revistar, especialmente difundida entre los médicos, acentúa los rasgos caritativos del comportamiento asistencial, ya que estos profesionales tampoco tienen estrictos compromisos laborales que cumplir.

En esta etapa han cumplido un papel importante las cooperadoras hospitalarias, proveyendo algunas fuentes alternativas de recursos a los hospitales públicos. Es habitual que la dirección les otorgue la explotación del estacionamiento o del *buffet*, sin que exista convenio escrito de por medio. Una modalidad algo perversa de cobranza a pacientes sin cobertura, es la que implementan mediante la venta de *bonos-contribución* voluntarios, que en realidad establecen una forma de presión sobre los usuarios sin recursos. Por este medio la Dirección suele obtener algunos recursos, que invierte en insumos asistenciales en forma ágil, sin la necesidad de seguir los pasos burocráticos de la administración pública. Asimismo tuvo una gran difusión el *voluntariado*, mujeres solidarias –habitualmente con delantales rosados– que concurren en forma honoraria a los hospitales, para colaborar en tareas de contención de los enfermos, complementando las funciones del personal. También se diversificaron las entidades filantrópicas dedicadas a la salud. Las antiguas sociedades de beneficencia no se reprodujeron después de su nacionalización en la década peronista. Con características similares a aquéllas –damas *patricias* dedicadas a acciones benéficas– sólo persisten las importantes donaciones de la Cooperadora de Acción Social (CoAS), apoyando a los hospitales de la Ciudad de Buenos Aires. Asimismo, comerciantes y empresarios hacen ocasionales aportes a servicios de salud, a través de Clubes de Leones y Rotary's locales. En cambio, se han multiplicado las entidades de ayuda y apoyo a determinadas enfermedades o especialidades. Entre éstas pueden mencionarse la Asociación de Lucha contra la Parálisis Infantil (ALPI), la Liga Argentina de Lucha contra el Cáncer (LALCEC), la Fundación para Combatir la Leucemia (FundaLeu), la Fundación Oftalmológica Argentina (FOA), el Patronato de la Infancia (PaDeLaI), la Fundación Huésped para SIDA, y muchas otras dedicadas a diabetes, fibrosis quística, esclerosis múltiple, miastenia grave, síndrome de Down, autismo, discapacidades de distinto tipo, etcétera.

Conviene destacar aquí el extraordinario crecimiento del costo relativo que tuvieron las construcciones hospitalarias a lo largo del siglo XX. Los hospitales de la 1ª generación no implicaban inversiones muy superiores a las de la obra civil, por tener escaso equipamiento. Los de la 2ª generación ya incorporaron tecnología –esencialmente electro-mecánica– de diagnóstico y tratamiento. Pero los de la 3ª generación incluyen tecnología electrónica, cibernética, robótica, el empleo de radioisótopos, intervenciones endoscópicas con fibras ópticas, manejo y registro computarizado de los equipos, y todas las dependencias interconectadas con computadoras en red, por lo que la puesta en funcionamiento de la institución, requiere inversiones mucho mayores que las de la obra civil. Del mismo modo el gasto operativo en medicamentos, soluciones parenterales, materiales descartables y toda clase de insumos de uso médico de alto costo, multiplicaron los esfuerzos que requieren ahora, no sólo inaugurar un establecimiento, sino también hacerlo funcionar.

Políticas hospitalarias entre los '60 y los '80

Las políticas estatales durante este período fueron dispares, ya que coexistieron en forma alternada políticas centralizadoras y descentralizadoras, desde el punto de vista de la administración hospitalaria (Veronelli, 1975: 99-111). Pese a estas marchas y contramarchas, ya señaladas en el capítulo 8, podrían identificarse algunas características casi constantes a lo largo de estas décadas: a) esfuerzos de las autoridades sanitarias, tendientes a preservar sus atribuciones de normatización, planificación y ordenamiento de todos los servicios de salud; b) iniciativas para articular las distintas jurisdicciones y subsectores que participan en el Sistema, ya sea como efectores asistenciales o como financiadores de servicios; c) una tendencia a considerar la totalidad de los servicios existentes como parte de una red integral, a la que se puede acceder a través de cualquiera de sus efectores, y d) la necesidad de regionalizar la atención de la salud, estableciendo niveles de complejidad o de riesgo vital y vías de derivación, con el fin de evitar la superposición de recursos y facilitar el acceso de toda la población a las prestaciones del Sistema. En el balance general de este prolongado proceso, la tendencia resultante fue la *descentralización ejecutiva*, como secuencia evolutiva del concepto de *Estado prestador* propio de los '40 y '50, aunque –como ya fuera mencionado– el propio Carrillo hablaba de *centralización normativa* y *descentralización operativa*.

Las primeras medidas contradictorias en lo referente a la jurisdicción de los hospitales, a partir de la caída de Perón, ya fueron descriptas en el capítulo anterior. Conviene concentrarse ahora en las iniciativas adoptadas para descentralizar la administración hospitalaria. El primer antecedente significativo corresponde al proyecto piloto de *Hospitales de Reforma* de la provincia de Buenos Aires, que se llevó a cabo durante la gobernación de Oscar Alende, cuyo ministro de Salud era el doctor Osvaldo Mammoni, en tiempos de la presidencia de Arturo Frondizi. Ese proyecto se implementó en el Hospital de Gonet –en las afueras de La Plata– y en el Hospital Regional de Mar del Plata (Díaz C. y col., 1964). Esa experiencia no llegó a extenderse más de 3 años –unos 1000 días, al decir de García Díaz (García D., 1983)– y, paradójicamente, fue derogada durante la presidencia de Arturo Illia, cuyo ministro de Salud –Arturo Oñativia– promovió una política nacional en el mismo sentido. El objetivo era proporcionar a los hospitales una mayor autonomía en la ejecución de su presupuesto y en la administración de sus planteles de personal;

promover que obtuvieran fuentes alternativas de financiamiento, facturando sus prestaciones a la SeS, y, en fin, facilitar una mayor eficiencia en su funcionamiento, haciendo funcionar sus instalaciones a pleno en horarios prolongados, al igual que los establecimientos privados. Debe tenerse en cuenta que –como fue comentado en el capítulo 8– simultáneamente se ponía en funcionamiento el IOMA, con una fuerte influencia de FeMeBA, que constituía una fuente potencial de trabajo para estos hospitales, además de las entonces *mutuales* nacionales. Impactados por los indudables beneficios de aquella experiencia y habiéndose derogado la Ley provincial que la implementó, los médicos del Hospital Regional de Mar del Plata renunciaron masivamente y constituyeron la Fundación Médica Mar del Plata, actual propietaria del Hospital Privado de Comunidad de Mar del Plata (Pavón y col., 1984).

En 1967, durante el gobierno militar del general Onganía, se sancionó el Decreto Ley 17.102, que creaba los Servicios de Atención Médica Integrada para la Comunidad (SAMIC). En realidad, este proyecto de descentralización hospitalaria se había iniciado durante la gestión de Oñativia, y así consta en la documentación del Ministerio de ese período (MASSP, 1966: tomo 2, 327, 735). Como ya se comentó, muchos de los funcionarios de la gestión de Ezequiel Holmberg, secretario de Salud del gobierno de la "Revolución Argentina", venían trabajando en el Ministerio desde el gobierno radical, de modo que el texto de la Ley finalmente aprobado tuvo muy pocas modificaciones, con respecto al que venía de la gestión anterior. En lo referente a la participación comunitaria, el texto finalmente sancionado mencionaba a las *fuerzas vivas* de la comunidad: un concepto de fuerte presencia entre los funcionarios de aquel Gobierno, que hacía referencia a entidades empresarias, gremiales, asociaciones benéficas, de fomento o confesionales, a las que se daba preponderancia en tanto expresiones organizadas de la población. Debe destacarse que, en tanto instrumento legislativo de descentralización, la Ley 17.102 –reglamentada por el Decreto 8.248 del 23 de diciembre de 1968– constituyó la concepción más avanzada, ya que dotaba a los hospitales de *personería jurídica*, *estatuto* propio y autonomía para ejercer su administración como una empresa pública de servicios. Debían contar con un Consejo de Administración, integrado por representantes del Estado y de las *fuerzas vivas* de la comunidad. Tanto el director médico como el personal, debían ser incorporados por procedimientos de selección de candidatos. Por supuesto, estaban habilitados para facturar sus prestaciones a los pacientes con cobertura social.

Fueron varios los hospitales encuadrados en esta norma legal; en principio, todos los que permanecían en el ámbito nacional y contaban con la conformidad de la jurisdicción en la que estaban emplazados. Pero posteriormente se fueron desgranando, de tal modo que pueden citarse como ejemplos remanentes el Hospital de Comodoro Rivadavia (Chubut), que actualmente funciona en forma semiprivada, el de General Pico (La Pampa) y los SAMIC de El Dorado y Puerto Iguazú (Misiones), que aún conservan esta forma jurídica. En estos últimos conviene señalar que su actual organización fue distorsionada respecto al espíritu de la norma inicial: la comunidad del hospital está representada por el personal y los Círculos Médicos locales, lo que resulta contradictorio con la intención original de que fuera la comunidad usuaria la que interviniera en la determinación de las prioridades asistenciales de cada nosocomio. En Santa Fe el modelo tuvo una especial repercusión, pero a través de una norma provincial, la Ley 6.312/67, aplicada a todos los hospitales públicos provinciales –unos 250 establecimientos– bajo la denominación de Servicios de Atención Médica de la Comunidad (SAMCo), que aún está vigente (Milesi-Niklison, 1996). Aquí la implementación también sufrió distorsiones conceptuales, ya que la comunidad está representada por el personal hospitalario y asociaciones profesionales, como en Misiones. De todos modos, en algunos casos la gestión de las facturaciones logró consolidarse exitosamente, y en otros, siguen padeciendo todas las dificultades presupuestarias de los hospitales públicos, dado que su relativa autonomía no logró movilizar la rémora de absoluta dependencia del Ministerio provincial.

Una tarea importante encarada durante esta gestión estuvo orientada a ordenar la totalidad de los nosocomios públicos en una única red de complejidad creciente, independientemente de la jurisdicción a la que pertenecieran. Con este objetivo, en 1968 fue convocado un grupo técnico, desde el ámbito del Consejo Federal de Inversiones (CFI), con el patrocinio de las autoridades sanitarias nacionales y provinciales. El resultado de este trabajo fueron los *Perfiles de Complejidad Hospitalaria*, que establecían 9 categorías para establecimientos ambulatorios y con internación. El criterio de *categorización* empleado fue el de *complejidad tecnológica*. El método tomaba 41 servicios y/o actividades, a los que se caracterizaba como *finales*, *intermedios* y *de apoyo*, al considerar al hospital como una planta de producción. Para cada uno de estos servicios o actividades se fijaron 5 escalones de complejidad, de cuya aplicación resultaba un gráfico de barras o un histograma, que delineaba el *perfil* institucional de cada establecimiento. Una vez definido el aspecto metodológico, el grupo categorizó los establecimientos de todas las jurisdicciones, por lo que el trabajo tuvo una gran repercusión y aún se aplica en las provincias, para caracterizar el nivel resolutivo de los efectores públicos (Barrenechea y col., 1968).

En 1971 –todavía durante el gobierno de la Revolución Argentina– se sancionó la Ley 19.337, que procuraba dotar a los hospitales dependientes del Estado nacional de una significativa autonomía administrativa. Su aplicación efectiva fue limitada, dado que los hospitales debieron transitar una prolongada etapa de adiestramiento para tramitar sus propias compras y para facturar prestaciones a las OS's. Por otra parte, ese tránsito fue interrumpido por el cambio de gobierno en 1973 y la iniciativa del SNIS (capítulo 8). De modo que esta tendencia recién adquirió mayor consenso hacia la década del 80, en que diversas jurisdicciones encararon proyectos similares de descentralización, entre ellas la Municipalidad de Buenos Aires y las provincias de Córdoba, Santa Fe, Mendoza y Buenos Aires. En 1978, el Ministerio de Salud nacional reinició la transferencia de casi todos los hospitales que quedaban en su jurisdicción, excepto los de la Ciudad de Buenos Aires y unos pocos más. Se concretó mediante la Ley 21.883, con la que pasaron a depender de las respectivas jurisdicciones de asentamiento 65 de los establecimientos remanentes en la órbita nacional. Consideradas en perspectiva histórica, estas iniciativas *descentralizadoras* implicaron avances parciales, que no lograron romper el círculo vicioso de la ineficiencia hospitalaria: dedicación reducida de los profesionales, funcionamiento pleno sólo en horarios matutinos, alto ausentismo del personal, desvinculación entre los recursos presupuestarios y el rendimiento, compras de insumos a precios muy altos, carencias estacionales de insumos básicos, atención despersonalizada de los usuarios y, en suma, persistente actitud de hospital caritativo.

Entre las autoridades sanitarias de la dictadura militar, predominó una política de Salud esencialmente descentralizadora, extendiendo asimismo la transferencia de establecimientos desde las provincias a los municipios, así como desactivando los que estuvieran arquitectónicamente obsoletos. En la Municipalidad de Buenos Aires, por ejemplo, se desactivaron los hospitales Rawson, Alvear y Salaberry: el edificio del Rawson fue asignado a otros destinos, entre ellos, la Dirección de Reconocimientos Médicos; el del Alvear se transformó en un establecimiento de Salud Mental; el del Salaberry, en cambio, fue demolido y sus actividades transferidas al Hospital Santojanni, que dejó de ser un cronocomio para tuberculosos y pasó a ser un hospital general de agudos. Por otra parte, se implementaron sistemas de arancelamiento hospitalario para pacientes de Obras Sociales, en la mayor parte de las jurisdicciones.

También tuvieron significación los nomencladores globalizados para establecimientos públicos, ya que la aparición del NN de 1977 había impactado a la totalidad del sistema de atención médica, aunque estaba destinado a prestadores privados. La Municipalidad de Buenos Aires dispuso el arancelamiento de sus hospitales por la Ordenanza N° 33.209/76 e implantó un Nomenclador Municipal por el Decreto N° 3287/78, que se caracterizaba por tener intervenciones quirúrgicas y prácticas especializadas, codificadas de la misma forma que el NN; pero las valorizaba con aranceles globales, que incluían honorarios profesionales y gastos hospitalarios, medidos en Unidades de Establecimiento Público (UEP). Los aranceles globales de las intervenciones quirúrgicas comprendían también los exámenes complementarios, los gastos farmacéuticos y el costo de la internación. A corto plazo, en 1978, el Sistema de Atención Médica Organizada (SAMO) de la provincia de Buenos Aires implantó un Nomenclador muy similar, con el propósito de ordenar una red de recaudación de facturaciones en los hospitales dependientes de la provincia, no los municipales (Ustarán V., 1978; Bianco-Casanova, 1980). En ambos casos, la información para facturar se registraba a nivel hospitalario, pero la presentación de las facturaciones y las cobranzas se hacían a nivel central. Los recursos obtenidos eran parcialmente reintegrados a los hospitales de origen y, en el caso del SAMO, una parte era bonificada en los salarios del personal. La misma política fue retomada en la segunda parte de la administración radical. Mediante la Resolución N° 87 de 1987, la Secretaría de Salud estableció un nuevo Nomenclador, que tenía gran similitud con los instrumentos precedentes, destinado a los hospitales nacionales y a los establecimientos públicos en general. En una situación económica de alta inflación, tenía la particularidad de que el ajuste del valor de sus unidades estaba automáticamente atado a las del NN, que periódicamente reajustaba el INOS.

A fines de la década del 80, sólo permanecían en la jurisdicción nacional 11 hospitales de la Ciudad de Buenos Aires, 3 de la provincia de Buenos Aires y un leprosario en la provincia de Entre Ríos. En 1991 se decidió transferirlos a sus respectivas jurisdicciones definitivamente. Esto fue concretado con los 11 primeros, mediante la Ley de Presupuesto Nacional del ejercicio 1992. El de Entre Ríos fue desactivado y los 3 de la provincia de Buenos Aires quedaron sin resolverse. Este tema será tratado en profundidad en el capítulo 12.

Volviendo a la Ley 17.102, ésta tuvo otra aplicación –contradictoria con su espíritu original– en el Hospital de Pediatría "Prof. Dr. Juan Garrahan". Ya comentamos su puesta en marcha en forma progresiva desde mediados de la década del 80 (O'Donnell y col., 1986). El principal problema que suponía su manutención era el encuadre jurídico de su dependencia jurisdiccional, teniendo en cuenta que el Ministerio de Salud de la Nación tendía a desprenderse de todos los hospitales de su área y que la magnitud de este establecimiento, implicaría una carga excesivamente pesada para la Municipalidad de Buenos Aires. Por consiguiente, recurriendo a cierta *ingeniería* jurídica, se decidió encuadrar al Hospital como un SAMIC de la Ley 17.102, mediante el Decreto N° 598 de abril de 1987, posteriormente consolidado a través del Decreto N° 815/89 (Dal Bó, 1989). Lo heterodoxo de la interpretación de la Ley es que se consideró como la *comunidad* del Hospital a las respectivas autoridades sanitarias de la Nación y la Ciudad de Buenos Aires que, a través de representantes, integraron el Consejo de Administración. El saldo favorable de ese encuadramiento es que el Hospital logró una autonomía administrativa envidiable, amparada además por el alto nivel científico-tecnológico de su producción, que permitieron la sustentabilidad en el tiempo de un establecimiento tan costoso (Katz-Maceira, 1991; González P., 1993). Por la misma época, una ordenanza del Concejo Deliberante de la Ciudad de Buenos Aires establecía la *participación comunitaria* en la conducción de los hospitales municipales (Ordenanza N° 41.824/87). La reglamentación que luego se procuró agregar a esta decisión tenía un marcado sesgo de reparto político entre los bloques predominantes en ese cuerpo legislativo, de tal modo que nunca llegó a implementarse. El balance histórico de la aplicación de la Ley 17.102 parece mostrar que aunque en la Argentina frecuentemente se ha hablado de *participación comunitaria* en materia hospitalaria, los actores del Sector Salud tienen serias contradicciones para llevarla a cabo efectivamente.

Revisando históricamente estas experiencias, tuvieron un patrón común en su instrumentación política, que signó el comportamiento del Estado argentino, a través de las sucesivas gestiones. Cada iniciativa fue considerada liminar por sus impulsores, como si no hubieran existido antecedentes. Tras el impulso inicial, las dificultades encontradas para vencer la inercia burocrática del personal que debe ejecutarlas, fue desalentando la fuerza de la innovación y paulatinamente ésta fue abandonada. En lugar de recuperar las experiencias anteriores, revitalizarlas y actualizarlas, se prefiere empezar todo de nuevo. En realidad, todos los proyectos comentados tuvieron objetivos equivalentes: a) descentralizar la administración de los hospitales, en lo referente a compras y contrataciones, plantel de personal y facturaciones; b) obtener recursos financieros extrapresupuestarios; c) posibilitar la participación de la comunidad en la determinación de las prioridades de los establecimientos, y d) implementar formas no convencionales de retribución, complementarias del salario. Los criterios de participación comunitaria de aquellos proyectos fueron diversos: en la década del 60 predominó el concepto de *fuerzas vivas*, aludiendo a las instituciones sociales de mayores recursos; en los '70 predominó el concepto de *organizaciones intermedias* sectoriales (gremiales) o comunitarias (sociedades de fomento); en la década del 80 se eludía la participación de las *corporaciones* (sindicatos) y se procuraba fortalecer las asociaciones vecinales. Finalmente, en la mayoría de los casos se terminó acordando con la organización sindical del personal hospitalario y con las entidades gremiales médicas; a veces también hubo repartos políticos entre las fuerzas predominantes locales y, como en el Garrahan, conducción compartida entre dos jurisdicciones. Pero una verdadera participación de la población usuaria fue alcanzada pocas veces, si bien con alguna frecuencia se logró a nivel de centros de salud ambulatorios.

Conviene comentar, a esta altura, algunos casos que pueden considerarse emblemáticos, por sus particularidades. En primer lugar el del Centro de Educación Médica e Investigaciones Clínicas (CEMIC), proveniente de la privatización de una sala del Hospital Rivadavia de Buenos Aires –la del profesor Norberto Quirno–, que en la década del 60 estableció una alianza público-privada con el grupo empresario de Otto Bemberg, propietario entre otras empresas de la Cervecería Quilmes. El objetivo inicial fue proporcionar una atención de alta calidad científica al personal de las empresas del grupo, mediante un plan de salud especialmente diseñado. El profesor Quirno logró la autorización de las autoridades nacionales, de las que dependía el Hospital, y así se implementó la concesión privada y arancelada de una de las salas, que quedó fuera de la órbita de las normas hospitalarias públicas. La institución tuvo un marcado crecimiento, tanto en la fase asistencial como en docencia e investigación, y se fue consolidando como un establecimiento privado sin fines de lucro, con una amplia cartera de clientes de OS's y EMP, así como un plan de salud propio. Durante la década del 80, como otros nosocomios privados, no pudo sustraerse a la tendencia a incorporar tecnología a través de acuerdos de complementación con inversores privados. Actualmente crece en forma continuada, ha construido un edificio hospitalario propio en el barrio de Saavedra, sigue contando con el apoyo de los herederos de la familia Bemberg –en la que era la mansión familiar del Barrio Norte, funcionan los consultorios externos– y continúa usufructuando sin contraprestación alguna el sector del Hospital Rivadavia originalmente cedido, lo que implica un subsidio residual. Más allá de las objeciones de procedimiento que puedan hacerse, ya que la concesión del patrimonio público –aun cuando esté bien justificada en ciertas circunstancias– requiere un apropiado encuadre jurídico y adecuadas condiciones de reciprocidad, la experiencia de CEMIC debe considerarse exitosa. Permitió el nacimiento de una organización de servicios de salud de alto prestigio académico y asistencial, que provee un excelente servicio a la comunidad.

Otro caso particularmente polémico que merece comentarse es el de la Fundación Favaloro: ninguna institución privada recibió en la Argentina tanto apoyo de la comunidad; sin embargo, en la opinión pública y en el imaginario social, persiste la idea de que su fundador fue abandonado a su suerte. El doctor René Favaloro adquirió un enorme prestigio nacional e internacional, tras haber perfeccionado la técnica quirúrgica del *bypass* coronario, trasplantando venas del propio paciente, que modificó drásticamente el pronóstico de las coronariopatías. Su carrera ascendente se inició en el Sanatorio Güemes de Buenos Aires, desde donde formó una extensa camada de cirujanos cardiovasculares. Hacia mediados de la década del 70, a partir de su amistad con un controvertido dirigente de la Sociedad de Distribuidores de Diarios y Revistas, Ángel "Cholo" Peco, recibió en donación, o al menos en condiciones muy favorables, los terrenos de Av. Belgrano y Entre Ríos, aledaños a la sede de esa Sociedad. En ese predio se construyó el más ambicioso proyecto de hospital privado de alta complejidad de este período, que comenzó a funcionar a principios de los '90. Fue la única institución privada que recibió créditos del BID con garantía del Estado. Recibió subsidios estatales de todos los gobiernos: desde el proceso militar –incluyendo adelantos de capital para importar equipamiento, a ser devueltos en prestaciones a la

DAMeS (capítulo 8)–, hasta Alfonsín, Menem y De la Rúa. Sin embargo, funcionó al comienzo en forma deficitaria y con problemas administrativos. El prestigio del doctor Favaloro y su extraordinaria capacidad de comunicación social, dentro de una actitud de notoria humildad, volcaron a su favor los sentimientos sociales. En ese ámbito creó una universidad, también prestigiosa, y desarrolló intensos programas de investigación. Tras su suicidio en julio de 2000, la Fundación reconvirtió su organización interna y funciona eficazmente, dentro de las limitaciones del sistema. Más allá de los comentarios precedentes, al igual que CEMIC, estos esfuerzos dieron origen a un servicio a la comunidad del más alto nivel científico y académico.

También hay que volver a mencionar en este punto a los hospitales de comunidades extranjeras ya que, debido en parte a su naturaleza esencialmente privada –aunque sin fines de lucro– demostraron una gran plasticidad para adaptarse a la evolución de los tiempos, sin perder sus características originales. Lograron insertarse eficazmente en la SeS, implementar formas accesorias de retribución del trabajo profesional, extendieron el funcionamiento asistencial en forma plena durante las 24 horas de cada jornada, lograron que una parte importante de sus médicos se dedicaran a tiempo completo al trabajo hospitalario e incorporaron sus consultorios particulares a la oferta de prestadores de cada hospital, como servicios descentralizados. Asimismo desarrollaron sus planes de salud como verdaderas empresas de medicina prepaga y, al mismo tiempo, mantuvieron la atención –como modalidad de socorros mutuos– de sus afiliados compatriotas de bajos recursos. Por otra parte, como entidades jurídicamente privadas, durante la etapa de explosión de las importaciones tecnológicas –1977 a 1981– supieron aprovechar las medidas económicas favorables a la adquisición de equipos de alta complejidad. De este modo, en el transcurso de este período la mayor parte de los hospitales de comunidades extranjeras, permanecieron como una interesante oferta de servicios privados con garantía de elevada jerarquía científica (García D., 1984). Algunos tuvieron una evolución muy favorable, como los Hospitales Italiano, Alemán, Británico y Centro Gallego de Buenos Aires, Italiano de Córdoba e Italiano de Mendoza. Otros encontraron serias dificultades para reconvertirse o irregularidades en su gestión, como los Hospitales Español, Francés, Israelita y Sirio-Libanés de Buenos Aires.

Nuevas tendencias en la organización hospitalaria

Las tendencias reseñadas se han reflejado con mayor claridad y más ordenadamente en otros países, a través de políticas bien definidas, especialmente en los países industrializados, donde la renovación de la capacidad instalada hospitalaria fue mucho más fluida que en nuestro país. Por supuesto, la diversidad entre las evoluciones históricas ocurridas en cada una de estas naciones fue grande, ya que también son marcadas las diferencias socioculturales, institucionales, económicas y políticas, más aún cuando suceden en un marco de distintos niveles de desarrollo. Sin embargo, hay algunas constantes que parecen evidenciarse como signo de este tiempo: la flexibilidad en la utilización de los espacios, la importancia organizativa de los servicios intermedios y de apoyo, la planificación diferenciada de la circulación de pacientes y personal, la rápida accesibilidad de las instalaciones de infraestructura para su mantenimiento, revestimientos y mobiliario modulares de fácil reemplazo y limpieza, el equilibrio entre la extensión en superficie y el crecimiento vertical de los edificios. Todo esto dentro de un marco general de ordenamiento y racionalización de los niveles de prevención y atención médica (SCA-FAEA, 1988; Biquard y col., 1982).

En los países industrializados se evidenció desde los '50 el concepto de que la administración del funcionamiento de los hospitales era equivalente en todos ellos, independientemente de su naturaleza jurídica. Lo que los diferenciaba era la pertenencia del patrimonio y el destino de sus utilidades. En los hospitales públicos el patrimonio es estatal y las utilidades deben reinvertirse. En los establecimientos privados sin fines de lucro, el patrimonio pertenece una asociación civil y las utilidades también se reinvierten. En los privados con fines de lucro, los bienes pertenecen a una sociedad comercial y el directorio decide sobre el destino de sus dividendos. Pero tanto nosocomios públicos como privados deben funcionar como empresas de servicios, vigilando el equilibrio entre necesidades, recursos e inversiones. Los hospitales públicos tienen autonomía administrativa, capacidad para ejecutar su presupuesto y fiscalización diferida de la gestión, confrontando el plan de trabajo y el presupuesto de cada ejercicio, con el balance ejecutado y los resultados. En función de ello reciben premios y castigos de las autoridades sanitarias, pero la gestión es técnica, no política, y los cargos directivos son concursados. Por otra parte, desde su propia génesis, los establecimientos privados fueron en general emprendimientos comunitarios, lo que determinó un compromiso social con los usuarios y proyectos de gran magnitud. Es menos frecuente, en cambio, que –como ocurrió con la gran mayoría de los sanatorios argentinos– un grupo de médicos se asocie para un proyecto modesto, que garantice sus propias fuentes de trabajo. Su responsabilidad social –o *accountability*, empleando una jerga más reciente– será menos significativa.

Según Milton Roemer, en la evolución de los servicios hospitalarios pueden mencionarse algunas tendencias universales, a pesar de los diferentes niveles de desarrollo entre los países y del predominio de la centralización o la descentralización ejecutiva de su organización sanitaria; es decir, sin guardar relaciones *lineales* de causalidad con su situación económica y con la ideología política dominante (Roemer, 1977: 342-370). Entre esas tendencias destaca las siguientes:

- mayor importancia del hospital en la organización sanitaria;
- mayor concentración y utilización de recursos de salud en ámbitos hospitalarios;
- tendencia a la institucionalización de servicios de salud en establecimientos complejos;
- diversidad de instituciones patrocinantes y propietarias de hospitales;
- mayor intervención estatal en la construcción y normatización de servicios hospitalarios;
- múltiples fuentes de financiación del funcionamiento hospitalario;
- especialización de la administración hospitalaria;
- regionalización de los servicios hospitalarios e integración en redes de complejidad creciente;
- mayor control de la calidad de los servicios y de la relación costo/beneficio.

En lo referente a la estructura organizativa, el modelo más difundido durante este período fue el *departamentalizado*, es decir, el agrupamiento bajo una misma jefatura de los servicios pertenecientes a actividades y conocimientos afines, del mismo modo que el organigrama tradicional de los organismos estatales y las empresas comerciales. Por consiguiente, el esquema habitual comprendía los departamentos de: Clínica Médica, Clínica Quirúrgica, Materno-Infantil, Diagnóstico y Tratamiento, Promoción y Protección de la Salud y Emergencias. Este organigrama era particularmente apropiado para la organización por salas y especialidades de los establecimientos complejos de la 2ª generación. Sin embargo, la adecuación de los hospitales de la

3ª generación al criterio de *cuidados progresivos* obligó a replantear esta estructura, de modo que permitiera una mejor articulación entre los distintos niveles de intensidad de cuidado o de acciones asistenciales: Promoción y Protección, Emergencias, Consultorios Externos, Cuidados Mínimos, Cuidados Intermedios, Cuidados Intensivos, Hospital de Día, Atención Domiciliaria y Servicio Social. En los establecimientos más complejos, frecuentemente se combinaban ambas vertientes organizativas, total o parcialmente: la organización *piramidal* por especialidades y la articulación *horizontal* por niveles asistenciales. A menudo, los enlaces de esta *matriz* organizativa estaban a cargo de los directivos: el director, los directores asociados y el secretario técnico o director asistente. Estas características organizativas continúan en general vigentes hasta la actualidad.

Un enfoque productivo de la organización hospitalaria, que ya había sido empleado en los *perfiles de complejidad*, comparaba a la institución con una línea de fabricación de bienes, cuyo producto final eran las prestaciones médicas. De este modo las actividades del hospital podían clasificarse en:

- servicios finales o sustantivos: atención ambulatoria, internación, docencia, investigación, programas preventivos;
- servicios intermedios: laboratorio, radiología, enfermería, alimentación, farmacia;
- servicios de apoyo: directores, mantenimiento, maestranza, administración, archivo de HC, estadísticas, facturaciones.

Los mecanismos de conducción difieren según la naturaleza institucional del hospital. Los hospitales estatales sólo tienen autoridades ejecutivas, que dependen a su vez de las autoridades sanitarias de la jurisdicción. En cambio, los hospitales privados sin fines de lucro, los de comunidades extranjeras y los encuadrados como SAMIC, tienen un Consejo de Administración y una autoridad ejecutiva, que participa en las decisiones. Las autoridades ejecutivas varían en número según la complejidad del hospital. En los establecimientos menos complejos son suficientes un director y un administrador. Los más desarrollados necesitan un director, uno o más directores asociados –para los servicios finales y los intermedios–, un director asistente o secretario técnico –para los servicios técnicos y de apoyo– y un administrador, del que dependen las oficinas administrativas, compras y contrataciones, patrimonio, personal, facturaciones, etc. Desde el punto de vista administrativo-contable, los hospitales estatales se manejan con un presupuesto anual ordenado por partidas, agrupadas en dos capítulos: erogaciones *corrientes* –personal, servicios no personales (contratos a terceros) y bienes de consumo– y erogaciones *de capital* –equipamiento y construcciones–. Sin embargo, en la década del 80 se tendió a ordenar los presupuestos empleando otras alternativas: a) por líneas de trabajo o *por programas*, que comprendían erogaciones de distinto tipo; b) en base a la deducción del incremento respecto de los registros históricos de ingresos y gastos, como presupuestos con *base cero*, y c) proyecciones contables basadas en la composición del costo de las prestaciones, que requieren una contabilidad organizada por *centros de costos*.

En síntesis, durante este período coexistieron formas organizativas propias del modelo de la 2ª generación, junto con modalidades novedosas atribuibles a la 3ª generación, aun dentro de un mismo establecimiento. Como ejemplo de las primeras pueden mencionarse: distribución de las camas por especialidades, administración y compras centralizadas por la autoridad sanitaria, financiación exclusiva por el presupuesto estatal, líneas de conducción en orden *piramidal*, sin coordinaciones *horizontales*, así como presupuesto y contabilidad por partidas. Como innovaciones de la 3ª generación hospitalaria, deben señalarse: organización de las camas por *cuidados progresivos*, incluyendo *hospital de día* e internación domiciliaria, descentralización de las compras y contrataciones, múltiples fuentes de ingresos provenientes de la facturación de prestaciones, mecanismos organizativos de coordinación *horizontal*, así como presupuestación y contabilidad por *centros de costos* (Rizzi, 1979; Arce, 1995).

En la faz asistencial, el principal rasgo que caracterizó las actividades hospitalarias en ambas generaciones fueron las decisiones de diagnóstico y tratamiento adoptadas en forma *compartida*. Pero en la 3ª generación se agregó el empleo cada vez más frecuente de algoritmos que sistematizan el desempeño asistencial y la normatización de la atención de las patologías más frecuentes, mediante *guías de atención clínica*. Asimismo, las tareas asistenciales fueron siempre aprovechadas y complementadas con finalidades docentes y de investigación, en los establecimientos complejos tanto públicos como privados, pero en la 3ª generación se incorporaron los programas de *residencias médicas*, como modalidad permanente de capacitación de postgrado. Por otra parte, la creciente complejidad de los sistemas de atención médica fue determinando la necesidad de procedimientos de evaluación sistemática de las tareas intrahospitalarias, así como métodos de evaluación externa, instrumentados por entidades extrahospitalarias. A título de ejemplo pueden enumerarse las siguientes:

Evaluación intrahospitalaria	*Evaluación extrahospitalaria*
- recorrida de sala	- procedimientos cuantitativos:
- comités de:	▪ estadísticas de rendimiento
▪ docencia e investigación	▪ tasas de morbi-mortalidad
▪ historias clínicas	▪ codificación diagnóstica de egresos
▪ auditoría médica	▪ indicadores de resultados
▪ infecciones	▪ costos por patología
▪ tumores	- procedimientos cualitativos:
- ateneos:	▪ auditoría médica externa de casos
▪ clínico	▪ fiscalización de facturaciones
▪ quirúrgico	▪ categorización por complejidad o riesgo vital
▪ anátomo-patológico	▪ acreditación hospitalaria
▪ bibliográfico	- fiscalización de instalaciones:
- normas de atención médica:	▪ habilitación de radiofísica, radioisótopos, ascensores, circuitos de gases
▪ algoritmos diagnóstico-terapéuticos	▪ dispositivos contra incendios
▪ guías de atención clínica	▪ disposición de residuos patogénicos
▪ puntajes de vitalidad o gravedad (*scores* Apgar o APACHE)	

Como corolario relativo a lo institucional, a diferencia de la 2ª generación, donde los hospitales tendían a diferenciarse por especialidad, los establecimientos de la 3ª generación tendieron a una nueva especialización dada por su nivel de complejidad o por el riesgo vital atribuible a las patologías que podían resolver; se diferenciaron por el grado de concentración de tecnología y recursos complejos para el que se encontraban preparados. De este modo, algunos hospitales se dedicaron a la atención general y a la prevención de primer acceso para la población del área programática, y otros fueron hospitales de referencia a los que se accede por derivación desde otros efectores. Pero la historia no termina acá. A partir de la década del 90, se fueron produciendo diversos cambios parciales en el funcionamiento hospitalario, que no estuvieron exentos de conflictos y polémicas y que indujeron a reconsiderar la naturaleza de los hospitales. También hubo algunas inversiones en construcciones hospitalarias. Sobre estos temas volveremos en el capítulo 12.

CUARTA PARTE

Década del 90 y principios del siglo XXI

Capítulo 10 - Política social internacional:
La caída de la bipolaridad y el despliegue de la globalización

Capítulo 11 - Política sanitaria nacional:
Tendencias en un período de turbulenta estabilidad económica

Capítulo 12 - Tendencias hospitalarias:
Nuevas tendencias en la gestión nosocomial

Capítulo 10 - Política social internacional

La caída de la bipolaridad y el despliegue de la globalización

Podría afirmarse que la última década del siglo XX comenzó en realidad –desde el punto de vista histórico– a mediados de los '80, con la dramática pendiente del régimen político de la URSS, que desembocó en la desarticulación total del bloque socialista. La caída definitiva de la *Cortina de Hierro* determinó –más bien *por defecto*– la permanencia de una única potencia hegemónica. Todas las construcciones institucionales fundamentadas en la Guerra Fría debieron ser replanteadas, incluyendo las relaciones entre los países dentro de los organismos internacionales, que se amparaban en la estrategia de *coexistencia pacífica* de los dos bloques de la *bipolaridad*. La derrota del comunismo como forma de acumulación de capital, de desarrollo tecnológico y de camino apto para encolumnar a la sociedad en una expectativa colectiva de prosperidad, desencadenó un momento de euforia universal, ante una controversia política que parecía haber llegado a su fin. La *democracia*, como único modelo deseable de organización institucional, y la *economía de mercado*, como patrón exclusivo de las relaciones de producción, aparentaban haber agotado toda discusión sobre la organización ideal de la estructura social. Las anteriores corrientes de *izquierda* parecían haber quedado arrinconadas –en el espacio ideológico– a ciertas reivindicaciones ecológicas, a una *tercera vía* vacía de contenido o a resistir un proceso de *globalización* irreversible. Pero la caída de aquella bipolaridad no necesariamente implicaba la *unilateralidad* del ala triunfante, ya que al mismo tiempo se abría el camino hacia una posible multipolaridad. La configuración general de esta etapa llega a grandes rasgos hasta el momento actual.

La explosión tecnológica y de los medios de comunicación determinaron lo que Marshall Mc Luhan había pronosticado en los '60 como una nueva *tribalización* a escala planetaria. El desenvolvimiento simultáneo de eventos en todo el mundo, cuyas distancias son anuladas por la inmediatez de las comunicaciones satelitales, posibilita proyectos de desarrollo de amplitud universal, en los que el costo de los contactos es casi despreciable. En estas condiciones generales, parece haber un único destino para todas las economías nacionales: insertarse en la economía *global*. Encontrar un *nicho* comercial donde colocar su producción y producir a costos competitivos con otras economías ubicadas a grandes distancias, con las que pocos años atrás no hubieran tenido ningún punto de contacto. Entre el final de la Segunda Guerra Mundial y la actualidad, la participación del comercio internacional en el producto bruto mundial (PBM) creció del 5 al 20% (de la Balze, 2007). Ante determinantes económicas consideradas ineludibles, los gobiernos tendrían que ajustar el gasto de los servicios públicos y los sectores sociales, porque su peso en la sociedad conspira contra la competitividad del comercio exterior. La permanencia del *Estado de Bienestar*, como paradigma de las décadas del 60, 70 y 80, está seriamente cuestionada y se buscan criterios alternativos, que configuren instrumentos *sustentables* de protección social. Por otra parte, el vertiginoso incremento de los costos de la atención médica y la marcada prolongación de la expectativa media de vida descalifican toda estimación de viabilidad que mantenga las pautas anteriores de contribución y beneficios sociales.

En el mercado de capitales, el dinero se desplaza por las distintas bolsas de comercio a la misma velocidad de la rotación de la tierra, mediante transacciones virtuales e intangibles. Desde una computadora portátil –vía Internet– un operador puede desplazar grandes sumas entre los mercados financieros del mundo entero. Lo mismo ocurre en el campo del conocimiento. Una red de satélites suspendidos alrededor de la tierra o de cables suboceánicos intercontinentales posibilita que un individuo se contacte con el otro extremo del mundo en *tiempo real*, con el único recurso de contar con una computadora personal (PC) y una conexión a la red informática local. Por el mismo medio, cada persona accede a navegar en un espacio virtual de alcance planetario, estableciendo un vínculo inmediato con conocimientos generados en otras latitudes y culturas. La magnitud del desplazamiento de capitales es tan incontrolable, que en los '90 recobró actualidad la posibilidad de aplicar la *tasa Tobin*: un impuesto a la circulación de capitales improductivos, propuesto en 1978 por el economista norteamericano y Premio Nobel, James Tobin.

En este escenario *global*, las instituciones creadas para la era en la que el desarrollo se centraba en las naciones –los gobiernos de los países y los organismos internacionales–, se mostraron ineficaces para regular el desenvolvimiento de la economía mundial (Fitoussi, 2007). Tampoco pudieron controlar los fenómenos políticos. Por una parte, el inesperado resurgimiento de las guerras interraciales en la región de los Balcanes, como consecuencia de la descomposición del conjunto de etnias que habían pertenecido a Yugoslavia y a la URSS, dio lugar a la intervención de fuerzas internacionales. Por otra parte, el persistente conflicto entre palestinos e israelíes, sigue afectando la totalidad de las relaciones entre Occidente y el mundo árabe. En este campo, las alianzas occidentales se involucraron en diversos conflictos bélicos –supuestamente *preventivos*–, procurando garantizar su control territorial sobre los países árabes productores de petróleo. Esta situación de permanente conflictividad puso además en evidencia graves y ancestrales controversias en el seno de la comunidad islámica, que se expresaron en beligerancia entre países y dentro de los propios países. Fundamentalistas musulmanes de diversas nacionalidades conformaron una red global de células terroristas, que desencadenaron monstruosos atentados y diversas guerras, sin que los líderes occidentales hayan encontrado una fórmula apta para detener una extendida conflagración de carácter multifocal y multicausal, en la que subyace una implícita confrontación entre culturas.

La emblemática década del 90

La calificación de *emblemática* no se refiere a un juicio de valor respecto de sus atributos, sino a que la nueva década fue tomada como exponente del desarrollo universal del capitalismo (Arce, 2001: 35-40). En efecto, con la caída del Muro de Berlín en 1989, quedó demostrada –más allá de la connotación ideológica– la mayor eficacia del capitalismo para acumular capital. Como motor más eficiente del desarrollo de las sociedades, lograba promover la creatividad de la población y la innovación tecnológica en las empresas –alentadas por la competitividad– y garantizaba al mismo tiempo las libertades individuales. De tal modo que el comienzo de la década encontró a los observadores en una corriente de euforia capitalista, frente a un panorama presuntamente despejado de oposición socialista. Además de un crecimiento sostenido de la economía de EE.UU. a lo largo de toda la década, este clima fue también alentado por el marcado crecimiento del PBM, impulsado –además de la prolongada bonanza de EE.UU.– por el formidable desarrollo industrial de China, India y el sudeste asiático (Castro, 1998: 39-63). En este marco de expansión, se concretó el salto cualitativo de accesibilidad a la informática y las comunicaciones, que posibilitaba la extensión ilimitada y horizontal del conocimiento. Cabalgando sobre esta oleada de desarrollo mundial, se concretó la *globalización* de los mercados financieros, así como la *internacionalización* de las transacciones comerciales y la producción industrial. La competitividad transnacional de las empresas constituyó un imperativo para garantizar su viabilidad y crecimiento, en una corriente de apertura del intercambio y de integración de mercados regionales. Más allá de la voluntad de los gobiernos, también comenzaron a aparecer signos de *globalización* jurídica para delitos de lesa humanidad, como el juzgamiento fuera de sus países, tanto de ejecutores de represión ilegal mediante instrumentos de Estado, como de terroristas internacionales de destrucción masiva.

El proceso de declinación de la URSS fue mucho más acelerado de lo que podía suponerse, después de 4 décadas de equilibrio entre las dos grandes potencias que mantuvieron la hegemonía al término de la Segunda Guerra Mundial. Seguramente, la falta de información económica y social fidedigna de los países del bloque socialista, ocultaba sus dificultades para sostener su desarrollo e incrementar su tecnología[34]. Los primeros indicios se evidenciaron con el predominio de EE.UU. en la carrera por el dominio espacial, en el marco de una política exterior particularmente agresiva, iniciada por Ronald Reagan, mediante una estrategia denominada "Guerra de las Galaxias". Por otra parte, desde principios de 1985 accedió a la primera jerarquía política de la URSS –la Secretaría General del Partido Comunista– Mijail Gorbachov, que encaró a partir de 1986 un gigantesco plan para reformar y modernizar el socialismo, resumido en 4 palabras clave: a) apertura y transparencia de las acciones, *glásnost*; b) reestructuración de la organización del Estado, *perestroika*; c) democratización de las decisiones políticas, *democratizatsiya*, y d) desarrollo económico y tecnológico, *uskoreniye*. Las reformas también

[34] Conviene acotar que Octavio Paz en 1983, en un lúcido análisis sobre la influencia de la herencia cultural de las naciones en la configuración de sus sistemas políticos, más allá de la ideología dominante, preanunciaba la inminente crisis de la URSS (Paz, 1983: 59-83).

alcanzaron al sistema de salud y admitieron programas privados de aseguramiento (Chazov, 1988).

En noviembre de 1985, Reagan y Gorbachov suscribieron un plan de desarme nuclear, que evidenció el primer avance significativo en la detención de la Guerra Fría. El desastre del reactor nuclear de Chernobyl (Ucrania) en abril de 1986, cuya radiación afectó a centenares de miles de habitantes, mostró el estado de deterioro que transcurría en el interior de la URSS. El Gobierno decretó una amnistía para todos los presos políticos, a fines de ese año, lo que posibilitó el regreso del destierro del científico Andrei Sajarov. La descomposición se precipitó en noviembre de 1989, con la caída del símbolo físico más notorio de la Guerra Fría, el Muro de Berlín, que determinó la unificación de las dos fracciones alemanas, las Repúblicas Federal y Democrática de Alemania. En 1990 el Congreso puso fin al monopolio del Partido Comunista e instauró un sistema presidencialista, que llevó a la presidencia a Boris Yeltsin en 1991. El 1° de julio de 1991 se disolvió el Pacto de Varsovia, con lo que recuperaron su independencia los países que formaban parte del bloque socialista. En adelante, la mayor parte de las repúblicas que integraban la URSS, se independizaron y formaron su propia estructura de gobierno. Por otra parte, Checoslovaquia se subdividió en la República Checa y Eslovaquia, y Yugoslavia, después de múltiples conflictos bélicos y episodios de exterminio racial, se subdividió prácticamente en las nacionalidades que la habían integrado.

Como contrapartida, mientras se desarticulaba el régimen comunista, se fortalecía el bloque occidental, no sólo por la integración de la Unión Europea, sino también porque los países más poblados del planeta –India y China– iniciaron un prolongado proceso de expansión económica e industrialización, por el camino del desarrollo capitalista. La Unión Europea se constituyó por el Tratado de Maastricht (Holanda) de 1991, a partir de acuerdos de las décadas precedentes, como la Comunidad Europea del Carbón y del Acero (CECA), la Comunidad Europea de Energía Atómica (EurAtom) y la Comunidad Económica Europea (CEE). Hasta principios de 2007 se habían integrado 27 países, que incluían a la mayoría de los que integraban el Pacto de Varsovia, así como algunos que habían pertenecido a la URSS, y continúa extendiéndose. Aunque no adhieren todos los miembros, cuentan con una moneda común –el Euro (€)–, el Parlamento Europeo y un extraordinario crecimiento del intercambio comercial. Empero, no han logrado la aprobación de una Constitución Europea, ni alcanzaron aún un aceptable ajuste recíproco de las políticas macroeconómicas de sus integrantes. El formidable crecimiento económico de Europa también incrementó su importancia en el mantenimiento del equilibrio político mundial. Además, el impacto político que produjo la incorporación de los países que habían integrado el bloque oriental volcó hacia Europa del Este el interés de las inversiones europeas y de los organismos multilaterales de crédito. La comunidad político-económica no alcanzó por ahora a los sistemas de salud, que cada país miembro mantiene con sus normas y modalidades habituales.

Simultáneamente, la otra gran potencia socialista –China– transitaba un inusitado crecimiento, a partir de un conjunto de reformas, que posibilitaban el desarrollo de modalidades de acumulación capitalistas, manteniendo el sistema político dictatorial del régimen comunista. Las reformas se iniciaron en 1978, cuando Den Xiaoping –dos años después de la muerte de Mao Tsé-tung– promovió el reconocimiento de la propiedad privada. Desde ese momento, se produjo un prolongado proceso de cautelosas reformas políticas y legales, que desembocaron en 2007 con el reconocimiento definitivo de la economía de mercado y el derecho a la propiedad de la tierra, bajo la presidencia de Hu Jintao. De este modo a lo largo de 25 años, China mantuvo un promedio de crecimiento anual del PBI del 9% y unos 400 millones de chinos lograron superar la línea de pobreza. Sin embargo, los cambios no pudieron resolver la migración de millones de campesinos hacia las ciudades, sin que logren alcanzar inserción laboral, así como una manifiesta desigualdad de los ingresos en su población. Tampoco logró establecer un régimen de protección que permita acceder a servicios de salud a la población de menores recursos.

Sin embargo, el gran impulsor del crecimiento del PBM sigue siendo EE.UU., ya sea por la extraordinaria capacidad reproductiva de su economía interna, como por su vigorosa expansión como primer exportador mundial de tecnología, bienes durables y productos consumibles. A estos componentes *pacíficos* de su desenvolvimiento económico debe agregarse la más poderosa organización *bélica* mundial. Ya sea por medio de una permanente sucesión de prolongados conflictos militares, o mediante el mantenimiento de fuerzas *preventivas* en distintos puntos estratégicos del planeta, la industria guerrera constituye otro constante impulsor de su desarrollo económico. Tras una breve recesión en 1991, inmediatamente posterior a la 1ª Guerra del Golfo

Pérsico, bajo la presidencia de George Bush padre, la política económica del presidente Bill Clinton, promovió el equilibrio de las cuentas fiscales –alcanzando el superávit– y mantuvo la estabilidad monetaria e inflacionaria, con la menor tasa histórica de desempleo. Incluso mantuvo el nivel de la demanda laboral más allá del índice del 4% de desocupación, al que tradicionalmente se consideraba como umbral inflacionario (Stiglitz, 2003: 342-344). Este marco de estabilidad le permitió abordar una postergada reforma del sistema de SeS, e incorporar en 1997, una cobertura específica para la madre y el niño de escasos recursos –el *State Children's Health Insurance Program* (SCHIP)– como forma transitoria de protección para familias sin trabajo (Clinton, 2006).

El Consenso de Washington

En este panorama mundial de desarrollo sostenido del capitalismo, los organismos internacionales de crédito y los países industrializados buscaron una oportunidad para establecer las pautas económicas que orientaran las decisiones gubernamentales de los países de América Latina y el Caribe, dentro del escenario de globalización y euforia de mercado reseñado anteriormente. Esta oportunidad no se produjo durante un foro de la comunidad internacional, en el que se debatieran las necesidades y alternativas esperables en el desenvolvimiento mundial hacia el siglo XXI. Por el contrario, fue el resultado de un documento de trabajo –adoptado por la mayoría de los participantes– durante una reunión entre académicos, economistas y funcionarios de EE.UU., así como directivos y técnicos del BIRF y del FMI, realizada en Washington D.C. en 1989. Hasta donde se sabe, no hubo gestiones políticas previas; era un aporte sobre las pautas económicas recomendables para América Latina –más de carácter académico que político– que ávidamente fue tomado por los participantes como expresión del pensamiento predominante en el evento. La denominación de "Consenso de Washington" fue adoptada con posterioridad al evento –sin que ésta fuera la intención de su autor (Williamson, 1990)– y con el carácter de un manifiesto liminar, que recomendaba una receta de desarrollo neoliberal para la región. En términos similares a los del *Consenso*, los organismos crediticios multilaterales introdujeron pautas equivalentes, para las condiciones de elegibilidad de la asistencia financiera a los países de la Región: ajuste del déficit fiscal, apertura de la economía, estabilidad monetaria, mayor eficiencia del gasto fiscal y social, y reformas pro-competitivas.

Concretamente, el enunciado de los 10 puntos del *Consenso* fue el siguiente:

1. Establecer una disciplina fiscal.
2. Priorizar el gasto público en educación y salud.
3. Llevar a cabo una reforma tributaria.
4. Establecer tasas de interés positivas en relación al mercado.
5. Lograr tipos de cambio competitivos.
6. Desarrollar políticas comerciales liberales.
7. Una mayor apertura a la inversión extranjera.
8. Privatizar las empresas públicas.
9. Llevar a cabo una profunda desregulación.
10. Garantizar la protección de la propiedad privada.

Desde el punto de vista de los organismos internacionales de crédito, los postulados del Consenso no implicaban innovación alguna. En última instancia recomendaba políticas ortodoxas tradicionales, que habitualmente estuvieron presentes en todas las *cartas de intención* que suscribían con los países potencialmente tomadores de crédito. Pero en las circunstancias de globalización que enmarcaban la economía mundial, se confiaba en que esas medidas iban a incrementar las tasas de crecimiento, con un efecto favorable sobre la pobreza y la inseguridad. Se esperaba que el flujo de capitales y de las exportaciones promoviera una demanda intensiva de mano de obra en los países en desarrollo –cosa que no ocurrió–, en la medida que cada país encontrara los *nichos* comerciales que aseguraran su expansión. Entretanto, los países industrializados se anticipaban reclamando una mayor apertura a las inversiones extrajeras y la reducción de barreras comerciales. Pero sosteniendo también una conducta internacional tradicional, no mantenían el mismo comportamiento respecto de la protección de sus propios intereses. En efecto, ni la prolongada negociación de la *Ronda Uruguay* del GATT (véase capítulo 4) cerrada en 2005, ni la actual *Ronda de Doha*, lograron vencer la resistencia de EE.UU. y Europa a los subsidios de su producción agrícola, que decididamente siguen obstaculizando todo acuerdo aduanero internacional.

Otros puntos –como disciplina fiscal, garantizar la propiedad privada, establecer tasas de interés positivas y lograr tipos de cambio competitivos– no provocaron mayores cuestionamientos, ya que podrían considerarse inherentes a economías de razonable desempeño, desde un punto de vista ortodoxo. Los abusos en el uso indebido del gasto público, frecuentemente utilizados para hipertrofiar injustificadamente los planteles de personal estatal con fines de *clientelismo* político, fueron comunes a toda la Región y una de las causas de su decadencia. La inestabilidad jurídica y macroeconómica, aunque no fuera ejecutando abiertas expropiaciones, en muchos casos tuvo significación confiscatoria, ya sea por bruscas variaciones en el tipo de cambio o por la retención de depósitos bancarios. Establecer como prioridad del gasto público la salud y la educación, lejos de alentar políticas regresivas, promovía la reasignación con finalidad distributiva del gasto público, hacia los sectores sociales en sentido progresivo. Si a esto se agregaba una reforma tributaria, que también favoreciera la redistribución de la riqueza hacia la población con menores recursos, el efecto debía ser socialmente progresivo. Fue a menudo objeto de polémicas la recomendación de incrementar las tasas de interés, para alentar el ahorro y sustraer dinero circulante, a efectos de reducir la demanda de bienes, evitar la inflación y desalentar el recalentamiento de la economía.

Lo que sí provocaba orientaciones controvertidas era la privatización de empresas públicas y la desregulación de los mercados. La privatización de los servicios públicos no era una tendencia atribuible sólo a esta Región: también los países industrializados llevaron a cabo procesos de desestatización de los servicios públicos desde la década del 70. Pero en las circunstancias en que se emitió el Consenso, no podía tener otra significación que nuevas y atractivas oportunidades de negocios, para las empresas de los países industrializados adiestradas en la operación de servicios públicos. También se suponía que, en tanto estas empresas operadas por el Estado habían sido receptoras del exceso de empleados públicos, al privatizarse iban a mejorar su eficiencia y su rentabilidad, al reducir al menos sus gastos en personal. Sin embargo, el Estado ineficiente como *prestador* resultó asimismo ineficiente como *regulador*, ya que los entes reguladores creados para controlar a los operadores privados tampoco cumplieron eficazmente su función. En realidad, la base de la ineficiencia en la operación de los servicios públicos no consistía en su manutención por parte del Estado, sino en las condiciones monopólicas de su funcionamiento. Según algunos autores, la situación de único operador y la consecuente falta de competencia eran los factores que determinaban la ineficiencia, aunque los servicios fueran delegados a empresas privadas (Gerchunoff-Guadagni, 1987). En el mismo sentido, debía esperarse que los beneficiarios de mercados *desregulados*, sin medidas de protección a favor de inversores nacionales, no fueran otros que los inversores de países industrializados, que estaban mucho más preparados para competir internacionalmente. Por consiguiente, las reformas *pro-competitivas* tendientes a desregular los mercados, seguramente favorecerían a actores económicos que habrían de competir en condiciones no equitativas, por diferencias tecnológicas inherentes al país de origen.

Sin embargo, la desregulación tiene al menos un aspecto –en los países en desarrollo– que actúa a favor de la movilidad social. Según Hernando de Soto, uno de los rasgos de la economía en los países en desarrollo, en general –y en América Latina, en particular– es el excesivo e irracional crecimiento de las normas burocráticas de regulación y fiscalización del Estado, que hacen inaccesible el *costo de la legalidad*, para los emprendimientos de la población de bajos recursos. Esta situación de la evolución económica, que considera previa a la etapa de acumulación sostenida del capital, la caracteriza como *mercantilista*, en el sentido de un Estado burocratizado y reglamentarista que, en función de supuestos principios *redistributivos*, no hace más que trabar las iniciativas de emprendedores humildes, y resulta funcional a la concesión de privilegios prebendarios a diversos factores de poder o de presión, vinculados con las autoridades políticas. Sus comentarios provienen de extensas investigaciones en diferentes países –entre ellos Perú, Filipinas, Haití y Egipto– en las que determinó el costo en trámites, tiempo y dinero, que requiere la habilitación de un pequeño taller o comercio. Estas dificultades alientan a las familias de bajos ingresos a operar en el campo de la economía *informal* o *no registrada*, con lo que se consolida el atraso y la marginalidad de una parte de la población, cuyas transacciones económicas no contribuyen al crecimiento del conjunto de la sociedad, ni a los sistemas de protección social. Asimismo, el patrimonio acumulado por este sector de la población dispone de una *tenencia* precaria, pero no goza de los beneficios que proveen la protección legal de la propiedad, los intereses que genera y la reproducción de sus activos. La magnitud relativa de la economía *informal*, en términos del PBI, puede alcanzar niveles aún mayores que la economía *formal*. En realidad –concluye– el logro central de los países desarrollados consiste en haber incorporado a la totalidad de su población a la estructura legal de la economía (de Soto, 1987 y 2002).

Más allá de los comentarios precedentes, las consecuencias de la aplicación del Consenso de Washington fueron variadas. Se registró un moderado crecimiento del producto bruto regional, junto con una disminución del índice general de pobreza, no atribuible a la redistribución de los recursos económicos. Al mismo tiempo crecieron las exportaciones de productos primarios, derivados de sectores de uso intensivo de recursos naturales. Sin embargo, al igual que en todo el mundo, se amplió la brecha entre la mano de obra calificada y la no calificada, a consecuencia de la incorporación de una franja de la población al empleo de tecnología informática y de comunicaciones. Un documento titulado "La Larga Marcha", resultante de una reunión efectuada en Montevideo en 1997 sobre el desarrollo de la Región, recomendaba la necesidad de implementar reformas adicionales. Invertir en la capacitación de recursos humanos, promover mercados financieros consolidados, mejorar el marco legal del mercado laboral, revisar las regulaciones que afectaban las inversiones privadas en infraestructura y servicios sociales, mejorar la calidad de los organismos públicos –especialmente la administración de justicia– y consolidar la estabilidad macroeconómica. Estas recomendaciones respondían a distancia, a conceptos que sustentaban el Consenso de Washington. En el marco de las reformas institucionales allí planteadas, se esperaba un incremento de las demandas por parte del sector privado que, compitiendo ahora en un mercado globalizado, advertía que sus utilidades y su competitividad se verían afectadas por la calidad y eficiencia de los servicios públicos, la asistencia financiera, la calidad educativa y la eficacia del sistema judicial. En lo relativo a la legislación laboral, en realidad se esperaban medidas que flexibilizaran el mercado de trabajo (Dallanegra P., 2007).

Las políticas implementadas en los países de la Región durante la década del 90 tuvieron una marcada influencia de los organismos internacionales de crédito, en los que el Consenso de Washington actuó como documento de referencia. Debido a la disponibilidad de corrientes de capital, se incrementó considerablemente el endeudamiento, sin que hubiera suficientes recaudos de viabilidad, tanto por cuenta de los dadores como de los tomadores de créditos. Diversas y sucesivas crisis financieras evidenciaron el exceso de endeudamiento al que se habían comprometido los países, como las de México en 1994, Brasil en 1999 y la Argentina en 2001. Las privatizaciones de los servicios públicos, al igual que las inversiones externas, implicaron procesos de reconversión tecnológica en las empresas, que determinaron la exclusión de grandes franjas de trabajadores del mercado laboral. Muchas empresas de capitales nacionales, con escasa inversión en tecnología, se encontraron inermes para competir con productos importados, por lo que debieron cerrar sus puertas o limitar sus mercados a niveles de subsistencia. Este fenómeno contribuyó a incrementar la desocupación. En el marco de la globalización y la apertura del comercio, una gran cantidad de productos altamente competitivos invadieron las economías regionales. Estas tendencias fueron atribuidas a políticas derivadas del Consenso de Washington, con lo que se *demonizó* aquel documento y se sobredimensionaron sus alcances.

Sin embargo, muchos de los hechos imputados al Consenso formaban parte de tendencias mundiales, no regionales. Destacados analistas socio-políticos admitían que las décadas de predominio del Estado de Bienestar habían terminado definitivamente, ya que la globalización obligaba a las economías nacionales a reducir sus costos laborales, con el fin de obtener mayores *ventajas competitivas* para sus productos, en el comercio mundial. La incorporación de adelantos tecnológicos determinó una marcada concentración de capitales, de las escalas económicas de producción y de los requisitos de calificación del personal. La consecuencia universal de estos fenómenos fue una acelerada *expulsión* de mano de obra y la *exclusión social*, para las que no se encontraban caminos alternativos. El propósito central de la Política Social había pasado de extender el derecho a la SeS –rasgo saliente de las décadas del 60 al 80– a evitar la *exclusión* del mercado de trabajo, a garantizar el derecho a la *pertenencia social* (Fitoussi-Rosanvallon, 1998). Por otra parte, en la región latinoamericana, durante la década del 80, ya se había verificado un acentuado proceso de decadencia de la inversión bruta interna, de desindustrialización y de empeoramiento de las condiciones de vida, medidas en términos de PBI *per capita*, tal como manifestaba un informe del Banco Mundial (BIRF, 1987). Entre 1981 y 1989, el PBI de América Latina creció globalmente un 11%, mientras que la población aumentó un 21,8%, lo que significó un deterioro del PBI *per capita* de -9,4% en el mismo período (CEPAL, 1990).

El deterioro señalado también había sido advertido en el campo sanitario, donde los indicadores de salud y condiciones de vida habían mostrado signos notorios de estancamiento. Hasta el punto que la OPS calificó a la década del 80, como "la década perdida". En consecuencia, la profusión de comentarios que denostaron el Consenso de Washington, más bien estuvo vinculada con un discurso político, tendiente a culpar a un chivo expiatorio, antes que a analizar las verdaderas causas de los fenómenos observados en la década del 90. En el fondo, la polémica enfrentaba dos posiciones tradicionalmente enfrentadas: la llamada *teoría del derrame*, que suponía que la acumulación de capital –por sí sola– iba a impulsar el desarrollo, ya que realzaban el mercado como el más eficiente asignador de recursos; frente a ella, la llamada *teoría de la heterogeneidad estructural*, que consideraba imprescindible la intervención del Estado, para garantizar una equitativa distribución de los recursos, dado que el mercado en los países en desarrollo es particularmente imperfecto. Más allá de los argumentos teóricos de ambos polos, los 3 pilares promovidos por el Consenso –austeridad fiscal, privatizaciones y liberalización de mercados– no parecen haber sido recetas adecuadas para los países de la Región, ya que las altas tasas de interés alentadas por el FMI conspiraron contra la creación de empleos y nuevas empresas, tal como señalaron críticamente diversos economistas, entre ellos Joseph Stiglitz. Pero como se vio anteriormente, estos componentes de las recomendaciones económicas no partían de la elaboración de un grupo de funcionarios reunidos en forma conspirativa, sino de tendencias mundiales que afectaban a todos los países y regiones. Tendencias que en este subcontinente adquirían rasgos específicos y se desenvolvían en circunstancias políticas particulares, que desembocaron al menos en resultados no satisfactorios, respecto de los propósitos planteados inicialmente.

Nuevos enfoques en los Sistemas de Salud

En las postrimerías del fin del milenio, diversos organismos internacionales –y especialmente la OMS– se aprestaban a admitir que las ambiciosas metas planteadas con anterioridad en Alma-Átá no podrían ser cumplidas. Las causas no eran sólo atribuibles a factores intrínsecos del Sector Salud; se habían logrado mejoras significativas en los indicadores de la mayoría de los países, aunque muchos problemas *evitables* estaban lejos aún de haber alcanzado soluciones aceptables. En realidad, los motivos principales del relativo estancamiento de la situación sanitaria estaban dados por los condicionantes económicos y políticos –que son determinantes de la situación del Sector– y por el marco social emergente de la distribución inequitativa de la riqueza. Desde la perspectiva sanitaria, subyacían las aspiraciones de alcanzar una visión *totalizadora*, en condiciones de relativa *autonomía* decisoria, sobre las determinantes del Sector Salud. Estas aspiraciones provenían de una larga tradición *tecnicista* –o más bien *cientificista*– de los especialistas sanitarios que, desde la década del 50, alentaban el espejismo de que podía determinarse lo político, a partir de una adecuada planificación e implementación.

En la década del 90 aquellas metas fueron reemplazadas por objetivos inmediatos más viables. La Salud Pública aspiraba ahora a contribuir a la *redistribución social* de los recursos, entre los distintos estratos de ingreso de la población en sentido *progresivo*, es decir, a favor de los estratos de menores ingresos. Para alcanzar este propósito, se promovía la *identificación de grupos de riesgo* y la *focalización* de las acciones en estos grupos, a efectos de concentrar en ellos las medidas de protección y ayuda social. Diversos documentos revisaban las funciones de la Salud Pública y, a la vez que referían los problemas sanitarios a la inequidad de la organización social, ensayaban nuevas definiciones procurando adaptarse a recientes tendencias (OPS, 1998; CCPM, 1998). El problema sanitario también empezaba a ser considerado desde el campo económico, ya que el peso del gasto en salud en el producto bruto se incrementaba paulatinamente en todos los países. El análisis del campo de la Salud ya no quedaba circunscripto al diálogo entre los actores del Sector; también era objeto de interés de la política económica, que planteaba nuevas categorías de análisis: impacto distributivo del gasto en salud, o estudios de costo-efectividad de las prestaciones asistenciales. En términos de costo-efectividad, la evaluación de las acciones médicas ya no se limitaría a su eficacia en los resultados inmediatos de los tratamientos –como lo hacía el enfoque médico habitual–, sino también ponderaría los resultados a largo plazo y la frecuencia con que las patologías se presentaban en la población. Un trascendente documento del Banco Mundial abordó este enfoque, con una metodología apropiada para evaluar los resultados de la atención médica en términos económicos. Tenía el objetivo de calificar cuantitativamente cada patología para permitir la comparación entre ellas, así como su prioridad sanitaria, acuñando una nueva unidad de medición –*años de vida ajustados por discapacidad* (AVAD)– que combinaba los años de vida saludables perdidos a causa de mortalidad prematura y los perdidos como resultado de discapacidad (BM, 1993).

A principios de los '90, todos los modelos de sistemas de salud –servicio único estatal, seguro nacional de salud, sistemas pluralistas regulados o

Seguridad Social– enfrentaban serios problemas financieros, debido a que no podían absorber los costos crecientes de la atención médica. Por otra parte, después de la Segunda Guerra Mundial se fue produciendo un paulatino envejecimiento de la pirámide demográfica, que indujo una creciente *propensión al gasto* en los usuarios de los servicios de salud. Algunos autores estudiaban los modelos de organización sanitaria en América Latina, con el fin de analizar los componentes comunes a todos y proponer un prototipo que satisfaga las necesidades de cobertura de la totalidad de la población, así como la forma más adecuada de articular a los actores del Sector (Londoño-Frenk, 1997-1999). Para posibilitar la estabilidad financiera de cada sistema, se introdujeron nuevos criterios que interpretaban a la SeS como un sistema *asegurador*, analizándolos con una lógica de *distribución del riesgo de enfermar* y de *viabilidad actuarial* de los modelos aseguradores. La introducción de reformas pro-competitivas en los países latinoamericanos, alentadas por los organismos internacionales –especialmente FMI, BID y BIRF– resignaban anteriores paradigmas, como el de *cobertura universal e ilimitada*, inspirados en una visión *asistencialista* propia del predominio del Estado de Bienestar (Bertranou, 1999).

También en el campo previsional, en función del equilibrio financiero de los sistemas jubilatorios, se introdujeron otros modelos, tendientes a reemplazar la modalidad de *reparto* por la de *capitalización* individual. En el modelo de *reparto* los fondos disponibles se distribuían equitativamente entre los beneficiarios, ajustados por nivel salarial, aportes acumulados y otras cargas familiares, pero la magnitud de la cobertura de los usuarios debía limitarse en función del equilibrio financiero del sistema. No se distribuían más recursos que los que la base financiera del seguro permitía. Pero a medida que la expectativa media de vida de la población se fue incrementando, la proporción entre aportantes activos y beneficiarios pasivos del sistema fue reduciéndose y, en consecuencia, la disponibilidad de los fondos que sustentaban los beneficios quedó cada vez más comprometida. En el modelo de *capitalización*, en cambio, cada beneficiario reserva en una cuenta individual sus aportes jubilatorios, que van a generar intereses y que va a percibir según la modalidad que desee, en el momento que le toque retirarse.

En el campo de la Salud, y en particular en EE.UU., hubo varias propuestas que emulaban el modelo de *capitalización*, adecuándolo a la cobertura de la atención médica, con la denominación de *cuentas médicas de ahorro* (*medical saving accounts*). Cada usuario aporta a una cuenta individual mensualmente;

si no utiliza los fondos puede acumularlos; los fondos acumulados podrá emplearlos cuando los necesite pero, si no los utiliza al término de cada ejercicio, puede retirarlos o pasarlos acumulados al ejercicio siguiente. La propuesta estaba fundamentada en el alto costo y las restricciones administrativas de los programas de cobertura, tanto los estatales *Medicare* y *Medicaid*, como los prepagos privados (HMO's). Mediante este mecanismo, el usuario puede acordar su tratamiento en forma privada, gastando cuando lo necesite, con un costo operativo casi nulo (Gramm, 1994-1999; Goodman, 1998). Desde el punto de vista individual, los modelos de *capitalización* parecen más equitativos, porque las contribuciones no utilizadas por cada beneficiario se acumulan para el ejercicio siguiente pero, desde el punto de vista social, quiebran el principio *solidario* de la SeS.

En materia de gestión de las instituciones aseguradoras, en la década del 90 se introdujeron nuevos criterios, que hacían mayor hincapié en los atributos tendientes al equilibrio en los resultados de la gestión, que a los que se inspiraban en el cumplimiento de los objetivos fundacionales de las distintas entidades, sin que implicara dejarlos de lado. Los instrumentos centrales de la conducción de estas entidades pasaron entonces a procurar la *eficiencia administrativa*, la *efectividad en los resultados asistenciales*, el *mejoramiento de la calidad* de la atención médica y la mayor *equidad en la asignación de los recursos*. No debe suponerse que los criterios mencionados no estaban presentes en las modalidades precedentes de gestión, no eran verdaderas innovaciones; sólo había un desplazamiento del foco de atención en los aspectos considerados prioritarios. En realidad, este conjunto de instrumentos configuraban un modelo de gerenciamiento, que incorporaba a las facultades existentes, la responsabilidad de que el sistema –o la parte de él que a cada institución le corresponde– se mantuviera dentro de términos de equilibrio entre ingresos y gastos. El enfoque predominante era la *gestión de contratos de riesgo*, que llevaba implícita la tendencia a transferir hacia los administradores locales, una parte significativa del riesgo financiero de los sistemas nacionales. Por ejemplo, en los países europeos se discutía el efecto de *reformas pro-competitivas*, en las que el gasto creciente en salud determinaba la introducción de cambios en la operatoria de los sistemas: descentralización del riesgo financiero hacia administraciones locales de los servicios, competencia entre distintos administradores por una misma población, paquetes básicos de beneficios contemplando las coberturas prioritarias y guías de atención clínica para las patologías prevalentes (Freeman, 1999). Entretanto en EE.UU. se instalaba la *atención gerenciada* o *managed care* como modelo de gestión, especialmente en las HMO's que actuaban como operadoras de programas nacionales de cobertura de servicios de salud. Estas entidades recibían fondos que debían administrar a su riesgo, con el compromiso de brindar servicios médicos a una cartera asignada de beneficiarios. Para lograrlo sin perder el equilibrio financiero, establecían diversas barreras al consumo, aplicando una lógica de equilibrio *actuarial* que ocupaba el centro de la gestión de los administradores (Newhouse, 1996).

En los países con *pluralidad* de iniciativas en la organización de los servicios de salud, las políticas estatales también tendían a la *integración* de todos los recursos en una misma red asistencial. En el marco de la *globalización* de la economía, el papel del Estado se reservaba la función de complementar en forma *subsidiaria*, los servicios sociales que la comunidad no podía cubrir con sus propios recursos. Ya sea que predominara una organización unitaria o federal, los países descentralizaban hacia jurisdicciones estatales menores –como estados, provincias, regiones, departamentos o distritos– la administración de servicios y programas de alcance nacional, tutelando esa delegación de funciones, mediante leyes-marco, actas de consenso o normas operativas. Los organismos estatales actuaban entonces cumpliendo funciones de *asistencia técnica* y de orientación de los programas especiales, para respaldar a las jurisdicciones que los ejecutaban en forma descentralizada. También en la administración de los hospitales públicos se implementaban medidas de descentralización, de modo que tendieran a gerenciarse como establecimientos autónomos de prestación de servicios, compitiendo con los efectores privados en la atención de los pacientes con cobertura social. Para que se concretara esta tendencia, el Estado –en el sostén de los servicios públicos– debería transitar desde el *subsidio a la oferta* hacia el *subsidio a la demanda*, limitándose a financiar los gastos de atención de la población sin cobertura. De modo que la gestión de los hospitales quedaría sujeta a su eficiencia en la asignación de recursos, ya que todos los usuarios contarían con algún tipo de cobertura y deberían generar alguna facturación de las prestaciones recibidas. En estas condiciones –que son las que rigen en los países industrializados y en algunos en desarrollo– los nosocomios públicos tenderían a *autofinanciarse*, manteniendo la *titularidad patrimonial* del Estado (Arce, 1997-2000).

Como signo distintivo de la década, debe señalarse la creciente preocupación de los organismos estatales por regular el Sistema de Salud, a través de mecanismos de mejoramiento de la *calidad de la atención médica*, así como la proliferación de iniciativas no gubernamentales con este objetivo (Bodenheimer, 1999). Las motivaciones para alentar el *mejoramiento de la calidad*, además de estar inspiradas en un imperativo ético (Donabedian, 1999), estaban impulsadas asimismo por la corriente de *reformas pro-competitivas* ya mencionada (Glennerster, 1998; Davidson y col., 1998; Schoenbaum-Coltin, 1998). Pero lo que definía la universalidad de esta tendencia es que estas iniciativas no ocurrían sólo en países de alta disponibilidad de recursos, sino también en países dependientes de la producción de recursos primarios elementales, que –vinculándose por vía informática– adherían a la vertiente de calidad para orientar sus reformas (Arce, 1999).

Como ya se mencionó, en los '90, tuvo una marcada difusión el término *atención gerenciada* o *managed care*, para aludir al conjunto de actividades realizadas para gestionar *contratos de riesgo*, atendiendo a los usuarios a través de una *red de servicios de salud*, a partir de recursos financieros limitados, asignados en general mediante pagos *per capita*. Convendría definir los alcances del término, porque su aplicación fue a menudo inadecuada y se la vinculó a la corriente de inversiones internacionales en salud, en los países latinoamericanos. En primer lugar, implica un objeto de estudio superior al del establecimiento individual, ya que el ámbito de gestión se extiende a una *red de servicios*, que puede comprender establecimientos con internación, centros ambulatorios y consultorios individuales. Sus características principales fueron definidas así (Bosch-Vázquez, 1998):

a) Está destinada a una población definida.

b) El diseño y la organización del sistema favorecen comportamientos apropiados, tanto de los usuarios como de los prestadores.

c) El sistema de información registra datos de utilización, costos, conductas y resultados, que permiten evaluar la calidad.

d) Produce información para el nivel gerencial, acerca de la conducta de los usuarios y el desempeño de los prestadores (retroalimentación o *feedback*).

e) Facilita la investigación sobre el desempeño de los servicios de salud.

f) Permite tomar decisiones, basadas en información, sobre las políticas a adoptar.

Puede verse que supone un modelo regulado, mediante el permanente monitoreo del desempeño de la red de servicios, de la *calidad* de la atención médica y de la *distribución de riesgos* dentro de una población, cuyos miembros tienen distintos niveles de *propensión al gasto*. Algunos autores advertían –con cierto sesgo *ideologizante*– sobre la presunta *exportación* del modelo de *managed care* hacia los países latinoamericanos, por parte de EE.UU. (Stocker y col., 1999; Pérez Stable, 1999). En realidad, el modelo americano de *atención gerenciada* tiene rasgos particulares: para abordar los distintos niveles de propensión al gasto, utiliza habitualmente el análisis actuarial de los planes de salud, de acuerdo con principios equivalentes a los de los seguros comerciales de bienes materiales. Este criterio de gestión no ha sido frecuente en los países latinoamericanos, donde se han administrado contratos de riesgo al menos desde la década del 70, aplicando sobre todo barreras burocráticas o de cobertura para limitar los gastos de los usuarios. Por otra parte, la vertiente de inversiones norteamericanas en los países de la Región estuvieron en general orientadas a la compra de paquetes accionarios a través de fondos de inversión, antes que a trasladar enfoques gerenciales a las enpresas adquiridas. Los rasgos comentados permiten concluir que la modalidad americana de gestión estaba orientada a *dimensionar* el comportamiento macroeconómico de los planes de salud y a evaluar su *viabilidad* económica, vigilando la demanda actual para *predecir* el futuro inmediato. En cambio, los *contratos de riesgo* gestionados por algunos países latinoamericanos privilegiaban las *normas operativas* para regular la *flexibilidad* de las *barreras* administrativas, a efectos de vigilar el balance de ingresos y gastos, con escasos instrumentos *predictivos* (Bertranou, 1999-2000).

Conviene detenerse en algunos rasgos comparativos del estilo americano de gestión, porque en los '90 tuvieron alguna influencia –más que una exportación comercial del modelo– en los países latinoamericanos, pero más aún en los países europeos. Un primer elemento fue la incorporación por parte de los HMO's de *gatekeepers* (médicos porteros), con el fin de regular la intervención de los especialistas y racionalizar los exámenes complementarios. Aunque existía como antecedente el *médico generalista* (GP) del NHS británico, el *gatekeeper* tenía la misión específica de restringir el gasto asistencial. Otros países latinoamericanos implementaron *médicos de cabecera*, como primera instancia de acceso a la red de servicios, pero estaban más inspirados en la estrategia de APS que en la de *managed care*. Otro elemento fue la modalidad de arancelamiento iniciada en los '80, conocida como DRG, que permitió estimar el contenido en prestaciones de los diversos tratamientos, según la patología. Esta estructura del arancelamiento, basada en la codificación diagnóstica de la OMS, no se extendió en forma masiva en América Latina, salvo algunos casos aislados en instituciones de grandes dimensiones de distintos países. En cambio, fue adoptada por los países europeos, no sólo como un listado de aranceles modulares, sino también como un instrumento de gestión adecuado para uniformar y proyectar los gastos futuros.

Simultáneamente se los combinaba con *guías de atención clínica* (*practice* o *clinical guidelines*), con lo que se posibilitaba el monitoreo en base a normas de la atención prestada y se reducía la variabilidad de las conductas asistenciales. Pero detrás de esta tendencia, también se encontraba el anhelo *gerencial* de evitar, por ejemplo, procedimientos diagnósticos no motivados por la necesidad de optar entre distintas alternativas terapéuticas. Es decir, *estandardizar* la conducta profesional bajo la guía de un *algoritmo* lógico que concentre más *evidencias* científicas que las que un médico podría reunir individualmente. La eficacia de estas guías en el mejoramiento de la práctica asistencial ha sido objeto de un prolongado debate y, en algunos países, forman parte de programas nacionales (Bastian, 1996; Baker-Feder, 1997; Cluzeau y col., 1999). Pero su tendencia a uniformar conductas y a ubicar al equipo de salud como *operador* de esas actitudes uniformadas, también cuestionaba la propia *profesionalidad* del trabajo asistencial y la condición de *arte* de su ejercicio, aunque sea aplicando criterios científicamente definidos (Barousse, 2000). Se generaba así una sorda resistencia (Grol y col., 1998), cuando no una oposición franca de los médicos, para sujetar su actividad a la aplicación de guías. Las generaciones de médicos mayores las atribuían exclusivamente a la necesidad de reducir los gastos e incrementar la rentabilidad de los programas de salud (Roncoroni, 2000). Algunos descalificaban las guías considerando que estaban más preocupadas por uniformar prestaciones que por sus presuntos fundamentos de *Medicina basada en evidencia* (Casalino, 1999). En cambio, generaciones más jóvenes, a menudo formadas en escuelas de Medicina estructuradas en la *educación por problemas*, se adaptaron más fácilmente a actuar en base a guías, que procuraban reducir la variabilidad de criterios asistenciales.

Tendencias en la reforma de algunos Sistemas de Salud

Una vez observados los nuevos enfoques en el análisis y evaluación de los Sistemas de Salud, predominantes a partir de la década del 90, es conveniente analizar algunos casos particulares, no sólo porque constituyeron modelos emblemáticos emulados por otros países, sino también porque las pautas de las reformas que instrumentaron fueron luego aplicadas parcial o totalmente en otros casos, siguiendo los rasgos y tendencias propios de las circunstancias generales del momento.

En el **Reino Unido** a principios de los '90, se aplicó una medida de desregulación en hospitales, traslados en ambulancia y servicios ambulatorios. La medida consistía en posibilitar que los efectores que integraban la red de servicios de una zona geográfica circunscripta tuvieran la oportunidad de constituir voluntariamente fideicomisos del NHS, administrando sus recursos financieros con independencia del control de la autoridad sanitaria local. Si trasladamos los términos empleados en el apartado anterior, se trataba de gestionar un *contrato de riesgo*, administrando fondos fiduciarios *inextensibles* asignados por el NHS, para proveer a la demanda relativamente *elástica* de una población determinada. Como precedente conceptual de esta decisión, en 1989 se publicó el documento *Working for Patients* (Trabajando para los Pacientes), que fundamentó la implementación en abril de 1991, de la propuesta de crear un mercado interno de administraciones locales, manteniendo el principio de financiación mediante impuestos generales y cobertura universal. Se buscaba, por este medio, mejorar la organización y los mecanismos internos de retribución a los prestadores, a través de condiciones competitivas de funcionamiento. En los hospitales generales, la medida implicaba desdoblar las funciones de contratación y prestación de servicios ya que las autoridades sanitarias distritales o los administradores de fideicomisos podían comprar ciertos servicios hospitalarios, y los hospitales, a su vez, contratar otros prestadores más convenientes.

Asimismo, los médicos generalistas podían actuar como administradores de fondos (*fundholders*), comprando servicios en nombre de sus pacientes a través de contratos con los hospitales. La decisión final que debían adoptar los hospitales públicos era asumir el riesgo de resignar la dependencia y el control de las autoridades sanitarias locales, a cambio de autoadministrarse en forma independiente y mantener el equilibrio de sus cuentas. Para continuar con el control unificado del sistema, la dirección del NHS se mantuvo a cargo de un Comité Ejecutivo, cuya misión era evaluar la gestión de las autoridades sanitarias regionales y los fideicomisos. A su vez, las autoridades sanitarias regionales tenían las funciones de asignar y supervisar los presupuestos de los respectivos distritos, suscribir contratos con los médicos y decidir las inversiones en infraestructura. A las autoridades sanitarias de distrito, que reportaban a las regionales, les correspondía controlar a las directivos de los servicios ambulatorios y a los médicos de cabecera, que administraban fondos (Glennerster, 1998).

En términos de fuentes de recursos, en ese momento el NHS estaba financiado en un 79% por impuestos generales, en un 16% por contribuciones de trabajadores y empleadores y en un 5% por aranceles cobrados a los pacientes al utilizar los servicios, así como otros gastos. En relación con el gasto global en salud, en 1989 el 12% correspondía a gasto privado, que estaba compuesto por un 70% de gastos directos de bolsillo y un 30% en concepto de seguros de salud privados. Los médicos generalistas (GP's) percibían un pago anual *por capitación*, según la cartera de pacientes asignados, así como pagos adicionales por prácticas y servicios especializados. Los pagos *per capita* estaban ponderados en 3 niveles, de acuerdo con la edad de los pacientes. En cambio, los médicos de los hospitales eran asalariados, pero –si no estaban comprometidos por acuerdos de dedicación exclusiva– podían atender en forma privada al margen del NHS. Por su parte, los médicos de familia que actuaban como *fundholders* lograban mejorar la atención de los hospitales a sus pacientes, con lo que el resultado general de los fideicomisos parecía potenciar una mayor calidad y eficiencia en los servicios.

Durante las dos décadas anteriores, al igual que en la mayoría de los países, la participación del gasto en salud dentro el PBI aumentó progresivamente, y lo mismo siguió ocurriendo en los '90. Algunos datos pueden ilustrar esta tendencia: en 1970 era de 4,5%, en 1980 de 5,8% y 1991 de 6,6%. Este incremento era atribuible a factores inherentes al Sistema de Salud y a cambios en la estructura de la población. Debe recordarse que el NHS cubría a la totalidad de la población con servicios integrales, que en un 80% eran totalmente gratuitos. Sólo un 11% de los habitantes contrataban seguros privados, pero seguían siendo contribuyentes al sistema a través de los impuestos generales. En los '90 se incrementaron los precios relativos de los bienes y servicios, especialmente las remuneraciones de los profesionales. Por otro lado, la población mayor de 74 años, que en 1970 representaba el 3,7% del total, en 1991 había ascendido al 7,0%, fenómeno que fue notorio en todos los países europeos (López, 2005).

Aunque el NHS constituyó por varias décadas el modelo ideal de organización, para las generaciones de sanitaristas formadas en ese período, desde el punto de vista de sus resultados finales y de las necesidades de los usuarios, no estaba exento de críticas. El rendimiento de los nosocomios y de los médicos de familia, pese a depender del Estado y revistar en condiciones equivalentes, era variable debido a la ausencia de incentivos para mejorar la calidad y la eficiencia de la atención brindada. Asimismo, existía una excesiva centralización en la toma de decisiones, dejando un espacio reducido para las iniciativas a nivel local, así como para tener en cuenta la opinión de los pacientes. Como fue comentado en los capítulos 4 y 7, debe tenerse en cuenta que la implementación del NHS, significó introducir una organización de absoluta dependencia estatal para proveer una Medicina socializada, en un país de tradición y cultura capitalistas. De manera que tanto los hospitales como los profesionales funcionaban con remuneraciones relativamente estables, con una actitud similar a la de empleados públicos y con escasos estímulos competitivos para mejorar. Por consiguiente, es razonable que las reformas del sistema encaradas a partir de la década del 90 estuvieran orientadas a promover la competencia y descentralizar la administración de los servicios. Por último, más allá del principio fundacional de universalidad de la cobertura, el NHS no logró eliminar las diferencias entre las clases sociales respecto de su situación sanitaria.

En Alemania los cambios fueron sustanciales, no sólo por tendencias generales del campo de la Salud, sino –y principalmente– por el punto de inflexión determinado por la reunificación del país, tras la caída del Muro de Berlín. Desde la Segunda Guerra Mundial, Alemania Federal había mantenido básicamente la organización original de la SeS, con una distribución descentralizada de la gestión y provisión de servicios por parte de entidades no estatales; en cambio, en la **República Democrática Alemana** la administración del sistema se había centralizado, y tanto el financiamiento como la prestación de los servicios dependía de organismos estatales. Después de la unificación, se introdujeron una serie de reformas, especialmente en el sector oriental, que debió articularse con la estructura general de protección social del país.

En **Alemania Occidental** el seguro social de enfermedad era obligatorio para los trabajadores en relación de dependencia y sus familias, hasta un determinado nivel de ingresos, pero estaba disponible para que adhirieran como voluntarios los que superaran ese límite. De modo que el 75% de los trabajadores estaban comprendidos dentro del seguro en forma obligatoria y un 13 % adherían voluntariamente; es decir, que el 88% de la población tenía cobertura de la SeS. Además, un 2,6% de los habitantes eran beneficiarios de fondos caritativos o de asistencia social. El sistema dependía de un organismo estatal autárquico y autofinanciado, tutelado por un andamiaje jurídico de alcance nacional. Los prestadores del sistema eran todos los efectores asistenciales del país, tanto públicos como privados. Por otra parte, las asociaciones profesionales de médicos, ya sea los que revistaban en relación de dependencia en hospitales, como los que atendían en sus consultorios privados, participaban activamente en la organización directiva y contralor del sistema. Los fondos eran asignados a organizaciones sin fines de lucro, administradas por trabajadores y empleadores, que son los aportantes al sistema, además de las contribuciones del Estado. Como se dijo en el capítulo 7, estas organizaciones se denominan *cajas de enfermedad* y administraban los recursos y servicios, asumiendo el riesgo financiero de la gestión. El 1990 había 1.147 cajas de enfermedad distribuidas así: las de origen local cubrían al 40% de los trabajadores, las de origen federal el 27%, las de origen empresarial (para empresas de más de 450 empleados) el 12% y las gremiales y de mineros, otro 12%. Por otro lado, un 11% de los habitantes contaba con seguros privados, con planes ponderados según riesgo.

El financiamiento del sistema se solventaba con aportes de trabajadores y empleadores en forma igualitaria, como una alícuota del ingreso promedio de los miembros de cada caja, que era del orden del 13% del salario de bolsillo, con un paquete integral de beneficios asistenciales. Los discapacitados y jubilados mantenían la cobertura de la caja a la que aportaron en la etapa activa. En términos de gasto global en salud, el sistema alemán se financiaba en un 21% con impuestos generales, en un 60% con la SeS obligatoria o voluntaria, el 7% mediante seguros privados y otro 7% de gasto directo de las familias. Las modalidades de pago eran variables, por capitación, por aranceles modulares o por prestación. Antes de la unificación, el gasto *per capita* era de US$ 1.232 y pesaba un 8,2% en el PBI. De este monto general el 72% provenía del gasto público. En 1987 se modificaron los honorarios médicos, con el fin de jerarquizar a los médicos de familia respecto de los especialistas, pero después de la unificación –para garantizar servicios equitativos a toda la población– los médicos del sector oriental tuvieron que invertir en tecnología y contratar consultorios para la atención ambulatoria (López, 2005).

Cuando se unificó **Alemania**, una de las preocupaciones principales de las autoridades fue la uniformidad y equidad del sistema de protección social, integrando las normas de ambos sectores políticos. El propósito era crear un sistema integrado, buscando equilibrar las diferencias financieras entre las diversas cajas, ya que las remuneraciones existentes en ambos sectores –antes de la caída del Muro de Berlín– eran muy diferentes. Desde 1993 se aplicaron medidas tendientes a promover la competencia entre las cajas, posibilitando la libertad de elección entre ellas y procurando un equilibrio entre los niveles de ingresos de los beneficiarios de las respectivas carteras, a fin de homogeneizar sus aportes. Desde el punto de vista macroeconómico, se pretendía impedir el aumento de las contribuciones a la SeS, dado que incrementarían el costo laboral, afectando la competitividad de los productos exportables. Del mismo modo, se evitaba aumentar los gastos en retribuciones a los prestadores, introduciendo copagos al utilizar los servicios, especialmente en medicamentos e internación. Por otra parte, con el fin de garantizar cierta equidad entre las cajas para los trabajadores de bajos ingresos, se estableció un paquete básico de beneficios. Debe tenerse en cuenta que, al igual que en muchos países de medianos y altos ingresos, Alemania tiene una sobreoferta de médicos y un déficit de personal de Enfermería. Como puede verse, las reformas implementadas tendían a introducir medidas pro-competitivas, siguiendo la tendencia general, pero en este caso tuvieron la particularidad de que se hizo especial hincapié en el manejo de patologías crónicas, mediante el empleo de guías de atención clínica y el monitoreo de pacientes, por parte de las cajas (Busse, 2004).

El debate sobre las reformas a introducir en el Sistema de Salud de **Estados Unidos** comenzó con la campaña electoral que llevó a Bill Clinton a la Presidencia. Existían serios problemas generales, que ocupaban amplios espacios en diarios y revistas especializadas. Entre ellos, el alto costo del gasto global en salud, que a principios de los '90 alcanzaba al 14% del PBI, y se esperaba que siguiera la tendencia incremental. Unos 45 millones de habitantes –alrededor del 18% de la población– carecían de todo tipo de cobertura. Por otra parte, los indicadores de salud y calidad de vida mostraban grandes disparidades raciales, entre blancos, negros y latinos. En ese momento existían dos grandes vertientes de propuestas: la creación de un Seguro Nacional de Salud, por un lado, o estimular la competencia entre los actores del sistema, a través de la *managed care*. La primera alternativa implicaba unificar los planes estatales ya existentes de Seguridad Social –*Medicare*, *Medicaid* y SCHIP– y extender la cobertura a toda la población, como en Canadá. La segunda fue ampliamente comentada, porque no sólo se limitó al ámbito de EE.UU., sino que se extendió a otros países, como parte de una corriente internacional. Después de un prolongado debate parlamentario, predominó esta última orientación (White, 2000).

Más allá de los aspectos relativos a las reformas pro-competitivas internacionales, su aplicación en EE.UU. partió de un enfoque estratégico, consistente en introducir reglas de competencia de mercado en las relaciones entre usuarios y prestadores, así como empleadores que actuaban como compradores de servicios. La clave estaba en incrementar el poder de negociación de los últimos, promoviendo su agrupamiento en entidades *promotoras* –ya fueran asociaciones de empleadores, cooperativas u organismos estaduales–, que funcionaran en representación de un *pool* de suscriptores, con el fin de lograr la mejor relación costo-beneficio entre las primas de los seguros –que habitualmente eludían la competencia– y los beneficios ofrecidos. Se esperaba contener los costos ya que, al crecer el poder de negociación de los *promotores*, compensarían la fuerza de las compañías de seguros y de las HMO's, que evitaban reducir las primas y las retribuciones. El plan suponía un papel central para las empresas aseguradoras privadas y aspiraba a extender la cobertura a todos los habitantes, con lo que compensarían la limitación de costos con una extensión de la distribución de riesgos. Asimismo, se preveía la obligatoriedad de enrolarse en un *plan de salud*, a través de las citadas cooperativas o *alianzas regionales*, en las que podían participar prestadores. El inspirador teórico de esta propuesta fue Alain Enthoven (Enthoven 1991, 1997), pero no debe suponerse que quedó limitada a sus enunciados, ya que encajaba perfectamente con las ideas predominantes en el país en ese momento, respecto del camino viable para mejorar el sistema perfeccionando la competitividad del mercado.

Excepto los indocumentados, que estaban cubiertos por el *Medicaid*, en las *alianzas regionales* estarían cubiertos todos los habitantes. La cobertura no era ilimitada: siguiendo tendencias internacionales, se definía un *paquete básico de prestaciones*, que debía revisarse periódicamente. Con el fin de reducir el riesgo de sobreutilización de los servicios, o actitudes especulativas por parte de los usuarios (*moral hazard*), así como posibilitar el equilibrio actuarial de las diversas coberturas (*trade off*), los planes podían prever participaciones del usuario en el gasto o *copagos*; asimismo los cambios de planes estaban limitados a una vez por año. Los proveedores de servicios, organizados como redes, actuaban como efectores de la respectiva *alianza*, de manera equivalente a como las HMO's lo hacían con el *Medicare*. Como garantía de los usuarios, los proveedores no podían rechazar beneficiarios, con el fin de seleccionar los menos propensos al consumo (*risk aversion*). De este modo el sistema funcionaría en condiciones de mercado, condicionados por normas que evitaran la descompensación de los beneficios a favor de una parte de los actores (Newhouse, 1996). Los médicos que ejercían en sus consultorios podían adherir a varios planes, mediante una contratación *por capitación*, pero estaban impedidos de reclamar cualquier tipo de pago al contado a los pacientes. En síntesis, la estrategia consistió en descentralizar la competencia hacia ámbitos regionales, a la vez que concentrar el poder de compra, con el fin de alentar que los proveedores –actuando en un mercado más circunscripto– se vieran compelidos a pugnar en términos de calidad y costos (López, 2005).

Un fenómeno importante en EE.UU. fue la incorporación de los conceptos de *protección de la salud* y *prevención de enfermedades*, basados en proyecciones epidemiológicas sobre los riesgos futuros de enfermar, así como en el abordaje de la atención médica en forma sistémica, interpretándolos como *redes* de servicios de salud (Goldstein, 1997). Estos criterios de protección y prevención, tendientes a contemplar las necesidades y expectativas de los usuarios, permiten entender mejor el clima reinante entre los grandes HMO's americanos a mediados de los '90. En septiembre de 1997, en Washington D.C., 5 grandes instituciones emitieron una declaración de *Principios para la Protección del Consumidor* (AARP & others, 1997). Los firmantes eran: la organización Kaiser Permanente, el *Group Health Cooperative of Puget Sound*, la *American Association of Retired Persons*, *Families USA* (consumidores) y la *American Association of Health Plans* (entidad representativa de planes de salud). Los títulos de los principios abordados, que incluían párrafos conceptuales que explicaban el contenido de cada uno, eran los siguientes:

1. Accesibilidad a los servicios.
2. Elección de planes de salud.
3. Confidencialidad de la información de los planes de salud.
4. Continuidad de la atención médica.
5. Información a los consumidores.
6. Cobertura de emergencias.
7. Exclusión de cobertura por tratamientos experimentales.
8. Desarrollo de formularios terapéuticos.
9. Información de porcentajes erogados por cada plan (*loss ratio*).
10. Prohibición contra la discriminación.
11. Programas de defensa del usuario (*ombudsman*).
12. Cobertura fuera del área geográfica.
13. Medición del rendimiento y comunicación de datos.
14. Comunicación de los prestadores con los pacientes.
15. Acreditación de los prestadores.
16. Garantía de calidad.
17. Gestión de la demanda.

Como parte de este fenómeno y respuesta a principios de protección de los consumidores, se elaboraron instrumentos de evaluación de redes de servicios de salud. Por un lado, la institución tradicional de evaluación de hospitales, la *Joint Commission on Accreditation of Healthcare Organizations* (JCAHO), desarrolló un manual para acreditar redes, que contemplaba criterios de gestión equivalentes a los enumerados anteriormente (JCAHO, 1996). Por otro lado, una entidad principalmente promovida por el *Medicaid*, el *National Committee for Quality Assurance* (NCQA), elaboró diversos conjuntos de indicadores estadísticos –en sucesivas versiones perfeccionadas– que permitirían a los empleadores evaluar los diversos planes de salud, en base a datos cuantitativos de costo-efectividad. Los indicadores estaban orientados a los resultados asistenciales de las redes de prestadores ofrecidas por cada plan (NCQA a-b, 1996). Como vinculación extraterritorial con este fenómeno, conviene recordar que, desde la década del 80, la OPS había acuñado la denominación de SiLoS, para referirse a la integración de servicios públicos y privados, funcionando en *red* dentro de un área geográfica determinada, como *táctica* particular para aplicar en la Región la *estrategia* de APS. Algunos SiLoS fueron luego patrocinados por la Fundación W. K. Kellogg, con la denominación de Proyectos UNI (*Una Nueva Iniciativa* en la Formación del

Personal de Salud), constituidos por una universidad, una red de servicios de atención médica primaria y un conjunto de instituciones comunitarias (OPS, 1990).

Canadá –otro de los modelos emblemáticos por su equidad– también se vio en la necesidad de encarar cambios en el sistema. Desde las reformas iniciadas en 1958 en Saskatchewan por Tommy Douglas, la totalidad de las provincias habían ido incorporando sistemas de protección sanitaria equivalentes, por lo que se requería un ordenamiento general del sistema. De modo que en 1989 se sancionó la Ley Nacional de Salud, que tuvo el carácter de *ley marco* de ordenamiento general del SegNS. Establecía los siguientes criterios nucleares:

- Los programas del SegNS debían ser administrados por entidades públicas o privadas sin fines de lucro, bajo control del respectivo gobierno provincial (*administración pública*).
- La cobertura del SegNS debía alcanzar a todos los servicios esenciales de atención médica, tanto ambulatorios como hospitalarios (*cobertura integral*).
- La cobertura del SegNS se debía extender a la totalidad de los habitantes del país. Los residentes que no hubieran cumplido un período de carencia, sólo dispondrían de servicios de emergencia. Las Fuerzas Armadas y la Gendarmería Real tendrían regímenes especiales. Las personas encarceladas estarían a cargo del Estado (*cobertura universal*).
- Dado que los administradores del SegNS eran los organismos provinciales, existiría un mecanismo de compensación –similar al *clearing bancario*– para las prestaciones efectuadas fuera del lugar de residencia (*compensación geográfica*).
- Sería responsabilidad de los regímenes provinciales facilitar la atención de los usuarios, financiar los servicios y regular los mecanismos de retribución a los prestadores (*accesibilidad*).

Las funciones asignadas al gobierno federal eran las de determinar políticas generales, así como vigilar la evolución financiera de los organismos aseguradores provinciales, compensándolos mediante contribuciones de las rentas generales. Para cumplir esta función, las provincias debían brindar información periódica sobre el balance de ingresos y gastos, así como las normas operativas y estadísticas de utilización de los servicios. Las contribuciones federales debían ser difundidas por los organismos beneficiarios, del mismo modo que eventuales penalizaciones por facturaciones adicionales no contempladas en las normas. Las provincias con menores recursos productivos recibirían incentivos de *nivelación*, provenientes de las de mayores recursos. El SegNS admitiría la existencia de seguros privados con coberturas adicionales, así como pagos de bolsillo para prestaciones no contempladas en las normas generales de cobertura. Estos seguros privados podrían competir en los mercados provinciales como beneficios complementarios, pero no podrían hacerlo con los beneficios de los programas públicos de protección.

Algunos datos cuantitativos pueden ilustrar la magnitud del sistema y la distribución de su financiamiento. En 1990 Canadá tenía un gasto global en salud de US$ 53.741 millones, que implicaba un 9,5% del PBI y un gasto *per capita* de US$ 2.017. Este gasto en salud se distribuía en un 70% como gasto público y un 30% como gasto privado. Este gasto público estaba compuesto por diferentes franjas de aseguramiento, como hospitalización, enfermedad, medicamentos y ciertos servicios odontológicos. En cambio, el gasto privado comprendía servicios adicionales de hotelería, atención profesional privada y pólizas de seguros privados. En términos de fuentes de financiamiento, el gasto en atención médica se sustentaba en alrededor de un 66% por impuestos generales, un 9% por contribuciones al seguro social, un 20% por pagos directos de bolsillo y un 3% por seguros privados. A diferencia de otros países, como EE.UU. y la Argentina, que tenían una alta proporción de especializados, los médicos del 1er nivel de atención representaban el 63% de la población médica, y de éstos, el 80% eran médicos generalistas o de familia, con lo que mostraba en este sentido la influencia del Reino Unido (White, 2000).

La operatoria actual del sistema contempla que, tanto los hospitales públicos como los privados, obtengan su principal fuente de recursos del SegNS. Para administrarlos, los establecimientos presentan ante cada ejercicio un presupuesto basado en la demanda estimada, gastos previstos de producción y crecimiento vegetativo de la población. Estos fondos se acreditan a cada institución, que cuenta con autonomía para administrarlos a lo largo del ejercicio. Al término del período, si la información sobre la gestión hospitalaria permitió fondos remanentes respecto del presupuesto asignado, se puede autorizar al hospital a disponer del saldo para nuevas inversiones o el desarrollo de proyectos. La mayor parte de los médicos que se desempeñan en hospitales son remunerados por salario. En cambio, los que atienden en sus consultorios son retribuidos mediante la modalidad de pago por prestación. Los valores se establecen por medio de un listado arancelario, que acuerdan las asociaciones profesionales y las respectivas autoridades provinciales. Sin que suponga una evaluación actuarial del equilibrio del sistema asegurador, cuenta con mecanismos destinados a contener los costos crecientes de la atención médica. Estos organismos están integrados por representantes federales, provinciales y de asociaciones profesionales. La accesibilidad del sistema es amplia: los usuarios deben presentar su tarjeta del seguro para acceder a los servicios, sin necesidad de ningún otro trámite administrativo; también pueden elegir libremente a los médicos o los establecimientos donde desean ser atendidos, en cualquier lugar del país, quedando la facturación a cargo del respectivo seguro provincial (López, 2005).

Para evaluar la inducción al gasto por parte de los prestadores, se emplean guías de atención clínica y estadísticas de consumo, de modo que los desvíos pueden ser sancionados con deducciones en la facturación y hasta suspensiones de matrícula. Las estadísticas establecen indicadores de utilización por cada tipo de prestación, que permiten detectar conductas abusivas y se extienden a todos los niveles asistenciales. Las guías posibilitan evaluar el proceso de atención, confrontándolo con normas sobre las patologías más frecuentes, tanto en sobre como en subprestaciones. Canadá cuenta asimismo con un prestigioso sistema de evaluación de la calidad asistencial, a través del método de Acreditación Hospitalaria, originado en la *Joint Commission on Accreditation of Hospitals*, que en 1951 tenía jurisdicción sobre EE.UU. y Canadá. Luego esa función la ejerció el *Canadian Council of Health Services Accreditation* (CCHSA), que ahora se llama *Accreditation Canada.*

Otro caso interesante a considerar es el de **Chile**, donde actualmente conviven desde los '80 un subsistema público, administrado por el Estado, y otro privado. Hacia principios de este siglo, el subsistema público cubría al 62% de la población, en tanto que los componentes del subsistema privado –las ISaPre's– protegían al 31%. Siguiendo un rasgo común a otros países de América Latina, las Fuerzas Armadas tienen sus propios mecanismos de cobertura y constituyen el 4%. Hacia 2002 el país sufrió una importante crisis económica, que significó un marcado drenaje de beneficiarios de las ISaPre's, que ahora se está remontando. El subsistema público se sigue financiando con el FoNaSa, al que aportan todos los trabajadores formales, incluyendo a los beneficiarios del subsistema privado. De este modo, la cobertura del sistema tiende hacia la universalidad, dado que partió de un modelo equivalente al del NHS británico. Para aportar al FoNaSa, los habitantes están categorizados en 4 grupos de ingresos. Los indigentes y trabajadores no registrados tienen una cobertura total, exclusivamente mediante la red de establecimientos públicos, que está descentralizada en 27 regiones sanitarias. Las dos categorías siguientes tienen coberturas parciales, con distintos porcentajes de participación en el gasto para atención médica ambulatoria y en internación, partos, medicamentos, etc. En estos casos, según su nivel de aportes, pueden optar por los servicios públicos o por la modalidad denominada de *prestador preferido*, en la que tienen libertad para elegir servicios privados (Larrañaga, 2000).

Las ISaPre's tienen diversas características, en cuanto a sus orígenes institucionales, su naturaleza jurídica y sus planes de cobertura. Pueden originarse en instituciones preexistentes, para cubrir a una población determinada, o ser abiertas a todo tipo de asociados. Pueden ser sociedades comerciales, como las EMP's, o sin fines de lucro. Pueden tener planes cerrados con prestadores de un listado propio, o abiertos con acceso a reintegros. Los planes pueden tener diferentes niveles, según el prestigio de los prestadores, condiciones de hotelería y restricciones a la utilización de servicios. Los que contratan planes de salud en ISaPre's no están exentos de contribuir al FoNaSa, por lo que también adquieren derechos de cobertura financiados por el subsistema público. En la operatoria corriente funcionan como prepagos ya que no cubren patologías preexistentes, tienen períodos de carencia y topes de consumo para algunos servicios. Este comportamiento configura una selección por riesgo, que se ve agravada por la posibilidad de que la ISaPre derive la cobertura de pacientes complejos hacia el FoNaSa, dado que los usuarios –en su calidad de contribuyentes– conservan derechos en ese sentido. En estos casos, el FoNaSa termina actuando con un reasegurador para patologías de baja incidencia y alto costo (Bitrán-Almarza, 2000).

De acuerdo con datos de la OPS, a comienzos de la década del 90, el gasto público en salud era del orden del 2,7% del PBI, mientras que el privado era de 1,9%, con tendencia al aumento. Considerando el gasto global en salud, entre 1990 y 1997 se incrementó en un 104%, sin embargo las reformas del Sector han sido objeto de amplios debates, por persistentes problemas de inequidad entre usuarios de ambos subsistemas, administración burocrática, insatisfactoria productividad y deficiente calidad de los servicios públicos. Veamos estos rasgos. El comportamiento del Estado, como regulador general del sistema y administrador del subsistema público, mantiene vicios comunes al resto de los países latinoamericanos. Si bien se han implementado medidas de descentralización administrativa, no se ha logrado una reforma de la burocracia tradicional que mejore la eficiencia de su funcionamiento. Por su parte, los gremios de los trabajadores estatales se han ocupado de la estabilidad laboral y el incremento de los ingresos, antes que de una mayor eficacia en los resultados administrativos de los servicios que recibe la población. En términos de equidad distributiva, la complementación entre los subsistemas ha mostrado problemas importantes: a) la población de menores recursos y mayor riesgo es usuaria de los servicios públicos; b) los de mayores recursos y menor propensión al gasto cuentan con cobertura privada; c) en tanto los servicios públicos están disponibles para toda la población, cumplen funciones compensadoras de los picos de demanda y de la atención de alta complejidad en los prestadores privados, y d) a través de los derechos adquiridos ante el FoNaSa, este fondo actúa como reasegurador. Pese a estos resguardos el subsistema privado mantuvo conductas de restricciones al consumo, selección adversa, descreme de mercado y derivación de riesgos hacia el Estado (Aedo, 2000; Wainer, 2000).

Debe rescatarse en Chile, sin embargo, una solidez institucional superior a la de otros países de la Región, para encarar el debate público y el trámite parlamentario de las reformas al Sistema de Salud. Estos atributos posibilitaron la implementación de una solución compleja, orientada a establecer condiciones de equidad asistencial entre los usuarios de los diferentes subsistemas y planes, teniendo en cuenta el nivel de ingresos de cada beneficiario, en base a un plan escalonado de coberturas progresivas. El proyecto se inició a mediados de 2002 como Régimen de Garantías de Salud o Plan AUGE (Acceso Universal y Garantías Explícitas). Se consolidó a mediados de 2005 con la sanción de la Ley 19.966, que contenía el AUGE y creaba la Superintendencia de Salud, con poder de regulación sobre el FoNaSa y las ISa-Pre's. De este modo, se concentró la capacidad de articulación del sistema de salud y el poder regulatorio del Estado, bajo un solo organismo con facultades para actuar en la operatoria de los servicios públicos y privados. Hasta mediados de 2006 se habían incorporado 40 garantías explícitas sobre patologías prioritarias, que comprendían los siguientes capítulos: a) el hombre; b) la mujer; c) el niño; d) el cáncer; e) las enfermedades crónicas; f) el adulto mayor; g) el corazón; h) la salud mental, e i) las urgencias (gobierno de Chile, 2006). Cada uno de estos capítulos tiene un conjunto de patologías prioritarias y, a su vez, dentro de cada patología existen definiciones precisas sobre el nivel de gravedad para considerarse incluidas en las garantías (González, 2003). En 2008 las Garantías Explícitas en Salud (GES) comprendían a 56 problemas de salud o patologías, así como exámenes preventivos, y también contemplaba un capítulo de Salud Oral (Superintendencia de Salud, 2008).

Otros países latinoamericanos, como Brasil, Colombia y México, también encararon reformas muy importantes de sus respectivos sistemas de salud. Pero a diferencia de los comentados, se trata de modelos mixtos, donde coexisten aportes salariales a la SeS, fondos estatales que subsidian a la población carente de capacidad contributiva y aseguradores privados; asimismo, establecimientos asistenciales públicos, de la SeS y privados con o sin fines de lucro. Por consiguiente, el objetivo de esas reformas –a través de diferentes estrategias– estuvo orientado a articular todos los componentes de cada sistema en una organización unificada, que permitiera un acceso equitativo a los servicios de salud.

Rasgos relevantes en las reformas de los Sistemas de Salud

Desde principios de la década del 90, todos los países encararon reformas en la organización de sus respectivos sistemas de salud, en el marco de nuevas tendencias en las funciones administrativas del Estado y las políticas sociales. Estas reformas estuvieron orientadas por la necesidad de contener los costos de la atención médica y establecer limitaciones a los alcances de la cobertura asistencial, de manera de garantizar la sustentabilidad financiera de los sistemas. Como se vio al comienzo, las interpretaciones ideológicas acerca de los fundamentos de estas reformas fueron diversas. Una vertiente, con cierto sesgo *conspirativo*, las interpretó como de inspiración *neoliberal*, alentadas por los organismos multilaterales de crédito y definidas a partir del Consenso de Washington. Otra interpretación, instalada quizá desde cierto sesgo *economicista*, atribuyó estas reformas exclusivamente al agotamiento *del Estado de Bienestar* y a la necesidad de los países de acomodarse ante las nuevas condiciones de competitividad, derivadas de la *globalización*, promoviendo a su vez medidas *pro-competitivas* en los sectores sociales. Sin la intención de buscar una posición *ecléctica* por indefinida, el objetivo de este capítulo fue mostrar que ambas visiones compartieron el escenario, que sustentó los cambios internacionales observados en los sistemas de salud, y explicaron una parte de las causas que los motivaron.

Los propósitos comunes a esas estrategias de cambio pueden sintetizarse así:

1. Contención de los costos de la atención médica, racionalizando el gasto en salud a favor de las prestaciones más costo-efectivas y garantizando paquetes básicos de beneficios.
2. Estímulos a la competencia entre los actores, mediante nuevas modalidades de gestión de riesgos (*managed care*), que permitan restringir el gasto y normatizar los criterios de diagnóstico y tratamiento por cada patología.
3. Desdoblamiento de los componentes de cada sistema entre las funciones de prestación de servicios y las de financiación o aseguramiento, fortaleciendo la posición de ambas con el fin de optimizar las condiciones de contratación.
4. Diversificación de modelos organizativos, con participación competitiva de redes asistenciales públicas y privadas; asimismo combinación de fuentes de financiamiento provenientes de contribuciones salariales, de impuestos generales y gastos de bolsillo (Wagstaff, 2007).

Subyaciendo a las posiciones interpretativas mencionadas, está presente el debate acerca del predominio de las funciones distributivas del Estado, versus la acción del mercado como el más eficaz asignador de recursos, en un marco de *derrame* de riqueza proveniente de la acumulación de capital. Particularmente en el campo social, la capacidad del mercado para asignar recursos ha resultado insatisfactoria. Ningún sistema de salud ha alcanzado una configuración equitativa, sin la función de planificación y regulación del Estado. Como contrapartida, la intervención del Estado a través del GPS no significa necesariamente una redistribución de recursos en sentido *progresivo*. Más allá de las intenciones de los funcionarios, a menudo los fondos asignados a financiar prestaciones sociales se agotan en la gestión burocrática, son objeto de corruptelas en los niveles intermedios o terminan beneficiando a los que menos los necesitan. De modo que el *impacto distributivo* del GPS debe ser objeto de permanente evaluación y monitoreo. En cuanto a la convivencia de diversos actores o modalidades de financiamiento dentro de un mismo sistema, todas las alternativas pueden dar resultados favorables, en tanto existan autoridades sanitarias con poder de decisión y regulación suficiente, como para compensar las ineficiencias, inequidades y abusos.

En última instancia, cada vez con más convicción puede afirmarse que no existen modelos ideales. Aun aquellos que aparecieron como emblemáticos de una época sufrieron posteriormente transformaciones, para adecuarse a nuevas tendencias históricas y a las crecientes necesidades de la población. A medida que vamos conociendo medidas implementadas por los países, se van desvaneciendo los límites de los modelos arquetípicos. Las distancias entre los modelos de estirpe *bismarckiana* o *beveridgeana* se van acortando; unos y otros están buscando los mejores resultados, dentro de una disponibilidad de recursos limitada y sustentable.

Capítulo 11 - Política Sanitaria Nacional

Tendencias en un período de turbulenta estabilidad económica

Al igual que en el capítulo anterior, puede afirmarse que esta etapa de la Política Sanitaria argentina no comenzó con la década, sino con la crisis hiperinflacionaria desencadenada en la 1ª mitad de 1989 –que determinó la renuncia del presidente Raúl Alfonsín–, seguida por un nuevo episodio hiperinflacionario a mediados de 1990. El análisis se extiende hasta el momento actual, pero concentraremos la información en los años anteriores a la dramática debacle de fines 2001, ya que sobre los hechos posteriores –por su cercanía histórica– no tenemos la suficiente perspectiva para estudiarlos con amplitud. El título procura significar la ambigüedad política y económica del período, ya que se caracterizó por paridades cambiarias fijas y ciclos de crecimiento económico sostenido: entre 1991 y 2001 la paridad US$ 1 = $ 1; desde 2003 alrededor de US$ 1 = $ 3. Entre fines de 2001 y principios de 2002, una violenta crisis institucional derrumbó el gobierno de Fernando de la Rúa, se congelaron los depósitos bancarios y se estableció una *pesificación asimétrica* que, según estimaciones periodísticas de algunos economistas en ese momento, implicó una expropiación del orden de los US$ 20.000 millones sobre los bienes de la sociedad.

Antes de esa catástrofe, durante las presidencias de Carlos Menem y Fernando de la Rúa, predominó la política económica delineada por Domingo Cavallo y el Plan de Convertibilidad iniciado en abril de 1991. Después de ese hito, durante las presidencias de Eduardo Duhalde y Néstor Kichner, las líneas principales fueron definidas por Roberto Lavagna. En la década del 90 –y especialmente hasta 1998– se mantuvo un continuo crecimiento económico, pese a las crisis de endeudamiento que se produjeron sucesivamente en México, el Sudeste Asiático, Rusia y Turquía, y provocaron una marcada volatilidad de los mercados financieros internacionales. El endeudamiento general, en el que también participó la Argentina, evolucionó hasta la declaración del *default* en los últimos días de diciembre de 2001. Asimismo hacia fines de la década, la falta de liquidez determinó que muchas provincias emitieran bonos, canjeables –como medio de pago local– y denominados técnicamente *cuasi-monedas*, que contribuyeron a agravar la crisis institucional. Los primeros años del siglo XXI, estuvieron signados por la nueva paridad, la renegociación de la deuda externa –con una quita de las ¾ partes del capital adeudado– y el rescate de las *cuasi-monedas*. Al mismo tiempo, precios internacionales ampliamente favorables para los productos exportables argentinos, un crecimiento exponencial de la producción agropecuaria y un incremento de la producción industrial hasta colmar la capacidad instalada, determinaron desde 2003 una evolución del PBI a un promedio anual de 8%. Desde el punto de vista político estos años estuvieron lejos de ser estables, no sólo por los conflictos remanentes de la crisis de 2001-2002, que mantuvieron la *emergencia económica* hasta 2008 inclusive, sino también por la conducta para manejar las relaciones internacionales, que amplió los frentes de conflicto y estableció nuevas alianzas, cuya conveniencia es discutible. En este marco, se dictó una *emergencia sanitaria* que rigió entre 2002 y 2006.

En la Introducción propuse caracterizar al período iniciado a partir de la hiperinflación de 1989/90 como *Modelo pluralista de competencia regulada*. En realidad, la perspectiva histórica desde la que estudiamos este momento no es suficientemente distante para confirmar este diagnóstico, pero diversos elementos de juicio que veremos a continuación permiten presumir que es acertado. Dentro del período distinguimos además dos etapas, como en el período anterior: la de *formación* y la de *institucionalización*.

- Período desde 1989/90 hasta la actualidad: *Modelo pluralista de competencia regulada*

1989/90 a 2001:	etapa de *formación*
2001 a 2008:	etapa de *institucionalización*

Como punto de partida, conviene resaltar el carácter *federal* de la organización constitucional del país. *Federalismo* que no es resultante de una división territorial con fines administrativos, sino de la *preexistencia* de las provincias con respecto a la nación, en el momento en que se sancionó la Constitución Nacional de 1853. Este factor permite explicar parcialmente la fragmentación institucional del Sistema de Salud. En segundo lugar, como queda evidenciado a través de la configuración del último modelo organizativo, vigente hasta la crisis de 1989/90, el carácter *pluralista* de los recursos de salud determina la convivencia de diferentes *subsectores*, que operan simultáneamente como proveedores de servicios, organizadores de la demanda o aseguradores, y financiadores. Pero aun dentro de cada uno de ellos, se desenvuelven diferentes jurisdicciones, diversas organizaciones que compiten entre sí y una gran variedad de instituciones intermedias, que constituyen otros tantos factores de poder en la toma de decisiones. Por esta razón, para analizar integralmente el Sistema, será necesario estudiar la configuración de los distintos actores en las diversas funciones que cumplen y, al mismo tiempo, observar los cambios evolutivos que van ocurriendo en su interior. No obstante, algunos fenómenos particulares –que no puedan encuadrarse fácilmente en la distribución anterior– requerirán una observación separada. Este capítulo tendrá una estructura distinta a los anteriores, donde el aspecto central era la evolución histórica, ya que lo que aquí describiremos –más allá de los cambios parciales que se produjeron– representa la configuración actual del Sistema de Salud, analizada en sus componentes presentes. Por otra parte, en algunos casos, nos remontaremos a antecedentes del período anterior.

La enumeración siguiente ordena los diferentes actores según la función que desempeñan en el Sector y las diversas instituciones que contienen. Esta distribución, a su vez, anticipa la secuencia con que serán tratados aquí.

- El Estado como regulador del sistema.
- Configuración de los prestadores de servicios de salud:
    - los prestadores públicos;
    - los prestadores privados.
- Configuración de la cobertura de servicios de salud:
    - reconversión de las Obras Sociales;
    - regulación de la Medicina Prepaga.
- Financiamiento del Sistema de Salud.

En todos los casos, se presentarán los datos macroeconómicos disponibles, indicadores estadísticos, aspectos legislativos y conductas microeconómicas. En general, a efectos de facilitar la comprensión actual, y teniendo en cuenta que durante la mayor parte del período 1990-2001 rigió la paridad cambiaria U$S 1 = $ 1, los datos serán expresados en dólares, aunque las fuentes de donde provienen los expresaran en pesos de ese momento. En cambio, los datos posteriores a 2001 están disponibles en pesos, en general, dado que el tipo de cambio se fijó alrededor de US$ 1 = $ 3, como comentamos antes. Por otra parte, algunos fenómenos particulares serán intercalados con un enfoque especial, donde resulte pertinente a lo largo de la exposición, ya que no pueden ser exactamente encuadrados en la clasificación anterior, por ejemplo:

- empleo creciente de financiamiento externo para proyectos del Sector;
- comportamiento de las inversiones extranjeras en el campo de la salud;
- la sobreoferta tecnológica como estrategia de diferenciación;
- la expansión de los *gerenciadores*.

1. El Estado como regulador del Sistema

Este apartado procura analizar la capacidad de conducción y de toma de decisiones, con que cuentan las autoridades sanitarias del gobierno nacional y de las provincias. Actualmente se emplea el término *rectoría*, proveniente de la traducción de *stewardship*, para caracterizar esa aptitud para conducir el sistema. Pero aún admitiendo que el Sector Salud carece de autonomía, que ésta depende en gran medida de las decisiones del Gobierno y de la política económica, conviene discutir los factores inherentes al Sector que condicionan el desempeño de la autoridad sanitaria, así como la brecha entre las intenciones políticas y los resultados efectivos de la gestión. En síntesis, si como propusimos anteriormente, el sistema se encamina hacia un *modelo de competencia regulada*, cuál será la capacidad de regulación del Estado.

1.1. Atribuciones de la autoridad sanitaria nacional

Como dije antes, el artículo 104 de la Constitución Nacional de 1853, consagraba la autonomía de las provincias respecto de la nación, para administrar todos los aspectos no expresamente delegados al gobierno federal, como Salud, Educación y otros asuntos sociales. Debe recordarse que esa autonomía fue ratificada en el art. 121 de la Reforma de 1994. La ciudad de Buenos Aires –en tanto Distrito Federal– mantiene la jurisdicción sanitaria del gobierno nacional, pese a que desde 1994 debería transferirse al gobierno de la Ciudad Autónoma. Por este motivo, el Ministerio de Salud de la Nación aún ejerce el poder de policía sanitaria sobre la ciudad y, en virtud de esta facultad, es la autoridad de aplicación de la Ley 17.132, que rige las *Normas para el Ejercicio de la Medicina, Odontología y Actividades de Colaboración*. La aplicación de esta Ley implica –entre otras– las siguientes funciones de regulación: a) la *matriculación* de todas las profesiones del campo de la salud, que autoriza a ejercer legalmente la actividad; b) la *certificación de especialidad* que permite a los profesionales autorizados anunciarse como especialistas; c) la *certificación de ética profesional* que testifica la ausencia de denuncias por transgresiones a las normas legales, y d) la *habilitación de establecimientos y servicios* asistenciales.

Algunas provincias –en general las de menor desarrollo– adhieren a la Ley 17.132 por convenios específicos y, sus respectivos Ministerios de Salud se encargan de aplicarla dentro de sus territorios. La mayor parte de ellas cuentan con leyes propias, que a veces coinciden con la Ley nacional, pero otras veces tienen marcadas diferencias o agregan reglamentaciones específicas a la legislación general. Sin la pretensión de recorrer el régimen legal vigente en las provincias, conviene señalar algunos casos a título de ejemplo. En Córdoba rige la Ley 6.222 con diversas reglamentaciones. En Salta está vigente la Resolución Ministerial 1.720/81. Río Negro fiscaliza mediante la Resolución Ministerial 340/87. En Santa Fe rige la Ley 9.847/84 y en Mendoza la Ley 5.532/88. Por último, en la provincia de Buenos Aires, el instrumento de fiscalización es el Decreto 3.280/90. Sin embargo debe destacarse que las funciones retenidas por los MdS's provinciales son las relativas a la *habilitación* e inspección de instituciones de salud ya que, en la mayoría la *matriculación* y la *certificación de especialidad* han sido delegadas por ley a entidades profesionales de naturaleza *deontológica*, genéricamente denominadas *colegios* (Otero, 1992).

La Reforma Constitucional de 1994, al consagrar la *autonomía* del Gobierno de la Ciudad de Buenos Aires, estableció la necesidad de transferir el poder de fiscalización de los servicios de salud a la órbita de la autoridad sanitaria del Gobierno de la Ciudad. Esta transmisión del poder de policía sanitaria aún no se ha efectivizado, aunque ya fue aprobada la Ley *Básica de Salud* N° 153/99 y está reglamentada. Una vez que se cumpla esta transferencia de funciones, el Ministerio de Salud de la Nación quedará eximido de toda injerencia en la fiscalización legal de los recursos de salud, salvo que nuevas normas establezcan una intervención arbitral ante conflictos entre jurisdicciones, o como instancia de apelación que exceda a la autoridad sanitaria local.

En lo relativo a la administración de servicios de salud, desde 1990 se sucedieron diferentes decisiones, que completaron su transferencia hacia los estados provinciales, continuando una tendencia que –con avances y detenciones– se venía desarrollando desde que la Comisión Asesora de la OPS en 1957 había aconsejado la descentralización de los hospitales. El mismo temperamento se tenía con la administración de los programas prioritarios –a los que en décadas anteriores se denominaba *verticales*– respecto de su manejo por las autoridades locales. Un documento de trabajo de la Secretaría de Salud en 1991 (Moreno, 1991), expresaba el propósito de las autoridades nacionales de fortalecer su capacidad de asistencia técnica a las provincias y de concentrar sus esfuerzos en la planificación de los que denominaba *programas estratégicos* (materno-infantil, inmunizaciones, Chagas y SIDA). Por otra parte, el Decreto 1269/92 establecía las *Políticas Sustantivas e Instrumentales de la Secretaría de Salud*, que formalizaba la nueva distribución de funciones entre nación y provincias, aunque algunos autores las caracterizaron como *meramente indicativas* (Cetrángolo-Bisang, 1997). Finalmente, el Decreto 355/02, que reformó la Ley de Ministerios, definió las funciones actuales del Ministerio de Salud, señalando en su Art. 4, entre sus atribuciones de coordinación y articulación, que debe "entender en la planificación global del Sector Salud y en la coordinación con las autoridades sanitarias de las jurisdicciones provinciales..., con el fin de implementar un Sistema Federal de Salud, consensuado, que cuente con la suficiente viabilidad social".

A través de la Ley de Presupuesto Nº 24.061, correspondiente al ejercicio 1992, se concretó la transferencia de los últimos hospitales públicos nacionales hacia las jurisdicciones de asiento. A partir de ese momento se eliminó del presupuesto de la Secretaría de Salud la partida destinada a servicios hospitalarios. De este modo, se transfirieron simultáneamente 11 hospitales al, en ese entonces, Municipio de la Ciudad de Buenos Aires, así como dos establecimientos de crónicos a la provincia de Entre Ríos, que luego fueron desactivados. En cambio no pudo aún ser resuelta la transferencia a la provincia de Buenos Aires, de un hospital general de agudos (Posadas), una colonia psiquiátrica (Montes de Oca) y una colonia para leprosos (Baldomero Sommer), que aún mantienen financiamiento conjunto nacional y provincial. Sólo quedaron en la jurisdicción nacional los institutos especializados, que pasaron luego a constituir la Administración Nacional de Laboratorios e Institutos de Salud (ANLIS), con sede en el Instituto Malbrán.

Cuadro Nº 11.1: Proyección de la Finalidad Salud y partidas hospitalarias transferidas en el Presupuesto Nacional de 1992 (en millones de US$)

Partidas Finalidad Salud	Organismos Centrales			Servicios Hospitalarios				Total Salud
	Ministerio SyAS (1)	Otros ministerios	Subtotal	Ciudad Bs.As.	Provinc. Bs.As.	Entre Ríos	Subtotal	
Monto (US$)	484,6	156,8	641,4	68,0	40,2	2,5	110,7	752,1
Porcentaje	64,5	20,8	85,3	9,1	5,3	0,3	14,7	100,0

Fuente: elaboración propia.
(1) Ministerio de Salud y Acción Social.

El cuadro Nº 11.1 muestra la magnitud relativa del presupuesto en Salud, entre los organismos centrales y los servicios hospitalarios transferidos. Esta transferencia se llevó a cabo en el marco de una estrategia tendiente a delegar en los estados provinciales la función de prestación de servicios, ya que en el mismo acto administrativo se transfirieron los colegios secundarios dependientes del Ministerio de Educación. Comparativamente, conviene agregar que los US$ 641,4 millones acreditados a los organismos centrales, correspondían al 3,56% del presupuesto global del Gobierno. De ese importe, alrededor de las ¾ partes debían ejecutarse a través del Ministerio de Salud y Acción Social (MSAS). Por consiguiente, si se sumaba la partida hospitalaria al presupuesto del MSAS, los hospitales pesaban casi 1/5 parte de los créditos anteriormente asignados a ese Ministerio.

A partir de 1995, las funciones de *acción social* del Ministerio pasaron a la órbita de la Presidencia de la Nación, como Secretaría de Desarrollo Social y, desde diciembre de 1999, adquirieron jerarquía ministerial. Aunque dejó de intervenir en la administración de servicios de atención médica y de programas sociales, el Ministerio de Salud continúa teniendo una estructura similar a la que tenía antes de que se produjeran estos cambios. Según la Ley 25.401 del Presupuesto 2001, la Administración Central mantiene un plantel de personal de 3.760 agentes. La observación empírica y la experiencia personal muestra que, al menos las ¾ partes del personal, sólo está capacitada para circular expedientes y no está calificada para realizar tareas de planificación o asistencia técnica. Por otra parte, el conjunto de los organismos descentralizados suma otros 3.160 agentes (Congreso de la Nación, 2000).

Una parte de las funciones comprendidas dentro del *poder de policía sanitaria* están concentradas desde 1992 en la Administración Nacional de Medicamentos, Alimentos y Tecnología Médica (ANMAT). La ANMAT es un ente descentralizado y autárquico –equivalente a la *Food and Drug Administration* (FDA) de los EE.UU.– que tiene a su cargo el contralor bromatológico de alimentos, la fiscalización del Código Alimentario, la autorización de nuevos productos farmacéuticos y la autorización de importaciones para dispositivos de uso médico. Sin embargo, una parte importante de las funciones de fiscalización de los respectivos mercados de estos productos –regulación de la competencia, control de precios, regulación de la producción, sanidad de productos agrarios– se encuentra en la órbita del Ministerio de Economía. Las tareas de investigación epidemiológica, producción de algunas vacunas y sueros, control de calidad de agentes antimicrobianos, de inmunizantes y diversas actividades docentes, corresponden a la ANLIS. Este organismo es otro ente descentralizado y autárquico, del que dependen los Institutos "Malbrán" (Microbiología), "Fatala Chavén" (Chagas), de Virología de Pergamino, "Jara" de Mar del Plata (Epidemiología) y "Coni" de Santa Fe (tuberculosis).

Las funciones de regulación del sistema de Obras Sociales, de las relaciones contractuales entre prestadores y prestatarios de la Seguridad Social, corresponden a otro ente descentralizado y autárquico, la Superintendencia de Servicios de Salud (SSS), como autoridad de aplicación de las Leyes 23.660 y 23.661, dentro de la órbita del Ministerio de Salud. Las atribuciones de la SSS prevén asimismo la regulación del mercado de las EMP's, pero por el momento –al no existir un régimen legal específico– estas funciones están a cargo de la Secretaría de Comercio. Otro organismo que, al igual que la SSS se financia a través del Fondo Solidario de Redistribución (FSR) establecido por la Ley 23.661, es la Administración de Programas Especiales (APE), dependiente directamente del Ministerio, aunque comparte con la SSS el FSR. Su función es reintegrar a las Obras Sociales nacionales, los gastos erogados por ciertas patologías de baja incidencia y alto costo. Queda por considerar la fiscalización de las aseguradoras de riesgos del trabajo (ART), que está a cargo de la Superintendencia de Riesgos del Trabajo (SIRT), como autoridad de aplicación de la Ley 24.557, dependiente del Ministerio de Trabajo (se verá en el capítulo 13).

Los hechos comentados hasta aquí permiten observar una progresiva transferencia de facultades desde la autoridad sanitaria nacional hacia las autoridades sanitarias provinciales, proceso que se viene concretando paulatinamente desde la década del 60. En las circunstancias actuales, esta delegación de atribuciones alcanza prácticamente a todos los aspectos ejecutivos y obliga a replantear la misión y funciones del Ministerio de Salud nacional. Pero las autoridades provinciales no actúan como bloque, tienen distintas necesidades y expectativas según su nivel de desarrollo sanitario, la composición de su población y los recursos de que disponen. Por otra parte, los organismos que ejercen las principales funciones que retiene el Ministerio nacional tienen características administrativas de entes descentralizados y autárquicos y, en general, disponen de algunos fondos para autofinanciarse. Estos rasgos hacen presumir que la capacidad de intervención del ministro de Salud de la Nación depende en gran medida de la capacidad de liderazgo personal del ministro y del poder de convocatoria que logre entre los actores del Sistema.

1.2. El Consejo Federal de Salud (CoFeSa)

El ámbito natural en el que se reúnen las autoridades sanitarias provinciales con las nacionales, para concertar políticas y acciones, es el Consejo Federal de Salud (CoFeSa). La operatoria federal del Sistema de Salud argentino –ya comentada– determina la necesidad de concertación entre autoridades sanitarias, que pertenecen a los respectivos Poderes Ejecutivos de las jurisdicciones nacional y provinciales. Estos ámbitos exceden las previsiones constitucionales de concertación política entre la nación y las provincias, que debería instrumentarse formalmente a través de las Cámaras del Congreso Nacional. Otros sectores contemplan organismos similares: en el campo educativo, el Consejo Federal de Educación (CFE), de histórica trayectoria en la adopción de políticas pedagógicas nacionales; en el campo de la Economía, el Consejo Federal de Inversiones (CFI), ha permitido estudiar y planificar proyectos productivos regionales.

Los orígenes del CoFeSa se remontan a las reuniones nacionales de autoridades sanitarias, organizadas durante el gobierno militar del período 1966-73. En 1971, mediante el Decreto-Ley 19.717 se creó el Comité Federal de Salud, como parte del Consejo Federal de Bienestar Social (CoFeBiSo), cartera dentro de la que estaban comprendidas las acciones sanitarias. Durante el período 1974-76, las funciones de concertación interjurisdiccional se desarrollaron en el marco del Consejo Federal del SNIS. Tanto en el período de gobierno militar mencionado, como en el de 1976-83, el marco *federal* de esta convocatoria estuvo signado por el hecho de que las autoridades provinciales eran promovidas –o directamente designadas– por las nacionales. Recién en 1981 se creó formalmente el CoFeSa, mediante la Ley 22.373, que es la que actualmente rige el desempeño del organismo, dado que no hubo posteriores reglamentaciones ni normas adicionales. Sin perjuicio de las amplias funciones que le confiere la norma de creación, sus actividades no deben implicar "un aumento en los gastos a cargo del Tesoro Nacional" (Rodrigáñez R.-Tobar, 2003). Desde entonces, el CoFeSa no cuenta con recursos propios, no tiene personal oficialmente asignado, ni espacio físico propio. No figura en el Presupuesto Nacional; su Secretaría funciona en una oficina cedida por el Ministerio de Salud, atendida por administrativos de planta que se asignan a esta tarea. Sus decisiones no tienen carácter ejecutivo, sólo expresan acuerdos políticos entre autoridades de diferentes jurisdicciones, que deben ser ratificados por resoluciones ministeriales o decretos nacionales y, a su vez, reproducidos por actos resolutivos equivalentes de las provincias.

Procurando fortalecer la capacidad decisoria del CoFeSa, la Secretaría de Salud promovió en octubre de 1991, junto con los ministros y subsecretarios de Salud de las Provincias, un documento destinado a establecer el punto de partida político, que respaldaría las acciones en Salud del gobierno nacional (CoFeSa, 1991). En el mismo sentido, el Decreto 1.269/92 de *Políticas Sustantivas e Instrumentales de la Secretaría de Salud*, fue refrendado por las provincias en el ámbito del CoFeSa. No sólo se celebraban por este medio acuerdos políticos entre las diferentes jurisdicciones, sino también se establecían los pasos iniciales para reconvertir los organismos de conducción sanitaria, en base a una redistribución de funciones: la autoridad sanitaria nacional delegando la administración directa de efectores, y asumiendo como funciones centrales las de *orientación política* y *asistencia técnica* y, en cambio, los ministerios provinciales adquiriendo la responsabilidad principal en la *administración de establecimientos* públicos y *de programas* de salud. Para llevar a cabo esta reconversión se emplearían, de manera protagónica, recursos financieros provenientes de créditos internacionales, con destino específico al Sector Salud. Durante los últimos años –en 2004– en el CoFeSa se suscribió el Plan Federal de Salud, que luego fue avalado por la Presidencia de la Nación, por el que se establecieron metas escalonadas para todas las áreas de la Salud Pública, durante el período 2004-07. Fundamentadas en este instrumento de consenso político, se adoptaron la mayor parte de las decisiones nacionales en materia de Salud, a partir de ese momento (González G.-Tobar, 2004: 426-483). Pero, debido el cambio de ministro desde diciembre de 2007, el Plan perdió impulso y no se renovaron sus metas.

Más allá de los hechos circunstanciales comentados, en la práctica el CoFeSa no constituyó más que el espacio de exposición de los planes de las autoridades nacionales ante las provinciales. En diversas oportunidades, la presentación de dichos planes generó documentos o declaraciones de adhesión, refrendados por sus integrantes, pero estos eventos –aunque significativos desde el punto de vista político– no generaron decisiones simultáneas y confluyentes de las respectivas jurisdicciones. En realidad, el factor aglutinante del carácter decisorio de los temas tratados en el CoFeSa fue durante dos décadas las transferencias de fondos del Ministerio de Salud para apoyar programas de salud, denominados con la sigla PAS (Programas Asistidos en Salud), que alcanzaron diferentes magnitudes durante los '70 y '80 (Oviedo, 1991). A partir de 1991, se unificaron las vías de transferencia financiera entre la nación y las provincias, a través de las respectivas carteras de Hacienda. De este modo se concentraron las "ventanillas" federales de flujos de fondos y todas las remesas quedaron imputadas a los fondos *coparticipables*. Posteriormente, algunas decisiones parciales admitieron transferencias con fines específicos predeterminados en dinero o en especies (plan materno-infantil, vacunas, medicamentos, etc.), aunque siempre por medio del mismo conducto. En consecuencia, la puja distributiva federal dentro del Sector Salud, que se expresaba en el escenario del CoFeSa, se trasladó a las tensiones intersectoriales de los respectivos gabinetes de ministros provinciales.

En las condiciones actuales, la eficacia del organismo depende en gran medida de la capacidad de liderazgo del ministro de Salud de la Nación, tal como se evidenció desde 2002. Pero, estructuralmente, está sujeta a la posibilidad de que funcione con recursos propios, asignados en base a los fondos coparticipables, tal como ocurre con el CFI (Ciácera, 1988). En estas condiciones, el concierto de las autoridades sanitarias federales constituiría además el punto de partida de inversiones, para investigar regionalmente en servicios de salud y calidad de vida de la población.

1.3. Modelos de administración descentralizada del Sistema de Salud

Las tendencias analizadas permiten concluir que el centro de gravedad de las decisiones sanitarias se fue desplazando paulatinamente desde el Estado nacional hacia los estados provinciales, como predominaba durante las décadas del 50 y 60. Este desplazamiento no necesariamente significó una transferencia equivalente de poder, ya que estos últimos están fragmentados en 24 jurisdicciones. Sin embargo determinó expectativas de distinto tipo y, en diferentes circunstancias, proyectos para organizar Sistemas Provinciales de Salud. Por consiguiente, conviene revisar algunos modelos de administración descentralizada que, aunque en ningún caso lograron desembocar en el manejo provincial de todos los recursos y programas del Sistema, alcanzaron objetivos parciales y a veces resultados alentadores. Conviene aclarar que, en términos de un enfoque *sistémico*, el conjunto de recursos de un área geográfica determinada podría recibir la calificación de *sistema*, aunque no se cumplan mínimos requisitos de articulación entre sus componentes. Pero los proyectos que aquí se mencionan procuraron exceder el marco de la *convivencia* entre sus actores, con la intención de ampliar el poder de decisión sobre la realidad sanitaria de la población.

Comencemos por definir que, para caracterizar a la estructura de recursos asistenciales de cierta jurisdicción como un sistema, deberían considerarse al menos las siguientes condiciones de la autoridad sanitaria provincial:

- Capacidad para administrar los establecimientos y programas públicos de su territorio.
- Capacidad para entender en la administración de la OS provincial.
- Identificación y distribución de la población carente de capacidad contributiva y/o beneficiaria de planes sociales.
- Capacidad para intervenir entre las asociaciones de prestadores y las delegaciones locales del PAMI.
- Capacidad para intervenir entre las asociaciones de prestadores y las delegaciones locales de OS's nacionales.

Según los rasgos que predominaron en cada caso, pueden caracterizarse *modelos* de gestión provincial descentralizada y agrupar algunos a título de ejemplo. A efectos de facilitar su comparación, se describen los tipos de modelo en forma de cuadro, las medidas que se llevaron a cabo para ponerlos en funcionamiento, cuáles fueron los objetivos que las guiaban y las dificultades que encontraron para implementarlos.

Cuadro Nº 11.2: Tipificación de algunos modelos de gestión provincial descentralizada

1) Río Negro (desde fines de los '60), **Tucumán** (desde principios de los '70), aún vigentes. Tipo de modelo: autarquía administrativa del subsistema público de servicios de salud. Acciones: Consejo Provincial de Salud en Río Negro. Sistema Provincial de Salud (SiProSa) en Tucumán. Entes descentralizados y autárquicos. Objetivos: facilitar la incorporación de fuentes alternativas de financiamiento. Facturación de prestaciones a la SeS. Participación de entidades representativas de los prestadores en la conducción del sistema. Dificultades: limitaciones en la capacidad de gestión del área de Salud, para instrumentar una efectiva descentralización hospitalaria. Asociaciones de prestadores, más preocupadas por su relación con las OS's, que por la marcha del subsector público. OS's nacionales orientadas preferentemente hacia los prestadores privados, antes que los públicos.
2) Neuquén (desde principios de los '70), aún vigente. Tipo de modelo: hegemonía del subsector público de servicios de salud, con énfasis en el 1er nivel y atención pública integral. Acciones: fuerte respaldo político del gobernador y apoyo del gobierno nacional al *polo de desarrollo Comahue*. Organizar y ampliar la red de establecimientos públicos, con un fuerte énfasis en las acciones preventivas y el 1er nivel de atención. Objetivos: formación y desarrollo de médicos generalistas, trabajando con exclusividad en el sistema público. Zonas geográficas apartadas e inaccesibles, fueron incluidas en un programa de seguimiento preventivo, con un marcado acento en los grupos vulnerables, especialmente en el materno-infantil. Logró reducir las tasas de mortalidad, hasta niveles inferiores al promedio nacional. Fortaleció la capacidad de planificación y gestión de la Subsecretaría de Salud, manteniendo la centralización administrativa de los hospitales públicos y ampliando la red de centros de salud. Dificultades: La hegemonía *pública* determinó un desenvolvimiento paralelo del subsector privado y de las OS's nacionales asociadas, sin *vasos comunicantes* con los servicios estatales. Esta *coexistencia pacífica* entre los subsectores, se tornó conflictiva a partir de 1987 (1).
3) Municipalidad de Buenos Aires, Provincia de Buenos Aires (desde fines de los '70), aún vigentes. Tipo de modelo: inserción de los servicios públicos como prestadores de la SeS, empleando aranceles modulares. Acciones: la Municipalidad de Buenos Aires desarrolló un Nomenclador de aranceles *globalizados* o modulares, con los mismos códigos del NN, incluyendo en un único arancel todas las prestaciones de cada práctica u operación. La provincia de Buenos Aires implementó su SAMO, empleando un Nomenclador similar (2). Objetivos: el NN actualizado y establecido en 1977, había adquirido un formidable poder ordenador de los aranceles, e incluso regulador de las inversiones en servicios y equipos de salud. La intención de los Nomencladores globalizados era dotar a los hospitales de una pauta simplificada para facturar a las OS's. Evitar el subsidio indirecto de los hospitales públicos hacia las prestatarias. Los fondos facturados constituirían fuentes alternativas de financiamiento de los hospitales, diferentes del presupuesto de cada jurisdicción.

Dificultades: mantuvieron la centralización de la recaudación, con la posterior distribución de lo recaudado entre los nosocomios. La facturación no derivó en una mayor autonomía ejecutiva de los hospitales, ni en una más eficiente gestión.

4) Mendoza, Santa Fe (a mediados de los '80), existencia transitoria.
Tipo de modelo: concertación entre los actores, articulada por la autoridad sanitaria provincial.
Acciones: el Ministerio de Salud de Santa Fe impulsó el *Modelo Provincial de Salud* (3). El Ministerio de Bienestar Social de Mendoza promovió la firma de un documento denominado *Mendoza-Salud: Documento Matriz* (4).
Objetivos: amplia convocatoria a los representantes de asociaciones de prestadores, OS's nacionales, mutuales y otras entidades significativas del Sector. Comprometer a las organizaciones sindicales y a las corporaciones de prestadores en establecer un ámbito de negociación, que concertara la integración de las redes de servicios provinciales, a partir de un *documento marco*, fijando reglas de juego comunes y estableciendo la naturaleza y las funciones de cada protagonista.
Dificultades: ambos proyectos resultaron inviables, debido a la negativa de las OS's nacionales, a delegar en una autoridad local resortes decisorios retenidos a nivel nacional. Sin la capacidad de actuar sobre las entidades nacionales actuantes en el territorio provincial, las autoridades locales no amplían su capacidad de regulación del Sector.

5) Provincia de Buenos Aires (a fines de los '90), aún vigente; **Río Negro, Salta** (5).
Tipo de modelo: Seguro Provincial de Salud (SegProvS).
Acciones: acuerdo entre la Fundación Favaloro y el Gobierno provincial, otorgándole ingerencia en la OS provincial (IOMA). Creación de un organismo descentralizado y autárquico dependiente del Estado provincial (CoReS - Consorcio Región Sanitaria). Creación del Seguro Público de Salud (SegPubS) en 2000, destinado a la población sin cobertura dentro del territorio provincial.
Objetivos: formulado a principios de 1998, procuró impulsar un seguro de salud para la Provincia de Buenos Aires, en base al modelo canadiense, que se proponía para nuestro país desde tiempo atrás (6). El gobierno provincial acordó desde 1997, con el PAMI, hacerse cargo de la administración de la red de prestadores públicos y privados que atendían a sus beneficiarios, mediante un convenio por capitación, con pago a los prestadores por aranceles *modulares*. Con esta finalidad se creó el CoReS, que tenía a su cargo el gerenciamiento de los servicios de salud del PAMI. La primera base de datos del SegPubS provino del registro de *agentes sociales*, denominado "manzaneras", impulsado por el gobierno provincial. Luego se incorporaron otros padrones de beneficiarios, como los de planes *trabajar* y *jefes y jefas de hogar.*
Dificultades: dificultad para financiar con fondos adicionales la cobertura de la población carente de capacidad contributiva, que en el Gran Buenos Aires alcanza una gran magnitud. Ausencia de un plan de reasignación paulatina de recursos destinados a financiar la red pública de servicios de salud. Insuficiente experiencia en la gestión de contratos de riesgo, por parte de funcionarios públicos actuantes en el CoReS. Dificultad para integrar y consolidar técnicamente los padrones de beneficiarios del SegPubS.

Fuente: elaboración propia.
Referencias bibliográficas: 1) Gorosito-Heller, 1993; 2) Ustarán V., 1978; 3) Dall' Aglio, 1987; 4) MBS-M, 1987; 5) Belmartino, 1999: 276; 6) Favaloro, 1991.

Es pertinente extenderse un poco en los antecedentes del SegProvS de la provincia de Buenos Aires, por ser el modelo más reciente. En realidad, el modelo de gestión implementado por el CoReS provenía de la experiencia de una empresa constituida entre 1995 y 1997 por asociaciones de prestadores FeCliBa y FeMeBa[35], denominada Equisal S.A., que tuvo a su cargo el gerenciamiento de prestadores públicos y privados del PAMI. El modelo se basaba en presupuestos mensuales *"base 0"* o autorregulados, con un marcado incentivo a los médicos generalistas y mecanismos de autocontención del gasto, que posibilitaban la viabilidad económica de la extensa red (Arce, 2000). El SegPubS se implementó en 2000, destinado a la población sin cobertura dentro del territorio provincial, con el fin de posibilitar su acceso a la red de servicios administrada por el CoReS, a las familias carenciadas y sin cobertura sanitaria. Como antecedente, vale la pena recordar que entre 1984 y 1987 se había instrumentado el *Convenio Provincial*, mediante el cual se brindó la cobertura del IOMA a los beneficiarios de *Cajas PAN*. Como resultado de dicho plan, se produjo un grave déficit financiero en el IOMA.

En la actualidad, aunque los fondos del SegPubS son cargados al GPS de la jurisdicción, la sustentabilidad del sistema está comprometida, porque no proviene de la reasignación de otras partidas del GPS, en un estado provincial que está seriamente endeudado. Por otra parte, el manejo por el CoReS de la atención de la totalidad de los beneficiarios del PAMI fue fragmentado, otorgándose segmentos de esa población a otros gerenciadores, que están vinculados con organizaciones corporativas provinciales. Si se tomaran las decisiones políticas necesarias, para concentrar las áreas de competencia mencionadas en la órbita provincial, la Provincia de Buenos Aires podría reunir condiciones para constituir un SegProvS: a) controlando los establecimientos públicos y el IOMA; b) a través del CoReS, si predomina la voluntad política de gerenciar la atención de todos los beneficiarios del PAMI, en una amplia red de nosocomios públicos y privados, y c) por medio del SegPubS, controlando la cobertura de los carenciados.

Tras haber *tipificado* históricamente diversas iniciativas, tendientes a articular los recursos de salud y fortalecer la concentración del poder de decisión en la órbita provincial, corresponde ahora –partiendo de esas experiencias–

[35] FeCliBa: Federación de Clínicas, Sanatorios y Hospitales Privados de la Provincia de Buenos Aires. FeMeBa: Federación Médica de la Provincia de Buenos Aires.

extraer algunas conclusiones acerca de las condiciones que se requieren, para alcanzar un Sistema de Salud conducido desde el gobierno provincial. Una incipiente *taxonomía* debería enumerar una serie de condiciones mínimas necesarias para suponer que cierta organización de recursos y acciones provinciales constituye un *sistema* viable. Es decir, que concentra el control de los medios y las actividades asistenciales, que se realizan en el territorio provincial y cuenta con las diversas fuentes de financiamiento, de modo de posibilitar la cobertura de la totalidad de la población (Arce, 2003):

a) Administración descentralizada de los establecimientos públicos: con capacidad para ejecutar sus respectivos presupuestos y los recursos que recaudan, planificar sus inversiones y articularse en redes con los servicios privados.

b) Capacidad de orientar la gestión de la OS provincial: dado que es la principal compradora de servicios puede influir en el comportamiento de la red de prestadores, incentivando criterios de calidad y orientando la conducta prescriptiva.

c) Reasignación del subsidio a la oferta hacia el subsidio a la demanda: si se implementa la cobertura de los carenciados mediante un seguro estatal, todos los usuarios de servicios públicos contarían con alguna cobertura, con lo que una parte del presupuesto de sostenimiento de los hospitales debería asignarse a dicho seguro.

d) Cobertura de la población carente de capacidad contributiva: implica identificar y cubrir a la población sin cobertura, con financiamiento estatal específico y accesibilidad a la red provincial de servicios públicos y privados.

e) Administración de la red de servicios de los beneficiarios del PAMI: la descentralización de la administración del PAMI, proporcionaría otro instrumento de regulación de los prestadores ya que, junto a la OS provincial, concentraría la mayor parte del financiamiento del sistema.

1.4. Financiamiento externo de los planes del Estado nacional

Este fenómeno es relativamente nuevo, dado que se inicia a mediados de la década del 80 y se extiende hasta el presente, contribuyendo significativamente al incremento de la deuda externa. Entre sus causales pueden reconocerse diversos factores determinantes. Desde el punto de vista externo, el

Banco Mundial (BIRF) y el BID revisaron las prioridades del destino de sus inversiones, incluyendo entre esas prioridades a los sectores sociales. Con esta finalidad, iniciaron las primeras gestiones en la década del 80, para coordinar los objetivos con que orientarían sus préstamos, y suscribieron un documento de intención, con la intervención técnica de la oficina central de la OPS. Por otra parte, en la carta de intención con el FMI, firmada por el Gobierno a principios de 1992, como marco para la renegociación de la deuda externa, se incluyeron aspectos de la reforma del Sector Salud, como la llamada *desregulación* de OS's y la participación de la Medicina Prepaga en la SeS, que fueron ratificados en 2000.

Desde el ángulo nacional, coincidieron varias circunstancias. Por un lado, la paulatina disminución relativa de la participación del Ministerio de Salud de la Nación en el gasto público en salud, desde fines de la década del 50, así como la transferencia de los últimos hospitales de la órbita nacional a sus respectivas jurisdicciones, a partir de la Ley de Presupuesto de 1992. En segundo lugar, la unificación de las transferencias del Estado nacional hacia los estados provinciales, a través de las respectivas carteras de Hacienda, instrumentada a principios de 1991, y la consecuente desaparición de las transferencias entre las carteras de salud. En las circunstancias descriptas, para el Ministerio nacional implicaba ganar liderazgo a través de la supervisión y orientación de fondos provenientes del financiamiento externo, con destino a organismos nacionales y provinciales, constituyendo un medio para fortalecer sus propósitos de intervención en el Sistema.

Por otra parte, las escalas retributivas admitidas por los préstamos son superiores a las del escalafón del personal de línea del Ministerio, de manera que permiten incorporar personal técnico altamente calificado que, aunque formalmente esté asignado a tareas inherentes a las acordadas en los préstamos, contribuyen y refuerzan las actividades del plantel permanente. De este modo, cada nueva gestión ministerial acudía a la designación por este medio de personal calificado, para elaborar los estudios y documentos técnicos que la gestión requiere, eludiendo la pesada herencia *geológica* de numerosos agentes poco capacitados. Por último, en la dinámica administrativa del Poder Ejecutivo Nacional (PEN), los trámites administrativos que implican erogaciones y son girados a la Secretaría de Hacienda, suelen recibir una respuesta más expeditiva cuando los pedidos están vinculados con compromisos externos que cuando derivan de partidas corrientes del presupuesto nacional.

Al igual que con los modelos provinciales de salud, resulta conveniente presentarlos como un cuadro, a fin de facilitar el resumen de los datos principales de los préstamos gestionados durante el período en estudio, incluyendo –cuando fue posible disponer de los datos– los montos comprometidos en concepto de contrapartida nacional y/o provincial. También es apropiado agregar, con carácter ilustrativo, algunos créditos gestionados a partir de principios de 2002, o reasignaciones de préstamos anteriores, en razón de la Ley de Emergencia Sanitaria.

Cuadro N° 11.3: Préstamos de Organismos Internacionales de Crédito al Sector Salud (en millones de dólares)

BID N° 516: Programa de Rehabilitación de la Infraestructura en Salud. Iniciado en 1985, fue reformulado en enero/91 y concluido en diciembre/96. Destino: Originalmente para 11 hospitales de "recambio" de 300 camas, en base a un modelo único, y al *fortalecimiento institucional* de las respectivas áreas, en el marco del Seguro Nacional de Salud. Al reformularse se ejecutaron 4 hospitales en Salta, Chaco, Neuquén y Córdoba (812 camas). Incluyó 40 centros de salud donados por el BID. Un componente de *asistencia técnica* dio origen al Proyecto BID AR120. Desembolso: 45,0 - Contraparte: 62,0 (1)
BIRF N° 2984: Programa Nacional de Asistencia Técnica para la Administración de los Servicios Sociales (PRONATASS). Diversas reformulaciones desde 1988, concluido en junio/94. Destino. Originalmente 4 áreas: desarrollo de los recursos humanos, red de información en salud, descentralización hospitalaria y programa materno-infantil (mapa de grupos de riesgo por consultores de UNICEF en 1991). En sucesivas reformulaciones se orientó a Hospitales Públicos de Autogestión, ANMAT, Programa Nacional de Garantía de Calidad, implementación de bases de datos para las provincias y diversas actividades de capacitación. Desembolso: 28,0 - Contraparte: 20,0 (e)
BIRF N° 3643: Programa Materno-Infantil y Nutricional (PROMIN I). Agosto/93. Destino: Correspondiente al tramo de *inversiones* del estudio de grupos de riesgo efectuado con el Préstamo 2984. Asistencia social y alimentaria a embarazadas y niños menores de 6 años en población con NBI (2) en 7 provincias. Desembolso: 100,0 - Contraparte: 60,0
BIRF N° 4164: Programa Materno-Infantil y Nutricional (PROMIN II). Septiembre/97. Destino: Control sanitario y asistencia alimentaria a embarazadas y niños menores de 6 años en 25 áreas seleccionadas. Desembolso: 100,0 - Contraparte: 71,0 (3)
BIRF N° 3931: Programa de Reforma del Sector Provincial Salud (PRESSAL). Enero/96.

Destino: Asistencia técnica e inversiones para el desarrollo del modelo de Hospitales Públicos de Autogestión (HPA). Experiencia piloto en 15 hospitales: 5 de la Ciudad de Buenos Aires, 5 de la provincia de Buenos Aires y 5 de Mendoza.
Desembolso: 101,4 - Contraparte: 43,3

BID N° 619 - BIRF N° 3280: Programa de Saneamiento Financiero y Desarrollo Económico de las Provincias Argentinas (Provincias I y II, Ministerio del Interior).
Destino: Santiago del Estero, Río Negro, Formosa y Salta lo destinaron a recursos de salud. Se distribuyó según las alícuotas de coparticipación federal.
Desembolso: 53,5 (e) - Contraparte: 23,4 (e)

BIRF N° 4002: Programa de Reconversión de Obras Sociales e INSSJP (4) (PROS I). Abril/96.
Destino: Reconvertir la administración de OS's y resolver deudas por un 50 % de lo devengado: US$ 100 millones a 30 OS's seleccionadas y 150 al PAMI (4).
Desembolso: 250,0 - Contraparte: 275,0 (e)

BIRF N° 4003: Programa de Reconversión de Obras Sociales e INSSJP (PROS II). Abril/96.
Destino: Reconvertir la administración de Obras Sociales y resolver deudas por un 50 % de lo devengado: US$ 50 millones destinados a 30 Obras Sociales seleccionadas y 50 al PAMI.
Desembolso: 100,0 - Contraparte: 125,0 (e)

BIRF N° 4004: Programa de Reconversión de Obras Sociales e INSSJP (PROS III). Abril/96.
Destino: Reconvertir la administración de OS's y resolver deudas por un 50 % de lo devengado.
Desembolso: 25,0 - Contraparte: 5,0 (e)

BID N° 1193: Proviene de la reformulación del Proyecto AR120 elaborado en el marco del Préstamo 516. Programa de Reforma de Atención Primaria de la Salud (PROAPS). Agosto/99.
Destino: El Proyecto AR120 estaba destinado a políticas y estrategias de salud, análisis del parque tecnológico, saneamiento básico rural, educación para la salud e institutos y laboratorios nacionales. Al reformularse se orientó al desarrollo de médicos de cabecera y servicios de atención médica primaria, actualmente limitado a Salta, La Pampa y Córdoba. Durante la Emergencia Sanitaria de 2002, una parte fue reasignada al Programa Remediar.
Desembolso: 100,0 - Contraparte: 77,0

BIRF N° 4168: Programa LUSIDA. Septiembre/97.
Destino: Proyecto de prevención, control, asistencia e investigación del SIDA y enfermedades de transmisión sexual.
Desembolso: 15,0 - Contraparte: 15,0

BIRF N° 4516: Programa VIGI-A. Octubre/00.
Destino: Vigilancia epidemiológica de la salud, organización de red nacional de laboratorios y control de enfermedades transmisibles.
Desembolso: 52,5 - Contraparte: 22,5

BID-BIRF: Todos los préstamos
Destino: Subtotal del período comprendido entre julio de 1989 y diciembre de 2001, inclusive. Todos los conceptos ejecutados.
Desembolsos: 970,4 - Contrapartes: 799,2

Fuente: elaboración propia en base a información de los Ministerios de Economía y Salud, y las representaciones locales de BID y BIRF.
(1) US$ 17 millones a cargo de nación y 45 a cargo de las provincias.
(2) NBI: necesidades básicas insatisfechas.
(3) US$ 50 millones a cargo de nación y 21 a cargo de las provincias.
(4) INSSJP: Instituto Nacional de Servicios Sociales para Jubilados y Pensionados. PAMI: Programa de Asistencia Médica Integral del INSSJP, que ocupa en el lenguaje corriente la denominación del Instituto.
(e) Estimativo.

Con posterioridad al período estudiado, en función de la Emergencia Sanitaria declarada en 2002, se reasignaron fondos del BIRF provenientes de otras áreas de gobierno a los Programas VIGI-A y PROMIN II, por un total de US$ 140 millones. Asimismo, se gestionó el crédito del BIRF 7199, sobre Ajuste Sectorial para Apoyar las Actividades del Seguro Materno-Infantil, por un desembolso del orden de los US$ 750 millones.

Una estimación grosera del peso que han tenido los recursos provenientes del financiamiento externo al Sector Salud debe tener en cuenta que el Ministerio de Salud de la Nación es quien actuó como gestor y principal contraparte local, en la tramitación y administración de los respectivos convenios, aunque la totalidad de los fondos en concepto de contraparte no fueran aportados por el Presupuesto Nacional. Pero seguramente las participaciones provinciales fueron deducidas de transferencias coparticipables del Tesoro Nacional. Los datos exhibidos en el cuadro precedente suman US$ 1.769,6 millones, entre desembolsos de los bancos y contrapartidas locales. Haciendo un ejercicio simple, que arbitrariamente suponga que los fondos hayan sido equitativamente asignados, durante los 12 años del período 1989 a 2001, correspondería un promedio de unos US$ 147,5 millones anuales. El peso de ese monto es significativo, comparado con la participación de la jurisdicción estatal nacional en el gasto en Salud, que promedió la ejecución de entre US$ 600 y 700 millones en el mismo período (2 a 3% del gasto global del Sector). Además, Salud habría contribuido con US$ 970,4 millones a la deuda externa del país acumulada en ese período.

Algunos comentarios finales. Diversas opiniones oficiosas de organismos ajenos al área de Salud y de unidades ejecutoras de los propios bancos apuntan que –en líneas generales– el Ministerio de Salud ha mostrado un desempeño globalmente ineficiente, en la ejecución de los apoyos financieros internacionales. En primera instancia, por los reiterados relevos de funcionarios que determinaron sucesivas reformulaciones; en segundo lugar, por un inadecuado empleo de estos recursos, asignándolos con frecuencia a personal insuficientemente capacitado, o a actividades que deberían ser realizadas por personal de línea. Por último, por una deficiente formulación de políticas y objetivos, que encuadren de manera pertinente estos recursos extraordinarios. Como ya se dijo, el personal de línea de los organismos ministeriales presenta un escaso nivel de calificación y una marcada inamovilidad administrativa; de manera que los funcionarios sectoriales han recurrido a contrataciones transitorias a través de estos créditos, con el fin de designar personal de confianza o fortalecer la capacidad técnica de sus dependencias.

También hay que señalar la significación que las remesas *externas* de fondos tienen para los funcionarios del Sector Salud de cualquier jurisdicción provincial. Los recursos presupuestarios se asignan en más del 80% al pago de sueldos al personal y las inversiones en bienes y servicios están predeterminadas a destinos difícilmente modificables. De modo que la capacidad de innovación de los niveles decisorios está fuertemente acotada por presupuestos históricos poco flexibles. Además, en la práctica corriente, la liberación de las partidas presupuestarias debe ser gestionada ante el organismo de Hacienda de la respectiva jurisdicción, que asigna los créditos en función de su disponibilidad de caja. Por consiguiente, los *fondos externos* –cuyo destino está previamente comprometido– proporcionan al funcionario de Salud un instrumento relativamente autónomo en el ejercicio de sus funciones. La misma significación que tenían en las autoridades sanitarias provinciales los *fondos PAS*, que se recibían directamente desde al área de Salud nacional. Estos hechos contribuyen a explicar la magnitud del empleo de *recursos extraordinarios*, para realizar acciones que deberían llevarse a cabo con *partidas ordinarias*.

2. Configuración de los prestadores de servicios de salud

Este apartado tiene la finalidad de analizar las tendencias que se han producido durante el período en estudio en los prestadores públicos y privados, así como los rasgos de su comportamiento microeconómico, en función de las circunstancias cambiantes del Sector. Los efectores estatales y no estatales serán abordados en dos apartados diferentes. Previamente, se dedicará un apartado a dimensionar los diversos componentes de los recursos asistenciales: establecimientos con y sin internación, recursos humanos y tecnología de diagnóstico y tratamiento. De este modo, se anticipará una magnitud aproximada de los recursos, cuyo comportamiento se analizará después.

2.1. Componentes y magnitud de los recursos asistenciales

Sintéticamente, puede plantearse que la Argentina está sobredimensionada en su disponibilidad de camas de internación, profesionales de la salud y tecnología de alta complejidad. En cambio, es deficitaria en servicios de atención primaria, personal de enfermería y acciones de prevención y promoción de la salud. Estas afirmaciones no son arbitrarias: forman parte de la observación empírica de los actores del Sector, han sido manifestadas en diversos trabajos de análisis del Sistema y están respaldadas por múltiples datos cuantitativos que describen los recursos asistenciales. Las causas de esta distorsión en la disponibilidad de recursos, naturalmente, son múltiples. Sólo se mencionarán aquí algunas, sin la pretensión de agotar la enumeración:

a) habitualmente, las OS's han volcado la mayor parte de sus erogaciones hacia el subsector privado, de modo que –durante las décadas de los '60, '70 y '80– determinaron un marcado crecimiento en camas y establecimientos privados;
b) la tendencia común de los prestadores –como estrategia competitiva de diferenciación– fue orientada a adquirir equipamiento de alta complejidad, antes que a invertir en el mejoramiento de la infraestructura y la organización de sus establecimientos;

c) la marcada presión política sobre las autoridades universitarias ha obstaculizado las iniciativas para restringir el ingreso en las carreras en ciencias médicas, determinado una matriculación que excede las necesidades del mercado de trabajo y supera holgadamente el crecimiento de la población;
d) la profesión de Enfermería está desjerarquizada y las retribuciones no resultan atractivas para alentar el ingreso en las escuelas profesionales; existe una alta proporción de personal de baja calificación y capacitación empírica;
e) la configuración del Sector en la Argentina ha posibilitado que sea la oferta la que determine el comportamiento de la demanda; de manera que el desequilibrio mencionado en la oferta de algunos recursos fue incentivado por un modelo prestacional con una actitud reparadora antes que preventiva, tendiente a privilegiar las prestaciones de alta complejidad, en desmedro del 1er nivel de atención.

En el Cuadro Nº 11.4 puede observarse el acentuado crecimiento en establecimientos y camas del subsector privado entre 1980 y 1995, frente a una disminución relativa del peso del subsector público en nosocomios con y sin internación. En términos de camas de internación, se destaca la diferencia de comportamiento, ya que las privadas aumentaron un 44,2%, mientras que las públicas decrecieron un 7,6%. El crecimiento relativo del subsector privado es más evidente en los nosocomios sin internación, donde casi triplican la oferta, mientras que los públicos la aumentan en un 65%. El comportamiento de ambos subsectores fue muy diferente también en lo relativo al tipo de servicios ambulatorios: mientras en los públicos predominaron centros de salud y servicios de atención primaria, en los privados se canalizaron inversiones hacia centros de diagnóstico (análisis clínicos e imágenes) e institutos especializados (oftalmología, ORL, cardiología, nefrología, etcétera).

Cuadro N° 11.4: Establecimientos de atención médica y camas de internación según catastros de 1980 y 1995

Catastros	1980 (1)		1995 (2)		Variación
Establecimientos:	Cantidad	%	Cantidad	%	%
Con Internación	3.013	33.3	3.310	20.6	9.9
-Públicos	1.177	13.0	1.231	7.7	4.6
-Obras Sociales	113	1.3	55	0.3	-51.3
-Privados	1.723	19.0	2.021	12.6	17.3
-Mixtos	n/c	n/c	3	0.0	———
Sin Internación	6.038	66.7	12.775	79.4	111.6
-Públicos	3.471	38.3	5.740	35.7	65.4
-Obras Sociales	251	2.8	167	1.0	-33.5
-Privados	2.316	25.6	6.852	42.6	195.9
-Mixtos	n/c	n/c	16	0.1	———
Total	9.051	100.0	16.085	100.0	77.7

Camas disponibles:	Cantidad	%	Cantidad	%	%
Públicas	91.034	62.5	84.094	54.0	-7.6
Obras Sociales	8.045	5.5	4.375	2.8	-45.6
Privadas	46.611	32.0	67.280	43.2	44.2
Mixtas	n/c	n/c	82	0.0	———
Total	145.960	100.0	155.749	100.0	6.8
Camas cada 1000 habitantes	5.21		4.55		-13.7

Fuente: Ministerio de Salud y Acción Social, 1997.
Los datos de 1980 han sido ajustados según la definiciones empleadas en la actualización de la Guía de Establecimientos Asistenciales de la República Argentina, 1995.
Los establecimientos sin internación incluyen los que también cuentan con Internación Breve u Hospital de Día.
n/c = no corresponde.

El Cuadro N° 11.5 muestra una leve reducción del promedio general de camas por establecimiento, entre los dos catastros. Dicho promedio se reduce en los establecimientos públicos, en tanto se incrementa significativamente en los privados. Sin embargo, cabe señalar que la magnitud en camas de los privados es aproximadamente la mitad de la de los públicos. Es decir, los privados fueron más dinámicos en la creación de nuevas instituciones, pero su capacidad de inversión fue más limitada y orientada por criterios de costo/beneficio.

Cuadro N° 11.5: Promedio de camas disponibles por establecimiento, según dependencia administrativa; años 1980 y 1995

Año	Total	Públicos	Obras Sociales	Privados	Mixtas
1980	48,4	77,3	71,2	27,1	n/c
1995	47,1	68,3	79,5	33,2	27,3

Fuente: Ministerio de Salud y Acción Social, 1997.
n/c = no corresponde.

La estimación de la cantidad real de recursos humanos ha sido siempre dificultosa, dado que los catastros sanitarios registran puestos de trabajo y no personas. Teniendo en cuenta que la conducta habitual de profesionales y trabajadores no universitarios del Sector es la dedicación parcial a cada puesto y el pluriempleo, la sumatoria de puestos excede largamente la cantidad real de trabajadores. La distribución del personal de salud por categorías del cuadro N° 11.6 muestra la existencia de casi 110.000 médicos, frente a 86.000 trabajadores de Enfermería; pero sólo 1/3 de éstos cuentan con capacitación profesional, mientras que el resto son auxiliares o empíricos. En 1980, alrededor de la mitad de este personal de Enfermería escasamente calificado estaba constituida por empíricos; pero, algunos esfuerzos en la capacitación de personal empírico, permiten suponer que actualmente sólo representan entre el 5 y 10% de esta fuerza de trabajo.

Cuadro Nº 11.6: Categorías profesionales en los recursos humanos del Sector Salud

Categoría	Número	Porcentaje
Médicos	108.800	24.7%
Odontólogos	28.900	6.6%
Farmacéuticos	15.300	3.5%
Bioquímicos	11.100	2.5%
Psicólogos	43.000	9.8%
Kinesiólogos	9.800	2.2%
Dietistas/Nutricionistas	5.300	1.2%
Enfermeros	29.000	6.6%
Auxiliares de enfermería y empíricos	57.000	13.0%
Ingenieros sanitarios	1.000	0.2%
Trabajadores sociales	3.300	0.7%
Veterinarios	13.000	3.0%
Técnicos (excluidos profesionales)	11.100	2.5%
Administrativos y servicios generales	103.500	23.5%
Total	440.100	100.0%

Fuente: Abramzon y col., 2001.

La distribución de los profesionales es muy heterogénea. Los médicos se encuentran en proporción a los habitantes, en un rango 10 veces mayor en la Ciudad de Buenos Aires que, por ejemplo, en Tierra del Fuego (1 cada 95 contra 1 cada 962 en 1998). La disparidad es más acentuada en lo referente a odontólogos. De cualquier modo, en función de la *plétora* médica, son muy pocas las zonas del país donde hoy pueda observarse una carencia total de médicos, ya que desde hace varias décadas la tasa de crecimiento de la población médica supera a la de la población general (Mera-Bello, 2003: 74-76). Es notorio que la concentración de médicos del país está entre las primeras del mundo. Además, la observación empírica del mercado de trabajo permite afirmar que también hay una sobreoferta general de odontólogos, bioquímicos y psicólogos; además, estimaciones recientes suponen que la población médica ha llegado a cerca de los 140.000.

La incorporación de tecnología al Sistema de Salud ha tenido un comportamiento inesperado. La situación económica coyunturalmente favorable para importar –existente entre 1977 y 1981– determinó la primera *oleada* de importaciones masivas. Sin embargo, como han señalado otros autores (Katz, 1995; Tafani, 1997), esa *oleada* de actualización de equipos biomédicos tuvo un efecto reproductivo sobre el mercado de salud, de modo que quienes lograron sostenerse y refinanciar sus deudas determinaron una demanda persistente de nuevo equipamiento con tecnología innovativa. El cuadro Nº 11.7 muestra la permanencia de este fenómeno. Los datos no alcanzan a completar el período en estudio y, dado que están expresados en pesos, los años 1989 a 1991 inclusive no son comparables con los demás, ya que es a partir de abril de 1991 que se pone en vigencia la paridad $ 1 = US$ 1, establecida por el Plan de Convertibilidad. La caída de 1995 es posible que refleje las consecuencias del llamado "efecto tequila". Probablemente el mismo fenómeno se haya mantenido hasta 2001, con una moderada retracción recesiva desde 1998 y una notoria caída de importaciones, a partir de la devaluación de enero de 2002. Sin embargo, desde el inicio de la curva de recuperación económica de 2003 se ha reanudado la renovación de equipos.

Cuadro Nº 11.7: Importación de bienes de capital con destino al Sector Salud (en miles de $)

Tipificación de bienes	1989	1990	1991	1992	1993	1994	1995
1. Instrum. y aparatos medicina, cirugía y veterinaria	11.380	10.178	22.897	75.542	68.814	102.351	54.003
2. Aparatos de rayos X o de sustancias radioactivas	4.091	3.320	18.145	36.265	31.346	54.844	32.110
3. Camiones o furgones para usos especiales	2.735	3.517	1.483	6.506	11.132	19.101	11.816
4. Aparatos electromédicos, excepto radiológicos	3.863	3.202	18.255	15.112	6.745	15.043	32.230
5. Equipos de oficina y cálculo, máquinas no especif.	987	829	2.502	4.075	5.985	8.009	5.888

Tipificación de bienes	1989	1990	1991	1992	1993	1994	1995
6. Mobiliario uso médic.-quir., mesas oper., camas hosp.	4	109	354	4.749	5.504	9.100	6.338
7. Apar. mecanoterapia, respiradores, ozonoterapia	719	1.173	1.824	3.834	4.634	6.053	4.787
8. Aparatos e instrumental óptica	283	299	1.370	1.795	2.002	1.323	1.114
9. Instrumental odontología	1.110	740	2.606	1.276	1.488	1.879	1.138
10. Máquinas de filtrado de líquidos o gases	240	208	439	775	1.095	1.746	2.390
Total	**25.412**	**23.575**	**69.875**	**149.929**	**138.763**	**219.449**	**151.814**
Rubro 1 sobre el total	0,45	0,43	0,33	0,50	0,50	0,47	0,36
Rubro 1,2,3 y 4 sobre el total	0,87	0,86	0,87	0,89	0,85	0,87	0,86
Rubro 6 sobre el total	0,00	0,00	0,00	0,03	0,04	0,04	0,04

Fuente: Informe Económico 1994, Ministerio de Economía (extraído de Tafani, 1997).

El crecimiento de los establecimientos ambulatorios totales a más del doble, así como las diferencias en los objetivos, que motivaron las iniciativas públicas y privadas –comentadas anteriormente– también explican en parte el comportamiento de las inversiones en tecnología. No sólo crecieron abruptamente en conjunto durante este período, sino que en su mayor parte los inversores provinieron del subsector privado y se concentraron en las áreas densamente pobladas, donde se garantizan mayores utilidades de explotación, tal como ya había sido mostrado en 1985 (Secretaría de Salud, 1986). El fenómeno descripto muestra también –indirectamente– que una parte de los prestadores privados comenzó a diferenciarse, a través de su capacidad de acumulación e inversión en bienes de capital. Esta diferenciación se analizará detenidamente más adelante.

En síntesis, la dispersión del poder de decisión en un Sistema de Salud fragmentado, la sucesión de etapas con diferentes políticas y escenarios económicos, la dificultad de las autoridades para regular y orientar el sistema, así como objetivos contrapuestos por parte de los actores sectoriales, cuyas acciones tienden a neutralizarse entre sí, configuran las causas principales del panorama de asignación inadecuada de recursos, planteado al comienzo de este capítulo.

2.2. Comportamiento de los prestadores públicos

El comportamiento de los establecimientos públicos está signado en esta etapa por el proceso de descentralización hospitalaria, que se lleva a cabo en la Argentina desde 1957. Sin embargo, conviene recordar brevemente algunos precedentes de *desconcentración jurisdiccional*. La transferencia de los hospitales públicos desde la jurisdicción nacional hacia las provinciales, por convenios con las respectivas provincias y sucesivas leyes nacionales, se concreta entre 1961 y 1992. Como hitos importantes, debe recordarse: a) la Ley 16.432 del Presupuesto 1962, a través de la cual se instrumentó la transferencia de hospitales nacionales a las provincias de Santa Cruz, Formosa, Tucumán y Córdoba; b) la Ley 18.586/68, en cuyo marco se suscribieron convenios de reciprocidad con otras provincias; c) la Ley 21.883/78, que transfirió 65 establecimientos de la jurisdicción nacional, excepto algunos ubicados en la Capital Federal y la provincia de Buenos Aires y, d) la ya mencionada Ley 24.061/91 del Presupuesto del Ejercicio '92, transfiriendo los últimos hospitales nacionales. También deben recordarse proyectos tendientes a *descentralizar* y agilizar la administración de los nosocomios. El proyecto del Ministerio de Salud de la provincia de Buenos Aires de 1960, que implementó los *hospitales de reforma*. La Ley 17.102/67 de Servicios de Atención Médica Integral para la Comunidad (SAMIC), que encuadró un número amplio de establecimientos de todo el país, pero ahora sólo rige aún en unos pocos, entre ellos el Hospital Garrahan. Finalmente, la Ley 19.337/71 que dotaba a los hospitales nacionales de mayor autonomía (véase Capítulo 9).

Dentro de este período, el Decreto N° 578/93 definió el Hospital Público de Autogestión (HPA) y las condiciones que debía reunir para adquirir esa calificación. Asimismo expresaba la intención de la autoridad sanitaria nacional, de trasladar paulatinamente el tradicional *subsidio a la oferta* de los nosocomios, hacia el *subsidio a la demanda* de servicios generada por la población sin cobertura médica. Con un cambio de denominación, fue ratificado por el Gobierno siguiente, mediante el Decreto N° 939/00, que creó el régimen de Hospitales Públicos de Gestión Descentralizada (HPGD). La factibilidad de esos objetivos está fuertemente condicionada –en primer lugar– por la necesidad de implementar el *empadronamiento unificado* de los trabajadores en relación de dependencia y sus grupos familiares, así como un *registro unificado de los carenciados*. El primer requisito fue cumplido, por medio de la Clave Única de Identificación Laboral (CUIL). En cambio, no fue posible trasladar ese empadronamiento a una única tarjeta de identificación de los beneficiarios de OS's, que permita establecer la institución que lo cubre, las características básicas de esa cobertura y la verificación de la condición de beneficiario.

Un análisis más minucioso sobre la reconversión del financiamiento de los hospitales, así como la caracterización de su operatoria habitual podría completar la visión del comportamiento de los prestadores públicos, pero será tratado en el capítulo 12.

2.3. Comportamiento de los prestadores privados

El sector *prestador privado* de la Argentina está integrado por un espectro de instituciones de variada finalidad: centros médicos ambulatorios, institutos especializados, centros ambulatorios de diagnóstico, sanatorios generales o especializados con internación y hospitales de comunidades extranjeras. También se considera dentro de este sector a los profesionales individuales –ya sea que ejerzan en su propio consultorio o en una institución– sin relación de dependencia. Las consideraciones que ocupan este apartado están principalmente dirigidas a la franja *institucional* de establecimientos generales de agudos con internación, aunque a veces también alcanzan a otras variables institucionales. De esta franja, unas pocas instituciones de las grandes ciudades operan en condiciones verdaderamente privadas, al vender sus servicios con alguna autonomía para fijar los precios. En cambio, la inmensa mayoría de los sanatorios y clínicas del país se desenvolvió desde la década del 60, prestando servicios a las OS's mediante aranceles rígidamente regulados, facturando a través de asociaciones sanatoriales o médicas (en este caso denominadas *camas gremiales*). Conviene acotar que, aunque sólo un 46% de las camas son privadas, desde el punto de vista de la estructura de pagos de las OS's, suelen representar entre unas 3/4 y 4/5 partes de los montos comprometidos, para nosocomios que promedian de mitad de camas que los públicos. La microeconomía de estas pequeñas unidades asistenciales ya fue tratada en el capítulo 8.

A partir de las crisis hiperinflacionaria, las OS's comenzaron a buscar contrataciones distintas, que redujeran sus riesgos. Grupos de sanatorios –ya no todo el padrón de la entidad gremial– admitieron contratos *por capitación* o *aranceles globalizados*. También empezaron a requerir la racionalidad de una empresa sanatorial integrada, donde todos procuraran la *eficiencia global* y el mejor rendimiento se obtuviera en base a la *economía general* de la organización asistencial. El riesgo financiero fue trasladándose hacia el *interior* de la institución prestadora, y ésta tuvo que discutir con qué criterios se iba a llevar a cabo la distribución interna de los ingresos. En lo relativo a la comercialización, aquellas clínicas tuvieron ahora que asociarse a *redes de establecimientos*, trabajando por *precios menores*, con una auditoría médica más estricta y procurando diversificar el *mix* de su clientela. En este proceso, se fue gestando una *concentración de capitales* y una *economía de escala superior*, en las nuevas ofertas competitivas de servicios. A través de esa evolución fueron conformándose nuevos actores dentro del Sector, que actuando como intermediarios en la relación entre prestadores y prestatarios, estaban en condiciones de absorber el riesgo financiero que estaba siendo transferido desde los últimos hacia los primeros. Fueron identificados genéricamente como *gerenciadores* por su función en la administración de redes, pero estaban integrados por empresas de naturaleza diferente. Algunos provenían de un conjunto de médicos o sanatorios desprendidos de una entidad gremial de prestadores; otros estaban relacionados con sindicalistas provenientes de OS's; por último, empresarios del Sector se asociaban para participar en una nueva unidad de negocios. Pero los comportamientos fueron diferentes, según el grado de autonomía empresaria de cada institución.

Los caminos seguidos en la evolución hacia empresas competitivas tuvieron dos vertientes principales, cuyo desenvolvimiento se encuentra aún en curso. La *integración* económica de las microempresas que cohabitaban en un sanatorio para constituir una empresa de escala superior no se agotó en la reconversión del establecimiento individual. El conjunto de unidades asistenciales que conformaban una *red de establecimientos* se vieron obligadas en algún momento a constituir empresas mayores con múltiples puertas de acceso. Necesitaban integrar sus inversiones tecnológicas, de modo que la carga de trabajo alcanzara para amortizar los aparatos. Un paulatino cambio de conducta, apremiado por las circunstancias, desde la clínica pensada como *servicio propio* de un grupo de médicos, a la lógica de una *empresa de atención médica*. Una parte de la capacidad instalada privada, que puede estimarse en alrededor de un 40% de los establecimientos, siguió o está siguiendo este camino. El resto no lograron diferenciarse como unidades de negocios, mantuvieron su condición de dependientes del comprador *monopsónico*[36] de sus servicios, el PAMI y la OS provincial: pasaron de *PAMI-dependientes* a *gerenciador-dependientes*. Constituyen grandes redes de pequeños prestadores *cartelizados*, cautivos de una estructura dirigencial que les provee seguros de mala praxis y de ingresos mínimos, gestiona algunas de sus compras de insumos, organiza sus congresos y ferias anuales y, sobre todo, administra los contratos. A diferencia de otros *cartels*, basados en alianzas de grandes empresas con la finalidad de *monopolizar* la oferta, esta franja representa asociaciones de miniproductores en función de un comprador *monopsónico* de su oferta.

El primer grupo, integrado por sanatorios privados con fines de lucro, con mayor capacidad para acumular capital y reconvertirse como empresas de servicios, constituyen entre 600 y 800 establecimientos, se agruparon en ADeCRA-ConfeSalud[37], con un promedio de más de 60 camas por institución. El grupo más numeroso, entre 1.000 y 1.200 unidades que promedian menos de 30 camas, funcionan como semicooperativas de médicos, aunque jurídicamente constituyan formas societarias diferentes. Son los que tienen su viabilidad más comprometida como empresas independientes y están nucleados en CAES-ConFeCliSa[38]. Este sector es el que ha mostrado la mayor capacidad de

[36]Monopsonio: concentración de la demanda o compra de servicios.

[37] ADeCRA: Asociación de Clínicas, Sanatorios y Hospitales Privados de la República Argentina; entidad gremial de 3er grado, resultante de la fusión de ADeCCA (Asociación de Clínicas de la Capital Federal) y CASI (Cámara Argentina de Sanatorios Independientes). ConfeSalud: Consejo Federal de Empresas de Salud; resultante de la convergencia de varias asociaciones locales desprendidas de ConFeCliSa. Actualmente este grupo está integrado dentro de ADeCRA. Un dirigente, Francisco Díaz, facilitó esta confluencia generando otra entidad de 3er grado diferente de la del grupo ConFeCliSa.

[38] CAES: Cámara Argentina de Empresas de Salud; asociación empresarial constituida por ConFeCliSa a principios de la década del 90. ConFeCliSa: Confederación Argentina de Clínicas, Sanatorios y Hospitales Privados; la 1ª entidad gremial de 3er grado y única representación sanatorial hasta mediados de la década del 80. El dirigente que motorizó este *holding* poderoso, nucleando pequeños prestadores de todo el país, fue Norberto Larroca.

presión y *lobby* ante las autoridades sanitarias, los directivos de OS's provinciales y el PAMI; incluso retiene la representación argentina ante organizaciones sectoriales internacionales, como la Federación Latinoamericana de Hospitales (FLH) y la Federación Internacional de Hospitales (FIH). Por último, los hospitales privados de comunidades extranjeras y los de origen confesional sin fines de lucro, menos de 20 instituciones, son en general los de mayor solidez económica y se agruparon en ACAMI[39]. Lo curioso, aquí, es que son liderados por la más poderosa OS de personal de dirección, OSDE, cuyas necesidades y objetivos son diferentes a los de sus establecimientos asociados.

El grupo identificado con CAES-ConFeCliSa –que caracterizamos como *cartelizado*– es una organización de tipo *holding*, que no responde en realidad a una alianza de empresas, sino a una estructura piramidal de dirigentes que sostiene la unidad del grupo. Al menos desde julio de 2002, el conjunto de instituciones que lo integran se denomina "Argentina Salud-Comunidad Económico Social", compuesto por las siguientes entidades: a) ConFeCliSa como entidad gremial de 3er grado; b) CAES como cámara, asociada a otras centrales empresarias de servicios; c) Fundación Docencia e Investigación, compartida con el sindicato del sector (FATSA[40]), dedicada a la capacitación de personal empírico de Enfermería; d) Argentina Salud Privada, para la importación y exportación de insumos sanitarios; e) Mutual Responsabilidad Profesional, para seguros de mala praxis; f) ASSPE, cobertura de salud; g) Argentina Salud y Vida, seguros de ingresos mínimos, y h) Argentina Soluciones Financieras, planes financieros y cobranza de deudas. El financiamiento de la Fundación Docencia e Investigación proviene de una contribución del 2% de la nómina salarial, homologada por convenio colectivo de trabajo. Éste es uno de los motivos determinantes de la migración de una parte significativa de los prestadores hacia la otra entidad gremial de 3er grado, que luego constituyeron ADeCRA.

---

[39] ACAMI: Asociación Civil de Actividades Médicas Integradas; impulsada inicialmente por OSDE, reúne a los establecimientos privados sin fines de lucro –hospitales de comunidades extranjeras, establecimientos confesionales y otros– y otras OS's de personal de dirección.

[40] FATSA: Federación Argentina de Trabajadores de la Sanidad y Afines; entidad gremial de 3er grado que nuclea a los trabajadores de instituciones privadas de salud de cualquier naturaleza, adhiere al sector sindical identificado como "los gordos" de la CGT, en la jerga periodística. Conviene señalar que FATSA tradicionalmente se ha destacado en el sindicalismo, por aportar dirigentes de marcada relevancia intelectual sobre sus pares, como Amado Olmos, Otto Calace y el actual Carlos West Ocampo.

En síntesis, los prestadores privados de servicios de salud constituyen un conjunto muy heterogéneo de instituciones, que se encuentra en una dinámica evolución. Todos están transitando su adecuación a los cambios en la operatoria del Sistema, así como a las inestables condiciones de la macroeconomía del país. El factor tecnológico, por las inversiones en renovación de equipamiento y las deudas en moneda extranjera que implica, es uno de los determinantes principales que condicionan su comportamiento individual como empresas. Pero los frecuentes cambios políticos en la conducción de las OS's provinciales y el PAMI que, por su poder de compra de servicios representan formidables reguladores del mercado, actúan como determinantes hegemónicos de su evolución. Las OS's nacionales, en conjunto, no tienen tanta influencia en la economía de cada prestador, porque su significación en la cartera de clientes es mucho menor que las anteriores. Por último, las EMP's y las OS's de personal de dirección sólo tienen relevancia cuantitativa entre los prestadores de las grandes ciudades, dado que es donde se concentra la población de mayor poder adquisitivo y, por consiguiente, sus mayores carteras de beneficiarios.

3. Configuración de la cobertura de servicios de salud

Referirse a la cobertura de servicios de salud no siempre significa hablar de actores diferentes a los abordados en el apartado de los prestadores. En muchos casos, son los mismos actores cumpliendo funciones diferentes, o entidades de cobertura que tienen la misma dependencia que las que cumplen tareas asistenciales. Por este motivo, en este apartado dichos actores serán abordados en tanto financiadores o aseguradores de la atención de la salud de la población. Para tener una visión inicial de la magnitud relativa de las diversas fuentes de cobertura de la población, en el cuadro N° 11.8 se muestran las dimensiones de los segmentos de población cubiertos y los recursos que se invierten en su atención. La comparación entre el peso porcentual de los segmentos de población y los recursos que insumen permite inferir los diferentes niveles de consumo asistencial que posibilita cada tipo de cobertura.

Cuadro N° 11.8: Modalidades de aseguramiento según población cubierta y recursos invertidos en 2003

Segmento de población	Aseguramiento	Población		Recursos	
		millones	%	Millones $	%
Trabajadores activos públicos y privados con familiares	OS's sindicales	6,6	18,2	3.155	17,3
	OS's personal direcc.	0,6	1,7	957	5,2
	Otros tipos de OS's	0,5	1,4	325	1,8
Monotributistas y servicio doméstico registrado	OS's sindicales	0,5	1,4	120	0,7
Trabajadores pasivos públicos y privados nacionales	INSSJP (PAMI)	3,9	10,8	2.753	15,0
Trabajadores activos y pasivos sector público provincial	OS's provinciales	5,1	14,1	2.155	11,8
Subtotal Seguridad Social		17,0	47,5	9.465	51,8
Trabajadores autónomos o no registrados con recursos	Empresas de Medicina Prepaga	3,2	8,8	2.912	15,9
Beneficiarios de pensiones no contributivas	Programa Federal (ProFe)	0,4	1,1	110	0,6
Trabajadores autónomos o no registrados sin recursos	Sin cobertura	15,4	42,5	5.798	31,7
Total población		36,2	100,0	18.285	100,0

Fuente: elaboración propia en base a datos de Colina y col., 2004.

3.1. Operatoria habitual de los servicios públicos

El subsistema de servicios públicos se encuentra abierto a toda la población, el hospital es "público y gratuito". Esta afirmación expresa una constante política, proveniente de la primera mitad del siglo XX, cuya retórica nadie se atreve a contradecir. Sin embargo, en la mayor parte de estos hospitales se factura a la entidad aseguradora, de modo que para los usuarios que están cubiertos por una OS o una EMP, el hospital público no es *gratuito*, siempre que hayan declarado su cobertura. Si el paciente no declara su cobertura y goza de una atención sin cargo, se dice que implica un *subsidio indirecto* desde el subsector público al de la SeS. Pero el ciudadano que tiene capacidad contributiva no sólo contribuye a los fondos específicos de la SeS, sino también a otros impuestos generales, que alimentan las rentas generales del Estado y sostienen los servicios públicos. Por consiguiente, debería gozar de todos los derechos como usuario. Sin embargo, sólo la población carente de capacidad contributiva tiene *pleno derecho* a esa *gratuidad*, pese a que está habitualmente vinculada con la economía informal, habita viviendas precarias y no contribuye a los impuestos generales, salvo en los gravámenes asociados al consumo, como el IVA. Hasta fines de 2001, aproximadamente 1/3 de la población era usuaria habitual de los servicios públicos sin contar con cobertura, con un gasto promedio que, hacia 1995 se estimaba en unos US$ 17 por persona y por mes (véase cuadro Nº 11.15). Según las zonas del país, los pacientes sin cobertura que concurrían a hospitales públicos constituían entre el 50 y 80% de la demanda de cada hospital. Pero en las sucesivas circunstancias de crisis financiera de las OS's, los hospitales han actuado como válvula asistencial de los cortes de servicios, con que los prestadores suelen sancionarlas. Esta situación se agravó a partir de 2002, en que la mitad de la población pasó a la condición de carenciada.

El comportamiento microeconómico de los hospitales será analizado en el capítulo 12, pero puede sintetizarse aquí que la calidad humana y administrativa del funcionamiento de los hospitales públicos es deficiente, aunque habitualmente la calidad técnica de la atención médica es de alta jerarquía. Los rasgos de este comportamiento provienen de un marcado arraigo cultural, tanto en la población usuaria, como en el personal hospitalario. Es improbable que puedan modificarse estas conductas con medidas parciales, sin abordar las condiciones estructurales de fondo. El hospital debe ser una *empresa pública de servicios*. El Estado debería hacerse cargo de subsidiar a la población carenciada mediante un seguro público, reasignando paulatinamente recursos destinados a atender sus erogaciones corrientes. Debe admitirse entonces que el hospital es *público* pero no *gratuito*, como ocurre en todos los países que tienen un sistema único de financiamiento (Reino Unido, Alemania, Canadá, Chile, Brasil o Colombia). Ningún hospital del país ha sido habilitado por autoridad sanitaria alguna, ni los alcanzan inspecciones municipales como ascensores, dispositivos contra incendios y otras medidas de seguridad[41]. La inmensa mayoría carecen de personería

[41] En la Ciudad de Buenos Aires, a partir de la catástrofe ocurrida en un recital en el local República de Cromagnon el 30 de diciembre de 2004, se incrementaron los controles sobre todos los locales públicos, incluyendo los hospitales.

jurídica y, en consecuencia, no pueden firmar contratos ni reclamar compromisos de pago. No puede esperarse un funcionamiento sólido y sustentable, en una institución cuyos cimientos jurídicos son débiles.

3.2. Reconversión de las Obras Sociales

El proceso de *reconversión* de OS's comenzó a plantearse desde principios de los '90, apuntando especialmente a las de *origen sindical* no estatal, regidas por leyes nacionales, que –por su significación política– han sido destinatarias de decisiones y planes controvertidos, a lo largo de las últimas décadas. El PAMI y las OS's de los empleados públicos provinciales, originadas en iniciativas estatales, han tenido un desenvolvimiento diferente y otras implicancias políticas. En realidad, estas últimas son las más voluminosas, cubren hasta un 25% de la población del país y –en cualquier escenario provincial– representan compradores *oligopsónicos* del 50 al 70% de la facturación de la SeS. Sin embargo, las OS's de origen sindical han concentrado la atención, porque han sido un factor de tensiones y negociaciones políticas entre el Gobierno y los trabajadores gremialmente organizados. Desde el principio se empleó el término *desregulación* para caracterizar el proceso de *reestructuración* que debían transitar las OS's, con el fin de contribuir con mayor eficacia, eficiencia y equidad, al conjunto de políticas sociales a través de las cuales se procuraba instrumentar la redistribución social de los recursos, en sentido *progresivo*. El término resultaba de cartas de intención, suscriptas por el gobierno nacional con organismos multilaterales de crédito (FMI, BIRF, BID), e involucraba a las EMP's.

El marco jurídico de la transformación del sistema no se asentaba sobre bases coherentes. A fines de 1988, se sancionó el SNSS, mediante las Leyes 23.660 y 23.661, con la intención de concentrar el manejo financiero de la organización sanitaria del país, como *llave* para alcanzar su control político. El SNSS también preveía la incorporación de la población carente de capacidad contributiva, mediante aportes estatales nacionales y provinciales, pero –como se señaló– nunca llegó a concretarse. Las leyes mencionadas definían a las OS's como entes de *naturaleza pública no estatal*. Pero la ambigüedad jurídica siguió sin resolverse: a los fines de la recaudación y los derechos de los beneficiarios, las OS's se rigen por el fuero público; cuando deben litigar con sus proveedores y acreedores, se presentan ante el fuero privado. En 1991 se logró unificar la recaudación del Sistema a través de un solo ente, la Administración Nacional de la Seguridad Social (ANSeS), con fiscalización a cargo de la Dirección General Impositiva (DGI), por el Decreto N° 2.284. Más tarde, se decidió *liberar* la facultad de afiliarse a la OS preferida, así como evitar las condiciones de *cautividad* de las contrataciones, impuestas frecuentemente por las asociaciones de prestadores (Decreto N° 9/93). Sucesivas decisiones de las autoridades sanitarias y económicas nacionales, instrumentadas por Decretos del PEN, procuraron implementar estas orientaciones mediante diversas medidas parciales, que afectaban la operatoria de las OS's. Algunas fueron fundamentadas como modificatorias de la reglamentación de las Leyes 23.660 y 23.661, de manera que diferentes reglamentaciones *desregulatorias*, terminaron contradiciendo el espíritu *altamente regulatorio* de las leyes que decían reglamentar. En ciertos casos, actos decisorios sucesivos reflejaron contradicciones entre los organismos que los impulsaban. Por ejemplo, el Decreto N° 292/95, originado en el Ministerio de Economía, fue *enmendado* por el Decreto N° 492/95, originado en la Administración Nacional del Seguro de Salud (ANSSal), que estaba bajo fuerte influencia gremial.

Las bases conceptuales que determinaron la configuración particular del sistema de OS's argentino fueron tratadas en los capítulos 2, 5 y 8. Es pertinente recordar ahora que fueron concebidas como un modelo de *asistencia social*, inspirado en agrupaciones que precedieron a los sistemas europeos estatales de SeS, creados a partir de la iniciativa alemana de 1883. Pero, a diferencia de los ejemplos en que se inspiraron, las OS's argentinas se mantuvieron como entidades *fragmentadas*, primero por origen patronímico y luego por rama de la producción, en el seno de organizaciones *no estatales* de naturaleza mutual y sindical, impulsadas por los mismos inmigrantes que trasladaron el modelo (Katz-Muñoz, 1988). Por las características de su génesis, el sistema de OS's nunca se planificó a partir de la evaluación de su *viabilidad financiera*, respecto de la distribución de los riesgos que cubría. Por el contrario, en sus decisiones predominó el *otorgamiento de derechos*, antes que la *disponibilidad financiera* para asegurar su cobertura. En el transcurso del debate sobre su naturaleza, fueron comparadas a veces con aseguradoras comerciales. Pero los principios universales de la SeS persiguen el bienestar de un sector o de toda la sociedad, mediante el *aporte solidario y obligatorio* de todos sus miembros. La particularidad del proceso de reestructuración de la década del 90 es que incorporó conceptualmente la evaluación de su viabilidad económica, procurando considerar el enfoque *actuarial* de la distribución de riesgos, así como la estimación de la *propensión al gasto* de cada franja de población (FIEL, 1991).

En este sentido, en la reestructuración de las OS's se favoreció la articulación de *unidades económicamente viables*, teniendo en cuenta tanto la *magnitud de la población* cubierta como el *riesgo de enfermarse* de sus beneficiarios. La necesidad de integrar a las OS's entre sí, para que resulten económicamente sustentables, no ignoró su origen *grupal fragmentado*, vinculado con la *actividad laboral*, posibilitando que la fusión de las entidades afines se concrete por la voluntad de sus propios cuerpos orgánicos. Independientemente de los plazos de ejecución, el llamado proceso de *desregulación* de las OS's no ha alcanzado la dinámica esperada. A mediados de 2004, las OS's nacionales estaban fragmentadas en 285 organizaciones, de las que 201 eran sindicales. Desde que se posibilitó la libre elección de OS en 1997, la mayor parte de ellas comenzaron a captar además afiliados voluntarios, compitiendo con el mercado de la Medicina Prepaga. Dentro de las OS's nacionales, 25 entidades correspondían a personal de dirección y competían intensamente con las EMP's, captando asociados voluntarios. Por otra parte, las OS's provinciales tuvieron un comportamiento similar, en los escenarios de sus respectivas jurisdicciones, donde los *prepagos* no han tenido tanto desarrollo. En el cuadro siguiente se muestra la distribución de OS's nacionales, según tipo y cantidad de beneficiaros (Torres, 2004: 133-159).

Cuadro N° 11.9: Distribución de Obras Sociales nacionales según tipo y cantidad de beneficiarios a mayo de 2004

Tipo de Obra Social según clasificación del Art. 1° de la Ley 23.660	Cantidad	Beneficiarios	
		Cantidad	%
Obras Sociales sindicales	201	9.334.483	65,90
Obras Sociales de Personal de Dirección	25	741.753	21,15
Obras Sociales no definidas (inciso h)	21	874.587	6,18
Obras Sociales por convenio	15	54.572	0,39
Asociaciones de Obras Sociales (ADOS)	13	66.376	0,47
Obras Sociales creadas por Ley 21.476	3	19.049	0,13
OS's adheridas. Municipios de la Prov. de Buenos Aires	3	23.851	0,17
Obras Sociales estatales	2	31.468	0,22
Obras Sociales de empresas	1	6.353	0,04
Instituto de Administración Mixta - INSSJP (PAMI)	1	2.981.093	21,15
Total	**285**	**14.133.585**	**100,00**

Fuente: Torres, 2004: 137.

El análisis de las OS's provinciales es muy complejo porque la información está dispersa en 24 jurisdicciones diferentes. Su naturaleza jurídica, su dependencia política y los alcances de su cobertura difieren según las provincias. Lo común a todas es que cubren a los empleados estatales y sus familias, pero la mayor parte de ellas cuentan con planes de adhesión voluntaria, en los que compiten con la Medicina Prepaga. Hasta comienzos del presente siglo no era posible reunir en una única fuente de información sus ingresos, gastos y cantidad de beneficiarios. Un dato sorprendente, aportado por la SSS a través de un estudio, mostraba que más del 15% de los beneficiarios de este sector tenía además la cobertura de una OS nacional (Torres, 2004: 161-168). Esta información confirma la evidente tendencia a la utilización política de los empleos públicos, ya que los trabajadores continúan manteniendo otros empleos y seguramente lo hacen a expensas de incompatibilidades horarias. La población cubierta en cada jurisdicción fluctúa entre menos del

20% en Buenos Aires y más del 50% en Catamarca, Formosa y La Rioja. Este tema será tratado con mayor amplitud en el capítulo 15.

Ciertos datos numéricos, estimados a mediados de los '90, pueden agregar algunas dimensiones comparativas del sector. La población cubierta por OS's sindicales –que incluían nacionales y provinciales– alcanzaba a unos 15,8 millones de habitantes, las de personal de dirección a 950.000 personas, el PAMI sumaba unos 4,2 millones de beneficiarios y las EMP's en conjunto reunían unos 2,1 millones de clientes. Pero, mientras las sindicales gastaban en promedio US$ 16,6 mensuales por persona, las de dirección gastaban US$ 70,2, el costo promedio por afiliado del PAMI era de unos US$ 59,5 y el de las EMP's de US$ 83,3 (véase cuadro N° 11.15). Estimaciones de ese momento asignaban a las OS's provinciales 4,9 millones de afiliados, con un gasto mensual promedio por persona de US$ 23,8.

Como ya se comentó, el compromiso suscripto por el país con el FMI pretendía que las OS's y las EMP's compitieran para administrar los servicios de los beneficiarios de la SeS. La libertad de elección de OS fue desalentada por ellas mismas, dado que preferían mantener poblaciones cautivas. Por otra parte, las ¾ partes de quienes optaron por cambiar pertenecían a los estratos de ingresos superiores. Hasta mayo de 2004, poco más de un millón de beneficiarios habían cambiado de OS[42] (Torres, 2004: 181-197). La probabilidad de que las EMP's desearan competir por la captación de beneficiarios de la SeS es todavía dudosa. Como ya se mencionó, las OS's han sido más eficaces en la práctica para penetrar el mercado de las EMP's, que estas últimas para recorrer el camino inverso. El principal sendero de esta *penetración* del mercado voluntario se ha dado a través de las OS's de personal de dirección, aunque actualmente, tanto las grandes OS's sindicales, como las provinciales, han implementado planes de afiliación voluntaria y le restan potenciales usuarios a los *prepagos*, contando con importantes ventajas impositivas con respecto a sus competidores. También ha ocurrido que, a efectos de retener a sus beneficiarios de mayores ingresos, algunas OS's sindicales han *tercerizado* a cargo de EMP's la administración de planes especiales, con lo que *estratificaron* los beneficios del sistema. De este modo, beneficiarios de OS's de altos ingresos lograron planes diferenciados de una gama superior.

[42] El Decreto N° 1.141/96 estableció la opción de cambio entre las Obras Sociales sindicales. El Decreto N° 84/97 limitó esta opción a una vez por año. El Decreto N° 638/97 extendió este derecho entre los beneficiarios de Obras Sociales de personal de dirección (Torres, 2004: 182). Más tarde, durante el gobierno de De la Rúa, el Decreto N° 446/00 facilitó aún más la libre elección de cobertura, pero fue derogado en 2001.

Por otra parte, alrededor de las OS's más importantes, se fueron generando diversas empresas vinculadas con los dirigentes del sindicato correspondiente: servicios propios privatizados, *gerenciadores* de redes de servicios, planes de salud voluntarios, AFJP's, ART's, centros polideportivos, hoteles de turismo, etc. De este modo, sin que en general se conozca la trama legal que los relaciona, resultó la conformación de verdaderos *holdings* empresarios, controlados por los propios dirigentes del sector. Bancarios, seguros, comercio, construcción, personal civil de la Nación, gastronómicos, encargados de edificios, son algunos ejemplos de este fenómeno. Esta evolución ha sido facilitada por las normas de la legislación vigente sobre Asociaciones Profesionales, que admiten la reelección ilimitada de un mismo dirigente al frente de una organización. Al amparo de estas condiciones, un mismo dirigente o grupo de dirigentes permanecen por décadas en la conducción de un sindicato y sus instituciones anexas, incluyendo la OS, posibilitándose incluso que determinen su sucesión, e incluso, que el sucesor sea el hijo del antecesor o un miembro de su familia, como ha ocurrido con los camioneros y los encargados de edificios de propiedad horizontal.

La creación de la SSS, que concentró las funciones de la anterior ANSSal sobre las OS's, preveía también las de regulación de las EMP's. Junto con la unificación de la recaudación en la ANSeS, posibilitaron la confección de un padrón único de aportantes y superó la dispersión de las facultades de fiscalización anteriormente existentes, a cargo de las respectivas prestatarias. El escenario que entonces se anunciaba para este sector en el futuro, era de no más de 80 instituciones, de entre 50.000 y 500.000 beneficiarios que eligieran libremente su afiliación, constituidas a partir de la fusión voluntaria de las actuales OS's, asistidas técnicamente por empresas de consultoría administrativa. No es esperable, por ahora, que los trabajadores en relación de dependencia tengan libertad para disponer total o parcialmente de sus aportes al sistema, como ocurre con las AFJP's. Pero aún manteniéndose la *compulsividad* de los aportes, está ocurriendo que, por encima de las prestaciones previstas por el Programa Médico Obligatorio (PMO), los asociados de mayor capacidad contributiva, cuentan con la posibilidad de contratar *beneficios diferenciados* dentro de su propia entidad prestataria.

La significación del PAMI en este controvertido proceso, es tratada en otra parte de este libro (capítulo 14), por lo que sólo ha sido mencionada tangencialmente en este capítulo. Respecto de la población carente de capacidad contributiva, no se vislumbra con claridad el panorama futuro de su incorporación a una SeS universal, como sería deseable (PRESS, 2001). Habiendo fracasado la intención original de la Ley 23.661, de proveerle una cobertura mixta por contribuciones nacional y provinciales, su cobertura podría llevarse a cabo: a) a través de una *Obra Social* específica para carenciados; b) mediante su incorporación a programas especiales de las OS's provinciales, y c) por el *subsidio a la demanda* en los hospitales públicos, por parte de las autoridades sanitarias respectivas, en base a padrones consolidados de trabajadores informales, desocupados y beneficiarios de planes sociales. En todos los casos, los fondos deberían necesariamente provenir de las rentas generales del Estado. Por último, además de las alternativas operativas analizadas, debería esperarse una revisión de la actual legislación sobre OS's que, a lo largo de tantas modificaciones parciales y de coyuntura, ha quedado desactualizada.

3.3. Comportamiento y regulación de la Medicina Prepaga

La *financiación privada* de la salud comprende un espectro amplio de actividades de diversa naturaleza: a) planes de salud de establecimientos privados, de organizaciones intermedias de prestadores, de entidades mutuales y de empresas de naturaleza comercial; b) *abonos* vecinales de pequeños sanatorios y de cobertura de emergencias, y c) el gasto *de bolsillo* de las personas. La franja de empresas dedicadas específicamente a la Medicina Prepaga, con marca registrada, son la parte más destacada de sector, aunque sólo ocupan la mitad de los recursos que lo conforman.

El objetivo de *desregular* las OS's incluyó desde sus comienzos la incorporación de las EMP's, tal como lo establecían los compromisos con organismos internacionales. En realidad, OS's y EMP's, son modelos institucionales no comparables. Las OS's son organizaciones *solidarias* constituidas por aportes *compulsivos*, mientras que las EMP's, son entidades *comerciales* de contratación *voluntaria*. Estas últimas, también tienen diferencias con las aseguradoras comerciales de bienes materiales. Las aseguradoras de bienes cubren sólo el *riesgo económico* de un eventual siniestro, no se ocupan de su reparación; las EMP's cubren económicamente el *riesgo de enfermarse*, pero también ofrecen los servicios a través de los cuales restituir la salud. Sin embargo, en su manera de preservarse de los riesgos financieros, estas últimas presentan ciertas similitudes con las aseguradoras de bienes. Establecen *plazos de carencia*, durante los cuales el asociado paga su cuota pero no puede utilizar los servicios. No cubren *patologías preexistentes*, mediante normas frecuentemente empleadas en forma arbitraria. Suelen fijar *topes de consumo* anuales, para los beneficiarios que presentan una alta propensión al gasto o requieren tratamientos muy prolongados. Asimismo, establecían una serie de *enfermedades o tratamientos excluidos*, como patologías congénitas, adicciones, SIDA, diálisis crónica, drogas oncológicas o trasplantes de órganos. Este aspecto se mantuvo hasta que la Ley 24.754 de 1997 obligó a todos, OS's y EMP's, a cubrir al menos las prestaciones tipificadas en el PMO, es decir, casi sin límites.

Comparando ahora la Medicina Prepaga con las OS's, éstas no tienen limitaciones en la cobertura como las mencionadas. Pero suelen, en cambio, establecer normas de *participación del beneficiario en el gasto*, a través del pago de un porcentaje del valor de las prestaciones (coseguros o copagos), así como de bonos moderadores, a efectos de desalentar el uso excesivo de los servicios. Por lo menos teóricamente, las OS's otorgan una cobertura *integral* de la atención de las enfermedades. Pero las limitaciones prácticas en la utilización de los servicios, se instrumentan a través de restricciones a la *accesibilidad*, ya sea por trámites administrativos, por la obligación de efectuar gastos adicionales en el momento de utilizar los servicios, o por la distancia geográfica que media entre el domicilio del beneficiario y el prestador contratado para cada zona. En términos económicos, si se aceptaba que la masa global de fondos disponibles para el sistema de OS's, admitía hacia 1999 una asignación *per capita* de hasta $ 30 por beneficiario/mes, las EMP's según sus pautas habituales de funcionamiento, estaban muy lejos de brindar una cobertura *integral* de atención médica por esos montos, y requerían por lo menos el doble. Desde 1993, se han intentado diversas iniciativas de regulación de la Medicina Prepaga, incluso alguna que procuraba encuadrarlas como aseguradoras comerciales de bienes, y se elaboraron distintos proyectos frustrados desde el Congreso Nacional. Sin embargo, hasta el momento no se ha logrado regular legislativamente este sector, pese a que es una de las principales causas de reclamos ante las organizaciones de defensa del consumidor y las oficinas de regulación de la competencia.

Una hipótesis de norma regulatoria para las EMP's debería prever por lo menos los siguientes aspectos: a) obligaciones del asegurador; b) derechos de los usuarios; c) requisitos de *solvencia* financiera de las empresas; d) *fondos de reserva* como garantía de compromisos de cobertura; e) póliza de *reaseguramiento* para riesgos financieros eventuales, y f) estabilidad de las condiciones contractuales por al menos un año, incluyendo el precio. La *regulación* de la Medicina Prepaga, resulta en apariencia una política inversa a la de la mencionada *desregulación* de las OS's. En realidad se trata de sistemas que parten desde posiciones opuestas: las OS's provienen de una modalidad fuertemente regulada, con poblaciones *cautivas*, condiciones de contratación uniformes en base a precios fijados por el NN y prestadores atados a la intermediación monopólica de su entidad gremial. Las EMP's, en cambio, provienen de actuar fuera de toda regulación: sin garantías de solvencia, con normas de restricción de cobertura a menudo especulativas, con libertad para pactar condiciones y aranceles con los prestadores, y también sin ataduras para reajustar los precios de sus cuotas (Madies-Tobar, 2001). Respecto de este último punto, desde 2002 se ejerció sobre ellas una fuerte presión desde el Gobierno, a fin de que no incrementaran el valor de sus cuotas.

Pero, independientemente de la legislación que reglamente en el futuro el funcionamiento de la Medicina Prepaga, durante la década del 90 se ha observado una gradual *integración vertical* y *horizontal*. Por un lado, una *concentración* de las carteras de usuarios en un menor número de empresas. Por otro lado, la tendencia a adquirir u organizar *servicios propios* –ya sean centros de atención ambulatoria o sanatorios– con el fin de orientar la conducta de los usuarios o como parte de la concentración de capitales. El primer impulso significativo a la concentración de empresas se produjo a fines de 1991 cuando OSDE, que *tercerizaba* la atención de la mayor parte de sus beneficiarios a través de EMO's, decidió la contratación directa de los prestadores, mediante un plan al que denominó "OSDE Binario". De este modo perdieron sus posibilidades de supervivencia una gran cantidad de pequeñas empresas, a las que podía considerarse *OSDE-dependientes*, cuyo surgimiento había sido alentado por esta particular modalidad de fácil captación de cartera pero, a la vez, asimétrica transferencia del riesgo financiero (véase capítulo 16). En este período se produjo una abrupta concentración de carteras, a favor de las empresas que contaban con poblaciones propias de una aceptable fidelidad a su cobertura, en un mercado caracterizado por su acelerada rotación de clientelas.

El segundo impulso de concentración se produjo desde mediados de la década del 90, en un proceso de adquisición de carteras y fusión de empresas, que desembocó en un mercado signado por la hegemonía de grandes corporaciones altamente competitivas, que en su composición accionaria incluían capitales extranjeros. En este proceso de reestructuración del mercado, cuyos hitos principales se describen en el cuadro N° 11.10, ha habido una significativa participación de inversores extranjeros, al amparo de la apertura de la economía. Los datos presentados reconstruyen información dispersa, que puede tener inexactitudes.

Cuadro N° 11.10: Transacciones de integración de EMP's (en millones de US$ y cantidad de usuarios)

Año	Comprador	EMP y establecimientos vinculados	Monto estimado	Cartera usuarios
1994	*Swiss Medical Group*	CIM, Magna, Salud (50%) Previo: SMG y Sanatorio Suizo-Argentino	30,0	83.000
1994	Interclínicas (Chile)	Ceprimed, Mediplan	13,0	20.000
1995	*The Exxel Group*	Galeno, Vesalio, Life, Sanatorios de la Trinidad (72%) y Jockey Club (90%)	34,0	72.000
1996	*The Exxel Group*	TIM y Clínica del Sol. Galeno-Life-TIM constituyen SPM	40,0	80.000
1996	*Top Family*	OMAJA	s/d	s/d
1996	*Swiss Medical Group*	Diagnos	s/d	25.000
1997	*Swiss Medical Group*	OPTAR	12,5	13.000
1997	HSBC (Inglaterra)	Docthos	s/d	s/d
1997	Acción Médica Internacional	C.M. Buenos Ayres, AMPRI	s/d	s/d
1997	Sanitas (Colombia)	Nubial	s/d	s/d
1998	AETNA (EE.UU.)	AMSA, Sanatorios Mitre y Agote	s/d	270.000
1998	Adeslas (España), luego Euromédica	C.M. Santa Fe, C.M. Santa Isabel, OMAJA, *Top Family*, Clínica Bazterrica	s/d	s/d
1999	BBV Francés y Adeslas (España)	Euromédica	s/d	s/d
1999	SAMED	Ceprimed, Mediplan	s/d	s/d
2000	*Swiss Medical Group*	Sanitas, Nubial, Medicien y Qualitas (30%)	25,0	30.000
2000	Medical's	Amil	s/d	12.000
2001	Sist. Integrados de Salud (SIS)	SPM Previo: Ceprimed, Mediplan, Sanatorios Quilmes y Dupuytren	40,0	160.000
2001	SIS - SPM (1)	AMSA y Sanatorio Mitre	20,0	270.000

Año	Comprador	EMP y establecimientos vinculados	Monto estimado	Cartera usuarios
2002	BBVA (España)	Euromédica	s/d	60.000
2003	*Swiss Medical Group*	Docthos (HSBC Salud)	15,0	157.000
2005	SPM	San Carlos Salud	s/d	s/d
2008	Omint	Consolidar Salud, Clínica Bazterrica, Clínica Santa Isabel y C.M. Bazterrica	40,0	250.000

Fuente: elaboración propia en base a información divulgada. Algunas transacciones provienen de Castro y col., 2007: 108, pero no incluían el monto de la operación y la cantidad de usuarios.
S/d: sin datos.
(1) SPM –incluyendo Galeno-Life, TIM y AMSA– adoptó la denominación de *Galeno* para todo el grupo en 2006.

La marcada afluencia de capitales extranjeros durante la década del 90, como inversión financiera orientada al Sector Salud, hizo pensar que esta corriente inversora iba a acarrear consigo el estilo de gestión de los países de origen, especialmente la modalidad de *managed care* de EE.UU. (Pérez Stable, 1999; Stocker y col, 1999). En realidad, una parte de estas operaciones no fueron más que transacciones sobre paquetes accionarios, sin otro objetivo que la optimización de utilidades, tal como ocurrió con *The Exxel Group*. La presencia de AETNA en la compra de AMSA, contribuyó a abonar esta presunción, y es posible que efectivamente la intención de sus directivos, fuera introducir criterios de gestión equivalentes a los de sus empresas centrales. Pero las características del mercado argentino de Medicina Prepaga, muy alejado de toda estimación de riesgos en los términos actuariales del *seguro de enfermedad* –como predomina en EE.UU.–, así como dificultades financieras de la casa matriz de la corporación, determinaron que AETNA se desprendiera apresuradamente de AMSA, cediéndola transitoriamente el grupo asegurador ING, que finalmente la vendió al consorcio SIS, luego SPM y, desde 2006, *Galeno*. Al mismo tiempo, las principales empresas efectuaron grandes inversiones en camas sanatoriales del Área Metropolitana y las grandes ciudades, ya sea remodelando, reequipando a nuevo o ampliando instalaciones de sanatorios ya existentes, así como construyendo nuevos nosocomios.

Más allá de los aspectos jurídicos que deben regular el mercado de las EMP's, a efectos de garantizar una equitativa distribución de riesgos entre asegurados y aseguradores, en términos sanitarios y económicos, debería lograrse la conformación de un padrón unificado de la población beneficiaria del sector, tal como el que las OS's integraron a través de la ANSeS. Aunque esto es resistido por las empresas, podría exigirse en el marco de la legislación, si hubiera la suficiente voluntad política de hacerlo. Pero es improbable que ese *blanqueo* de carteras –resignando confidencialidad competitiva– se obtenga sin el incentivo de un beneficio en los riesgos de estabilidad de las empresas. Por consiguiente, es esperable que en el futuro, tanto las EMP's como las OS's cuenten con un reaseguro, bajo la forma de *seguro de enfermedades catastróficas*, es decir, para patologías de baja incidencia y alto costo.

En realidad, este mecanismo ya existe dentro del régimen de las OS's nacionales, a través de la Administración de Programas Especiales (APE), que se financia con una parte del FSR. Sin embargo, en la actualidad depende de la capacidad de gestión de cada OS y del conocimiento de los recursos administrativos con que puede contar. Su implementación, bajo la forma de *seguros de enfermedades catastróficas*, debería abarcar grandes franjas de población, y comprender por igual a EMP's y OS's. El mismo problema se plantearía con las OS's provinciales, ya que las provincias se resistían a ceder la información de sus padrones, sin otro objetivo que contar con una base de datos nacional. Este caso, además de aspectos políticos relacionados con el federalismo, debería ser considerado junto con la descentralización de otros resortes nacionales, como el PAMI, como fue comentado en el apartado 1.3 de este capítulo.

Respecto de la voluntad de participación de las EMP's en el subsistema de OS's, no ha habido expresiones concretas de interés por su parte. A mediados de 2000 se abrió el registro de empresas para actuar como *entes prestatarios* de la SeS, mediante el Decreto N° 446, derogado poco después a comienzos de 2001. Las empresas que expresaron interés en participar en este nuevo mercado eran marcas poco conocidas y, una parte de ellas al menos, estaban constituidas por los propios dirigentes sindicales, a partir de gerenciadoras de redes de prestadores. Finalmente, con el fin de transparentar las condiciones de competitividad de este mercado, un régimen legal específico para las EMP's, también debería ser obligatorio para toda entidad sin fines de lucro –incluyendo a las OS's–, que implemente un programa de cobertura de afiliación voluntaria, de modo que registre una nueva empresa –separada de la que le dio origen– y participe en este mercado, ateniéndose a sus reglas de juego.

4. Financiamiento del Sistema de Salud

Para completar el análisis del Sector Salud en la Argentina, resulta necesario considerar los datos macroeconómicos, que proporcionan la magnitud relativa de los fenómenos y tendencias descriptos. Con esta finalidad se abordará, por un lado, el origen y distribución de los recursos financieros del Sector Salud –tomado globalmente– y, por otro lado, las características cuantitativas del mercado asegurador, considerado como un componente de la operatoria general del Sistema.

4.1. Fuentes y distribución de los recursos financieros

El análisis del financiamiento del sistema permite una visión del flujo de fondos entre sus actores, sin otros atributos que el origen y utilización de los recursos financieros y la magnitud relativa de cada una de estas transferencias contables. Sin embargo, este tipo de estudio, valioso para conocer las dimensiones macroeconómicas del sistema y de sus componentes, sólo aporta una visión bidimensional del comportamiento económico de los actores: origen y destino de los recursos, criterios distributivos, peso relativo de cada componente. Un análisis más profundo del comportamiento de los agentes económicos requiere tener en cuenta sus cambios históricos, su capacidad de presión política, las mutaciones que sufrieron a lo largo del período en estudio y, sobre todo, los rasgos de su conducta microeconómica. Este tipo de consideraciones han sido las realizadas anteriormente. Para completar el estudio, se agregan a continuación algunos datos macroeconómicos, con el fin de aportar la magnitud financiera de los fenómenos comentados. En primer lugar, se muestra la evolución del gasto global en salud en la segunda mitad del período, así como su peso en el PBI y su distribución *per capita* (cuadro N° 11.11).

Cuadro N° 11.11: Evolución del gasto global en salud 1995-2003 (en US$)

Año	Gasto global (en millones)	% del PBI	Gasto por habitante
1995	22.105	8,6%	635.8
1996	22.205	8,2%	630.5
1997	23.701	8,1%	652.9
1998	24.472	8,2%	677.4
1999	24.840	8,7%	678.7
2000	24.193	8,5%	653.3
2001	22.060	8,2%	609.0
2002	23.639	7,6%	250 (e)
2003	27.833	7,3%	s/d

Fuente: a) Tobar y col., 2002; b) González G.-Tobar, 2004: 362.
(e) Estimado en (b). S/d: sin datos.

A continuación se toma, como representativa del período, la matriz de fuente y usos de los recursos financieros del año 1999, que es asimismo el de mayor gasto global (cuadro N° 11.12). La caída registrada en el gasto en salud en los dos años siguientes es atribuible a la repercusión sectorial de la etapa recesiva de la economía, iniciada a fines de 1998. A partir de la *pesificación asimétrica* de enero de 2002, los valores se distorsionaron y resulta difícil establecer el criterio *deflactor* más adecuado, para mostrar datos comparables de la evolución económica. De hecho, los datos de 2002 y 2003 del cuadro anterior no parecen convincentes. Por consiguiente, la evolución del gasto como porcentaje del PBI será analizada retrospectivamente más adelante, desde el punto de vista de la Política Social.

Cuadro N° 11.12: Gasto en Salud - matriz de fuentes y usos, 1999 (en millones de US$)

1999	Fuentes					
Agentes ejecutores	**Nación**	**Provincias**	**Municipios**	**Empresas**	**Hogares**	**Total**
MdS Nacional	791					
MdS's Provinciales		3.957				
SdS's Municipales			782			
Subsector Público	**791**	**3.957**	**782**			**5.530**
OS's Nacionales	113			2.317	1.458	3.888
OS's Provinciales		1.075			907	1.982
INSSJP - PAMI				237	1.723	1.960
Seguridad Social	**113**	**1.075**		**2.554**	**4.088**	**7.830**
Fondo de Hogares					10.533	10.533
Subsector Privado					**10.533**	**10.533**
Total	**904**	**5.032**	**782**	**2.554**	**14.621**	**23.894**

Fuente: Tobar y col., 2002.

Una estimación sobre la organización y flujos financieros del Sistema de Salud para 2001, basada a su vez en un esquema anterior sobre el circuito económico del Sector (González G.-Tobar, 1997), aportaba la siguiente información sobre la distribución del gasto en salud. Por una parte, definía la naturaleza de los recursos, con que se constituyen las diferentes fuentes de financiamiento, clasificadas como subsectores. Asimismo, estimaba la magnitud absoluta y relativa del gasto (cuadro N° 11.13).

Cuadro N° 11.13: Origen y distribución del gasto en salud, 2001 (en millones de US$)

Origen de los recursos	Ejecución del gasto	Monto del gasto	% del gasto global
Impuestos generales	Estado: Nación, Provincias y Municipios	5.102	22,6
Aportes y contribuciones	Obras Sociales: nacionales, provinciales y otras (1)	7.399	32,8
Cobertura privada y gasto de bolsillo	Privado: medicina prepaga y mutuales (2)	2.990	13,2
	Gasto directo de bolsillo (3)	7.093	31,4
Total	**Todos los subsectores**	**22.584**	**100,0**

Fuente: elaboración propia en base a Mera-Bello, 2003: 90.
(1) Incluye las de las Fuerzas Armadas y de Seguridad, Universitarias, Poderes Legislativo y Judicial.
(2) Incluye planes integrales y abonos parciales, adhesión a cooperativas, abonos para emergencias.
(3) Incluye coseguros, bonos moderadores, gasto directo para productos de uso médico.

En el cuadro siguiente, se observa la distribución de las erogaciones que efectuaban los diferentes subsectores, en términos de gasto mensual por cada una de las personas que utilizaban sus servicios, discriminando las prestaciones hacia las que estaba destinada, así como la disponibilidad o no de cobertura (cuadro N° 11.14).

Cuadro N° 11.14: Estimación del gasto mensual por usuario según cobertura, 2001 (en US$)

Subsector	Agente	Gasto (1)	Destino	Cobertura	Gasto (2)	Destino
Público	Ministerios y Secretarías	2,3	Programas	Sin cobertura	2,3	Programas
		22,1	Servicios públicos		15,5	Servicios públicos
Obras Sociales	OS's nacionales	29,1	Servicios privados, farmacia, servicios públicos	Con cobertura	43,9	Servicios Privados
	OS's provinciales	33,0				
	PAMI	51,6			4,9	Servicios públicos
Privado	Cobertura	68,1	Servicios privados, farmacia		2,3	Programas
	Gasto de bolsillo	22,0				

Fuente: elaboración propia en base a Mera-Bello, 2003: 90.
(1) Estimación del promedio del gasto mensual por usuario, según tipo de agente y destino del gasto.
(2) Estimación del promedio del gasto mensual en usuarios sin y con cobertura, según destino del gasto.

Los cuadros precedentes muestran informaciones de diferente naturaleza, que no son comparables entre sí, dado que provienen de distintas fuentes de datos. Implican estimaciones importantes sobre el promedio del gasto mensual, por cada franja de usuarios desde dos enfoques: a) el tipo de agente que cubre su atención y el destino del gasto, y b) la disponibilidad o no de cobertura y el destino del gasto (cuadro N° 11.14). Por otra parte, el cuadro N° 11.13 muestra la composición del gasto global en salud, según fuente de los recursos, subsector que ejecuta los gastos y su peso porcentual. Conviene completar los comentarios, dimensionando el peso de la participación de las jurisdicciones en el gasto público en salud, según la matriz de 1999 (Cuadro N° 11.12): la nación participa el 14,3%, las provincias el 71,6% y los municipios el 14,1%. Sin embargo, cuando se discrimina el gasto nacional según el Ministerio que lo ejecuta, la participación específica del de Salud es del orden de las ¾ partes (Flood, 1997). En consecuencia, el peso de la ejecución del Ministerio de Salud nacional representa alrededor del 2,5% del gasto global en salud.

4.2. Proyección del modelo asegurador

La caracterización de las OS's, EMP's, mutuales y otros tipos de coberturas como Sector Asegurador, expresa una de las tendencias del período en estudio. En las décadas del 70 y 80 no era usual considerar a las OS's como entidades aseguradoras, aún cuando formaran parte de la SeS. Sin embargo, la introducción de criterios pro-competitivos como escala de distribución de riesgos actuarialmente viable, libertad de elección de OS, competencia entre OS's y EMP's, paquete básico de beneficios y otros, facilitó la equiparación de entidades de diferente naturaleza, en la denominación de *aseguradoras* (Montoya y col., 1998). Su composición se ha modificado a lo largo del período y continúa evolucionando, pero resulta necesario agregar algunos datos cuantitativos, con el fin de completar las dimensiones de los actores del Sector Salud abordados en este capítulo. La información existente es muy variable, según la fuente de los datos. A los efectos de la discusión que se realiza aquí, es conveniente disponer de estimaciones que resumen varias fuentes, incluyendo datos del mercado, con el fin de contar con dimensiones aproximadas del funcionamiento del Sistema.

Una estimación interesante de 1996 procuraba mostrar la composición del Sector Salud en términos de mercado, cuantificando cada franja de población según la cantidad de usuarios, su propensión al gasto y la magnitud relativa de su participación. Estos datos podrían ser discutibles actualmente, pero reflejaban con aceptable certeza la magnitud relativa del mercado asegurador en 1996 (cuadro N° 11.15).

Cuadro N° 11.15: Dimensiones del mercado de salud hacia 1996 (en US$)

Agentes de cobertura	Personas cubiertas	Gasto anual (1)	% de personas cubiertas	% del gasto total anual	Gastos (3) beneficiario/año	Gastos (3) beneficiario/mes
Obras Sociales sindicales (2)	15.800.000	3.150	45,34	27,51	199,37	16,61
Obras Sociales personal de dirección	950.000	800	2,73	6,99	842,11	70,18
Empresas de Medicina Prepaga	2.100.000	2.100	6,02	18,34	1.000,00	83,33
INSSJP - PAMI	4.200.000	3.000	12,05	26,20	714,29	59,52
Hospitales públicos	11.800.000	2.400	33,86	20,96	203,39	16,95
Total	**34.850.000**	**11.450**	**100,00**	**100,00**	**328,55**	**27,38**

Fuente: datos de ANSeS, ANSal, Ministerio de Economía y Diagnos S.A. (Arce, 2000).
(1) Incluye gastos administrativos, en millones de US$.
(2) Incluye OS's nacionales y provinciales.
(3) En US$.

Cabe concluir que los datos que se están exhibiendo no son muy diferentes a los expuestos en el cuadro N° 11.8, por lo menos en sus dimensiones relativas. Lo que aquí se procuraba determinar es cuál sería la magnitud del esfuerzo social que debería realizarse, si se lograra la decisión política necesaria para integrar el Sistema de Salud en una cobertura articulada y se brindara un aseguramiento universal a toda la población. Otra estimación posterior, con menores precisiones, intentaba estimar el costo de la cobertura total de la población, incluyendo el gasto en medicamentos, a partir de la integración de las diferentes coberturas actuales y del gasto efectuado por el subsector público (cuadro N° 11.16).

Cuadro N° 11.16: Dimensiones estimadas del mercado de salud en diciembre de 2000

Cobertura	Población (1)	Recaudación (2)
Obras Sociales nacionales	11,6	(3) 3.900
Obras Sociales provinciales	5,4	1.700
INSSJP - PAMI	3.4	2.100
Monotributistas	0,5	120
Empresas de Medicina Prepaga y mutuales	2,0	2.000
Subtotal con cobertura	**22,9**	**9.820**
Menos: con doble cobertura	1,0	
Subtotal con cobertura consolidado	**21,9**	
Atención en hospitales y campañas públicas	15,1	5.500
Población total	**37,0**	**15.320**
Gasto en medicamentos		4.000
Cobertura total		**19.320**

Fuente: INDEC, SSS, *Medical Brokers* y Clarín en base a datos del Mercado (Clarín Económico, 10-dic-00).
(1) En millones de habitantes.
(2) En millones de US$ por año.
(3) Incluye bonos moderadores y coseguros.

Finalmente, una estimación reciente, con datos de múltiples fuentes más precisos, aunque sin contemplar el gasto en medicamentos, logra una visión más actualizada hacia fines de la década, con valores en pesos. Como se ve en el cuadro N° 11.17, no se modifican significativamente las proporciones presentadas en los cuadros anteriores. Teniendo en cuenta que la paridad cambiaria durante el año 2007 osciló entre US$ 1 = $ 3,06 a 3,16, y que los datos recogidos tuvieron diferentes orígenes, podría tomarse un valor promedio de dólar de $ 3,11. Haciendo ahora el ejercicio de traducir a dólares el mercado de salud estimado por ese cuadro, con el fin de compararlo con las estimaciones anteriores, resulta un valor equivalente a US$ 16.633,4 millones. Dividiendo este valor para calcular el gasto por persona y por año, según la población estimada en el mismo cuadro, arrojaría un gasto *per capita* del orden de los US$ 420 anuales. En la misma línea de razonamiento, el gasto anual en salud para la población sin cobertura sería de unos US$ 4.748,6 millones, que correspondería a alrededor de US$ 298 anuales por persona. Estos últimos valores, obtenidos por una sucesión de estimaciones encadenadas, que condicionan su coincidencia con la realidad, proporcionarían sin embargo una aproximación al costo de un seguro público de salud, destinado a la población sin capacidad contributiva.

Cuadro N° 11.17: Dimensiones estimadas del mercado de salud en 2007 (en pesos)

Cobertura	Población (1)	Recaudación (2)
Cobertura	**Población** (1)	**Recaudación** (2)
Obras Sociales nacionales	12.844.178	16.208
Obras Sociales provinciales	5.945.440	
INSSJP - PAMI	3.170.902	4.480
Empresas de Medicina Prepaga y mutuales	3.305.360	6.119
Subtotal con cobertura	**25.265.880**	——
Menos: con doble cobertura	- 1.500.000	——
Subtotal con cobertura consolidado	**23.765.880**	**26.807**
Sin cobertura	15.870.389	14.706
Otros gastos (3)	——	10.216
Población total	**39.636.269**	**51.730**

Fuente: *Key Market* en base a datos de Ministerios de Economía y Salud, INDEC, ISalud, ACAMI, ADEMP, AFIP, COSSPRA y SSS (Clarín iEco, 13-jul-08: 36).
(1) En millones de habitantes.
(2) En millones de $ argentinos por año. Paridad en 2007: US$ 1 = $ 3,06 a 3,16.
(3) Incluye gastos de bolsillo, gastos directos de las empresas y otros gastos indirectos de instituciones no lucrativas.

A modo de corolario. Se ha tomado el gasto público en atención médica y acciones preventivas como una inversión destinada a brindar cobertura universal a la población carente de capacidad contributiva. A esta asignación se sumaron los gastos totales que importan las diferentes coberturas, de que dispone la población con capacidad contributiva. El conjunto de estas erogaciones constituiría el esfuerzo que debería realizar la sociedad para alcanzar un Sistema de Salud con cobertura universal. En realidad, no se trata de nuevas inversiones, sino de la reasignación de los recursos que el país emplea habitualmente, para brindar la atención de su salud a la totalidad de la población, en base a una organización extremadamente fragmentada. Los pasos que se deberían adoptar para lograr este propósito surgen de las consideraciones desarrolladas a lo largo del texto precedente. La naturaleza de las decisiones y los actores afectados, en cada caso, también han sido tratados durante esa exposición. Con el fin de tipificar los modelos de financiamiento de los sistemas de salud, pueden definirse las fuentes de financiamiento para cada una de las franjas sociales, tal como se presentan en el cuadro N° 11.18. La evolución histórica del Sector, permite suponer que –en esa clasificación– la Argentina se aproxima a un *modelo mixto* (Wagstaff, 2007). Es decir, más allá de un modelo ideal inspirado en definiciones ideológicas, debe identificarse el camino más breve y posible para alcanzar un sistema integrado, solidario y aceptablemente equitativo, que permita proporcionar a la totalidad de la población los servicios que necesita, con un esquema de financiamiento sustentable en el tiempo.

Cuadro N° 11.18: Modelos de financiamiento de los sistemas de salud

Modelo	Carenciados y desempleados	Trabajadores formales y clase media	Grupos de altos ingresos
Modelo Asistencialista	Recurso fiscales y donaciones	Pago directo por los servicios	Pago directo por los servicios
Modelo del Seguro Social	Sin recursos definidos	Contribuciones sociales basadas en los salarios	Pago directo por los servicios
Modelo Universalista	Recursos fiscales y contribuciones sociales	Recursos fiscales y contribuciones sociales	Recursos fiscales y contribuciones sociales
Modelo del Seguro Privado	Sin recursos definidos	Pago directo de las primas	Pago directo de las primas
Modelo Mixto	Recursos fiscales	Pago directo de las primas	Pago directo por los servicios y/o primas

Fuente: González G.-Tobar, 2004: 227; adaptado de Médici, 1995: 37.

Debe admitirse por último que, las circunstancias imperantes con posterioridad a diciembre de 2001, en las que más de la mitad de la población se sumergió por debajo de la línea de pobreza y quedó al margen del mercado de trabajo formal, implicaron un replanteo profundo de la magnitud del esfuerzo que debería realizar el Estado, para lograr un aseguramiento universal de la población. La estimación del cuadro N° 11.17 procuró representar cuantitativamente el escenario posterior a esa catástrofe. Sin embargo, Colombia fue capaz de sancionar su Ley 100 en 1993, que formuló un sistema integral de SeS, con una situación social similar o más grave, y con un 40% del territorio fuera del alcance de las autoridades legalmente constituidas (Cobián y col., 1995).

Comentarios finales sobre la Política Social

A menudo se han confundido las intenciones de los distintos gobiernos y sus funcionarios, con las acciones efectivas que han logrado llevar a cabo y los resultados alcanzados, en materia de Política Social. Este tipo de afirmaciones están habitualmente sesgadas por interpretaciones ideológicas, respecto de los que se suponen son los objetivos de quienes toman las decisiones. En realidad, el estudio sobre la Política Social en cada momento de la historia reciente requiere ineludiblemente conocer la magnitud de las inversiones de cada gobierno en los sectores sociales, es decir, el GPS. Además, se requiere evaluar si el destino final de esas inversiones ha actuado en sentido *progresivo* en la sociedad, o *regresivo*. Dicho en otros términos, si los beneficiarios de los programas sociales –por pertenecer a los estratos de menores recursos– aportan mediante su contribución impositiva, en menor proporción que los estratos de mayores ingresos. Este objetivo, que parece obvio en lo referente a la redistribución de la riqueza, no siempre se cumple: en algunos sectores sociales, como la educación terciaria por ejemplo, los estratos de menores ingresos aportan más a través de impuestos, que lo que se benefician utilizando los servicios educativos terciarios, aunque sean ofrecidos gratuitamente. En salud, en cambio, los sectores carenciados son los que más se benefician utilizando los servicios públicos (Flood, 1994).

Para evaluar el impacto distributivo del GPS se requiere, en primer lugar, consolidar los gastos de todas las jurisdicciones según el organismo que los ejecuta, a fin de evitar la duplicación de transferencias entre jurisdicciones. Aunque existen diferentes definiciones del GPS según los países, en la Argentina se incluye los conceptos correspondientes a toda la SeS (OS's y Sistema Previsional), cuya naturaleza es discutible porque provienen de tributaciones específicas sobre la nómina salarial y, en consecuencia, pueden ser interpretadas como *salario diferido*. La población se estratifica según sus ingresos en 5 niveles o *quintiles* y, a través de diferentes fuentes de información –en especial la Encuesta Permanente de Hogares (EPH) realizada por el INDEC dos veces por año– se estima en qué medida cada *quintil* aporta recursos al presupuesto público y de qué modo utiliza los beneficios que esos fondos financian. Esto permite conocer el comportamiento de los distintos niveles de ingresos, así como monitorear en forma constante las variaciones del impacto distributivo, en relación con las líneas económicas predominantes. El estudio discrimina el impacto distributivo según los sectores del gasto social subsidiados a través del gasto público: acciones sociales específicas, salud, educación, vivienda y SeS. Los estudios sobre el GPS, implementados desde el Ministerio de Economía, han alcanzado series extensas que se remontan a principios de la década del 70 (Diéguez y col., 1991).

El análisis económico en series prolongadas del GPS muestra que en general la magnitud de las inversiones sociales en la Argentina ha estado íntimamente vinculada con los ciclos de expansión-recesión de la economía, más allá de la política económica de los sucesivos gobiernos. En las etapas florecientes de expansión económica, con amplio crecimiento del PBI, el GPS se fue incrementando al ritmo de la disponibilidad de fondos públicos y, por el contrario, en las etapas de recesión, el GPS se retrajo en la misma medida. En términos de los postulados de la política económica keynesiana –y también de las recomendaciones bíblicas–, en nuestro país el GPS ha sido *pro-cíclico* en lugar de *anti-cíclico*. Es decir, en vez de incrementar la inversión pública social, a fin de reducir los efectos de la retracción económica y sostener el nivel de consumo de la población, durante los períodos recesivos el GPS también se redujo; por el contrario, en los períodos de expansión, el GPS tendió al crecimiento. En lugar de ahorrar en épocas de *vacas gordas*, para disponer de reservas en las de *vacas flacas*, en el país se hizo lo contrario (Flood, 2006: 179-184).

Cuadro N° 11.19: Gasto Público consolidado en porcentajes del PBI, período 1971-2003

Finalidad	1971	1972	1973	1974	1975	1976	1977	1978	1979	1980	1981
G.P.Total	22,3	22,0	24,4	28,4	27,7	26,9	24,5	28,7	28,9	30,4	32,5
G.P.Social	12,4	11,7	13,4	16,5	14,6	12,5	10,3	12,7	12,4	14,9	15,2
G.P.Salud	2,4	2,7	3,1	3,9	3,4	3,0	2,3	2,8	2,9	3,7	4,6

Finalidad	1982	1983	1984	1985	1986	1987	1988	1989	1990	1991	1992
G.P.Total	29,0	26,9	27,7	31,5	31,3	33,5	31,3	30,3	29,3	30,5	31,2
G.P.Social	11,0	11,6	13,3	15,5	16,6	17,9	16,0	15,7	17,8	19,1	19,5
G.P.Salud	3,5	3,6	3,9	4,0	4,3	4,4	4,3	3,7	4,4	4,6	4,7

Finalidad	1993	1994	1995	1996	1997	1998	1999	2000	2001	2002	2003
G.P.Total	31,3	31,4	32,1	30,2	30,0	30,6	33,9	33,5	35,4	29,0	29,1
G.P.Social	19,9	20,6	20,8	19,7	19,4	19,7	21,4	21,1	21,8	19,4	18,8
G.P.Salud	4,9	5,2	5,3	4,8	4,7	4,8	5,3	5,2	5,3	4,6	4,5

Fuente: modificado de Flood, 2006: 188-189.
G.P.: Gasto Público de todas las jurisdicciones estatales. 1997 y 1998 datos provisorios; 1999 a 2003 estimados.

Como se dijo anteriormente, en salud el GPS sectorial global ha tenido un impacto distributivo *progresivo*, especialmente en lo referente a los servicios públicos. Sin embargo, el análisis resulta dificultoso por el alto grado de fragmentación institucional del Sector, donde se combinan muchas variables que alteran los resultados. Por una parte, la división entre jurisdicciones provinciales determina comportamientos distintos en cada provincia, lo que diversifica las variables de análisis según las regiones. Por otra parte, dado que las OS's están incluidas dentro del GPS, por ejemplo en los *quintiles* intermedios –en los que predominan familias con cobertura de OS's– se observa una gran variabilidad en los beneficios distributivos, ya que la cobertura que ofrecen es diferente. Trasladar esa diversidad de variables a este libro nos desviaría del hilo conductor central de la exposición, pero es un componente ineludible para la toma de decisiones en el marco de la Política Sanitaria. En última instancia, el objetivo central de las autoridades sanitarias es contribuir

–a través de los servicios de salud– a la equidad en la distribución de los recursos de la sociedad y a posibilitar el bienestar a todos los sectores de la población.

Capítulo 12 - Tendencias hospitalarias

Nuevas tendencias en la gestión nosocomial

La década del 90 estuvo signada también por nuevas tendencias en el campo de la gestión hospitalaria, tanto pública como privada, de modo que me parece más abarcativo hablar de *gestión nosocomial*. En realidad, sólo en América Latina se habla de *clínicas* o *sanatorios* para referirse a establecimientos privados con internación y, se reserva la denominación de *hospitales privados*, para los grandes nosocomios provenientes de mutualidades de inmigrantes o de asociaciones confesionales. En la legislación provincial de nuestro país, frecuentemente las 3 denominaciones corresponden a distintas magnitudes en cantidad de camas. Pero en la Argentina se ha empleado la denominación *policlínico* para referirse a grandes hospitales, mientras que en los países latinoamericanos, en general, ese término se utiliza para establecimientos ambulatorios con servicios de diagnóstico y tratamiento. En Norteamérica y en Europa, sólo se habla de *hospitales públicos y privados*, *con* o *sin fines de lucro*, de modo que todos los nosocomios con internación son *hospitales*.

Las tendencias mencionadas no aparecieron súbitamente en los '90. Como vimos en el capítulo 9, ya desde los '60 se fueron implementando en nuestro país medidas de descentralización hospitalaria e innovaciones en lo referente a la gestión de los hospitales públicos. Conviene recordar las más importantes, para partir de una visión común sobre la gradualidad de estas tendencias. Los cambios fueron precedidos por un proceso de *desconcentración jurisdiccional*. La transferencia de los hospitales públicos desde la jurisdicción nacional hacia las provinciales, por convenios con las respectivas provincias y sucesivas leyes nacionales, se concretó entre 1961 y 1992. Los hitos importantes de este proceso fueron analizados en el capítulo 8, 1er apartado (El desmantelamiento del aparato sanitaria nacional), en el capítulo 9, 4to apartado (Políticas hospitalarias entre los '60 y los '80), y en el capítulo 11, apartado 1.1 (Atribuciones de la autoridad sanitaria nacional).

Cambios en la política hospitalaria desde la década del 90

Veamos ahora lo ocurrido dentro del período en estudio. En abril de 1993 se sancionó el Decreto N° 578, que definía al Hospital Público de Autogestión (HPA), así como las condiciones que debía reunir para adquirir esa calificación. En realidad, el término *autogestión* no hacía más que ponerle un nuevo nombre –adaptado a la terminología de la época– al prolongado proceso de *descentralización*, que venía ocurriendo desde la década del 60. Lo que tenía de innovativo este Decreto es que comprometía los recursos del FSR de la ANSSal, para abonar las facturas que adeudaran las OS's a los hospitales inscriptos como autogestionados. Cabe señalar que los hospitales públicos tenían –y tienen– frecuentes dificultades para cobrar sus facturas a las prestatarias, que prefieren priorizar la cancelación de sus compromisos con los prestadores privados, dado que éstos suelen "cortar los servicios" ante demoras excesivas en los pagos. Por otro lado, el Decreto N° 578 expresaba la intención de la autoridad sanitaria nacional de trasladar paulatinamente el tradicional *subsidio a la oferta* de los nosocomios, hacia el *subsidio a la demanda* de servicios, generada por la población sin cobertura médica. Aunque con un cambio de denominación, los criterios del Decreto 578 fueron ratificados por el Gobierno siguiente, mediante el Decreto N° 939/00, que creó el régimen de Hospitales Públicos de Gestión Descentralizada (HPGD).

La factibilidad de estos objetivos, estaba fuertemente condicionada –en primer lugar– por la necesidad de implementar el *empadronamiento unificado* de los trabajadores en relación de dependencia y sus grupos familiares, así como un *registro unificado de los carenciados*. El primer requisito fue cumplido, por medio de un número *autogenerado* a partir del documento: todos los trabajadores formales tienen su Clave Única de Identificación Laboral (CUIL). No ha sido posible, en cambio, trasladar este empadronamiento a una única tarjeta de identificación de los beneficiarios de las OS's, que permita establecer la institución que lo cubre, las características básicas de esa cobertura y la verificación de la condición de beneficiario, por el cumplimiento de las contribuciones legales al sistema. Este requisito es esencial, para simplificar el trámite de identificación de los usuarios de los hospitales públicos y el reconocimiento de su cobertura; asimismo, es el obstáculo fundamental para que estas entidades cumplan sus obligaciones con los hospitales.

Por otra parte, la *reconversión del financiamiento* debería estar reflejada en las partidas del presupuesto de las diferentes jurisdicciones que administran hospitales. Dicha reconversión no debería significar una disminución de la participación del Estado en el sostén del sistema de salud, sino una verdadera *reasignación de los recursos*, en la que se pase de solventar los gastos de funcionamiento, con atención gratuita de todos los usuarios (subsidio a la oferta), a abonar la factura que genere todo paciente que carezca de cobertura, dejando que el hospital se sostenga con lo recaudado por la facturación a las prestatarias y al propio Estado (subsidio a la demanda). Hasta ahora las condiciones enunciadas no se concretaron. La Ley 23.661 ya preveía que el financiamiento de la población carente de capacidad contributiva iba a ser compartido por partes iguales por el Estado nacional y por el respectivo estado provincial al que perteneciera el beneficiario, pero esto nunca fue implementado.

El tradicional comentario respecto de la carencia de recursos humanos y materiales de los hospitales responde a una inadecuada asignación de recursos, antes que a reales carencias presupuestarias. Esta ineficiente distribución presupuestaria puede observarse, tanto en la afectación inequitativa del personal y en la programación improvisada de las licitaciones, como en el funcionamiento parcial de las instalaciones. Aunque no existen estudios serios y suficientemente extensos sobre costos hospitalarios, la observación empírica permite asegurar que –en términos de valor por unidad de producción– los costos de los establecimientos públicos son mayores que los de los privados. Esta afirmación es independiente de toda consideración sobre las actividades de docencia, investigación y prevención, que sin duda cumplen los hospitales, ya que éstas deberían tener un financiamiento específico. Lo que aquí se compara es el costo asistencial de los hospitales, en relación con la calidad de los servicios prestados, cuya precariedad habitualmente se justifica en función de deficiencias presupuestarias (Arce, 2007).

Cabe preguntarse ahora si la decisión política de subsidiar la demanda es suficiente para que un establecimiento se *autogestione*. Para que así ocurra, el hospital debe quedar condicionado a la *eficacia* de su *propia gestión*. Requisitos que deben cumplirse para que esto ocurra serían, en primera instancia, dotar a las autoridades de un nosocomio de *capacidad de gestión*, lo que implica otorgarles *poder de decisión* y *responsabilidad* sobre sus actos. Otros requisitos administrativo-legales, para que estas capacidades se concreten, son: contar con *personería jurídica* (actualmente la retiene el Ministerio o el Municipio del que depende cada establecimiento), tener un *estatuto propio* que prevea alguna modalidad formal de *participación comunitaria*, disponer de *autarquía para ejecutar* sus recursos con *fiscalización a ejercicio vencido*, así como facultades para *determinar su plantel* de personal. Los cambios mencionados implican una verdadera transformación de la *cultura hospitalaria*, que suele ser más lenta que los objetivos de las normas que los regulan. Tanto los profesionales como los no profesionales, están imbuidos de la tradición filantrópico-caritativa que regía en ellos hasta mediados del siglo XX. Las condiciones comentadas deberían cumplirse armónicamente, para arribar a un establecimiento verdaderamente *autogestionado* o de *gestión descentralizada*, sin que pierda su *naturaleza pública*. Pero estas condiciones hasta ahora parecen estar más en las expectativas de los observadores que en la viabilidad de la toma de decisiones políticas. Ningún político se atreve a resignar el postulado del *hospital público y gratuito*, aunque en la realidad no lo sea. Sin embargo, funcionan con estos criterios los hospitales de los países industrializados y mejoraron profundamente su desempeño.

Gestión privada de algunas funciones del hospital público

Independientemente de las innovaciones *de derecho*, a lo largo de este extenso proceso se fueron dando pequeñas novedades *de hecho*, que determinaron una paulatina transferencia hacia *operatorias privadas*, de algunas de las actividades del hospital público. En primer lugar, las *cooperadoras hospitalarias* cumplieron ese papel, para facilitar la adquisición de insumos y equipamiento de manera ágil, por parte de la dirección del hospital, sin seguir los prolongados trámites de la administración pública. Las fuentes de recursos que alimentan las cooperadoras fueron analizadas en el capítulo 9, 3er apartado (Nuevos rasgos del funcionamiento hospitalario). En algunos casos –al igual que ocurre con las cooperadoras escolares– la propia jurisdicción de la que depende el establecimiento, otorga subsidios a las cooperadoras, con lo que se alientan vías administrativas extraestatales para aliviar la pesada carga de la burocracia estatal. En última instancia, tanto la dirección como la autoridad sanitaria de la que depende, son conscientes de la extraordinaria lentitud que implican las gestiones administrativas centralizadas. Es excepcional que las cooperadoras se dediquen a interesar a las empresas asentadas en el área programática, a que contribuyan con donaciones al sostenimiento hospitalario, aunque ésta debería ser una de las tareas principales de los cooperadores.

Otro circuito administrativo que obstaculiza el normal desempeño hospitalario es el de dar de baja bienes *durables* o *patrimoniables*. Tanto las plantas físicas como el equipamiento son considerados parte del patrimonio de la administración pública de la jurisdicción y, en consecuencia, están incorporados a las cuentas anuales, elaboradas por el Ministerio de Economía local. De modo que dar de baja bienes que han dejado de ser utilizables, por desgaste u obsolescencia, implica tantos pasos administrativos como adquirirlos. Por consiguiente, los depósitos o los garajes suelen estar abarrotados de mobiliario o equipos médicos en desuso, a la espera de contar con la autorización para desprenderse de ellos. Si la decisión fuera más ágil, las cooperadoras podrían ocuparse de colocar, a precios de mercado, bienes obsoletos que han debido ser reemplazados en el hospital. En la situación actual, cuando la administración central completa el trámite, los elementos no tienen otro camino que el de eliminarlos en vaciaderos comunes.

Un aspecto gestionado más formalmente han sido las sucesivas *tercerizaciones* instrumentadas a través de las partidas de *contratación de servicios a terceros*, como limpieza, seguridad, alimentación, 2do y 3er escalón de mantenimiento, o la facturación y cobranzas de prestaciones a la SeS (Arce, 1995). Los 2do y 3er escalones de mantenimiento han sido en general contratados a terceros. Tradicionalmente el 1er escalón correspondía a personal estable de Mantenimiento del hospital, que hace pequeñas reparaciones, plomería, pintura, albañilería liviana o instalaciones sencillas. El 2do escalón estaba asignado a personal de la administración central, que contaba con más recursos y grados de especialización superior para encarar arreglos de mayor magnitud, en general, no exclusivos de la autoridad sanitaria. El 3er escalón implica la contratación de empresas especializadas en construcciones, instalaciones de servicios, mantenimiento de equipos electrónicos, etc. Con el paso del tiempo, tanto el 2do como el 3er escalón de mantenimiento han sido delegados a terceros. De hecho, las actuales instalaciones de la infraestructura hospitalaria de servicios (electricidad, gases, sanitarios, aire acondicionado, etc.), requieren un alto nivel de especialización y complejidad, que están fuera del alcance de personal con calificación básica.

Por el contrario, siguiendo tendencias que también se verifican en el campo de las empresas privadas de cualquier tipo, actividades como limpieza, lavandería, seguridad y alimentación han sido licitadas para su gestión por empresas especializadas. El primer avance en este sentido, desde fines de la década del 70, fue la gestión privada del servicio de Alimentación. Las formas de delegación adoptadas para esta función fueron variadas: a) la compra de insumos y la conducción de la cocina, manteniendo el personal de planta del hospital; b) compra de insumos, renovación del equipamiento de cocina y elaboración de las comidas con personal de la empresa, y c) la provisión en bandejas térmicas de las comidas elaboradas fuera de la planta del hospital. Los resultados de estas innovaciones fueron variados, dependiendo de la solvencia de la empresa, de las condiciones de la contratación y de la capacidad de fiscalización de las Nutricionistas del servicio de Alimentación. Los servicios externos de Limpieza, especialmente para los sectores de circulación de público y las circulaciones técnicas, han dado buen resultado en los hospitales grandes con extensas superficies en la planta física. Lo mismo ocurrió con las Lavanderías para ropa blanca y de cama, que seguían circuitos y tratamientos diferentes, según fueran sucias o contaminadas. En lo referente a los servicios de Seguridad, éstos han adquirido la mayor relevancia y nivel de especialización, en razón del alto costo actual del equipamiento hospitalario y de los mayores riesgos en esta materia, no sólo por los equipos específicos de diagnóstico y tratamiento, sino también por los equipos administrativos, como computadoras, impresoras, etcétera.

La modalidad de *tercerización* más reciente e innovativa ha sido la del servicio de facturación y cobranzas, mediante la cual una empresa se hacía cargo del registro, procesamiento, elaboración de las facturaciones y la gestión de cobranzas ante las diferentes entidades prestatarias de cobertura a los usuarios. En algunos casos se llevó a cabo a través de la propia decisión de las autoridades de la jurisdicción, mediante licitaciones o contrataciones directas con empresas locales, como por ejemplo en la Universidad de Buenos Aires o la provincia de Buenos Aires. Durante la década del 90, la provisión de esta tecnología de gestión fue ejecutada en base a financiamiento externo (véase capítulo 11), mediante una línea de crédito del Banco Mundial (Préstamo AR 3931), destinada a prestar asistencia técnica para desarrollar el modelo de HPA, bajo la denominación de Programa de Reforma del Sector Provincial en Salud (PReSSal). En realidad, el proyecto tenía la finalidad de reconvertir integralmente la gestión administrativa hospitalaria pero, en la práctica, el producto tangible que dejaron las consultorías –casi con exclusividad– fue la preparación de los hospitales para facturar.

Quizá la última *tercerización* en servicios de apoyo fue promovida por las normas nacionales y provinciales sobre *residuos patogénicos*, que empezaron a difundirse en forma casi simultánea con la creación de empresas operadoras de hornos pirolíticos de combustión completa. Tradicionalmente los establecimientos contaban con incineradores convencionales, para la disposición final de los residuos potencialmente contaminantes; pero este tipo de combustión –además de contaminar la atmósfera– no garantizaba la degradación completa de los elementos biológicos. La aparición de hornos de doble cámara y reducción total de los residuos posibilitó el desarrollo de empresas dedicadas a la recolección, procesamiento y disposición final de las cenizas, que contrataron sus servicios hospitalarios cotidianos, recogiendo residuos dispuestos a través de un circuito específico. Durante la etapa inicial en los '90, hubo abusos en este sentido, ya que las primeras legislaciones calificaban como potencialmente patogénico todo lo que tuviera origen hospitalario, incrementando artificialmente los costos del servicio. En realidad, la mayor parte de los residuos hospitalarios están lejos de ser patogénicos: restos de alimentos, escombros, envases de insumos, papelería variada, materiales inertes de distinto tipo, etc. Sólo las piezas anatómicas, las muestras de distintos fluidos corporales, los medicamentos descartados, o los materiales descartables empleados en la atención de los enfermos, podrían considerarse estrictamente *patogénicos*. El resto de los residuos nosocomiales no requieren un tratamiento diferente del que reciben los convencionales de la comunidad.

En lo específicamente asistencial, también se implementaron algunas privatizaciones con diversos grados de legitimidad. En primer lugar, en ciudades del interior del país, se establecieron bancos de sangre centralizados, que se encargaron de proporcionar hemoderivados a los establecimientos locales públicos y/o privados. Estos servicios externos de Hemoterapia garantizaban las condiciones de calidad científicamente requeridas, que hubieran estado distantes del alcance de los nosocomios individuales, si éstos hubieran quedado obligados a autoabastecerse. En cambio, resulta más discutible la concesión a *operadores privados* de algunos servicios de diagnóstico, o la instalación de empresas privadas (tomógrafos computados o laboratorios, p.ej.) dentro de la planta física del hospital (Díaz M., 1991). En el ámbito privado, esta forma de funcionamiento *tercerizado* de los servicios asistenciales fue muy frecuente desde los '80, pero así como desde la década del 90 ese modelo organizativo resultó ineficiente aun en ese ámbito, tampoco fue razonable que los hospitales públicos lograsen contar con equipos de alta complejidad, mediante inversiones de operadores privados, cuyos intereses podían llegar a ser contradictorios con los de la institución que los albergara. Requeriría una discusión particular el caso de los centros de Diálisis Crónica. Recientemente, se han concedido a una empresa privada (Fresenius Medical Care) la gestión de centros de diálisis crónica en hospitales públicos; por ejemplo, en el Instituto de Investigaciones Médicas "Alfredo Lanari" de Buenos Aires y en el Hospital de Alta Complejidad "Presidente Perón" de Formosa. En el ámbito privado ésta es la operatoria habitual de los centros de Diálisis Crónica, ya sea que pertenezcan a una empresa multinacional como la nombrada –que además es productora de equipos e insumos específicos– o a pequeños operadores individuales especializados. La terapia de sustitución en nefropatías terminales es un caso especial, porque el grado de especialización de las normas de calidad de las instalaciones requiere tal grado de precisión, que su disponibilidad queda limitada aún para los especialistas más capacitados (ITAES, 2004).

Las alianzas público-privadas como camino para inversiones hospitalarias

Un aspecto más avanzado para renovar las inversiones y la operatoria de los establecimientos públicos es el de las alianzas público-privadas (APP), término con el que se han caracterizado a sociedades mixtas entre el Estado y empresas privadas, con el fin de construir y gestionar un nosocomio. A nivel internacional ha sido un tema de agitada polémica, ya que se ha aplicado en países con un alto arraigo de servicios públicos. En algunos países industrializados se han ejecutado alianzas de considerable riesgo, teniendo en cuenta que están organizados bajo el modelo de Servicio Nacional de Salud –como el Reino Unido, España o Australia– con cierta tradición de Medicina *socializada*.

En la Argentina, podrían ser considerados APP los casos –ya comentados en el capítulo 9– del CEMIC y de la Fundación Favaloro. En el primero, se cedió una parte de la planta física de un hospital público, para que fuera gestionada por una asociación civil sin fines de lucro, que a su vez contaba con un convenio para la cobertura asistencial del personal de un *holding* de empresas privadas, las del grupo Bemberg. En el segundo caso, sucesivos gobiernos otorgaron diferentes formas de subsidio, incluyendo la garantía nacional de un crédito del BID a una fundación, para que construyera un hospital complejo, que opera y compite en el ámbito privado. Pero en general, este tipo de alianzas no han ido más allá de que la jurisdicción interesada convoque a una licitación para el proyecto y construcción de un hospital, ya sea con financiamiento nacional como internacional. Una vez construido y equipado, la gestión del nosocomio queda en manos de la autoridad sanitaria local, que se ocupa de la designación del personal y de las normas institucionales de funcionamiento; es el caso de los hospitales construidos con el préstamo 516 del BID (capítulo 11).

En otros casos, la empresa constructora también se hizo cargo del mantenimiento ulterior de la planta física, pero siempre preservando el patrimonio estatal de los bienes. Cualquier compromiso ulterior de la empresa privada en la gestión nosocomial hubiera sido considerado una virtual *privatización* hospitalaria. Sin embargo, las autoridades sanitarias provinciales han sido más flexibles para aceptar contratos de consultoras internacionales, destinados a la *reconversión administrativa* de los hospitales, en el marco del proyecto de HPA, porque esto implicaba fondos frescos para el área de Salud, como ocurrió en el ya mencionado proyecto del PReSSal. Es significativo que en otros servicios públicos, como teléfonos, electricidad, gas y aguas, se han admitido acuerdos de inversión y gestión privada, con compromiso de restitución del patrimonio público –con las mejoras incluidas– al término de la concesión. Un comportamiento de este tipo sería considerado inadmisible en Salud y Educación, aunque finalmente se admita que el Estado termine subsidiando emprendimientos privados por distintas vías en estas áreas, a veces sin una adecuada contraprestación a cambio.

Un estudio muy interesante del Banco Mundial procura tipificar este tipo de alianzas, tomando ejemplos de los países citados, en los que analiza sus fortalezas y debilidades. Debe admitirse que, tanto en la Argentina como en los países latinoamericanos, se está muy lejos de este tipo de iniciativas, pero conviene comentarlas al menos como posibles alternativas futuras. En primer lugar tipifica 6 tipos de APP (McKee, 2006):

a) **Franquicia:** la autoridad pública contrata una empresa privada para gestionar un hospital ya existente.
b) **DCFO** (diseño-construcción-financiación-operación): un consorcio privado proyecta un hospital en base a los requerimientos específicos de la autoridad pública, lo construye, financia la inversión y gestiona su funcionamiento.
c) **CPO** (construcción-propiedad-operación): la autoridad pública compra servicios privados por un período fijo (digamos 30 años), a cuyo término la propiedad la retiene el prestador privado.
d) **CPOT** (construcción-propiedad-operación-transferencia): la autoridad pública compra servicios por un período fijo, a cuyo término la propiedad se transfiere a la autoridad pública.
e) **CPR** (compra-propiedad-restitución): un contratista privado construye un hospital, que luego es retroarrendado y gestionado por la autoridad pública.
f) **Modelo Alzira:** un contratista privado construye y gestiona un hospital, mediante un contrato para prestar atención a una población definida.

Los problemas emergentes de estas iniciativas con financiamiento privado fueron variados, y dependieron más de factores de implementación que de condiciones inherentes al modelo de alianza. No obstante, en los países donde se aplicaron, el análisis no estuvo exento de sesgos ideológicos. En el último modelo, empleado en 1999 en el Hospital Alzira de Valencia (España), un consorcio integrado por una compañía aseguradora, bancos y empresas constructoras, fue adjudicatario de la construcción de un hospital para reemplazar a otro obsoleto. El nosocomio alcanzó altos niveles de rendimiento, pero tuvo pobres resultados en sus relaciones laborales, debido a una inadecuada proyección de su sustentabilidad financiera, por lo que en 2002 debió reconducirse el contrato. Otro caso fue el del *Paddington Health Campus* de Londres, donde se seleccionó una propuesta financiera privada, a fin de concentrar varios hospitales-escuela de primer nivel en un mismo lugar de Londres. El presupuesto inicial fue de £ 300 millones a ser completados en 2006, pero una vez en curso debió ser replanteado a £ 894 millones para ser invertidos hasta 2013. Sólo la preparación del proyecto insumió £ 15 millones. El informe oficial destacó su extrema complejidad, responsabilidades mal definidas y fallas del gobierno central para determinar la sustentabilidad del esquema. El tercer ejemplo es el del Hospital Regional

La Trobe de Melbourne (Australia), que fue construido por una empresa privada para reemplazar a varios hospitales antiguos. El contrato incluía una cláusula confidencial, para prestar servicios al gobierno del estado de Victoria durante 20 años. En 1999 el hospital perdió AU$ 6 millones (dólares australianos) y se preveían nuevas pérdidas. En 2000, luego de un conflicto judicial, se llegó a un acuerdo por el que la empresa fue liberada del contrato y vendió el hospital al Gobierno en AU$ 6,6 millones (la mitad de su valor) más un pago adicional de AU$ 1 millón.

Los modelos y ejemplos mencionados muestran sorprendentemente que, aun en los países industrializados, las inversiones en capacidad instalada hospitalaria representan un problema de gran envergadura, que alienta innovaciones en ingeniería financiera para establecer infraestructura, cuya sustentabilidad sea proporcionada por los propios inversores-constructores, de modo que posibilite incorporar patrimonio público a largo plazo. En la Argentina, este tipo de convenios para servicios hospitalarios provocarían grandes conflictos, aunque estén respaldados por acuerdos de reciprocidad jurídicamente consolidados. Pero por otra parte estas alianzas, que llaman la atención en el campo hospitalario, han sido sin embargo frecuentes en el país, en áreas como exploración y explotación petrolera, o construcción de autopistas.

Operatoria habitual de los servicios públicos

Tras revisar algunas tendencias en materia de política hospitalaria, conviene analizar ahora cuáles son los rasgos del desenvolvimiento cotidiano de los hospitales y cómo se configura su comportamiento microeconómico dentro del Sector Salud. Como principio rector fundacional, el subsistema de servicios públicos se encuentra abierto a toda la población: el hospital es "público y gratuito". Como dijimos en el capítulo 11, apartado 3.1, esta afirmación expresa una constante política, proveniente de la primera mitad del siglo XX, cuya retórica nadie se atreve a contradecir. Según las zonas del país, los pacientes sin cobertura que concurren a hospitales públicos constituían entre el 50 y 80% de la demanda de cada hospital, pero en circunstancias de crisis financiera de las OS's, los hospitales actúan como válvula asistencial de cortes de servicios, efectuados por prestadores privados. Por otra parte, debido a las corrientes migratorias observadas en América Latina desde la década del 90, una parte importante de los estratos de población usuaria de los servicios públicos –carente de toda cobertura– proviene de países latinoamericanos, se encuentran en condiciones de residencia precaria o son indocumentados. Incluso en las áreas de frontera, los habitantes de países limítrofes acostumbran a cruzar hasta los hospitales cercanos para recibir una atención, cuya calidad y gratuidad les son negadas en sus propias tierras.

El comportamiento microeconómico de los hospitales aún tiene rasgos derivados de sus antecedentes filantrópicos. Los sueldos del personal insumen entre el 75 y el 90 % del gasto total. Funcionan a pleno sólo durante la mañana y los médicos no cumplen en general con los horarios que nominalmente les corresponden. Aun cuando facturan prestaciones a las entidades aseguradoras, el peso de lo recaudado por este concepto puede oscilar entre el 5 y el 10% del gasto total, excepcionalmente más. Como ya se comentó, a los pacientes sin cobertura se les piden contribuciones a cooperadoras. La atención ambulatoria no se programa por turnos previos: los pacientes concurren a la madrugada para acceder a una cantidad limitada de turnos, con los que serán atendidos entre las 8 y 12 horas. Tampoco suele haber una entrega centralizada de turnos: Laboratorio, Imágenes y demás servicios de diagnóstico, programan los suyos. En las salas ocurre algo similar: todos los médicos se concentran durante la mañana, los eventos que ocurren durante la tarde quedan a cargo de los médicos de guardia, o de los residentes, si los hay. Los plazos de internación suelen prolongarse a la espera de interconsultas con especialistas, turnos de procedimientos de diagnóstico o de quirófanos. Las estadísticas suelen mostrar una utilización excesiva del servicio de Emergencias, aun para tratar patologías que no implican urgencias, dado que fuera del horario matutino, la Guardia es *todo* el hospital. La actitud general del usuario es de sumisión, o la de un enfermo que está por recibir una concesión altruista. Como contrapartida, la actitud de médicos y enfermeras suele ser autoritaria o en una posición de condescendiente superioridad.

Como ya se mencionó, las inversiones realizadas con financiamiento externo para procurar su *reconversión* no han tenido otras consecuencias que incorporar la facturación de prestaciones a aseguradores, pero en general, no se modificó la lógica de su funcionamiento cotidiano. Los hospitales tienen una mayor cantidad de médicos que de enfermeras, reproduciendo la distribución general de los recursos humanos en el país. Con frecuencia, profesionales que tienen *concurrencia honoraria* al hospital, terminan ocupando un cargo no profesional y, paulatinamente, se van transformando puestos de trabajo que originalmente eran *no profesionales*. Los profesionales no cumplen los horarios que les corresponderían según su designación, porque una gran parte del día la dedican a sus actividades privadas. En los hospitales, las mismas personas –profesionales y no profesionales– que por la tarde trabajan en establecimientos privados, y funcionan con eficiencia *comercial*, por la mañana tienen una actitud *caritativa* y sabotean frecuentemente las medidas administrativas, tendientes a que los pacientes declaren su cobertura y se puedan facturar los servicios prestados. La experiencia ha mostrado que además se precisa *interesar* al personal en el funcionamiento eficiente del sistema. La distribución –con carácter de *incentivo*– de una parte de lo recaudado entre los profesionales y trabajadores hospitalarios es una medida que ha mostrado buenos resultados en algunas oportunidades, aunque no es la única posible. El carácter del incentivo en algunos casos ha estado vinculado con el presentismo, como *contribución a la productividad* hospitalaria. Por el contrario, los criterios de *producción por servicio* han tenido efectos no satisfactorios, ya que suelen determinar una puja interna por los incentivos, que conspira contra la eficiencia general de la organización.

En síntesis, la calidad humana y administrativa del funcionamiento de los hospitales públicos es deficiente, aunque habitualmente la calidad técnica de la atención médica es de alta jerarquía. Los rasgos de este comportamiento provienen de un marcado arraigo cultural, tanto en la población usuaria, como en el personal hospitalario. Como ya se dijo en el capítulo anterior (apartado 3.1), para modificar las conductas remanentes de su tradición cultural deben abordarse condiciones estructurales de fondo, tendientes a que el hospital funcione como una *empresa pública de servicios*.

Comportamiento de los prestadores privados

En el capítulo anterior describimos el amplio espectro de instituciones que integran este sector: centros médicos ambulatorios, institutos especializados, centros ambulatorios de diagnóstico, sanatorios generales o especializados con internación y hospitales mutuales de comunidades extranjeras. Por otra parte, la microeconomía de estas unidades asistenciales fue abordada en el capítulo 8. Conviene retroceder unas décadas al revisar su evolución, para comprender mejor sus rasgos más recientes. La modalidad contractual generalizada, mediante la que se expandieron los prestadores privados desde la década del 60, fue el pago *por prestación a valores del NN* –que eran exiguos– pero permitieron que estas instituciones sobrevivieran. Como contrapartida, las OS's estaban obligadas a contratar a la entidad gremial y a *todos* los prestadores inscriptos, buenos o malos. El circuito administrativo corriente de facturación determinaba plazos de pago muy prolongados que, cuando toda la operatoria era manual, insumía hasta 6 meses entre el acto médico y el pago.

La explicación de cómo estas unidades asistenciales proliferaron con tanto dinamismo en ese período, es multifactorial. El período de expansión coincidió con una formación ilimitada de médicos, que –participando en una iniciativa sanatorial– encontraron una oportunidad *primitiva* o de bajo riesgo para *acumular capital*. En segundo lugar, los dirigentes gremiales que administraban las OS's, atendiendo a las expectativas de sus beneficiarios, privilegiaron la contratación de establecimientos privados, que tenían una *imagen* más digna en la atención a los usuarios que la de los hospitales públicos. A esto se agregaba la *monopolización de la oferta* de servicios ejercida por las asociaciones de prestadores, que obligaban a las OS's a contratar la totalidad de los prestadores inscriptos, protegiendo el crecimiento irrestricto de la oferta. Pero además –y quizás el factor principal– la gran mayoría de las instituciones sanatoriales del país no nació con *vocación* de empresa. Los propietarios de esas clínicas, fundamentalmente, procuraban contar con un adecuado *continente* para su propio trabajo, antes que constituir una *empresa* productora de servicios. El padrón de accionistas de estas sociedades, a menudo reunía 50, 100 o más médicos, sin que la tenencia de estas acciones tuviera alguna significación patrimonial, dado que el *capital social* acumulado era mínimo.

En estos establecimientos, el *trabajo médico* fue siempre prioritario respecto de la *empresa*. De manera que, aunque la retribución del trabajo sanatorial fuera precaria, para los médicos fue siempre prioritario garantizar sus propios honorarios profesionales. Por otra parte, la posibilidad de requerir a los pacientes pagos adicionales *al contado* o *plus*, actuó siempre como *válvula de precios* en circunstancias desfavorables. Con conductas equivalentes, se desenvolvieron la mayor parte de los sanatorios en el período mencionado, teniendo en cuenta además que la magnitud de las inversiones hasta comienzos de los '70 –cuando aún no existían servicios de terapia intensiva ni tecnología *pesada* de diagnóstico– era proporcionalmente baja, y esencialmente dedicada a *hotelería* hospitalaria. La *avalancha* tecnológica de la década del 70 encontró a estas empresas sin capacidad de *capitalización*. Para actualizar su equipamiento, debieron recurrir a quienes habían mantenido cierta capacidad de ahorro: otros médicos, vinculados con especialidades *tecnología-intensivas*, que habían sido particularmente gratificadas por la estructura arancelaria del Nomenclador Nacional. Los nuevos especialistas no se incorporaron como *socios* de la empresa, sino como *arrendatarios* de la explotación de un servicio, aportando su propio equipamiento. En lugar de empresas capitalizadas, se fueron conformando modelos institucionales débiles, con múltiples propietarios del equipamiento de los diversos servicios que requerían inversiones tecnológicas. La empresa sanatorial propiamente dicha quedó con lo menos rentable, la explotación de la planta física o la hotelería de internación. En esta organización fragmentada, cada servicio pugnaba por la optimización de su inversión, más allá de la estricta secuencia racional de diagnóstico y tratamiento, necesaria para cada paciente. El *riesgo financiero* del costo asistencial corría totalmente por cuenta de la entidad financiadora. Esta lógica determinada por la desagregación arancelaria funcionó mientras subsistieron los contratos pagados *por prestación* (Arce, 2000).

Pero a partir de la crisis hiperinflacionaria, las OS's comenzaron a buscar contrataciones distintas, que redujeran sus riesgos. Grupos de sanatorios admitieron contratos *por capitación* o *aranceles globalizados* (véase capítulo 11), pero con comportamientos diferentes, según el grado de autonomía empresaria de cada institución. Los hechos descriptos se extendieron masivamente con la decisión del PAMI en 1992, de licitar *redes* de establecimientos para atender el 2do nivel de atención (ambulatorio especializado, emergencias e internación). Estas redes fueron denominadas Unidades Prestacionales Integradas (UPI). Hacia 1997, en el marco de la introducción de reformas procompetitivas acordadas por el Ministerio de Economía con el FMI, el PAMI se propuso ampliar el marco geográfico de esta competencia, desde el nivel municipal o provincial al nivel nacional. Esta reforma no alcanzó a concretarse, pero tuvo el efecto de acentuar el poder de administraciones, especializadas ahora como *gerenciadoras*. Estos fenómenos serán analizados en el capítulo 14, en un apartado dedicado específicamente a la relación de los prestadores con el PAMI.

En síntesis, los prestadores privados de servicios de salud constituyen un conjunto muy heterogéneo de instituciones, que en su mayoría se encuentran muy distantes del comportamiento de los hospitales privados de los países industrializados. Una enorme cantidad de pequeñas unidades económicas –alrededor de 2.000 establecimientos de un promedio de 35 camas–, que ensayan conductas muy heterogéneas, constituyen sin embargo un sector muy dinámico del Sistema de Salud argentino. Las tendencias parecen indicar que transitan hacia la conformación de empresas de servicios complejas, pero este camino es particularmente sinuoso debido a la gran diversidad de empresas, propietarios, gerenciadores, redes y contratos. Los reiterados cambios en la operatoria del sistema, así como condiciones macroeconómicas de muy alto riesgo, han determinado comportamientos cautelosos y especulativos de pequeños propietarios, en lugar de decisiones empresarias de inversión a mediano y largo plazo. El factor tecnológico, por las deudas en moneda extranjera que implica, es uno de los determinantes principales que condicionan su conducta individual como empresas. Pero no puede dejar de tenerse en cuenta esta parte de la capacidad instalada asistencial, si se pretende un enfoque abarcativo de la política hospitalaria.

Modalidades de gobierno hospitalario predominantes en América Latina

Aunque el objetivo de este capítulo se circunscribe a las tendencias hospitalarias en la Argentina, conviene referirlas al marco regional, a efectos de identificar, a través de los fenómenos de otros países, ejemplos válidos para explicar los nuestros. Del mismo modo, los comentarios sobre las alianzas público-privadas permitieron objetivar la potencial repercusión de eventuales iniciativas locales.

Como antecedente de la evolución de los servicios hospitalarios, en el capítulo 9 cité las tendencias que Milton Roemer identificaba como universales en las décadas del 60 y 70 (Roemer, 1977: 342-370). Previamente clasificaba a los países según sus modalidades decisorias en materia hospitalaria y a su nivel de desarrollo socioeconómico, sugiriendo con este enfoque que las modalidades organizativas del sistema sanitario no guardaban relaciones lineales de causalidad con el desarrollo socioeconómico, ni con la ideología política dominante (Arce 1993: 123-154). Al respecto exhibía algunos ejemplos encontrados en 1966, que se muestran en el cuadro N° 12.1:

Cuadro N° 12.1: Modalidades decisorias de gobierno hospitalario en distintos países

Desarrollo socioeconómico	Modalidad decisoria en materia hospitalaria		
	Descentralizada	Combinada	Centralizada
Bajo	Perú	Filipinas	Togo - Malasia
Intermedio	Israel	Irán - Chile	Bulgaria - URSS
Alto	EE.UU.	Francia - Suecia	Inglaterra - Gales

Fuente: Roemer, 1977: 343.

Un estudio reciente realizado en el marco del Banco Mundial, analiza los rasgos del gobierno hospitalario en América Latina y su relación con el desempeño organizacional, mediante una encuesta efectuada en un número extenso de hospitales de Brasil, Colombia, México y la Argentina. En primer lugar identifica las principales teorías que sustentan estrategias para alcanzar la mayor eficacia en el gobierno institucional, adecuándolas al campo hospitalario (Bogue y col., 2007):

a) Teoría de la contingencia. Las organizaciones logran su mejor desempeño cuando tienen medios efectivos para comprender y actuar ante las contingencias que deben enfrentar.

b) Teoría de la dependencia de recursos. La base de la supervivencia de una organización depende de identificar y explotar los recursos de que dispone en su medio, especialmente a través de las relaciones con otras personas, grupos u organizaciones.

c) Teoría de la perspectiva institucional. El rendimiento de la organización es resultante del balance entre dos imperativos: el técnico –conduciendo las operaciones en forma eficiente– y el institucional, haciéndolo conforme a las creencias y normas del entorno social.

d) Teoría de la agencia. Focaliza en la distribución del trabajo dentro de la organización, cuando la máxima autoridad delega responsabilidades en los diferentes *agentes*, posibilitando que éstos conozcan sus funciones y actúen de conformidad con ellas.

e) Teoría del costo hospitalario. Ha sido ampliamente utilizada para determinar la magnitud de las inversiones requeridas, especialmente para grandes hospitales integrados verticalmente a un sistema de servicios de salud; enfatiza en el costo de las prestaciones.

f) Teoría de la ecología social. El éxito o el fracaso dependen de la adaptación del hospital a los cambios evolutivos socioculturales de la población en la que se desenvuelve, incluyendo su naturaleza institucional de público o privado.

A efectos de caracterizar los rasgos del gobierno hospitalario en cada país, los autores identifican 4 variables representativas del grado de autonomía de los nosocomios: I) la forma de gobierno y su dependencia; II) las facultades decisorias de las autoridades ejecutivas; III) el grado de exposición a la competencia del mercado, y IV) la capacidad de utilizar los fondos no ejecutados. En el cuadro N° 12.2 se procura sintetizar el comportamiento de estas variables en los establecimientos públicos y privados de cada país.

Cuadro N° 12.2: Estructura de conducción hospitalaria en 4 países latinoamericanos

País	Forma de gobierno	Facultades decisorias	Exposición competitiva	Uso de fondos residuales
Argentina	Públicos. a) la mayoría bajo dependencia del Gobierno; b) unos pocos hospitales "autogestionados" con personería jurídica, tienen Directorio. Privados. a) sin fines de lucro, gobernados por organizaciones fundadoras, en general con Directorio; b) con fines de lucro, suelen tener un Directorio que no es el responsable de la administración.	- Muy limitadas. - Poseen facultades decisorias en los ingresos, inversiones, oferta de servicios y procesos de gestión. - En general establecimientos grandes de origen mutual o confesional, con total autonomía decisoria. - En general establecimientos chicos gestionados por el Director Médico; no tienen autonomía para fijar precios y normas de trabajo.	- Financiados principalmente por el presupuesto. - Financiados principalmente por presupuestos, pero prestan servicios a terceros y a usuarios privados. - Financiados principalmente por la SeS y la Medicina Prepaga; tienen planes de salud propios. - Dependen principalmente de las OS's provinciales y el PAMI; prestan servicios a usuarios privados.	- Muy limitados. - Retienen los fondos no ejecutados. - Retienen todos los fondos no ejecutados y los reinvierten. - No tienen fondos remanentes ni reinvierten; los socios los retiran al término del mes.
Brasil	Públicos. a) la gran mayoría bajo dependencia del Gobierno; b) alrededor de un 1% bajo cierta forma de administración autónoma. Privados. Sin fines de lucro gobernados por: a) organizaciones fundadoras que pueden tener o no Directorio; b) Directorio con sede en la institución y responsable de su administración.	- Muy limitadas. - Poseen facultades decisorias significativas en todos los ingresos, inversiones, oferta de servicios y procesos de gestión. - Los establecimientos más chicos tienen escasas facultades decisorias e institucionalmente son gestionados por las entidades fundadoras; los más grandes tienen alto grado de autonomía.	- Financiados principalmente por el presupuesto. - Financiados principalmente por presupuestos. En algunos casos pueden vender servicios. - Financiados principalmente por el sistema público, pero prestan servicios a terceros y a usuarios privados.	- Muy limitadas. - Retienen los fondos presupuestarios no ejecutados. - Retienen todos los fondos no ejecutados.

País	Forma de gobierno	Facultades decisorias	Exposición competitiva	Uso de fondos residuales
Colombia	Públicos. La mayoría de los hospitales han sido convertidos en Empresas Sociales del Estado (ESE's) del Sistema General de Seguridad Social en Salud; son dirigidas por un Directorio muy vinculado con el Gobierno. Privados. S/inf.	- Poseen autonomía decisoria en todos los ingresos, pero deben cumplir rígidas normas del sector público para la gestión de recursos humanos.	- Financiados principalmente por presupuestos, pero pueden prestar servicios a terceros y a usuarios privados.	- Retención de los ingresos excedentes, cuya ejecución requiere la aprobación del Gobierno.
México	Públicos. Casi todos bajo dependencia del Gobierno o de una institución de la Seguridad Social. Privados. S/inf.	- Muy limitadas.	- Financiados principalmente a través de presupuestos.	- Muy limitadas.

Fuente: Bogue y col., 2007. Agregados propios en privados de la Argentina.
S/inf.: sin información. Columna 5: Uso de fondos residuales.

En virtud de las consideraciones precedentes, encuentran 4 modelos básicos de gobierno hospitalario, respondiendo a las realidades empíricas observadas:

a) Presupuestarios. Hospitales públicos que dependen jerárquicamente de las autoridades sanitarias y se rigen por normas administrativas estatales.

b) Autónomos. Hospitales públicos en los que las más altas facultades decisorias residen en el propio establecimiento.

c) Corporativos. Son hospitales privados con autonomía limitada, ya que pertenecen a grandes conglomerados asistenciales, que fijan sus normas y controlan su desempeño; pueden depender de corporaciones con o sin fines de lucro.

d) Privados. Son establecimientos privados totalmente autónomos, sin otro control que sus propias autoridades, con facultades para fijar sus normas y condiciones de trabajo.

En la Argentina, el primer modelo es el de la inmensa mayoría de los hospitales públicos. El segundo corresponde al caso del Hospital Garrahan (Dal Bó, 1989), a los SAMIC regidos por la Ley 17.102 y a los SAMCo de la provincia de Santa Fe (Milesi-Niklison, 1996). Entre los hospitales *corporativos sin fines de lucro* pueden ubicarse aquí a los de comunidades extranjeras ya que, si bien no conforman cadenas o redes hospitalarias, dependen del control de la entidad mutual fundadora; lo mismo ocurre con los de carácter confesional, que dependen de la congregación religiosa que les dio origen, como el Sanatorio Mater Dei de Buenos Aires, o el Hospital San Juan de Dios (Ramos Mejía). Como *corporativos con fines de lucro* pueden caracterizarse los sanatorios pertenecientes a las grandes EMP's: los diversos Sanatorios de la Trinidad y el Dupuytrén dependientes de Galeno; los Sanatorios Otamendi y IADT[43] pertenecientes a Medicus; los Sanatorios Agote, Suizo-Argentino y Los Arcos dependientes del Swiss Medical Group. Finalmente, sólo una parte de los *privados* lo son realmente (capítulo 11), ya que se orientaron hacia su reconversión como *empresas de servicios*; la mayoría aunque conservan una estructura jurídica independiente, funcionan *cartelizados* como unidades asistenciales de grandes *gerenciadores*.

La encuesta de Boque y col. fue enviada a unos 1.100 hospitales, de los cuales sólo completaron las respuestas algo menos de 400; la Argentina fue la que tuvo la menor proporción de respuestas completas. Una vez identificadas

[43] IADT: Instituto Argentino de Diagnóstico y Tratamiento, Buenos Aires.

las características de los nosocomios, en cuanto a magnitud, forma jurídica, dependencia administrativa, servicios disponibles y actividades educativas, las preguntas se orientaron a explorar 19 áreas de desempeño, que son las que se enuncian más abajo. En el procesamiento de los datos se buscaron relaciones significativas de causalidad, entre las variables de esas áreas y el impacto que los distintos modelos de gobierno hospitalario pueden tener en los resultados encontrados. Las áreas investigadas fueron:

-mantenimiento de instalaciones	-relaciones con la comunidad
-calidad de servicios comunitarios	-accesibilidad a los servicios
-mantenimiento del equipamiento	-relaciones gubernamentales
-proceso de planificación	-eficiencia administrativa
-eficiencia fiscal	-efectividad del gobierno hospitalario
-disponibilidad de medicamentos	-cantidad de servicios prestados
-servicios auxiliares suficientes	-calidad de los servicios de internación
-clara asignación de responsabilidades	-relaciones con los médicos
-proceso de toma de decisiones	-calidad de servicios especializados
-calidad de servicios ambulatorios	

Las consideraciones finales del estudio empiezan comparando el modelo descentralizado, predominante en los países de la OCDE[44], respecto del alto grado de dependencia que prevalece en los países latinoamericanos. El análisis específico de los 19 indicadores muestra en general resultados menores en los hospitales *presupuestarios*, en lo relativo a los parámetros administrativos. En cambio, su rendimiento parece ser mayor en variables de producción, como porcentaje ocupacional. Estas diferencias en la productividad resultan atenuadas al comparar la cantidad de enfermeras por cama o la cantidad de empleados por egreso, donde los hospitales públicos parecen menos productivos que los privados. Asimismo, en términos de costo por día-cama, los hospitales *autónomos* tienen costos mucho mayores que los *privados* y *corporativos*. Estos datos sugieren que el mayor porcentaje ocupacional debería atribuirse a ineficiencias en el proceso asistencial y en el trámite de alta de internación. Por otra parte, los hospitales *privados* y *corporativos*

[44] OCDE: Organización para la Cooperación y el Desarrollo Económico, reúne a los países industrializados.

mostraron mejores resultados en lo relativo a mediciones de calidad, como mantenimiento de instalaciones y equipos, disponibilidad de medicamentos, servicios auxiliares suficientes y nivel de capacitación del personal de Enfermería. Naturalmente, los hospitales *autónomos* y *privados* mostraron ventajas en lo referente al proceso de toma de decisiones, relaciones con los médicos y con el Gobierno, así como calidad de los servicios ambulatorios y de internación. El estudio sugiere que los hospitales *presupuestarios* están más acotados por los límites del sistema público, asumiendo responsabilidades que exceden la propia atención hospitalaria, como la salud de la comunidad. Todas las consideraciones están apoyadas por numerosos cuadros estadísticos, que ilustran la proporción de las diversas respuestas sobre cada aspecto en los 4 países (Bogue y col., 2007).

Consideraciones finales

A menudo se mencionan ciertas características de los hospitales, atribuyéndoles una significación fundacional. En realidad, las que ahora parecen condiciones permanentes, fueron innovaciones de otros momentos y los hospitales están transitando una etapa de transformaciones en la concepción de su conducción. Entre otros hechos concurrentes, desde el punto de vista operativo está lentamente perdiendo sentido la separación entre prestadores públicos y privados. Por un lado, porque los hospitales públicos tienden a descentralizarse, a adquirir formas de administración más flexibles y a procurar relaciones contractuales con la SeS, conservando su naturaleza estatal. Por otro lado, porque la casi totalidad de los establecimientos privados se desenvuelven en un sistema de prestación y financiación ampliamente regulado, donde las variables de mercado fluctúan dentro de márgenes muy estrechos. Es muy escasa la actividad sanatorial que se rige por patrones comerciales estrictamente privados.

Sin embargo los hospitales públicos mantienen ciertos rasgos culturales, que parece difícil modificar si no se logran cambios importantes en su modalidad de gestión. En la Argentina estas conductas han mostrado una marcada irracionalidad, que no encuentra otra justificación que la falta de actitud de servicio del empleado público. Por ejemplo, no existe ninguna razón que justifique que las enfermeras de los hospitales dejen de usar cofia, circulen por las habitaciones con calzado de tipo "chinelas" y se abriguen con viejos sacos de lana, cuando estas mismas personas –trabajando en un sanatorio privado– usan cofia, calzado blanco abotinado y capa. Tampoco hay motivos racionales que expliquen que los informes del Laboratorio en los hospitales se presenten en papeles de descarte fraccionados, con la descripción de la determinación impresa con sello de goma y el resultado manuscrito. Los *softwares* para imprimir informes de Laboratorio, indicando la determinación, el método utilizado, los valores normales y el resultado, están al alcance de cualquier nosocomio y sólo se requiere una computadora y una impresora, que en esos mismos hospitales no faltan. Las paredes de los servicios y salas de internación acostumbran a estar decoradas con ingeniosas artesanías elaboradas con envases de sueros y tela adhesiva, ya sea para colocar pedidos de análisis, mensajes a Enfermería o medicamentos. Tampoco hay razones que admitan que el personal administrativo, los camilleros, el personal de maestranza y el de mantenimiento, no cuenten con uniformes homogéneos, no se presenten con un arreglo personal prolijo y no lleven el pelo recogido. Seguramente el presupuesto de esos hospitales dispone de partidas para la vestimenta del personal, pero el personal jerárquico no exige su cumplimiento; esas mismas personas, actuando en un medio privado, no descuidarían su indumentaria y su arreglo personal por temor a ser despedidos.

Los profesionales no sólo cumplen tareas asistenciales, sino también participan en recorridas de sala, ateneos, actividades docentes y de investigación, lo cual contribuye a consolidar su formación. Sin embargo, este tipo de actividades, que también se realizan en nosocomios privados, en los públicos suelen interferir con las tareas asistenciales. Esto se debe a que –excepto los médicos residentes– los profesionales de planta no cumplen en general los horarios que les corresponden y tienden a concentrarse durante la mañana. Los permisos para concurrir a congresos, cursos y seminarios son muy frecuentes; las autoridades acostumbran a tener una conducta permisiva con estas excepciones, dado que contribuyen a la formación curricular del médico. La presencia de profesionales que colaboran con las tareas asistenciales en forma honoraria es muy frecuente. En los servicios de mayor prestigio pueden constituir hasta la mitad de la fuerza de trabajo y participan de todas las actividades formativas del hospital. Como contrapartida, su responsabilidad en el cumplimiento de funciones asistenciales queda atenuada. Este comportamiento de los servicios contribuye a un bajo nivel de productividad, en relación con el costo de su funcionamiento y con la magnitud de las inversiones en capacidad instalada asistencial.

El régimen de personal de estos hospitales tiene un sesgo prebendario, como el del resto de los empleados públicos. Las normas sobre licencias y ausencias no sólo son laxas en su letra escrita, sino también en su aplicación; de modo que funcionan con un alto grado de ausentismo en áreas críticas, como Enfermería, personal administrativo y técnicos de diversas especialidades. En general no se aplican adecuados esquemas de calificación del personal, por lo que no existen incentivos para mejorar el desempeño. La aplicación de sanciones por inadecuado cumplimiento de las obligaciones es prácticamente inviable, ya que se deben seguir pasos administrativos excesivamente prolongados, aun por negligencias inadmisibles o flagrantes acciones de mala fe. Además las autoridades deben enfrentar a delegados gremiales, que en estos ámbitos tienen un especial poder de presión. Todo ello configura una actitud de servicio caritativo hacia los usuarios, que se acentúa frente a los más pobres y humildes. El hecho de que no se programen turnos ambulatorios telefónicamente, y que los pacientes saquen número desde la madrugada, para ser atendidos a partir de las 8 ó 9 de la mañana, completa el clima de estos nosocomios. Como ya se comentó, tampoco existe una única ventanilla para reservar turnos; cada servicio especializado suele programar los suyos, por lo que el paciente debe actuar como enlace organizacional. Por estos motivos, aunque los hospitales públicos gocen en general de prestigio científico, los usuarios prefieren los establecimientos privados, donde se sienten tratados con mayor dignidad.

Es oportuno concluir este capítulo citando un comentario sobre la experiencia europea respecto de la mayor independencia hospitalaria:

"Aunque la dependencia jerárquica de los hospitales públicos sigue predominando en América Latina como modalidad de gestión, no ocurre lo mismo en otras partes. Pese a que este modelo provino de sistemas públicos europeos, como España y Portugal, la gestión pública directa de los hospitales es la forma menos extendida actualmente en Europa. De hecho, surgieron una gran variedad de modelos –muchos híbridos–, que ocupan grados intermedios entre una autonomía parcial y total. Algunos tienen una significativa capacidad de decisión, además de funciones gerenciales clave como planificación, gestión presupuestaria y de personal. En otros casos, la autonomía fue reforzada asignando presupuestos globales, sin desagregar partidas. Más aún, otros hospitales públicos se gestionan como entidades privadas, donde los directivos cuentan con completa autonomía decisoria, pero son responsables del resultado del ejercicio y están expuestos a la competencia de otros prestadores. En casi todos los países, los gobiernos introdujeron normas de contratación de servicios, en las que se especifican metas de desempeño. Paralelamente a la introducción de reformas organizativas y de contratación, esos países cambiaron las formas de pago y alentaron la medición sistemática y comparativa del rendimiento de los hospitales.

"Algunos países tradicionalmente han otorgado una considerable capacidad decisoria a sus hospitales, en la ejecución de ingresos y del presupuesto. Alemania, Bélgica y Austria son algunos ejemplos donde los hospitales disponen de una casi completa autonomía para manejar sus ingresos, incluyendo incorporación y despido de personal, compra de materiales y gestión presupuestaria. Pero su exposición a las presiones competitivas está limitada (p.ej. no pueden cobrar aranceles adicionales u obtener ganancias). Países como Italia, España, Portugal, Reino Unido, los bálticos y los escandinavos, introdujeron reformas gradualmente, otorgando mayores facultades y responsabilidades a los hospitales. Estas reformas fueron acompañadas por normas de contratación, incluyendo contratos parciales de ciertos servicios, con el fin de lograr su máximo de rendimiento. En España, por ejemplo, algunas comunidades están experimentando formas alternativas de propiedad pública, como fundaciones, consorcios y empresas públicas. Los países bálticos reestructuraron la posición patrimonial de sus hospitales, otorgándoles carácter de empresas públicas. Estas empresas pueden prestarle servicios tanto al propio Gobierno como a entidades aseguradoras. Finalmente, algunos de los nuevos Estados del centro-este europeo todavía manejan los hospitales públicos ejerciendo el control jerárquico sobre ellos. Otros les han transferido facultades decisorias para procurar ingresos adicionales y definir la composición de los gastos" (La Forgia, 2007).

Volviendo a la situación nacional, después de haber recorrido algunas tendencias mundiales, parece imperativo avanzar en una profunda reforma hospitalaria. No es posible esperar un desempeño eficiente en establecimientos que no cuentan con personería jurídica propia, porque la retiene la autoridad sanitaria de la que dependen. Tampoco se logrará interesar a los directivos y el personal en mejorar el funcionamiento, si las decisiones económicas se toman en el Ministerio que elabora cada año el presupuesto –el de Economía o Finanzas– y las autoridades no tienen facultades para incorporar o remover personal. Como dije antes, es irracional que los hospitales públicos no sean habilitados por la autoridad sanitaria, ni que tampoco sean pasibles de que se inspeccionen sus instalaciones de seguridad, dispositivos contra incendios, ascensores y red de agua potable. En estas condiciones los hospitales inevitablemente continuarán manteniendo la inercia burocrática de las oficinas públicas y, toda iniciativa de cambio, será resistida por diversas representaciones gremiales, incluyendo las de los médicos. Paradójicamente, estos representantes de los trabajadores y profesionales es probable que enarbolen en sus reclamos la "defensa del hospital público y gratuito", argumentando toda clase de sospechas respecto de la intención de "privatizarlos", por parte de quienes intenten introducir reformas.

En realidad, independientemente de su naturaleza pública o privada, los hospitales son *empresas de servicios* con las particularidades que tienen los *servicios asistenciales*, en cuanto a las características del Sector Salud relatadas a lo largo de este libro. El hecho de que un establecimiento sea público, no implica que se admita una estructura de gastos dispendiosa. Por su naturaleza, el hospital público probablemente nunca sea una organización *rentable* o con un balance positivo, pero esta situación presupuestaria no puede significar que se deje de tener en cuenta la relación costo-beneficio en el análisis de los recurso hospitalarios. Sin embargo, en la cultura del Sector predominante en la Argentina, hablar del hospital público como una *empresa* parece sacrílego. De hecho, se han admitido a lo largo del siglo XX *empresas públicas de servicios*, con misiones de carácter social tan importantes como las de atención de la salud –transportes, comunicaciones, electricidad, combustibles, aguas y otras–, sin que su carácter de *empresas* haya transgredido los valores culturales de la sociedad. Pero en materia de Salud y Educación los principios fundacionales fueron sostenidos históricamente, aun a costa de las peores distorsiones en contra del usuario, como trato desconsiderado, prebendas para el personal, actitud expulsiva, manejos inadecuados de las cooperadoras y frecuentes situaciones de conflicto gremial. Esta conducta social se ha mantenido casi inalterable en nuestro país, sin que los dirigentes políticos se atrevan a promover cambios, aunque la gestión de estos servicios esté evolucionando en todo el mundo.

QUINTA PARTE

Factores reguladores del Sistema de Salud en la Argentina

CAPÍTULO 13

La cobertura de los riesgos del trabajo

Aunque en la actualidad la cobertura del riesgo de enfermar, en ocasión y/o como consecuencia de las circunstancias laborales, está claramente diferenciada de los alcances de la protección brindada por la SeS, en los principios del sistema los límites no estaban tan bien definidos. Tal como dijimos en el capítulo 1, el sistema de SeS creado por Bismarck en la década de 1880, estaba destinado a los trabajadores industriales en lo referente a enfermedades, accidentes de trabajo y pensiones. Sin embargo, ya en ese momento la cobertura de accidentes del trabajo se regía por una ley diferente de la que cubría otras enfermedades y estaba financiada sólo por aportes patronales. Las prestaciones que otorgaba el sistema preveían compensaciones económicas, mediante un subsidio proporcional a los salarios caídos, y servicios asistenciales, para reparar los daños a la salud del trabajador derivados del siniestro.

Los vínculos históricos entre la Seguridad Social y los riesgos laborales

Esta vinculación entre riesgos laborales y SeS también estuvo presente en las primeras etapas de la creación de mutualidades en la Argentina, en las comisiones de concertación que se crearon en la Secretaría de Trabajo y Previsión, antes del primer gobierno peronista. Por ejemplo, la Comisión de Servicios Sociales, creada por el Decreto N° 30.655/44, considerada como el antecedente más inmediato de las Obras Sociales sindicales, tenía entre sus objetivos principales las condiciones de bienestar laboral (INOS, 1974: 20). De hecho, hasta la década del 80, la definición de SeS de la OIT incluía a los riesgos del trabajo entre los objetivos de protección del sistema.

Sin embargo desde los comienzos del siglo XX, la legislación argentina atribuyó la responsabilidad de la cobertura de los riesgos laborales íntegramente al empleador. La Ley 9.688 impulsada por el Diputado Alfredo Palacios en 1915, tipificaba la magnitud de las discapacidades provocadas por los accidentes de trabajo y determinaba una total responsabilidad patronal en la reparación de los daños, así como en la compensación económica de las discapacidades derivadas de esos daños. La cobertura financiera del régimen no se preveía como alícuotas del salario, ya fuera por aportes del trabajador o contribuciones del patrón: la responsabilidad era totalmente de este último. El marco conceptual que sustentaba esta legislación, establecía que la protección de la salud del trabajador, mediante el control de las condiciones y medio ambiente del trabajo, así como la reparación de las enfermedades profesionales y los accidentes de trabajo, forman parte de las responsabilidades del empleador. Del mismo modo que le corresponden a éste la provisión de uniformes, herramientas y la vigilancia de la calidad del ambiente laboral. Naturalmente, dentro de este conjunto de atribuciones, también son inherentes a la responsabilidad del empleador, las indemnizaciones por daños transitorios o permanentes a la salud del trabajador, en tanto estos trastornos hayan ocurrido en el camino –o *in itinere*–, durante o como consecuencia del trabajo, incluyendo enfermedades propias del trabajador que se agraven a causa del trabajo (Arce, 1993: 293).

Más allá del *deber ser* en la asignación de responsabilidades a cada protagonista, el sistema de OS's no se mantuvo ajeno a los problemas inherentes a la salud del trabajador, a la hora de asumir sus responsabilidades. En la práctica corriente de las OS's, el 1er nivel de atención de los riesgos del trabajo –y muchas veces también el 2do y el 3ro– fue invariablemente la red de servicios provista por la entidad correspondiente. Una vez ocurrido el siniestro, el trabajador concurría naturalmente a los servicios que consideraba más accesibles, que habitualmente eran los contratados por su OS y a menudo un servicio propio. Por este motivo, la mayor parte de las OS's contaron además con un procedimiento de carácter legal, destinado a *repetir* judicialmente al empleador los gastos provocados por la atención médica brindada al damnificado. Pero este mecanismo, previsto en las normas y sujeto a derecho, pocas veces era aplicado eficientemente. De modo que en la operatoria corriente, la atención médica era asumida por la OS y el empleador sólo terminaba haciéndose cargo de los aspectos indemnizatorios. Tampoco las OS's mostraron un acentuado interés por corregir esta distorsión; dentro de la propia OS o del sindicato del que dependía, existía en general un cuerpo de abogados laboralistas, que se ocupaban de patrocinar a los damnificados para litigar por la indemnización más conveniente. Todo esto hacía más operativo el trámite, incluso para el trabajador que sólo debía recurrir a una única ventanilla. El procedimiento se complicaba si, además de litigar por la indemnización, había que reclamarle al empleador que proveyera el servicio asistencial de Medicina Laboral correspondiente. Si esta superposición era frecuente en los accidentes de trabajo, era aún más difícil evitarla en las enfermedades profesionales, donde la causa laboral puede ser discutible. En consecuencia, el conjunto de los riesgos laborales quedaba a cargo de la OS (Arce, 1988).

Una década más tarde, en 1984, el INOS aún incluía la prevención del riesgo específico de enfermar –según la rama de la producción–, así como la atención de los problemas del trabajador, no imputables al ámbito laboral (Marracino y col., 1984). En el mismo sentido, se promovía que las OS's debían tener un papel protagónico en la prevención de los riesgos laborales (INOS, 1985). Como puede verse, la existencia de una franja específica para la atención de las enfermedades profesionales y los accidentes de trabajo, provino de la tradición legislativa argentina, en la que estos problemas fueron contemplados por normas legales diferentes de las que rigieron el sistema de SeS. No obstante, estas coberturas específicas coexistieron con aspectos emergentes del propósito de protección integral de la legislación de SeS, inspirada desde sus comienzos en un enfoque, al que en el Capítulo 10 caracterizamos como *asistencialista*. En efecto, las sucesivas leyes de Obras Sociales (18.610 de 1969, 22.269 de 1980 y 23.660-23.661 de 1989) previeron la atención *integral* del trabajador y su familia, mediante el *financiamiento conjunto* de los aportes del trabajador y las contribuciones del empleador, sin establecer límites claros que excluyeran los riesgos laborales. Entretanto, leyes específicas que siguieron vigentes después de la sanción de las anteriormente nombradas, establecían que la atención de las enfermedades profesionales y los accidentes de trabajo eran de *responsabilidad exclusiva* del empleador.

Por su parte, la Ley 19.587 de Higiene y Seguridad en el Trabajo, fue sancionada en 1972 por el entonces ministro de Trabajo, Rubens San Sebastián, en el marco de los acuerdos alcanzados entre el gobierno militar y la CGT. Debe recordarse que esos acuerdos incluyeron la Ley de OS's y la de Asociaciones Profesionales. El reglamento dictado en aquel momento fue el Decreto N° 4.160/73, pero el nuevo régimen militar en el poder, en 1979, reemplazó aquella reglamentación mediante el Decreto N° 351. Este último fue particularmente preciso en la determinación de normas técnicas relativas a contaminación ambiental, condiciones higiénicas del ambiente de trabajo, condiciones de protección personal del trabajador, capacitación del personal, estadísticas de riesgos laborales, condiciones de seguridad que debían prever las empresas en las plantas de producción, así como la magnitud de los servicios médicos con que debían contar, para afrontar la Medicina Laboral de sus trabajadores. Finalmente, se actualizaba la calificación cuantitativa del daño a la salud producido por los accidentes de trabajo. Pese a su detallada normatización técnica, su aplicación práctica fue de escaso cumplimiento, en lo referente a higiene y seguridad del trabajo, aunque sí tuvo aplicación práctica en la regulación de las indemnizaciones.

Pese a estos cambios legislativos, alrededor de la dependencia del Ministerio de Trabajo donde se denunciaban los siniestros, así como en sus delegaciones del interior del país, se mantuvo durante la vigencia de las sucesivas leyes mencionadas, una suerte de "industria jurídica" tendiente a la gestión de indemnizaciones, por parte de abogados *laboralistas* –en algunos casos– y oportunistas en la mayoría. Cuando los trabajadores tomaban contacto desprotegidos con esta red de profesionales litigantes, los beneficios indemnizatorios terminaban llegando al damnificado en escasa proporción, ya que los costos tribunalicios y los porcentajes acordados con los patrocinantes –agregados a las comisiones reguladas por los jueces– agotaban la mayor parte de los resarcimientos económicos. La Ley 9.688 en primer lugar, y más tarde la 19.587, en manos de abogados hábiles, permitía alcanzar magnitudes indemnizatorias desproporcionadas, sobre todo cuando el empleador demandado era el Estado mismo o contratista del Estado; estos efectos se amplificaban cuando los artilugios judiciales postergaban el momento del dictamen final. Algunas sentencias alcanzaban repercusión en los medios por sus montos desmesurados. En estas circunstancias, los costos laborales alcanzaban rangos de alto riesgo para el sector patronal, por lo que la conducta de los empleadores se esmeraba en todas las artimañas posibles para eludir sus compromisos.

Con el fin de ordenar la situación, en diciembre de 1991 se sancionó la Ley 24.028, que estableció nuevos márgenes indemnizatorios, fijando un tope de $ 55.000, pero manteniendo la voluntariedad de contratar un seguro con esta finalidad. Hay que recordar que desde abril de 1991 –y hasta diciembre de 2001– rigió el Plan de Convertibilidad, con una paridad cambiaria de US$ 1 = $ 1, y que una parte estratégica de las preocupaciones de la Política Económica era optimizar la competitividad del país reduciendo los costos laborales, en un panorama internacional de globalización del intercambio comercial. Sin embargo, las principales decisiones de ordenamiento seguían estando orientadas a limitar la magnitud de los costos laborales, sin resolver el problema sanitario de fondo: la cobertura de riesgos de la salud del trabajador, su prevención y protección. El resarcimiento económico de un siniestro no es más que una compensación dineraria del daño, pero expresa el fracaso de las medidas preventivas que deberían haberlo evitado.

Las Aseguradoras de Riesgo del Trabajo

Además del propósito de incrementar la competitividad de la producción nacional, a efectos de insertarla en la economía mundial, el marco económico general en los primeros años de la presidencia de Carlos Menem, estuvo signado por iniciativas de ordenamiento de las relaciones de producción, cuyos determinantes jurídicos arrastraban décadas de problemas irresueltos y de sucesivas crisis de sustentabilidad. Los aspectos relativos a la SeS ya fueron tratados en el capítulo 11. Pero a comienzos de la década del 90 se abrieron dos grandes áreas de reforma en la Política Social y, al mismo tiempo, sendos campos de nuevas y atractivas inversiones para el capital financiero: las Administradoras de Fondos de Jubilaciones y Pensiones (AFJP's) y las ART's.

Un importante evento realizado por la Asociación de Bancos Argentinos (AdeBA), la 7ª Convención de Bancos Privados Nacionales en agosto de 1991, reflejaba cierta euforia por las marcadas expectativas de los inversores –bancos y compañías de seguro– en estos nuevos ámbitos vinculados con el campo social. Los proyectos de las respectivas reformas legislativas, que en ese momento se encontraban en consultas de consenso en el ámbito del PEN, transitaron un prolongado período de trámite parlamentario. La reforma del sistema previsional desembocó en 1994 en la Ley 24.241 del Sistema Integrado de Jubilaciones y Pensiones (SIJP), que introdujo en forma prioritaria el régimen de capitalización individual. La reforma de la cobertura de riesgos laborales fue sancionada en septiembre de 1995, mediante la Ley 24.557 de Riesgos del Trabajo. En realidad, aunque se trataba de normas inherentes a la cartera de Trabajo y Seguridad Social, el verdadero impulso de estas leyes provino del Ministerio de Economía y Servicios Públicos, en ese momento a cargo de Domingo Cavallo. Desde ese organismo se iniciaron los estudios sobre el tema, a través de un equipo procedente de la Fundación Mediterránea, coordinado por el licenciado Osvaldo Giordano, que más tarde fue superintendente de Riesgos del Trabajo. Para algunos autores, que observaban esas innovaciones en forma crítica, esta evolución de la Política Social avanzaba hacia una mayor rentabilidad del sector privado (Cortés-Marshall, 1999).

De acuerdo con el breve panorama trazado, la situación existente en el momento en que se sancionó la Ley 24.557 era de un alto grado de desorden e inequidad ya que, salvo las grandes empresas, la mayoría no cumplían con ningún tipo de prevención de riesgos laborales, ni con las normas dictadas por la anteriormente vigente Ley 19.587. La nueva Ley establecía la *obligatoriedad* de que las empresas contrataran un *seguro específico*, para todo su personal en relación de dependencia, salvo que tuvieran la capacidad financiera para *autoasegurarse*. En efecto, las grandes empresas o los *holdings* empresarios contaban con compañías aseguradoras vinculadas o incorporadas que, además de contar con su propia clientela, brindaban cobertura al personal de las entidades del grupo. Cada empleador podía elegir libremente la entidad aseguradora a la que habría de adherirse para proteger a su personal, fuera una compañía de seguros generales o una ART específicamente dedicada a este rubro. Por parte de las ART's, a efectos de impedir maniobras de *selección adversa*, la Ley les impedía rechazar afiliaciones o condicionar la aceptación a exámenes médicos previos.

La contratación del seguro liberaba al empleador de la *responsabilidad* directa ante un siniestro o una enfermedad profesional. De este modo, ante un siniestro accidental o crónico, los empleados no deberían iniciar acciones legales contra sus empleadores –salvo en caso de dolo–, sino contra el asegurador responsable, tanto de la prevención de los riesgos laborales, como de la reparación y el resarcimiento económico de los daños. El empleador debería pagar la *alícuota* predeterminada, con carácter de *prima de seguro*, junto con el resto de las cargas sociales, a través del ente recaudador del Sistema Único de la Seguridad Social (SUSS). Si las alícuotas estuvieran impagas, la

ART debería igualmente hacerse cargo de la cobertura y las prestaciones causadas por el siniestro, aunque después le asistiera el derecho de *ejecutar* al empleador por incumplimiento del contrato. Cada ART podría establecer libremente la magnitud de su alícuota, como porcentaje de la nómina salarial sujeta a cargas sociales. Esta cotización podría variar, según el nivel de *siniestralidad* de la rama de la producción y de las medidas de Higiene y Seguridad del Trabajo, previstas por cada empresa. El contrato de aseguramiento debería incluir un plan de Higiene y Seguridad del Trabajo, que las empresas deberían cumplir dentro de los 2 años siguientes. Por su parte, la ART sería la encargada de verificar su cumplimiento y de denunciar las transgresiones al Decreto N° 351/79 reglamentario de la Ley 19.587, que mantenía su vigencia. En este último caso, si un accidente se hubiera producido por incumplimiento de las normas de Higiene y Seguridad del Trabajo, el empleador debería pagar una multa de hasta $ 30.000 (Bermúdez, 1995).

Los servicios en especies que deberían brindar las ART's estaban definidos en la Ley y tenían un alcance amplio:

- seguro contra siniestros y capacitación para su prevención
- asistencia médica y farmacéutica
- prótesis, ortopedia, recuperación psíquica y física
- rehabilitación en general
- recalificación profesional y reinserción laboral
- servicios funerarios
- sistema integrado de prevención de accidentes
- adaptación a las normas de seguridad industrial.

Los servicios económicos o prestaciones en dinero se establecían según el concepto de *ingreso base* (IB), correspondiente al promedio remunerativo mensual de los 12 meses anteriores al siniestro, ajustado por la variación del Aporte Medio Previsional Obligatorio (AMPO) y, si implicaba una incapacidad laboral definitiva, por la renta devengada del régimen de capitalización individual del SIJP que, como dijimos, había sido creado por la Ley 24.241. Una vez producido el accidente, la empresa se haría cargo del salario los 10 primeros días y luego, hasta el alta médica o la declaración de invalidez, el pago recaía en la ART. Para los casos de invalidez definitiva, se revisaron los porcentajes asignados a los distintos grados de incapacidad, modificando algunos de los vigentes hasta ese momento. A título de ejemplo se muestran algunas ponderaciones (Bermúdez, 1996):

- amputación del brazo ➛ 66%
- quemadura del antebrazo ➛ 27%
- amputación de la mano o de los 5 dedos ➛ 40 a 60%
- amputación de 4 dedos menos el pulgar ➛ 40%
- amputación de un miembro inferior desde el muslo ➛ 40 a 60%
- amputación de 5 dedos del pie ➛ 10 a 20%
- cicatriz en la cara mayor de 4 cm ➛ 5 a 7%
- pérdida de un tercio de los dientes ➛ 20%
- pérdida total de la lengua ➛ 50 a 60%
- pérdida de un riñón ➛ 90%

En base a las ponderaciones de incapacidad ejemplificadas, se establecieron las pautas para las compensaciones económicas, según el nivel de gravedad del daño. Esas pautas para las prestaciones económicas se fijaron en base a los siguientes criterios (Prein, 1996):

- incapacidad temporal ➛ salarios caídos
- incapacidad permanente ➛ 70% del IB, ponderado por el porcentaje de incapacidad, más las asignaciones familiares durante 36 meses
- incapacidad leve (hasta 50%) ➛ indemnización de pago único, según porcentaje de incapacidad, hasta un tope de $ 55.000
- incapacidad grave (entre 51 y 65%) ➛ renta mensual según grado de incapacidad
- incapacidad total y muerte ➛ renta devengada según el SIJP
- gran invalidez (mayor de 66%) ➛ renta ajustada por AMPO y el SIJP

El ente regulador de la aplicación de la Ley 24.557 fue la Superintendencia de Riesgos del Trabajo (SRT), en la órbita del Ministerio de Trabajo y Seguridad Social. Las facultades de la SRT alcanzaban especialmente a las ART's, pero también podía intervenir en la auditoría de los establecimientos prestadores de riesgos laborales. El objeto de esta auditoría era evaluar la calidad de los servicios, propios o contratados, con que contaran las ART's para la atención de los accidentes y las patologías laborales seleccionadas. No evaluaban a los prestadores asistenciales en sí mismos, dado que no se encuentran en la órbita del Ministerio de Trabajo. Los auditores –especialistas en Traumatología, Cirugía, Oftalmología y Emergentología– no podían intervenir en el proceso asistencial; su labor se limitaba a brindar información crítica a la SRT, la que –a su vez– informaba a la ART correspondiente, sobre la oportunidad y eficacia de la atención prestada. Al mismo tiempo, las tareas de auditoría demostraron la presencia institucional de la SRT, desde la puesta en marcha del sistema, en cualquier lugar en que se produjera el siniestro (Riobó-Otero, 1996).

La propia Ley creaba un Comité Consultivo Permanente (CCP), presidido por el ministro de Trabajo y Seguridad Social e integrado por: 4 representantes por el Estado, 4 representantes por los trabajadores y 4 representantes por los empresarios (2 de ellos en nombre de las PyME's). Dicho Comité tenía, entre otras funciones, la de elaborar las tablas de evaluación de incapacidad laboral y la de tipificar las enfermedades profesionales (CCP, 1996). Esta última función tenía una particular significación, dado que definía taxativamente las patologías imputables a las condiciones y medio ambiente del trabajo, por cada rama de la producción.

En síntesis, la franja del mercado que ocuparon las ART's correspondía a un antiguo problema de cobertura de la salud de los trabajadores en relación de dependencia, inadecuadamente resuelto. Diferentes etapas históricas, a lo largo de la consolidación del sistema de SeS, pretendieron incorporarla a las coberturas brindadas por las OS's. Sin embargo, en la tradición jurídica del país y en la práctica, la cobertura de los accidentes de trabajo y de las enfermedades profesionales se mantuvo en la órbita de las responsabilidades patronales. Por consiguiente, el sistema creado tendió a ordenar y racionalizar un campo mal atendido hasta ese momento.

Los comienzos del mercado de riesgos del trabajo

Una estimación de 1996 sobre las dimensiones de la nueva franja del mercado de la salud, que creaba la Ley 24.557, las ubicaba entre US$ 1.000 y 1.300 millones anuales. La reglamentación de la Ley establecía el plazo de inscripción para las ART hasta el 31 de marzo de ese año y para las empresas un plazo de adhesión hasta el 30 de junio. Se esperaba que la comercialización de los seguros alcanzara a unos 5 millones de asegurados, con un costo estimado de la cobertura que oscilara entre el 3 y el 7% de la nómina salarial, según el grado de siniestralidad de la rama de la producción asegurada. Al término del plazo establecido unas 50 empresas habían cumplido el trámite de inscripción, pero –tal como ocurrió– los analistas suponían que no quedarían más de una docena de grandes aseguradoras.

Conviene recordar aquí la influencia del modelo chileno en el diseño del sistema, ya que ese país contaba con un sistema similar –separado de la cobertura de salud– desde la década del 80. En efecto, existía un organismo regulador, la Superintendencia de Seguridad Social, dependiente del Ministerio de Trabajo y Previsión Social. Cabe observar el uso del término Seguridad Social para la cobertura de riesgos laborales, en un país cuyo modelo de organización sanitaria fue el de Servicio Nacional de Salud. Otro fenómeno interesante –que no se reprodujo en nuestro país– era la existencia de mutuales patronales por asociación de grupos de empresarios, que organizaron redes de servicios hospitalarios –propios o contratados– destinados especialmente a la atención de accidentes y enfermedades laborales, con un costo considerablemente menor (Arce, 1990).

La implementación del nuevo sistema de ART presentó diversos inconvenientes en sus comienzos y rasgos derivados de la historia de la cobertura de riesgos del trabajo relatada anteriormente. Los problemas principales a destacar fueron los siguientes:

a) había escasa experiencia en el país en lo relativo a la cobertura de estos riesgos, por lo que se carecía de estadísticas de siniestralidad por rama de la producción, así como de estimaciones de los costos asistenciales y económicos para cada tipo de siniestros. Las empresas debieron recurrir a datos de otros países –especialmente Chile y España– para hacer la estimación actuarial de sus cotizaciones. Por su parte, la SRT utilizó también información proveniente de México y el Reino Unido, por lo menos en lo referente a accidentes graves, cuyos datos no estuvieron muy lejos de las tasas encontradas en nuestro medio;

b) se fue avanzando en la tipificación de patologías laborales y en la estimación de sus costos de atención, para establecer aranceles modulares. También se fueron registrando datos que, a través del tiempo, aportaron información histórica para determinar tasas de siniestralidad por cada actividad;

c) el alto grado de competitividad en un mercado que recién se estaba iniciando motivó que las empresas restringieran la operatoria de los servicios nominalmente ofrecidos, para poder sostener bajas cotizaciones. Este problema se fue despejando parcialmente en la medida que el mercado se concentró en un número menor de grandes competidores;

d) a través de la franja de las ART's, se introdujeron en el mercado de los servicios de salud las compañías aseguradoras comerciales, que hasta ese momento no se habían atrevido a abordarlo mediante la compra de EMP's, probablemente debido al alto grado de *incertidumbre actuarial* con que se acostumbra a operar en este mercado.

La evolución posterior del mercado asegurador

Hacia fines de 1997, las previsiones sobre las dimensiones del mercado de ART se habían modificado o se encontraron con los datos de la realidad. La cantidad de trabajadores asegurados era de 4.500.000, en relación de dependencia con unas 420.000 empresas. El costo global de estos seguros era del orden de los $ 40 millones mensuales o $ 480 millones anuales. Desde la vigencia de la Ley 24.557 (julio de 1996) se habían producido unos 510.000 accidentes de trabajo, de los cuales 5.589 constituían casos graves y 1.329 determinaron la muerte del trabajador. En mayo de 1998, se elevaron a 3% las deducciones de los seguros pagados por los empleadores, con destino al financiamiento de los organismos reguladores del sistema, de los cuales un 2,4% iban a la SRT y un 0,6% a la Superintendencia de Seguros (Viglieca-Bermúdez, 1998). A principios de 2000, la cantidad de siniestros se había incrementado en forma notoria debido a diversos factores: una mayor cantidad de asegurados, mayor frecuencia de denuncias y de utilización del sistema, crecimiento de la actividad económica, deficiencias en la aplicación y cumplimiento de las medidas preventivas.

A partir de 2003, desde distintos sectores de la vida política, especialmente sindicalistas y legisladores, se formularon críticas tendientes a promover cambios en la legislación. En primer lugar, un fallo de la Suprema Corte de Justicia de 2004 declaró inconstitucional los Arts. 39 y 46 de la Ley 24.557: por un lado, posibilitó que el trabajador recurra a la justicia cuando está disconforme con el monto indemnizatorio; por el otro, dispuso que fuera la justicia provincial –no una instancia nacional o el fuero de la SeS– la que entendiera en la determinación del grado de incapacidad. Poco después el alto tribunal dispuso la inconstitucionalidad de la Ley 24.028 de 1991, que había establecido el tope de $ 55.000 para las indemnizaciones por despido. En la práctica, con una paridad cambiaria que había pasado a US$ 1 = $ 3, el techo máximo para las prestaciones dinerarias había ascendido a $ 230.000 más los gastos en prestaciones en especies. En ese momento las cuotas de los empleadores, que habían empezado en un promedio de 1,3% de la nómina salarial, habían alcanzado el 2,1%. Naturalmente, estos fallos replantearon el equilibrio del sistema y determinaron una importante polémica entre los actores interesados en el sistema de riesgos del trabajo.

Entre las críticas a estos fallos se dijo que podría resurgir la *industria* del juicio laboral y desalentar el empleo formal (Cabot, 2004). Por su parte, defensores de los cambios, ante el incremento de la cantidad de juicios laborales, señalaban que no había aumentado la litigiosidad, sino que los juzgados obligaban a las ART's a actuar en forma solidaria (Cabot, 2005; Bermúdez, 2006). El anteproyecto que preparó el Poder Ejecutivo para enviar al Congreso Nacional incorporaba los cambios determinados por la Corte Suprema y establece nuevas escalas indemnizatorias, contemplando en la fórmula de cálculo –además de la magnitud del daño– resarcimientos descendentes, a mayor edad del damnificado (Bermúdez, 2006). Es curioso que, entre los argumentos planteados por opositores al sistema de origen parlamentario y gremial, se utilizó el término "privatización" de la salud del trabajador. En realidad, la atención de las Medicina Laboral –en tanto cobertura a cargo exclusivamente de los empleadores, desde la sanción de la Ley 9.688 de 1915– estuvo siempre *privatizada*, ya que éstos recurrían a empresas especializadas para cubrir a sus empleados. Sin embargo en la práctica, el sistema no funcionaba y las OS's terminaban haciéndose cargo de una cobertura que no les correspondía.

Un fenómeno importante, desde el punto de vista de la configuración del Sector Salud, es que las compañías de seguros generales, que sólo excepcionalmente habían incursionado en el mercado de la Medicina Prepaga, empezaron a introducirse en el Sector Salud a través de las ART's. Como fue extensamente comentado en otros capítulos, el comportamiento de nuestras EMP's, que de algún modo emularon al de las OS's, nunca se basó en una lógica actuarial, a diferencia del de las HMO's de EE.UU. Este comportamiento del mercado resultaba poco comprensible, tanto para las empresas aseguradoras como algunos inversores extranjeros (como el caso de AETNA), de modo que la exploración de esta franja era desalentada. A partir de la consolidación del mercado de las ART's, el acceso a la Medicina Prepaga quedó facilitado. A fines de 2003, existían por lo menos 7 aseguradoras importantes, cuyas coberturas y modalidades de pago por módulos estaban claramente delimitadas, tanto para el tipo de patología como de los tratamientos cubiertos. En realidad, eran planes con seguros específicos, más que planes prepagos de salud. Los nombres de estas compañías denotan en general el respaldo de sólidas empresas: Previnca Seguros, Río Uruguay, Mapfre Vida, Asociación Mutual Dan, Sancor Seguros, Galicia Vida y Triunfo Seguros (Silva, 2003). Dos años más tarde, una de esas empresas, Mapfre, lanzó un plan con cobertura amplia, ahora sí comparable al de un plan de salud (García, 2005).

Conclusión

La nueva legislación sobre seguros de riesgos del trabajo, más allá de toda consideración política, contribuyó a ordenar una parte del Sector Salud y especialmente el de la salud del trabajador, que estaba limitado a sostener una industria litigiosa de los accidentes, con escasa protección sanitaria y asistencial. Como toda norma que afecta el mercado de trabajo, es una fuente continua de polémicas, pero no es aquí el momento de volcarlas en forma más detallada. Lo que deseamos destacar es que introdujo un amplio campo de desarrollo de actividades sanitarias y de inversiones. No se encuentran datos hasta el momento, sobre las dimensiones comparativas del mercado ART's dentro del Sector. Sí se sabe que ha sido un área en expansión y de concentración de capitales, cuyos límites se van superponiendo con otras áreas del Sector.

La participación de empresas aseguradoras en el campo de la Salud constituye un fenómeno novedoso, que posibilitó posteriormente su introducción en el mercado de la Medicina Prepaga. Por ahora, sólo parecen productos exploratorios, destinados a una fracción limitada de posibles usuarios de mediano y alto poder adquisitivo, a diferencia de EE.UU., donde las compañías aseguradoras gestionan un segmento amplio de las HMO's. Tal como se vio en el capítulo 11, la Medicina Prepaga es un sector de cambios permanentes, sobre todo en la tenencia de las carteras accionarias de las empresas, con frecuentes compras y fusiones. Es posible que en un futuro cercano, por este camino se incorporen compañías de seguros a la competencia dentro de esta área. En ese caso, puede esperarse que la estimación actuarial del costo de los planes de salud se instale como un instrumento comercial, en un ámbito donde han predominado criterios de cobertura equivalentes a los de las OS's.

CAPÍTULO 14

El "PAMI"

La sigla tuvo tanta difusión que reemplazó en la jerga coloquial la denominación del Instituto Nacional de Servicios Sociales para Jubilados y Pensionados (INSSJP). En realidad, el origen de la sigla fue la denominación del conjunto de servicios de atención de la salud, con que los que inicialmente planificaron a esta OS, procuraron identificarlos: Programa de Asistencia Médica Integral (PAMI). Desde entonces, quizá para emplear un apelativo simple y eufónico, todos los que hablan de la institución –también el logotipo y el propio frontispicio de su sede central– se refieren al PAMI.

El origen político

El INSSJP fue creado por medio de la Ley 19.032 de fines de 1971. La Argentina vivía un momento institucional particular. Tras sucesivas crisis de poder dentro del gobierno militar, la Presidencia estaba en manos del teniente general Alejandro A. Lanusse. Pese a las tensiones políticas entre el general Perón en el exilio y el gobierno militar, existían frecuentes vínculos de negociación entre los funcionarios y el sindicalismo, representado por la CGT. A principios de 1970 se había sancionado la Ley 18.610 de Obras Sociales, elevada por el ministro de Bienestar Social, Carlos Consigli. Por otra parte, en el ámbito del Ministerio de Trabajo, se habían negociado las Leyes de Asociaciones Profesionales y de Higiene y Seguridad del Trabajo. Entre las Leyes 18.610 y 19.032 –sin mencionar aquí las OS's provinciales y otras OS's nacionales, que se analizan más adelante– se extendió en pocos años, la cobertura de la SeS hasta los límites de la población con capacidad contributiva. Sólo quedaban excluidos los trabajadores informales, los desocupados y la economía no registrada. Aunque no existen constancias de que haya habido alguna vinculación conceptual, conviene recordar que el presidente de EE.UU., Richard Nixon, había creado el *Medicare* en 1965, el programa estatal de SeS para la clase pasiva.

La gestión de Francisco Manrique, como ministro de Bienestar Social, se volcó desde el comienzo a la atención y captación política de la clase pasiva. La intencionalidad electoral de este propósito fue tan evidente que, en las elecciones de 1973 –con las que accedió al poder Héctor Cámpora, con el respaldo del general Perón– Manrique, sin una estructura política previa, logró el 3er puesto con el 15% de los votos. Mediante la Ley 19.032 de creación del PAMI, se logró proporcionar cobertura a la totalidad de los jubilados y pensionados, del Sistema Previsional nacional. Este beneficio hasta ese momento sólo era alcanzado por una minoría de trabajadores, que prolongaban su protección a través de programas especiales de la respectiva OS de su etapa activa. También se incorporaron los trabajadores autónomos y los beneficiarios de pensiones no contributivas, que hasta entonces no tenían ninguna cobertura. Como fue comentado en el capítulo 8, quedaron al margen del ordenamiento de la SeS, las Fuerzas Armadas y de Seguridad, los Poderes Legislativo y Judicial, y las OS's del personal de universidades nacionales, aunque forman parte del Estado nacional. Por otra parte, en un proceso que abarcó todas las jurisdicciones y que será tratado en otro capítulo, los empleados públicos de las provincias y municipios quedaron en la órbita del amplio campo de las OS's provinciales (Katz-Muñoz, 1988: 41-45; Arce, 1993: 170-174).

La organización del PAMI fue encomendada a quien estaba a cargo de la Subsecretaría de Seguridad Social, el empresario David "Dudy" Graiver, que había sido promovido por una de las centrales empresarias, la CGE. Para llevar a cabo el diseño inicial de la cobertura del PAMI, Graiver recurrió en el nivel profesional al más prestigioso equipo de sanitaristas de ese momento, de orientación socialcristiana, que lideraba el doctor Carlos García Díaz[45]. Por otra parte, en el nivel administrativo, reclutó una gran cantidad de empleados entre las filas de la Juventud Peronista (JP), vinculada desde la superficie con la organización Montoneros, con la que el propio Graiver estaba

[45] La mayor parte de ellos fundaron años más tarde –en 1978– la revista *Medicina y Sociedad*, especializada en organización y financiación de la salud, que constituyó un ámbito de encuentro para sanitaristas de todo el país.

relacionado[46]. Con una estructura mucho más reducida que la actual, el PAMI comenzó a brindar servicios de atención médica en todo el país. Como se dijo en el capítulo 5, la generación de sanitaristas formada en las décadas del 50 y 60, había estado fuertemente influida por la creación del NHS británico, como modelo ideal de organización sanitaria (Arce, 2001: 21-28). De modo que la organización de servicios del PAMI tuvo rasgos similares al NHS: médicos de cabecera contratados por capitación, ordenamiento en 3 niveles de atención, acceso a los especialistas previa intervención de *generalistas* y servicios hospitalarios contratados también por capitación.

En poco tiempo el PAMI se convirtió en la OS más grande del país y en uno de los mayores presupuestos nacionales. A pocos meses de su creación el INSSJP fue intervenido y, desde entonces, mantuvo su intervención por parte del PEN casi en forma permanente. Aunque la Ley 19.032 lo define como una entidad de *derecho público no estatal*, su máxima autoridad –ya sea como interventor o como presidente del directorio– fue invariablemente designada por el Presidente de la Nación, dado que constituye uno de los grandes recursos políticos del gobierno nacional. Con una población variable a través del tiempo, en la actualidad reúne a alrededor de 3.800.000 beneficiarios. Contribuyen a su sostenimiento los propios jubilados, los trabajadores activos, los empleadores y el Estado. Su desarrollo acompañó y tuvo un papel determinante como factor regulador de la operatoria del sistema de SeS, dentro de los que se encuentran en la órbita nacional, ya que éste es un ámbito de planificación no estatal, donde se toman decisiones que –por su magnitud– afectan a la totalidad del sistema de salud. Estas características justifican dedicar un apartado especial al análisis de esta institución y de su evolución.

Su evolución como Obra Social

Como dijimos, el propósito inicial de la creación del INSSJP fue el de concentrar a la totalidad de la población pasiva bajo una única cobertura social, universal y obligatoria, simultáneamente con la universalización del régimen

[46] Como dato anecdótico, debe recordarse que en 1973, cuando la JP presentó su estructura ante la prensa, la rama sindical estaba liderada por la seccional UPCN (Unión del Personal Civil de la Nación) del PAMI.

de Obras Sociales. Visto desde una perspectiva histórica de Política Social, debería hoy discutirse la conveniencia de concentrar a la población de mayor *propensión al gasto* –por la franja etaria que la compone– bajo la cobertura de una sola entidad. La misma discusión se plantea en EE.UU., ya que el Estado debe subsidiar al *Medicare*, cada vez con mayores recursos (Friedman, 1991). Por otra parte, el hecho de reunir bajo una misma cobertura a la población de mayor edad, induce –más allá de la voluntad de los circunstanciales administradores– a la aplicación de una mayor frecuencia de métodos invasivos, de alto riesgo y/o de muy alto costo, en pacientes cuyas posibilidades de recuperación están seriamente comprometidas. En un universo poblacional de ancianos, las posibilidades de establecer criterios de cobertura en términos de costo/efectividad, queda muy limitada. Cuando los grupos etarios están más diversificados los administradores están en mejores condiciones de fijar prioridades. Recuérdese, a título de ejemplo, que en varios países europeos la SeS no cubre tratamientos de diálisis crónica después de los 55 años.

De acuerdo con la Ley de creación, el INSSJP estaba conducido por un Directorio integrado por un presidente y 5 directores en representación del Estado, otros 3 en representación de los beneficiarios y 2 en representación de los trabajadores activos. Los directores no estatales serían designados por el ministro de Bienestar Social, a propuesta de las entidades representativas de cada sector (Decreto Nº 1157/71). Como se ve, estuviera intervenido o normalizado, el PEN tenía el control pleno de su conducción. Jurídicamente el PAMI estaba comprendido dentro del régimen de la Ley 18.610, pero en la práctica debido a su peso político, siempre tuvo una significativa autonomía respecto de los organismos encargados de la regulación de las OS's: el INOS, la ANSSal y la SSS. Dentro de la clasificación de OS's formaba parte de los Institutos u OS's de Administración Mixta, integrado por 12 entidades, que por sí solas constituían más del 60% de la población cubierta por la SeS. Con el paso del tiempo, el nivel de autonomía del PAMI fue cada vez mayor, por lo que su Presidente o Interventor ni siquiera reportaba al ministro de Salud.

Por ser ente de *derecho público no estatal*, el INSSJP tenía su propio régimen contable y, en consecuencia, estaba excluido de las normas de la Ley de Contabilidad de la Administración Pública Nacional y del control del Tribunal de Cuentas de la Nación. De modo que el contralor estatal de su gestión administrativa era equivalente al de las empresas públicas de servicios, a cargo de la Sindicatura General de Empresas Públicas (SIGEP). A partir de la década del 90, cuando todas las empresas públicas fueron privatizadas, el contralor del PAMI quedó en la órbita de la Sindicatura General de la Nación (SIGEN). En su esquema económico inicial, la financiación estaba compuesta por el 2% de los haberes mensuales y el 3% del aguinaldo de los jubilados y pensionados, el incremental del primer mes de cada aumento que se otorgara a la clase pasiva, el 1% de los haberes de todos los trabajadores activos y el 8% del producto de la Lotería Nacional. El gasto administrativo no debía exceder el 5% de lo recaudado.

Se dijo anteriormente que el equipo técnico que diseñó la organización inicial del PAMI se inspiró en el modelo del NHS británico, como ejemplo de organización única con cobertura igualitaria y universal. El propósito central del programa era proporcionar atención médica integral, a una población altamente consumidora, con un costo razonable y mediante una fuerte orientación de la demanda, con servicios ordenados en 3 niveles.

1er Nivel. Basado en médicos de cabecera que atendían en sus propios consultorios, contratados en forma directa mediante pago por capitación, para atender a una población asignada, tanto en el consultorio como a domicilio. Las facultades de los médicos de cabecera, para la prescripción diagnóstica, estaban acotadas a las radiografías no contrastadas y los análisis de laboratorio de *rutina*. Tanto los servicios de Radiología como los laboratorios de 1er nivel, estaban contratados por capitación. Estos servicios estaban complementados por las urgencias, la Enfermería y la Kinesiología domiciliaria, así como una amplia cobertura de los medicamentos ambulatorios con descuentos de hasta el 70% respecto del precio general de venta al público, que en algún momento llegó hasta el 90%.

2do Nivel. Basado en establecimientos públicos y privados, que proporcionaban atención ambulatoria especializada e internaciones agudas, también contratados por capitación en forma directa. Éstos tenían una población asignada que –cuando excedía su capacidad por la magnitud de la demanda– podían derivar a otro establecimiento, con cargo a su facturación, mediante un procedimiento denominado *rechazo conformado*. Los servicios del 2do nivel se complementaban con atención especializada de alta complejidad, tanto ambulatoria como de internación, contratada mediante pago por prestación, de la misma manera que los *rechazos conformados*. Medicamentos y materiales descartables en internación, estaban a cargo del prestador e incluidos dentro del pago por capitación.

3er Nivel. Comprendía internaciones crónicas, psiquiátricas, de rehabilitación, así como internaciones geriátricas con o sin asistencia médica. En este caso la forma de contratación era mediante pago por prestación, con aranceles modulares por día cama. Históricamente, la oferta de servicios del 3er nivel fue insuficiente con respecto a la demanda existente. Los servicios de alta complejidad para afecciones prolongadas, no proporcionados por los prestadores del 2do nivel, eran coordinados en este nivel de atención.

Este esquema se aplicó en la mayor parte de las grandes ciudades del país, donde fue posible celebrar convenios de estas características. En otros casos se estableció contrato con una única entidad (Asociaciones de Obras Sociales, Hospital Privado de la Comunidad de Mar del Plata), o un acuerdo de libre elección mediante pago por prestación con la entidad gremial médica. Con escasas variaciones, esta organización general se mantuvo hasta 1976 inclusive. Conviene agregar que estaba pensada como sistema cerrado, dividida en 29 regiones y éstas a su vez en distritos. Las posibilidades de elección, por parte del beneficiario, se agotaban dentro de los médicos de cabecera pertenecientes a su distrito. A partir de allí, las derivaciones estaban estrictamente normatizadas.

En 1977, el PAMI estableció un contrato con una nueva entidad gerenciadora –FeMeCor–, subsidiaria de la Federación Médica de la provincia de Córdoba, que por su magnitud era una región significativa. Mediante este contrato se incorporó una modalidad de contratación mixta, en la que la entidad gremial médica –a través de FeMeCor– celebraba un contrato por capitación con pago adelantado, y le liquidaba a sus profesionales y establecimientos asociados por cada prestación, a valores del NN[47], mediante pago diferido. De este modo la entidad gremial preservaba su tradicional reivindicación de la libre elección del profesional y el pago por prestación, mientras que el PAMI mantenía su modalidad preferida de contratación mediante el pago por capitación. Esta nueva fórmula de contratación con entidades gremiales médicas, se extendió rápidamente a la mayor parte del país. A poco andar, la crónica

[47] Conviene recordar que ese mismo año, 1977, se implantó una nueva versión del NN, consensuada por el INOS con entidades gremiales de prestadores y sociedades científicas, que tuvo vigencia como tipificador de prestaciones hasta la década del 90, aunque había quedado desactualizado por la incorporación de nuevos recursos asistenciales de diagnóstico y tratamiento.

situación deficitaria de la OS impidió que se cumpliera la condición del pago adelantado de la capitación; pero la modalidad siguió funcionando a pesar de la postergación de los pagos a los prestadores. Fueron excepciones significativas los casos de Rosario, donde el PAMI –al no poder imponer su sistema de *tránsito ordenado*– adquirió un sanatorio para que funcionara como servicio propio de un sistema *cerrado*[48], y la Capital Federal, donde se mantuvo la contratación directa por capitación para establecimientos del 2do nivel de atención. Más adelante, aprovechando que la Municipalidad de Rosario no podía mantener un hospital, que le fuera cedido por la provincia de Santa Fe (el ex Hospital Provincial doctor Marcelino Freyre), suscribió un contrato por el cual se hizo cargo *en comodato* del establecimiento, renovándolo totalmente y dotándolo de una dotación profesional y técnica de primera línea. Ambos servicios propios –ahora llamados PAMI I y PAMI II, respectivamente– tuvieron a su cargo la asistencia de aproximadamente el 50% de la población de jubilados y pensionados de la ciudad.

La implementación de esta forma de contrato tuvo repercusiones –probablemente no deseadas por los innovadores– en el comportamiento económico de las organizaciones de prestadores. El mecanismo diseñado posibilitó que estas entidades, no sólo actuaran como instancia administrativa de concentración de la oferta, en el circuito de facturación y pago de las prestaciones. A partir de ese momento también empezaron a actuar como intermediarias financieras y operadoras *mayoristas* del sistema, ya que los fondos retenidos entre el momento del pago capitado por parte de la OS y la liquidación individual a los prestadores, devengaban intereses. Esto permitió que las entidades gremiales más poderosas empezaran a actuar como operadoras financieras, e iniciaran inversiones importantes en virtud de esta función. Por ejemplo, en Córdoba, FeMeCor creó una entidad bancaria específica para los médicos; en Mendoza, el Círculo Médico construyó un lujoso centro deportivo en una zona relativamente céntrica, exclusivo para los médicos.

Durante el período de la dictadura militar, sobresalió por su eficiencia la gestión como interventor de Santiago de Estrada, que posteriormente volvió a ocupar la misma función durante el gobierno de Carlos Menem[49].

---

[48] Cerrado = sin libertad de elección.

[49] Santiago de Estrada cumplió funciones vinculadas con el Sector en reiteradas oportunidades, por su experiencia en el tema. Fue subsecretario de Seguridad Social durante la dictadura de Juan C. Onganía, en el período 1967-1970. Volvió a ocupar el mismo cargo en la dictadura militar de

En esa etapa merece destacarse la puesta en marcha de un sistema de evaluación de la calidad de la atención médica para establecimientos del 2do nivel de atención (Resolución N° 5.053/80), a través de la implementación de dos instrumentos adecuados para auditar grandes casuísticas: la Planilla de Evaluación Concurrente (PEC) y la Guía de Acreditación Periódica (GAP). Estos instrumentos eran completados por los Centros Coordinadores (CC's) que funcionaban en los nosocomios contratados. El PEC procuraba evaluar por un método relativamente sencillo (marcar con "X" la respuesta que se considerara correcta de entre las opciones que presentaba la planilla), la totalidad de los egresos sanatoriales, tabulando datos sobre la patología del paciente, la cantidad y tipo de prestaciones realizadas, y la calidad de la atención.

Se trataba en realidad de una historia clínica paralela, completándose una por cada paciente internado, a condición de que se actualizase diariamente, simultáneamente con el proceso asistencial. Contenía un total de 418 ítems; muchos, además, permitían varias opciones y tenían registros para describir la atención, así como para evaluar esa atención. Estos últimos incluían la opinión de los profesionales del CC acerca de lo sucedido con el paciente. Abarcaba una población de 1.200.000 personas del área metropolitana, con una edad promedio de 70 años. El estudio incluyó a 89 hospitales (25% públicos y 12% de comunidad), llegándose a analizar 343.026 egresos entre 1981 y 1984. La elaboración de la información se efectuó con la colaboración del Centro Único de Procesamiento Electrónico de Datos (CUPED) del Ministerio de Economía, que puso sus *mainframes* a disposición del PAMI[50]. Finalmente el 11% de los egresos fueron considerados de atención inadecuada. La GAP buscaba incentivar el mejoramiento de los sanatorios, agregando una bonificación al pago por capitación, para los establecimientos que hubieran alcanzado un puntaje mensual determinado, al haber cumplido las mejoras recomendadas por el CC. Consistía en el análisis mensual de la estructura hospitalaria, también relevada por el CC, en 8 aspectos (Emergencias, UTI, Consultorios Externos, Internación, Higiene y Confort, Rechazos,

1976 a 1983. Después de un *interregno* durante la presidencia de Raúl Alfonsín, en que fue embajador ante el Vaticano, el presidente Carlos Menem lo designó al frente del área de Seguridad Social y el PAMI entre 1989 y 1991. En 1998 volvió a designarlo subsecretario de Desarrollo social, primero, y secretario de Seguridad Social hasta el final de su mandato.

[50] En esa época las redes de computadoras personales no existían.

Denuncias, Incumplimientos Contractuales) y una Evaluación Final (Borini y col., 1987)[51].

La cobertura del PAMI sobre los jubilados y pensionados fue diseñada para ser monopólica y excluyente: la recaudación destinada a OS proveniente de la clase pasiva le corresponde íntegramente en primera instancia. Cuando el jubilado opta por continuar los servicios dentro de su OS de origen, el Instituto abona mensualmente a esa entidad una suma equivalente a los pagos por capitación (o *cápitas*) correspondientes a los 1er y 2do niveles solamente, ya que de todos modos el PAMI se reserva la cobertura de prestaciones especiales, como internaciones crónicas, sepelios, algunos dispositivos protésicos u ortésicos, etc. En la práctica pocos beneficiarios reclaman después el acceso a estos beneficios. En general esas *capitas*, como están dimensionadas para la modalidad de contratación del PAMI, resultaron en algunos momentos muy insuficientes para cubrir grupos reducidos de beneficiarios altamente consumidores –por lo que las OS's solían evitar esas afiliaciones– y en otros excesivas. En 1985 los recursos que financiaban al PAMI se estimaban en 0.78% del PBI, compuestos de la siguiente manera: 19% por contribuciones del Tesoro Nacional; 21% proveniente de aportes del 1% sobre la nómina salarial de los trabajadores activos; un 40% de fuentes especiales como impuestos sobre el alcohol, comisiones bancarias y otras, y el 19% restante, aportado por los propios beneficiarios como alícuotas de sus haberes previsionales (Katz-Muñoz, 1988: 66-67).

Desde el punto de vista jurídico, la estructura general del INSSJP se mantuvo sin cambios sustanciales, desde 1971 hasta la promulgación de la Ley 22.954 el 20 de octubre de 1983, que incrementó los integrantes del directorio a un presidente y 11 directores: 4 en representación de los beneficiarios, 2 en representación de los trabajadores activos, y 5 en representación del Estado. La naturaleza de la entidad fue ratificada como de derecho público no estatal. Por otra parte, fueron reestructuradas sus fuentes de financiamiento, que quedaron compuestas de la siguiente manera: el 3% de las jubilaciones mínimas; el 6% de los haberes que excedieran del mínimo; el 1% de la nómina salarial de los trabajadores activos y el 10% de los ingresos brutos de las Cajas de Jubilaciones.

[51] Este trabajo recibió el premio anual de la Academia Nacional de Medicina en 1985.

A fines de 1989, mediante una decisión tomada en forma precipitada, el PAMI modificó su tradicional modalidad de contratación por capitación para el 2do nivel del Área Metropolitana, por la de pago por prestación y libre elección del prestador. Como patrón arancelario se adoptó un nomenclador globalizado de aranceles modulares, similar al que tenía vigencia en los hospitales municipales de la Ciudad de Buenos Aires y en el SAMO[52] de la provincia de Buenos Aires. En 1987 el INOS también había implementado un nomenclador de este tipo para hospitales públicos de otras provincias. El Nomenclador del PAMI se diferenciaba de los demás, por incluir en los módulos el gasto en medicamentos y materiales descartables. Sus características podían resumirse del siguiente modo:

- La codificación, la modalidad arancelaria y los criterios para establecer módulos globales eran iguales a los de los demás nomencladores globalizados.
- Cada código tenía un arancel expresado en unidades prestacionales (UP), para internación y/o consultorios externos según el caso, y en unidades farmacológicas (UF), para medicamentos y materiales descartables.
- El valor de las UP y las UF se actualizaba automáticamente por índices mixtos, ponderando diferentes factores.
- Las prestaciones de Medicina Crítica y las de alta complejidad se sumaban aparte y no estaban comprendidas dentro del arancel globalizado.

Esta forma de contratación fue denominada SAMI (Sistema de Atención Médica Integral), y resultó considerablemente más costosa para el PAMI, pero logró superar el cobro generalizado de aranceles adicionales o *plus* a los beneficiarios. Debe recordarse que, entre principios y mediados de 1989, el país tuvo un primer episodio hiperinflacionario, que determinó la renuncia a la presidencia de Raúl Alfonsín y la asunción anticipada de Carlos Menem. Estas circunstancias determinaban la casi inexistencia de precios de mercado, la obligación de efectuar compras al contado y la inmediata devaluación de toda facturación, por más ágil que fuera el trámite administrativo. Por consiguiente, tanto profesionales como sanatorios cobraban una parte de las prestaciones al contado. Esta conducta se mantenía a fines de 1989,

[52] SAMO: Sistema de Atención Médica Organizada, creado en 1978 y administrado por el estado provincial; se encarga de la facturación y cobranza a las OS's de prestaciones efectuadas a sus beneficiarios en hospitales provinciales.

pese a que ciertas medidas del nuevo Gobierno lograron frenar transitoriamente la inflación descontrolada. El SAMI procuraba cortar esta práctica de cobros adicionales. Sin embargo, su costo incrementó en esos momentos la crónica desfinanciación del Instituto.

El Sistema se mantuvo durante 1990 en que se produjo un nuevo brote hiperinflacionario; pero en 1991, una vez frenada la escalada inflacionaria, se planteó una reestructuración del sistema prestacional. En esta oportunidad, se acordó una nueva contratación de servicios mediante pago por capitación, pero a diferencia de 1977, donde el eje del acuerdo eran las entidades gremiales médicas y los sanatorios prestaban servicios a través de ellas, ahora la contraparte preferida fueron las asociaciones de prestadores sanatoriales, a las que se les encargó conformar redes de servicios. Este cambio de interlocutor contractual, tuvo en adelante una marcada significación en el comportamiento del mercado prestador. El proceso contractual fue tortuoso y generó conflictos entre prestadores médicos –que habían sido desplazados del centro de la escena– y sanatoriales, por un lado, así como entre distintas redes de prestadores sanatoriales, por otro lado. Las diferentes redes facturaban sus contratos por capitación y distribuían los pagos entre los prestadores asociados, mediante aranceles modulares.

En los primeros años de la década del 90, se reestructuró nuevamente la modalidad de contratación, volviendo a la de pago por capitación. En esta oportunidad, los contratos se llevaron a cabo predominantemente con entidades gremiales de prestadores –fueran de origen médico o sanatorial– sin que quedara comprometida la totalidad de la oferta de servicios de cada entidad, sino los prestadores individuales que por voluntad expresa adhirieran al convenio colectivo. Las entidades contratantes podían ser incluso promovidas por organismos públicos, en nombre de los establecimientos de su dependencia, por ejemplo, los hospitales de la Universidad de Buenos Aires, o los de la Municipalidad de Buenos Aires. Los convenios les adjudicaban la denominación genérica de *Unidad Prestacional Integral* (UPI). El fenómeno se extendió masivamente a partir de 1992, con la decisión de licitar *redes* de establecimientos para atender el 2do nivel de atención (ambulatorio especializado, emergencias e internación).

La modalidad de estos convenios era, en todos los casos, de pago por capitación. Algunos intentos iniciales procuraron simplificar la distribución de los fondos en el interior de la red, repartiendo los recursos en relación proporcional al número de camas de cada establecimiento; esta conducta fue luego explícitamente eliminada. En consecuencia se difundieron nuevas modalidades retributivas, como *aranceles modulares* por patología e *incentivos a la restricción* de los gastos generales de la red, distribuyendo los fondos remanentes entre los establecimientos asociados. Con los aranceles modulares se mantuvo una modalidad intra-red de pago por prestación, pero trasladando parte del riesgo financiero al interior del sanatorio, que ahora debió definir cómo distribuir internamente los recursos. Las UPI o los *gerenciadores*, aprobados por el PAMI a lo largo de este proceso, compitieron entre sí por captar la adhesión de los beneficiarios de una misma jurisdicción. De modo que, ante el interés del afiliado para optar por alguna de ellas –diferente de la que le habían asignado– tenía que hacer un trámite en la delegación local del PAMI y elegir la opción preferida. Pero el ámbito de la competencia entre redes de servicios de salud se mantenía limitado a la región o distrito de pertenencia.

En 1995, mediante el Decreto N° 292 se aprobó un plan de saneamiento financiero del PAMI, originado en realidad en el Ministerio de Economía, por el que se transfirió la cobertura de los beneficiarios de subsidios a la pobreza y las pensiones no contributivas, incluyendo la de los veteranos de la Guerra de las Malvinas, que había sido asignada a esa OS en 1991. Los subsidios a la pobreza fueron encargados a la ANSSal y, las pensiones no contributivas a la recientemente creada Secretaría de Desarrollo Social, dependiente de la Presidencia de la Nación, adquiriendo luego la denominación de Programa Federal (ProFe)[53]. Esta decisión contribuyó a descargar al PAMI de la responsabilidad de coberturas de base no contributiva y a darle a éstas una reasignación, como gasto en Asistencia Social. De este modo, el PAMI decreció en su población cubierta desde alrededor de 4,5 millones de beneficiarios a los aproximadamente 3,8 millones que actualmente tiene. En 1997 el Decreto 197 estableció que la ANSSal se haría cargo de deudas pendientes hasta fines de 1996 y que, serían transferidas a la Tesorería General de la Nación las deudas impagas hasta fines de 1997, incorporando esas deudas al Presupuesto Nacional. En 1999 Fernando de la Rúa creó el Ministerio de Desarrollo Social, que absorbió la estructura de la ex Secretaría, incluyendo al ProFe.

[53] Posteriormente, los Veteranos de Malvinas lograron volver a la cobertura del INSSJP.

Hacia 1997, en el marco de la introducción de reformas pro-competitivas en el Sistema de Salud, acordadas por el Ministerio de Economía con el FMI, el PAMI se propuso ampliar el marco geográfico de esta competencia, desde el nivel municipal o provincial hacia el nivel nacional. Cabe acotar que esta carta de intención con el FMI había sido suscripta a comienzos de los '90, junto con otros compromisos de reestructuración de la Administración Pública Nacional, y que su vigencia se mantuvo durante la presidencia de Fernando de la Rúa. Este acuerdo fue el origen conceptual de varios créditos del Banco Mundial, denominados Programa de Reconversión de Obras Sociales e INSSJP (véase PROS I, II y III en capítulo 11). En función del nuevo ámbito de competencia, en 1998 debieron constituirse apresuradamente redes nacionales de servicios, que habían de competir entre sí por la captación voluntaria de la población beneficiaria de todo el país, ya que no existían redes de alcance nacional. Esta reforma no alcanzó a concretarse, pero tuvo el efecto de acentuar el poder de las *gerenciadoras*, así como de generar nuevas alianzas entre grupos de prestadores, que dispusieran de condiciones de liderazgo local y autonomía negociadora. Siguiendo una costumbre habitual, el proyecto fue calificado como *privatización* del PAMI, pero en realidad con distintos grados de intervención en la gestión, los prestadores predominantes siempre fueron los privados (Arce, 1999).

El proyecto fracasó debido a una falla elemental en el concepto que le daba origen, es decir, contratar redes de prestadores, integrales y de alcance nacional. Lo que los autores de la iniciativa no tuvieron en cuenta –se trataba de expertos en economía, no en el sistema de salud de la Argentina– es que la evolución del sistema no había hecho posible que existieran tales redes. La primera de las causas que las hacía inviables era la heterogeneidad en la distribución del poder relativo, entre el Estado y los dirigentes de las organizaciones de prestadores profesionales y sanatoriales, según las diferentes jurisdicciones políticas del país. Es decir, en ciertas zonas prevalecía el Estado, en otras, alguno de los otros componentes del sistema. Incluso las alianzas entre ellos eran variables y no solían ser permanentes en el tiempo. La segunda causa atribuible es que se pretendía disponer de al menos dos redes en todas las localidades de la geografía nacional, compitiendo entre sí: una actuando como red titular y la otra reemplazándola, en caso de deficiencias en el cumplimiento de las obligaciones de la primera. Este comportamiento no hubiera sido posible, teniendo en cuenta la variabilidad de la distribución de la oferta en cada jurisdicción.

No hubo grandes cambios en las etapas posteriores, excepto las periódicas crisis financieras. Estas crisis se resolvían por medio de auxilios extraordinarios de Tesorería, apoyos de mediano plazo del Banco de la Nación o refinanciaciones a largo plazo de las deudas con los prestadores. Algunas veces se utilizó un eufemismo, que en realidad implicaba técnicamente una cesación de pagos, *deudas consolidadas*, que luego se canjeaban por bonos del Estado a varios años de plazo. En virtud de una de esas crisis, ya comentada, en 1997 se incorporó la deuda del PAMI al Presupuesto Nacional, teniendo en cuenta su circunstancial falta de sustentabilidad financiera. Esta decisión significaba una contradicción jurídica, en tanto se incorporaba al presupuesto estatal una entidad de *naturaleza pública no estatal*, por más significativa que fuera su importancia en el campo social. También contradecía implícitamente el concepto predominante de que los aportes y contribuciones no constituyen impuestos indirectos, sino una percepción salarial diferida. Durante el gobierno de Néstor Kirchner se procuró reestructurar los contratos, para evitar abusos de las *gerenciadoras*. Si bien se alcanzó un razonable equilibrio financiero, la reconducción de los contratos fue menos profunda, de lo que las expectativas de las ocasionales autoridades permitían suponer. Mediante la Ley 25.615 de 2002, se estableció que el contralor quedaría a cargo de la sindicatura que ya funcionaba dentro del Instituto desde mediados de la década del 80, mientras que la auditoría externa sería ejercida por el Auditoría General de la Nación (AGN).

El caso ya comentado de la ciudad de Rosario, que constituyó una excepción respecto de la política contractual del Instituto en el resto del país –al contar con dos establecimientos que actuaron como sus primeros *servicios propios*, PAMI I y PAMI II– no fue el último. Algo equivalente ocurrió en 2007 en Buenos Aires con el Hospital Francés. Por diversos fracasos e irregularidades financieras, tanto el Hospital como su Plan de Salud entraron en cesación de pagos y se pidió su quiebra. Ante la brusca perspectiva de pérdida de la fuente de trabajo por parte del personal, que provocó un resonante conflicto gremial, el Gobierno decidió resolver la controversia indicando a las autoridades del PAMI que absorbieran al nosocomio y lo administraran como otro *servicio propio*. De este modo, a través de una entidad de naturaleza *pública no estatal*, se encauzaron las graves derivaciones de una entidad *privada sin fines de lucro* que había quebrado, como si se tratara de una *nacionalización*.

Un modelo adaptado al PAMI: el caso Equisal

Los cambios que se estaban produciendo en la estructura prestacional del PAMI, junto con otros que se implementaron más tarde, fueron preparando el terreno para que las organizaciones de prestadores fueran adiestrándose en la gestión de contratos de riesgo mediante redes de servicios. Esta experiencia permitió la posterior aparición de *gerenciadores*, entidades administrativas dedicadas a la gestión de redes. Asimismo puede observarse que, desde fines de la década del 70, salvo en el período crítico en que se implementó el SAMI, todos los cambios que se llevaban a cabo en la organización prestacional de las OS's, tendían a transferir paulatinamente el riesgo financiero hacia el sector prestador. Ya sea a través de las entidades gremiales médicas o de las asociaciones sanatoriales, ya sea por medio de la conformación de redes, que se esmeraban en asegurar un equilibrio financiero en la gestión de contratos de alto riesgo, la dirección estratégica de las reformas apuntaba en una misma dirección. El PAMI se iba desprendiendo del crónico riesgo de su desfinanciamiento por la cobertura concentrada de una población marcadamente consumidora. En esta tendencia evolutiva, es interesante relatar la experiencia de Equisal en la Provincia de Buenos Aires.

Equisal S.A. fue una empresa de corta duración, definida jurídicamente como "sociedad anónima sin fines de lucro", resultante de la asociación de las dos mayores organizaciones de 2do grado (nivel provincial): FeMeBA y FeCliBA. El objeto de esta sociedad, fue la administración de *contratos de riesgo* y, en particular, la gestión del *contrato por capitación* con el PAMI. Se autodefinían como un "Modelo de Atención Médica". El ámbito de cobertura de este contrato era el territorio de la provincia de Buenos Aires, con excepción de los 19 partidos del Gran Buenos Aires y otros del interior de la provincia, donde los prestadores locales mantenían convenios directos con PAMI. La población cubierta era del orden de los 430.000 beneficiarios, en base a los "principios de la SeS: solidaridad, igualdad, integralidad, universalidad" (Equisal a, 1996). Todos los efectores estaban conectados a una red informática de procesamiento –en parte manual y en parte electrónico–, que proveía los requerimientos del programa: registros administrativos, verificación afiliatoria, HC Única (HCU), y producción y facturación de prestaciones[54].

[54] Dos dirigentes tuvieron la visión estratégica que posibilitó esta alianza innovativa, tendiente a

Las prestaciones incluidas en el Modelo correspondían a los 3 niveles de atención del PAMI: a) **1er Nivel**, consultas en consultorio y a domicilio; Radiología, Laboratorio y Rehabilitación en ambulatorio; b) **2do Nivel**, consultas y prácticas especializadas, internaciones programadas y de urgencia, clínicas y quirúrgicas, medicamentos, materiales descartables y prótesis; Radiología, Laboratorio y Rehabilitación en internación; c) **3er Nivel**, alta complejidad diagnóstica, técnicas invasivas ambulatorias, cirugía de alta complejidad, traslados programados y urgentes, y emergencias médicas. El convenio excluía procedimientos de hemoféresis, diálisis crónica, medicamentos en ambulatorio, drogas para SIDA, citostáticos, factores de hemofilia, Salud Mental y Odontología, que estaban contemplados por el PAMI mediante otros convenios específicos.

La puerta de entrada obligatoria al Modelo era el Médico de Familia (MF) urbano o rural, "que conducía al paciente dentro del programa en un tránsito ordenado y articulado al que también supervisaba", excepto en las situaciones de emergencia en que el paciente ingresaba a través del 2do Nivel. Para cumplir su tarea, el MF contaba con todos los efectores de diagnóstico y tratamiento de la red, incluyendo los médicos especialistas y las farmacias adheridas al PAMI, a los cuales debía acceder el paciente por derivación del MF. A los fines de la *categorización de los prestadores* del 2do Nivel, respecto de los procedimientos que podían efectuar, Equisal adoptaba los requisitos mínimos establecidos por el Decreto N° 3280/90, dictado por el Ministerio de Salud de la Provincia de Buenos Aires. La incorporación de prestadores –tanto individuales como institucionales– era por *adhesión voluntaria* con la aceptación explícita de las normas operativas del sistema. También participaban establecimientos públicos, dependientes de municipios y no pertenecientes al SAMO.

El sistema estaba básicamente ordenado en 3 escalones: la administración central de Equisal, las Unidades Operativas Periféricas (UOP) y el MF. Las UOP funcionaban en las agencias de 1er grado (por partido o ciudad) de las dos entidades socias de Equisal, FeMeBA y FeCliBA. Las funciones del MF eran amplias: a) manejaba el ingreso al Modelo; b) desarrollaba acciones de promoción, prevención y rehabilitación; c) atendía la patología ambulatoria;

---

generar un modelo prestacional diferente, adecuado a la población usuaria: Jorge Ochoa por FeMeBA y Norberto Larroca por FeCliBA.

d) coordinaba y seguía al paciente en los demás niveles de atención; e) era responsable de contener a la familia y utilizar razonablemente los recursos, y f) confeccionaba y custodiaba las HCU.

Tenía particular interés lo referente a la retribución de las actividades asistenciales, dado que configuraba un modelo tendiente a su *autorregulación*, con el fin de posibilitar un balance presupuestario "cero". Es decir que el *total de lo percibido* era distribuido entre todos los prestadores, de manera que permitiera definir al sistema como no lucrativo. Los MF eran retribuidos por *capitación ajustada por índices de estímulo/desaliento*. A título ilustrativo, el valor de referencia para el MF urbano, era de US$ 2,90 por mes por cada beneficiario del padrón asignado, que podía variar desde US$ 1,00 hasta 3,20 por la aplicación de los índices de ajuste. Para el MF rural el valor de referencia de la cápita se elevaba a US$ 4,30. El ajuste de los valores de referencia se efectuaba en base al *desvío* observado en las *tasas esperadas* de utilización de consultas, interconsultas especializadas, exámenes complementarios e internaciones; se promovía así un comportamiento equilibrado del MF, entre la sobre y la subprestación en la atención de sus pacientes (Equisal b, 1996).

Los médicos especialistas eran retribuidos por un *módulo CIMA* (consulta integral modulada ambulatoria), que comprendía tanto la consulta como las prácticas especializadas de baja complejidad que el paciente requiriera. Cada especialista sólo podía facturar una CIMA por paciente y por mes, y hasta 4 CIMA's por paciente y por año. La atención de ciertas patologías específicas, que se consideraban resorte exclusivo del especialista, se pagaba mediante un *módulo de seguimiento* (MS). Por otro lado, las prácticas de mediana complejidad, eran retribuidas por la modalidad de *atención por prácticas (AP)*, y debían ser solicitadas por el MF. El *Nomenclador Equisal* estipulaba el valor de la CIMA's, de los MS's y de las AP's para cada especialidad. En todos los casos no urgentes, para acceder a los especialistas debía mediar la derivación del MF. Las internaciones eran retribuidas por *módulos clínicos y quirúrgicos* (MCQ's), que incluían la totalidad de las prestaciones que se realizaran durante la internación, así como los medicamentos, materiales descartables y prótesis empleados, excepto las prácticas de alta complejidad. Las internaciones debían ser derivadas por el MF, salvo en los casos de urgencia que estaban expresamente tipificados. La asignación del MCQ que correspondiera estaba a cargo de médicos auditores en terreno (MAT), que visitaban diariamente a todos los pacientes internados para autorizar el módulo que correspondiera

–y que luego sería liquidado– o declarar el caso "fuera de módulo", con lo que sería luego sometido a la auditoría de facturaciones de la manera habitual en todas las OS's. El valor de los MCQ's estaba estipulado en el Nomenclador Equisal, que provenía de los del tipo *aranceles globalizados*. De la misma manera las prácticas e intervenciones de alta complejidad, estaban aranceladas en base a los *módulos de alta complejidad* (MAC's).

Lo novedoso de este Modelo era que entidades gremiales de prestadores, que hasta los '80 defendían la oferta irrestricta de médicos y establecimientos, actuando enfrentadas en la competencia por el mercado sanitario, se habían reunido en un proyecto *autorregulado*, no sólo en la magnitud de la oferta de servicios, sino también en la baja elasticidad de sus componentes presupuestarios. Esta baja elasticidad respondía a una estricta cláusula del convenio con el INSSJP, que obligaba a Equisal a distribuir mensualmente no menos del 92% del monto contractual entre sus prestadores. Veamos los factores de regulación implementados:

a) la oferta de MF estaba regulada por la cantidad de beneficiarios cubiertos y su distribución geográfica;

b) la retribución de los MF estaba regulada por la tasa de exámenes complementarios, interconsultas e internaciones que producían; en general, el MF estaba *mejor retribuido* que el especialista;

c) el valor de las CIMA's, los MS's y las AP's de los especialistas, estaba regulado por un presupuesto asignado por zona a cada especialidad, de modo que los especialistas de cada localidad sólo disponían del presupuesto previsto. No podían actuar sin la orden escrita del MF y debían presentarla para facturar;

d) la oferta de camas de internación estaba regulada por la tasa de egresos esperada y por la categoría del establecimiento, que definía la cantidad de camas a contratar;

e) el valor de los MCQ's estaba preestablecido por Equisal, pero podía variar en más o en menos, según la producción mensual, el presupuesto fijo por localidad y el ajuste de la tasa de demanda esperada;

f) el valor de los MAC's estaba regulado por el presupuesto asignado a cada especialidad;

g) el costo general de la administración del sistema no llegó al 5% de su presupuesto global y funcionaba sin dividendos de rentabilidad.

En síntesis, el caso Equisal mostró una solución novedosa al proceso de *transferencia del riesgo financiero*, desde el sector financiador o comprador hacia el sector prestador o proveedor. Este Modelo aparecía como una alternativa factible, proporcionando equidad y racionalidad en la provisión de servicios, a una población altamente consumidora, como la del PAMI, y en un territorio extenso, como el de la provincia de Buenos Aires. También había logrado desplazar el centro de gravedad de la atención médica, desde los especialistas hacia los médicos generalistas, promoviendo nuevas conductas prestacionales, que el propio INSSJP no había logrado a través de sus médicos de cabecera contratados por capitación. Debe tenerse en cuenta que en ese momento aún no existía el PMO, que estableció la obligatoriedad de los médicos del 1er nivel de atención para todas las OS's. Este Modelo se extendió también a los beneficiarios del PAMI de otras provincias, ya que resultaba más eficiente –en términos de racionalidad del gasto en salud– frente a una simple *delegación* del riesgo a un intermediario financiero. En 1997 el estado provincial tomó el manejo del convenio con el PAMI, a través de un ente descentralizado y autárquico, denominado Consorcios Regionales de Salud (CoReS), que trató sin éxito de mantener ese modelo de gestión, ya que dispuso del programa cedido por la empresa. El alcance de la población atendida por FeMeBA y FeCliBA quedó limitado y Equisal fue desactivada.

El poder regulador del PAMI

Es interesante señalar la conducta que habitualmente tenían los prestadores ante la perspectiva de un contrato con el PAMI, que invariablemente representaba una *avalancha* de demanda en todos los servicios, con una retribución que escasamente alcanzaba para amortizar los costos de funcionamiento. Desde el punto de vista de la mayoría de los prestadores, los contratos con PAMI en general no eran rentables. Un comentario frecuente entre prestadores planteaba que el contrato con PAMI, aunque no fuera rentable, permitía mantener en funcionamiento el o los servicios pagando los gastos fijos, con lo que se posibilitaba gestionar contratos con otras OS's o EMP's, que agregaban el segmento de rentabilidad dentro del conjunto de *clientes* con que operaba el prestador individual o institucional. Esta relación entre el PAMI y los prestadores determinó en la práctica una especie de estratificación social de su conducta respecto a la OS: los prestadores *PAMI-dependientes*, que tenían significativos ingresos provenientes del Instituto; los *PAMI-no dependientes*, cuyos ingresos se diversificaban y compartían en general con la OS provincial, y los *PAMI-excluyentes*, considerados de mayor jerarquía económica como para dedicar su disponibilidad asistencial a esta clientela. Cabe mencionar, como excepciones, el Hospital Italiano de Buenos Aires y el Hospital Privado de la Comunidad de Mar del Plata que, a lo largo de la historia del PAMI lograron equilibrar económicamente esta cuenta con una buena calidad de atención.

No se cuenta con datos fehacientes sobre la magnitud de la capacidad instalada asistencial, que está afectada a la atención de la población beneficiaria del PAMI. Un ejercicio deductivo podría suponer que el 60% de los establecimientos privados y alrededor del 80% de los públicos atienden beneficiarios del PAMI, ya sea porque tienen un grupo poblacional asignado como prestadores de 2do Nivel o porque reciben derivaciones como prestadores de 3er Nivel. Si esta presunción fuera cierta –utilizando datos del catastro de 1995, que ya están desactualizados– el 80% de los establecimientos públicos con internación sumarían 985 nosocomios; el 60% de los privados, involucran a 1213 instituciones. El promedio de camas de cada hospital público era de 68,3, mientras que el de los sanatorios privados era de 33,2. Si expresáramos esta grosera estimación en cantidad de camas, el PAMI dispondría de 67.275 camas estatales y 40.272 camas privadas, lo que representaría 107.547 camas afectadas, es decir, el 69% de la capacidad instalada nacional. Debe entenderse que la estimación se refiere a cantidad de camas afectadas en algún momento a la atención de pacientes del PAMI, no en forma exclusiva, para atender a una población que osciló entre el 8 y el 15% de la total del país.

Aunque el objetivo de este capítulo no es detenerse en datos cuantitativos, vale la pena agregar la información reunida desde la SSS, porque consolida la dimensión reguladora que la capacidad de compra de servicios del PAMI –en tanto oligopsonio– ejerce en el comportamiento del Sistema de Salud, desde principios de la década del 70, con distintos grados de presión sobre los prestadores. En 2004 tenía 3.384.472 beneficiarios, de los que 2.981.093 eran propios y 403.379 permanecían en alguna OS nacional. Los ingresos brutos corrientes eran $ 3.127,9 millones. La disponibilidad mensual *per capita* ascendería entonces a unos $ 77 por beneficiario, de los que un

12% deberían dedicarse a prestaciones sociales (sepelios, subsidios, turismo, etc.) y un 8% a gastos administrativos. Reforzando lo comentado en el párrafo anterior, el PAMI era el más importante pagador a través del procedimiento de débito automático del FSR, destinado a los Hospitales Públicos de Gestión Descentralizada (HPGD): entre el 60 y el 70% de los pagos provenían de la atención a sus beneficiarios. Se destaca además que el 2,2% de los beneficiarios del padrón del PAMI, estaban asimismo afiliados a una OS provincial, registrando un doble aporte al sistema (Torres, 2004: 169-175).

La estructura organizativa del INSSJP se asienta sobre una fuerte centralización normativa, una marcada hipertrofia burocrática del nivel central y una insuficiente descentralización operativa. La magnitud del calificativo de *hipertrófica* en la administración del PAMI, debería cuantificarse no sólo conociendo su peso económico dentro de la financiación general de la institución (se estima que es del orden del 20%), sino también determinando las condiciones de eficiencia de las decisiones administrativas, en función de la magnitud de la organización que debe atenderse. La cantidad de personal en relación de dependencia, según la información trascendida, es de entre 12.000 y 13.000 empleados, pese a los diversos intentos para reducirlo. Esa enorme población burocrática alberga y esconde en los niveles intermedios, operadores de toda clase de corruptelas, independientes de las atribuibles a los niveles de decisión superiores. En realidad existe una sorda polémica entre la conveniencia o no de una única estructura solidaria para toda la clase pasiva, o la división en varias estructuras regionales autónomas, de características similares. Esto debería ser una discusión en términos de economía de escala eficiente, dentro de la SeS, pero hoy por hoy, sólo es una puja por espacios de poder político entre los estados provinciales y el nacional.

Debe admitirse, la dificultad para establecer criterios de equilibrio en la modalidad prestacional brindada a la clase pasiva. Sin embargo, parece incuestionable que el trato personalizado de los beneficiarios y una organización fuertemente descentralizada administrativamente son componentes imprescindibles de la reestructuración futura de la institución. Por otra parte, queda como interrogante final cuál va a ser la cobertura preferida por los beneficiarios, si nuevas legislaciones sobre OS's contemplaran la libertad de elegir la entidad prestataria. Probablemente, un camino para evitar una masiva diáspora de beneficiarios sería adoptar la decisión de *provincializar* la estructura del PAMI, política que frecuentemente plantearon las autoridades provinciales a las nacionales. Pero invariablemente, los mismos que demandaron la descentralización desde los gobiernos provinciales, defendieron la concentración cuando pasaron a ejercer funciones en el gobierno nacional.

Como balance final, puede argumentarse que el PAMI significó un indudable avance en la atención de la salud de la población del país mayor de 65 años, que ahora alcanza más del 20% del total, más allá de las dificultades que presenta el desenvolvimiento de una OS de esta magnitud, dirigida a una población particularmente sensible a la disponibilidad de servicios de atención médica. Desde la óptica de los usuarios, los servicios contratados por capitación, en base a la organización inicial, resultaron despersonalizados, insatisfactorios y con una actitud de *rechazo* o de subprestación. La modalidad posterior, de contratación mixta con la entidad gremial médica, generó la actitud contraria tendiente a la sobreprestación y, frecuentemente, al empleo de procedimientos invasivos de alto riesgo, de eficacia discutible en gerontes avanzados. Es decir que este cambio de actitud prestacional, que probablemente tuvo mejor acogida por parte de los usuarios, no necesariamente significó un mejoramiento objetivo de su atención. El problema de abordar el paquete de prestaciones incluidas y excluidas, en virtud del alto riesgo y baja efectividad en la franja etaria a la que van dirigidas, requiere una discusión profunda en el campo de la Bioética, pero también en el de la discusión de las prioridades nacionales en materia de servicios sanitarios a la sociedad.

CAPÍTULO 15

Las Obras Sociales Provinciales

Abordar el tema de las Obras Sociales Provinciales (OSP's) es particularmente complejo, ya que implica explorar información de 24 jurisdicciones diferentes, con sus propias legislaciones, sus antecedentes políticos, culturales e históricos, así como entidades profesionales de diferentes caracteres y niveles de integración. Afortunadamente algunos trabajos recientes lograron reunir información muy diversificada y nos apoyaremos en ellos para aportar elementos de juicio adecuados para el análisis encarado en este libro.

Probablemente la primera OS local haya sido el Instituto Municipal de Obra Social (IMOS) de la Municipalidad de la Ciudad de Buenos Aires. Por lo menos, ya en la década del 50 había sido construido el Sanatorio Municipal "Doctor Julio Méndez" frente a la avenida Acoyte. Era una dependencia municipal pero, a partir de la reforma constitucional de 1994, el gobierno de la ciudad, en tanto territorio autónomo, debe ser considerado como otro distrito provincial. La OS, que continúa siendo un ente descentralizado y autárquico, se denomina ahora Obra Social de los Trabajadores del Estado de la Ciudad de Buenos Aires (Ob.SBA), creada por la Ley 472, sancionada por la Legislatura local en 2000. Quizá la segunda institución haya sido el Instituto de Obra Médico-Asistencial (IOMA) de la provincia de Buenos Aires, impulsado desde FeMeBA, por el doctor Sergio Provenzano alrededor de 1960 (capítulo 8). No contamos con información fehaciente sobre la fecha de creación de las demás OSP's, pero puede estimarse que entre las décadas del 60 y 80 quedaron todas constituidas. El cuadro N° 15.1 muestra la dispersión de fechas de constitución legal de las OSP's, pero es probable que algunas hayan funcionado con anterioridad, como organismos de menor jerarquía.

Debe tenerse en cuenta que, desde la década del 50, la dotación de empleados de las Administraciones Públicas Provinciales (APP's) fue creciendo en forma sostenida, a expensas de una sucesión de crisis económicas, que fueron provocando diversas oleadas de quebrantos encadenados entre empresas privadas. De manera que la capacidad de incrementar el empleo formal por parte del sector privado fue periódicamente diezmada y, por otra parte, las empresas de bajo porte que se iniciaban (PyME's), procuraban correr menores riesgos contratando trabajadores informales. Del mismo modo se desempeñaron las denominadas economías regionales, en general dedicadas al sector primario o extractivo. Por consiguiente, los estados provinciales actuaron en todos los casos –sea por empleos estables, contratos temporarios o subsidios de desempleo– como verdaderas válvulas de descompresión transitoria de los sucesivos déficits del mercado de trabajo.

Como además los regímenes de ausentismo de la gestión pública se han caracterizado por ser excesivamente laxos, los trabajadores que lograban incorporarse al plantel permanente del estado provincial, procuraban no perder el puesto de trabajo, aunque obtuvieran un empleo adicional en el ámbito privado, siempre sujeto a inestabilidades políticas. Es notorio que la conducta tradicional de los políticos en campaña –más aún en las jurisdicciones provinciales, donde las relaciones personales son más estrechas– consiste en la promesa de empleos públicos, como comportamiento inherente a nuestro arraigado *clientelismo*. En función de esta conducta, tanto la Administración Pública Nacional (APN) como las APP's, fueron acumulando verdaderas *capas geológicas* de empleados que, una vez incorporados y habiendo perdido su respectivo *protector* por cambio de autoridades, quedaban disimulados en el plantel de personal en cargos poco visibles o relevantes, donde se mantenían por herencia cuando cambiaban las autoridades políticas.

Por este mecanismo brevemente descripto, las OSP's fueron acumulando una gran cantidad de beneficiarios, incluyendo a sus respectivos grupos familiares, con lo que a lo largo de estas décadas, se fueron transformando en el más importante comprador de servicios *oligopsónico* de cada jurisdicción y actualmente superan al PAMI en su capacidad de regulación, sobre cada Sistema de Salud provincial. Naturalmente, las provincias con menor capacidad productiva o con una viabilidad económica autónoma más comprometida, son las que tienen una mayor proporción de empleados públicos con respecto a la población general y, con frecuencia, se han utilizado los fondos coparticipables para generar mayor empleo estatal, más que para el desarrollo de las economías regionales.

Pese al enorme poder regulador que cada entidad ejerce en su respectiva jurisdicción, debido a su naturaleza jurídica provincial, las OSP's no dependen de las normativas emitidas por el ente que regula el sistema de Obras Sociales Nacionales (OSN's) regidas por las Leyes 23.660 y 23.661, la SSS. Sin embargo, desde 2002 se logró una mayor vinculación técnica y política entre las OSP's y la SSS, por lo que fue posible acceder a información cuali y cuantitativa, que anteriormente era imposible recolectar sin explorar individualmente cada jurisdicción.

Desde el punto de vista organizativo y jurídico, hay marcadas diferencias entre las distintas instituciones. Lo común a la mayoría de ellas es la existencia de un acto legislativo de creación de la entidad. Cuando este antecedente no está registrado, la configuración de la entidad probablemente provenga del organigrama de la APP, pero seguramente tiene que haber habido al menos una resolución ministerial creando el organismo y asignándole presupuesto. En todos los casos se trata de entes descentralizados y autárquicos. Tienen diferentes grados de independencia con respecto al Poder Ejecutivo provincial y su subordinación administrativa es a distintos ministerios o a la propia gobernación. En estas condiciones cuentan con un presidente y un directorio, que determina la distribución de los factores de poder provincial en la conducción de la OS. Asimismo, llama la atención la gran cantidad de entidades intervenidas (cuadro N° 15.1).

Cuadro Nº 15.1: Situación jurídica y estructura administrativa de las Obras Sociales Provinciales

Provincia	**Nombre**	**OSP**	**Situación Legal** (1)	**Administración de Recursos** (2)	**Conducción** (2)
Ciudad Autónoma de Buenos Aires (3)	Obra Social de los Trabajadores del Estado de la Ciudad de Buenos Aires	Ob.SBA, ex IMOS	IMOS: Ley 20382/73 del Congreso Nacional. Ob.SBA: Ley 472/00 de la Legislatura local, como ente de derecho público no estatal	Independiente (debe adherirse al Sistema Integrado Nacional de las Leyes 23.660-23.661)	Intervenido
Provincia de Buenos Aires	Instituto de Obra Médico Asistencial	IOMA	Ley 6.892/87. Entidad autárquica con capacidad para actuar pública y privadamente	Independiente	Directorio
Catamarca	Obra Social de Empleados Públicos	OSEP	Ley 3.509. Entidad autárquica financiera, administrativa y funcional	Independiente	Intervenido
Chaco	Instituto de Seguridad Social y Seguro de Previsión	INSSSEP	Ley 4.044. Organismo autárquico y funcionalmente autónomo	Independiente	Presidente + Directorio
Chubut	Instituto de Seguridad Social y Seguros	ISSS-SEROS	Ley 1.404	Independiente	Intervenido
Córdoba	Instituto Provincial de Atención Médica	IPAM	Ley 5.299. Entidad autárquica con individualidad financiera	Independiente	Presidente + Directorio
Corrientes	Instituto de Obra Social de Corrientes	IOSCOR	Ley 3.341. Parte del Instituto de Seguridad Social		Intervenido

Provincia	Nombre	OSP	Situación Legal (1)	Administración de Recursos (2)	Conducción (2)
Entre Ríos	Instituto de Obra Social de la Provincia de Entre Ríos	IOSPER	Ley 5.326. Persona jurídica autárquica	Independiente	Presidente + Directorio
Formosa	Instituto de Asistencia Social de Empleados Públicos	IASEP	Decreto Ley 1.463/62. Organismo descentralizado y autárquico	Dependiente del Ministerio de Economía	Intervenido
Jujuy	Instituto de Seguros de Jujuy	ISJ	Ley 4.282/87	Independiente	Presidente + Directorio
La Pampa	Instituto de Seguridad Social - Servicios Médicos Provisionales	SEMPRE	Norma Jurídica de Facto 1.170/82. Entidad autárquica financiera y administrativa. Personería jurídica y patrimonio propio	Independiente	Presidente + Directorio
La Rioja	Administración General de Obra Social	APOS	Entidad autárquica financiera, administrativa y funcional	Independiente	Administrador General
Mendoza	Obra Social de Empleados Públicos	OSEP	Organismo descentralizado. Cualquier modificación de estructura orgánico-funcional debe contar con decreto del Poder Ejecutivo	Independiente	Presidente + Directorio
Misiones	Instituto de Previsión Social de Misiones	IPSM	Ley 568/71. Parte del Instituto de Seguridad Social. Carácter autárquico, depende del Ministerio de Hacienda y Finanzas. Capacidad para actuar pública y privadamente	Independiente	Presidente + Directorio

Provincia	**Nombre**	**OSP**	**Situación Legal** (1)	**Administración de Recursos** (2)	**Conducción** (2)
Neuquén	Instituto de Seguridad Social del Neuquén	ISSN	S/d	Independiente	Administrador + Directorio
Río Negro	Instituto Provincial de Seguro de Salud	IPROSS	Ley 2.753/93. Entidad autárquica con individualidad financiera. Funciona en jurisdicción del Ministerio de Asuntos Sociales	Independiente	Presidente + Directorio
Salta	Instituto Provincial de Seguro	IPS	Ley 712/01. Entidad autárquica con personería jurídica, individualidad administrativa, económica y financiera	Independiente	Presidente + Directorio
San Juan	Instituto Provincial de Seguridad y Asistencia Social	IPSA	Ley 4.373, modificada por Decreto 4.202. Ente descentralizado con plena autarquía	Independiente	Intervenido
San Luis	Dirección de Obra Social del Estado Provincial	DOSEP	Ley 3.419/72 derogada - Ley 4.042/79 derogada	Independiente	Intervenido
Santa Cruz	Caja de Servicios Sociales	CSS	S/d	Independiente	Intervenido
Santa Fe	Instituto Autárquico Provincial de Obra Social	IAPOS	Ley 8.288/78. Personería jurídica autárquica en el ámbito del Poder Ejecutivo. Relacionada mediante el Ministerio de Bienestar Social	Independiente	Director

Provincia	Nombre	OSP	Situación Legal (1)	Administración de Recursos (2)	Conducción (2)
Santiago del Estero	Instituto de Obra Social del Empleado Provincial	IOSEP	Parte del Instituto de Seguridad Social	Independiente	Intervenido
Tierra del Fuego	Instituto de Servicios Sociales de Tierra del Fuego	ISST	Ley 10/72. Organismo autárquico	Independiente	Presidente + Directorio
Tucumán	Instituto de Previsión y Seguridad Social de Tucumán	IPSST	Ley 6.443/93. Servicio público con autarquía administrativa, personería jurídica e individualidad financiera	Independiente	Intervenido

Fuente: modificado de Maceira, 2003.
Origen de los datos: (1) Ministerio de Economía, Secretaría de Relaciones con Provincias, "Informe Preliminar Obras Sociales Provinciales", 2001; (2) Elaboración de Maceira en base a encuesta realizada al total de las OSP's; (3) Elaboración propia.

Merece una consideración especial la Ob.SBA ya que, hasta 1994, la Intendencia Municipal dependió de la Presidencia de la Nación y adquirió el carácter de Gobierno Autónomo con la reforma constitucional de ese año. Probablemente por este motivo, las expectativas del poder administrativo y su limitada independencia jurídica no estaban orientadas al manejo del anterior IMOS. Tradicionalmente la conducción de la OS estuvo en manos de directivos vinculados a la Unión de Obreros y Empleados Municipales (UOEM). Del mismo modo, controlan la mayor parte del personal de planta de las dependencias centrales y el personal no profesional de los organismos descentralizados del gobierno de la ciudad. Desde la restitución de la democracia en 1983, la Ob.SBA continuó bajo la misma vinculación política, ahora denominada Sindicato Único de Trabajadores del Estado de la Ciudad de Buenos Aires (SUTECBA). A principios de 2008, tras una breve controversia judicial, Ob.SBA fue intervenida.

Algunas dimensiones de las Obras Sociales Provinciales

Como punto de partida, a diferencia de las OSN's, las OSP's son todas de origen estatal y generadas por leyes de las respectivas jurisdicciones. En estos casos, en tanto el Estado actúa como empleador y agente de retención, teóricamente no debería haber evasión tributaria. Sin embargo, en diversas circunstancias de crisis de tesorería, los estados provinciales han recurrido a la OSP para utilizar sus fondos transitoriamente, generando problemas en la cadena de pago de los prestadores. Asimismo, dado que la responsabilidad de depositar aportes y contribuciones corresponde al estado provincial, en un procedimiento en el que no participa la Administración Federal de Ingresos Públicos (AFIP), con frecuencia la tesorería local demora el depósito en la cuenta de la respectiva OSP, de los fondos retenidos.

La magnitud de las tributaciones deducidas de la nómina salarial, así como los beneficios cubiertos, varían mucho entre las distintas OPS's. La carga tributaria sobre las respectivas nóminas salariales oscila entre el 10 y el 15,4%, pero el peso relativo de las contribuciones del empleador respecto de los aportes del trabajador, es muy variable. Comparándolas con las de las OSN's –que incluyen el sostenimiento del PAMI– son menores, ya que alcanzan una carga total del 17%. Como se verá en los cuadros siguientes, en algunas jurisdicciones las cargas sobre la nómina salarial, contienen aportes o contribuciones a la respectiva Caja de Previsión Social provincial. Estos regímenes paralelos se mantuvieron, pese a que el Sistema Integrado de Jubilaciones y Pensiones (SIJP), establecido por la Ley 24.241 de 1994, determinó la unificación de todas las cajas previsionales. La información que alimenta estos cuadros, originada en la SSS, incluye también la jurisdicción de la Ciudad de Buenos Aires. En el cuadro N° 15.2 se muestran estas diferencias.

Cuadro N° 15.2: Aportes y contribuciones sobre la nómina salarial de los trabajadores activos y pasivos

Jurisdicción	Activos			Pasivos	Total
	Aportes	Contribuciones	Subtotal		
OS's nacionales	3+3*	6+2*	14	3	17
Buenos Aires	4,5	4,5	9	4,5	13,5
Ciudad de Buenos Aires	3	6+2*	11	3	14
Córdoba	4	4,5	9,5	3	11,5
Corrientes	5	6	11	3,5	14,5
Chubut	3	4	7	3(1)	10
Formosa	5	4	9		
Jujuy	4	6	10		
La Pampa	3,5	4,5	8	s/d	
La Rioja	4,1	5,5	9,6	4,1 (2)	13,7
Mendoza	3(3)	9	12	1	13
Misiones	5	5	10		
Neuquén	5	7	12		
Río Negro	3,5	5,5	9	6,4	15,4
Salta	4	5	9		
San Juan	3,5	5,5	9		
San Luis	4	4	8	s/d	
Santa Fe	4	6	10	4(4)	14
Santa Cruz	4	6	10		
Santiago del Estero	4	4	8	s/d	
Tierra del Fuego	4,5	6	10,5	s/d	
Tucumán	4,5	4,5	9	4,5	13,5

Fuente: Torres, 2004: 163.
* Contribuciones destinadas al INSSJ.
(1) Más 4% de contribución a la caja previsional provincial.
(2) Más 3,5% de contribución a la caja previsional provincial.
(3) El aporte es de 2% más 1% por cada familiar dependiente.
(4) Más 6% de contribución de la caja previsional provincial.
No se dispone de algunos datos de las provincias de Chaco, Entre Ríos, Formosa, Misiones, San Juan, Salta, Catamarca, Jujuy, Neuquén y Santa Cruz.
S/d: sin datos sobre trabajadores pasivos.

Así como difieren las alícuotas recaudatorias, también son distintos los beneficios en atención médica y prestaciones sociales que brinda cada entidad. Estas diferencias no sólo están determinadas por las normas de cobertura existentes: por tratarse de ámbitos más circunscriptos, las OSP's están sujetas a las gestiones de funcionarios políticos y distintas influencias locales, por lo que frecuentemente son vehículo de beneficios extraordinarios sin adecuado fundamento. En la mayoría de las provincias no tienen normas bien definidas de cobertura, establecidas por legislación provincial, salvo Córdoba que determinó el programa de contraprestaciones mediante el Decreto N° 367/03. En las prestaciones asistenciales, las OSP's tienen el mismo comportamiento que las OSN's: la gran mayoría de sus servicios son brindados por prestadores privados. Según la SSS, esta proporción es del orden del 85% para los privados y del 15% para los establecimientos públicos. En la mayoría de los Ministerios de Salud provinciales no existen mecanismos de facturación para la OSP. Como señala Torres (2004: 162), ocurre la paradoja de que el propio personal de los hospitales públicos, elude ser atendido en los nosocomios donde trabajan, aunque luego argumenten políticamente la defensa del hospital público, como la mejor solución para la salud de su provincia.

Dado que las OSP's han adquirido en cada escenario una magnitud *oligopsónica* como comprador de servicios, el manejo de esas entidades también ha adquirido una alta significación política. Independientemente de que dependa formalmente del Ministerio de Salud local o de la gobernación –así como en el orden nacional ocurre con el PAMI– el presidente o administrador general de la OSP es invariablemente una persona de confianza del gobernador. La modalidad de pago y los criterios de cobertura son, igualmente, muy variables. Según la SSS el 50% de las OSP's pagan sus servicios a prestadores profesionales y sanatoriales, mediante la modalidad de pago por capitación, con lo que se transfiere todo el riesgo financiero hacia el sector prestador. Pero existen otras modalidades de pago por módulos o por aranceles globalizados donde, aunque en proporción menor, también los prestadores comparten el riesgo financiero. En algunos casos existen coberturas parciales: el caso más notorio es del IOMA de la provincia de Buenos Aires, donde la cobertura de las prestaciones corrientes es del orden del 70%, quedando a cargo del beneficiario un coseguro del 30%. Esta norma ha dado lugar a que diversos gremios de trabajadores estatales –como ATE, SUTEBA y otros– implementaran coberturas específicas del coseguro, mediante deducciones complementarias de la nómina salarial (Arce, 1988, 1990).

La dimensión del gasto mensual por beneficiario también varía entre rangos muy amplios, que en 2004 iban desde algo más de $ 15 hasta más de $ 50. Aunque no existen datos consistentes, en general las OSP's tienen un gasto mayor que las OSN's. Una estimación para 2001 en base a diversas fuentes, establecía que las OSN's gastaban $ 29,1 por beneficiario, mientras que las OPS's lo hacían a razón de $ 33 (Mera-Bello, 2003: 90). Según datos de COSSPRA, el 38% de los beneficiarios están en la franja etaria de 0 a 17 años, el 51% en la de 18 a 60 años y el 11% tienen más de 61 años. Un dato sorprendente aportado por un estudio de la SSS, entrecruzando padrones de 8 OSP's con los padrones de las OSN's, muestra que un promedio de 15,1% se encuentran afiliados a ambas coberturas. Este dato confirma el comportamiento de doble empleo de los empleados públicos provinciales señalado anteriormente, aunque en una proporción inesperada. Esta doble cobertura en casi las 2/3 partes es compartida por el PAMI, docentes, sanidad, viajantes, trabajadores rurales, bancarios y empleados públicos nacionales (Torres, 2004: 165-166).

El cuadro N° 15.3 muestra el gasto de las OSP's por jurisdicción, discriminando las prestaciones de atención médica y las prestaciones sociales. En promedio estas últimas representan el 3,6% del gasto total, mientras que los gastos asistenciales insumen el 96,4%. El cuadro no muestra el peso de los gastos administrativos, que probablemente estén sumados al de las prestaciones asistenciales o no hayan sido incluidos. Sin embargo, la simple percepción empírica de la superpoblación de empleados de las OSP's que, como el resto de la APP es fuente de empleo *clientelar*, permite suponer que el costo operativo debe estar cercano al 20% del total del gasto, de manera similar al PAMI.

Cuadro N° 15.3: Gastos de las OSP's en atención de la salud y prestaciones sociales (en millones de pesos)*

Jurisdicción	Atención de salud	Prestac. sociales	Gasto Total
Buenos Aires	628,59	24,12	652,71
Córdoba	247,48	9,50	256,98
Santa Fe	148,72	5,71	154,43
Salta	80,80	3,10	83,90
Tucumán	57,57	2,21	59,78
Mendoza	69,65	2,67	72,32
Entre Ríos	66,35	2,55	68,90
Chaco	72,67	2,79	75,46
Corrientes	35,01	1,34	36,35
Ciudad de Buenos Aires	145,80	5,59	151,39
Jujuy	41,83	0,90	42,73
Neuquén	95,20	0,24	95,44
San Juan	39,17	1,51	40,67
Catamarca	41,11	1,58	42,69
Formosa	31,79	1,22	33,01
Río Negro	39,24	0,54	39,78
La Rioja	40,16	1,54	41,70
Misiones	31,29	1,23	32,49
Santiago del Estero	62,13	2,38	64,51
Chubut	47,41	1,15	48,56
La Pampa	28,23	0,76	28,99
San Luis	21,87	0,84	22,71
Tierra del Fuego	19,79	0,76	20,55
Santa Cruz	60,65	2,33	62,98
Total OSP's	**2152,51**	**76,56**	**2229,03**

Fuente: Torres, 2004: 167.
* Valores consolidados del Ministerio de Economía a pesos de 2001.

Conviene reiterar aquí un cuadro ya mostrado en el capítulo 11, porque en base a distintas fuentes, procura determinar las dimensiones relativas de los diferentes mercados de salud un año antes del cuadro anterior, donde la recaudación de las OSP's ocupa alrededor del 8,8% de los ingresos globales (cuadro N° 15.4).

Cuadro N° 15.4: Dimensiones estimadas del mercado de salud en diciembre de 2000

Cobertura	**Población** (1)	**Recaudación** (2)
Obras Sociales nacionales	11,6	(3) 3.900
Obras Sociales provinciales	5,4	1.700
INSSJP - PAMI	3,4	2.100
Monotributistas	0,5	120
Empresas de Medicina Prepaga y mutuales	2,0	2.000
Subtotal con cobertura	**22,9**	**9.820**
Menos: con doble cobertura	1,0	
Subtotal con cobertura consolidado	**21,9**	
Atención en hospitales y campañas públicas	15,1	5.500
Población total	**37,0**	**15.320**
Gasto en medicamentos		4.000
Cobertura total		**19.320**

Fuente: INDEC, SSS, *Medical Brokers* y Clarín en base a datos del Mercado (Clarín Económico, 10-dic-00).
(1) En millones de habitantes.
(2) En millones de US$ por año.
(3) Incluye bonos moderadores y coseguros.

Veamos ahora la evolución del gasto durante la década del 90, para evaluar cuáles fueron las tendencias en las etapas previas a la estimación precedente y a los datos presentados por Torres. Al respecto Maceira hace un análisis de la evolución del gasto de las OSP's entre 1993 y 2000, como porcentajes del Gasto en Salud de cada jurisdicción, que muestra un crecimiento constante en todas las provincias, salvo en Misiones, Río Negro, Mendoza, Entre Ríos, La Rioja y Chaco. En el resto de las provincias, en las que ese porcentaje creció, el incremento varió entre algo más de 1% y más del 50% (cuadro N° 15.5). Cuando se profundiza el análisis del mismo período, en valores absolutos –a pesos constantes de 1999 (cuadro N° 15.6)– se observa que, en realidad, sólo dos provincias –Corrientes y Río Negro– redujeron efectivamente el gasto de su OS entre el 20 y el 25%, mientras que Misiones lo mantuvo prácticamente sin modificación. En el resto se verificaron incrementos de entre 5% y 123% (Maceira, 2003).

Cuadro N° 15.5: Gasto de las OSP's como porcentajes del Gasto en Salud Provincial entre 1993 y 2000

Provincia *	1993	1995	1999	2000	Variación 1993-2000
Córdoba	58,94	81,92	116,77	112,73	53,80
Salta	34,89	41,03	77,64	72,39	37,50
Catamarca	62,90	68,59	75,97	96,95	34,05
Chubut	42,12	57,15	62,06	66,33	24,21
Jujuy	48,27	56,78	74,24	70,92	22,66
Tierra del Fuego	42,94	44,79	54,18	61,71	18,77
Corrientes	66,40	68,79	65,04	82,41	16,01
Santa Cruz	72,96	65,90	84,17	88,62	15,67
Sgo. del Estero	63,82	68,06	78,94	77,03	13,20
Santa Fe	64,84	78,51	71,79	77,44	12,60
Buenos Aires	51,67	58,37	54,88	61,26	9,60
San Juan	49,59	55,93	52,89	55,59	6,01
Tucumán	56,35	55,80	61,57	59,89	3,54
Formosa	52,54	58,66	46,97	55,21	2,67
La Pampa	44,61	47,53	44,85	47,09	2,48
San Luis	38,91	31,74	44,35	40,43	1,52
Neuquén	69,93	84,13	73,20	71,20	1,27
Misiones	45,53	44,95	43,82	45,40	-0,13
Río Negro	61,70	54,91	58,03	59,66	-2,04
Mendoza	55,83	55,24	48,94	50,77	-5,06
Entre Ríos	58,90	57,10	35,50	51,18	-7,72
La Rioja	68,15	89,29	63,40	55,65	-12,50
Chaco	77,42	64,23	69,07	63,75	-13,67

Cuadro Nº 15.6: Evolución del Gasto Total de las Obras Sociales Provinciales entre 1993 y 2000 (en miles de pesos de 1999)

Provincia *	1993	1995	1999	2000	Variación 1993-2000
Salta	39.543	43.487	91.390	88.297	123,29
Santa Cruz	31.323	38.274	58.200	63.078	101,37
Catamarca	24.359	25.774	38.760	42.396	74,04
Chubut	27.857	37.629	44.940	46.682	67,58
Buenos Aires	437.090	475.523	649.190	666.931	52,58
Sgo. del Estero	44.040	46.386	59.800	63.759	44,78
Jujuy	31.785	38.185	48.050	44.819	41,01
La Rioja	24.134	34.204	39.610	33.932	40,60
Neuquén	66.295	82.963	88.430	91.992	38,76
Formosa	25.153	29.031	33.350	33.522	33,27
Tierra del Fuego	15.474	21.048	22.210	20.622	33,27
Santa Fe	125.991	146.882	145.730	158.715	25,97
San Luis	17.169	15.201	17.890	20.902	21,74
Tucumán	49.984	54.051	59.180	57.910	15,86
La Pampa	24.885	25.983	28.750	28.704	15,35
Córdoba	196.922	183.727	216.000	225.148	14,33
Chaco	57.947	54.766	73.740	66.102	14,07
San Juan	36.796	41.501	39.250	41.254	12,11
Entre Ríos	61.069	67.166	66.640	67.595	10,68
Mendoza	69.354	74.067	70.790	72.833	5,02
Misiones	33.083	30.302	33.600	33.342	0,78
Corrientes	47.752	41.322	39.430	37.889	-20,66
Río Negro	53.998	42.315	39.530	40.463	-25,07
Totales	**1.542.003**	**1.649.787**	**2.004.460**	**2.046.887**	**32,74**

Fuente: Maceira, 2003, en base a datos de Caracterización y Evolución del Gasto Público Social, Dirección de Gastos Sociales Consolidados, Secretaría de Política Económica.
* No está incluida la OS del Gobierno de la Ciudad de Buenos Aires.

La estimación del Cuadro N° 15.4, que era razonablemente válida para el año 2000, debe haberse modificado a favor de las OSP's, ya que la tendencia al crecimiento relativo del empleo público se mantuvo en forma sostenida durante la 1ª década del siglo XXI. En efecto, en el 1er trimestre de 2008, el personal de planta de la Administración Pública de todas las jurisdicciones, había ascendido a 1.173.778, con un incremento significativo respecto al mismo período del año anterior de 65.460 puestos de trabajo, según datos del INDEC. Esta población de empleados había superado el plantel de la industria, que era de 1.170.124 trabajadores (Mathus R., 2008). El cuadro N° 15.7 muestra esa variación entre 2007 y 2008, aunque refleja una tendencia constante al menos desde la crisis de fines de 2001.

Cuadro N° 15.7: Variación del empleo público entre 2007 y 2008 por nivel jurisdiccional (en miles de puestos de trabajo)

Año	Nación	Provincias	Municipios	GCBA*	Total (1)
2007	377	533	81	116	1.108
2008	402	553	84	133	1.174
Variación %	(1) 6,8	3,8	3,5	14,3	5,9

Fuente: INDEC (Mathus R., 2008).
GCBA: Gobierno de la Ciudad de Buenos Aires.
(1) Los totales y los porcentajes corresponden a los datos cuantitativos precisos y no al redondeo en miles.

Para completar los datos cuantitativos disponibles, con el fin de dimensionar el peso de las OSP's en sus respectivas jurisdicciones, en el cuadro N° 15.8 se presenta la cantidad de beneficiarios registrados en cada entidad, así como la proporción de afiliados a la OSP respecto del total de la población provincial, que contaba con alguna cobertura en 2001. Las proporciones fueron agrupadas en 3 rangos: a) menos del 20%; b) de 20 a 35%; c) de 35 a 50%, y d) más del 50%. Una primera mirada superficial permite inferir que las provincias con mayor disponibilidad de recursos productivos son las que tienen una menor proporción de afiliados a la OSP y menos empleados públicos por cantidad de habitantes. Por el contrario, esta proporción aumenta en las provincias con menores recursos, confirmando el comentario efectuado al comienzo del capítulo, en el sentido de que los estados provinciales actúan como válvula de descompresión de las crisis del mercado de trabajo. La sumatoria de todos los beneficiarios de las OSP's arroja un total de más de 5,5 millones de afiliados, que constituyen aproximadamente el 15% de la población del país.

Cuadro Nº 15.8: Cantidad de beneficiarios de las OSP's y porcentaje de población con cobertura explícita de salud por jurisdicción en 2001

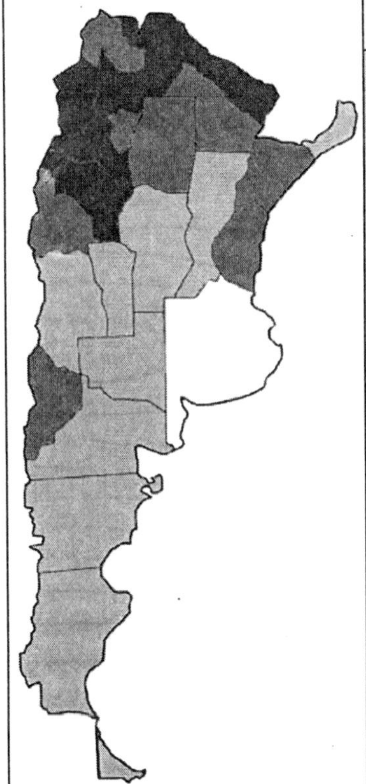

Jurisdicción	Nº beneficiarios	%
Buenos Aires	1.066.918	<20
Ciudad de Bs. Aires	243.000	
Córdoba	455.000	20-35
Santa Fe	437.808	
Río Negro	424.000	
Mendoza	274.700	
Misiones	167.589	
Chubut	77.267	
Santa Cruz	66.193	
La Pampa	62.825	
San Luis	52.110	
Tierra del Fuego	28.383	
Tucumán	309.101	35-50
Santiago del Estero	240.724	
Entre Ríos	240.699	
Corrientes	167.785	
Neuquén	167.589	
Chaco	164.832	
Jujuy	160.534	
San Juan	134.085	
Salta	250.502	>50
Catamarca	161.409	
Formosa	142.456	
La Rioja	78.100	
Total OSP's	5.573.609	——

Fuente: Adaptado de Torres, 2004: 168.

Por otra parte, también difieren las modalidades de contratación que predominan en cada institución, que abarcan todo el espectro disponible de formas de pago: por prestación, por aranceles modulares, por cartera fija y por capitación. La entidad contratada –o que actúa como intermediario "mayorista" de la red de servicios– depende de las relaciones de poder entre las organizaciones intermedias de prestadores de cada provincia. En general, los servicios hospitalarios o de internación se contratan con la entidad representativa de los sanatorios privados; suelen ser excepcionales los casos derivados a establecimientos públicos, o donde los propios beneficiarios concurren en primera instancia al hospital público. En cambio, los servicios ambulatorios suelen convenirse con las organizaciones representativas de los profesionales médicos. En algunas provincias, en general de limitada magnitud productiva, la OSP opta por gestionar contrataciones directas con los prestadores. Como ya fue comentado, las decisiones actuales son resultantes de una prolongada historia de conflictos, cortes de servicios, consolidaciones de deudas y acuerdos parciales, ya sea por normas de cobertura, modalidad de contratación o actualización de aranceles. El cuadro N° 15.9 resume estos comportamientos, relevados a través de una encuesta institucional (Maceira, 2003).

La marcada variabilidad institucional observable entre las OSP's sugiere la necesidad de encontrar un criterio de clasificación, que profundice acerca de la naturaleza de la entidad, en el marco del contexto provincial y de la capacidad de su economía. En el apartado siguiente se muestra un intento de avanzar en este sentido, con el fin de encontrar una primera aproximación taxonómica de las OSP's.

Cuadro Nº 15.9: Modalidades de contratación y efectores de servicios predominantes en cada OSP en 2002

Provincia	Mecanismos de Pago		Efectores de servicios	
	Servicios de Internación	Servicios Ambulatorios	Servicios de Internación	Servicios de Internación
Buenos Aires	Cartera fija	Capitación	ACliBA+FeCliBA	FeMeBA+ Círculos Médicos
Catamarca	Por prestación	Por prestación	FeCliSa	Colegio de Médicos
Chaco	Cartera fija	Capitación	Asociación Local (sanatorios)	Colegio de Médicos
Chubut	Por prestación	Por prestación	No	No
Córdoba	Cartera fija	Capitación	Existen convenios con 3 redes de efectores	Existen convenios con 3 redes de efectores
Corrientes	Cartera fija	Capitación	No	Colegio de Médicos
Entre Ríos	Cartera fija	Capitación	No	No
Formosa	Cartera fija	Por prestación	AClisa, Federación de Médicos y APS (1)	AClisa, Federación de Médicos y APS (1)
Jujuy	Por prestación	Por prestación	No	Colegio de Médicos
La Pampa	Por prestación	Por prestación	No	No
La Rioja	Módulos	Por prestación	No	No
Mendoza	Módulos	Por prestación	Asociación de Clínicas	Asociación de Clínicas y Colegio de Médicos
Misiones	Cartera fija	Capitación	Federación de Clínicas y Sanatorios	Colegio de Médicos
Neuquén	Por prestación	Por prestación	No	No
Río Negro	Cartera fija	Capitación	No	No
Salta	Cartera fija	Por prestación	Entidades Sanatoriales	Federación Médica
San Juan	Cartera fija	Por prestación	No	No
San Luis	Por prestación	Capitación	No	No
Santa Cruz	Por prestación	Por prestación	No	No
Santa Fe	Cartera fija		2 Centros Médicos	2 Centros Médicos
Santiago del Estero	Por prestación	Por prestación	Asociación de Clínicas	Colegio de Médicos
Tierra del Fuego	Cartera fija	Capitación	No	No
Tucumán	Por prestación	Por prestación	ACliSa	Colegio de Médicos y Círculo Médico

Fuente: Maceira, 2003, elaborado en base a una encuesta del autor realizada al total de las OSP's.
APS: se refiere a redes de prestadores fuera de la Federación de Médicos.

Hacia una taxonomía de las Obras Sociales Provinciales

Con el fin de establecer una forma de clasificación de las OSP's, Maceira establece una primera aproximación combinando la cobertura porcentual de cada OSP con respecto al total de la población de la provincia –tema que ya fue presentado con datos de Torres en el cuadro N° 15.8– y el Producto Bruto Geográfico (PBG) provincial *per capita*. Estos dos elementos cuantitativos los vuelca en un gráfico, dividiendo los 4 campos resultantes del entrecruzamiento de los promedios de ambas coordenadas: 24,83% como promedio de la población cubierta por la OSP respecto a la población total, y $ 8.157 como promedio del PBG *per capita* de 1999. De esta presentación surge la tipificación de 4 grupos de OSP's: a) alta cobertura y alto ingreso; b) baja cobertura y alto ingreso; c) alta cobertura y bajo ingreso, y d) baja cobertura y bajo ingreso (gráfico N° 15.1).

Gráfico N° 15.1: Tipificación de las OSP's según porcentaje de cobertura sobre la población total e ingreso *per capita* provincial en 1999

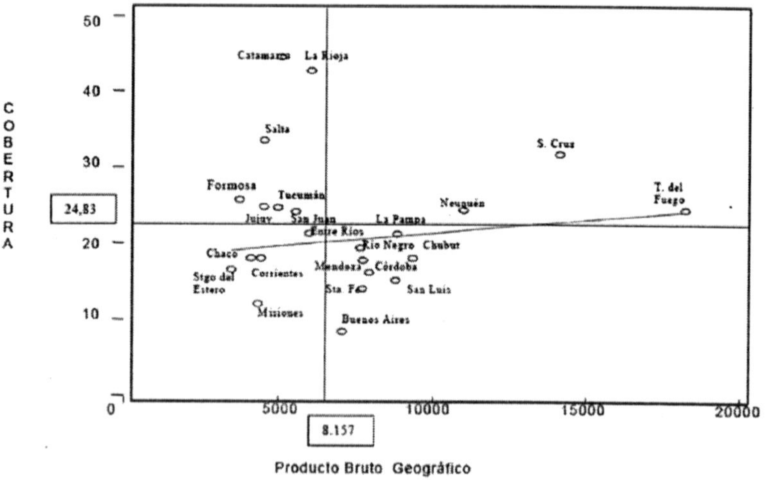

Fuente: Maceira, 2003, elaborado por el autor en base a información de INDEC y COSSPRA.

Este ejercicio de tipificación permite caracterizar 4 grupos de OSP's, según sus datos estadísticos sean mayores o menores que los dos promedios nacionales que se cruzan en el gráfico. Estos grupos se identifican de la siguiente manera:

- Alta cobertura, altos ingresos: Neuquén, Santa Cruz y Tierra del Fuego.
- Baja cobertura, altos ingresos: Santa Fe, Córdoba, Buenos Aires, La Pampa, San Luis, Mendoza, Río Negro y Chubut.
- Alta cobertura, bajos ingresos: Jujuy, Salta, Tucumán, Catamarca, La Rioja, San Juan y Formosa.
- Baja cobertura, bajos ingresos: Misiones, Corrientes, Entre Ríos, Chaco y Santiago del Estero.

El 1er grupo está integrado por 3 provincias patagónicas. El 2do grupo comprende a las provincias del centro del país y a una patagónica. Al 3er grupo pertenecen las provincias del NOA, junto con una cuyana y otra del NEA. Por último, del 4to grupo forman parte las demás provincias del NEA y las mesopotámicas. Aunque los grupos no identifican claramente regiones, puede encontrarse cierta tendencia geográfica: el 1ro con la Patagonia, el 2do con la Pampa Húmeda y Cuyo, el 3ro con el NOA y el 4to con el NEA y la Mesopotamia.

Una vez efectuada la caracterización de los 4 grupos, en el cuadro N° 15.10 se analiza su comportamiento en base a distintos tipos de variables. Por un lado, el perfil socioeconómico provincial y el gasto en salud. En segundo lugar, los datos sobre financiamiento y cobertura de las respectivas OSP's. Finalmente, el conjunto de datos más importante muestra la estructura organizativa y la modalidad prestacional predominante (Maceira, 2003; Flood, 2006: 129-133).

Cuadro N° 15.10: Caracterización de los grupos de OSP's según un conjunto de variables socio-económicas e institucionales

Variables *	Alta cobertura, Altos ingresos	Baja cobertura, Altos ingresos	Alta cobertura, Bajos ingresos	Baja cobertura, Bajos ingresos
Tasa de mortalidad infantil (por 1.000 nacidos vivos)	16	19	25	25
Perfil epidemiológico	1	2	3	3
Producto Bruto Geográfico *per capita* (en $)	14.441	8.818	4.909	4.459
Gasto Público Provincial en salud *per capita* (en $)	288	95	128	93
% gasto privado total en salud	5	7	7	6
Salario medio del sector público (en $)	17.340	11.847	11.112	10.799
Ingreso teórico *per capita* de las OSP's (en $)	537	750	208	307
Gasto *per capita* de las OSP's (en $)	820	352	229	290
% Cobertura de las OSP's	28	19	32	21
Afiliados totales (2000)	62.037	758.982	222.488	203.640
Beneficiarios totales (1999)	231.096	2.742.000	1.360.000	814.911
Beneficiarios/afiliados	4	4	6	4
% de OS's intervenidas	33	25	57	0
% de OS's con fondo conjunto	0	0	0	20
% de OS's con vacunación	100	75	67	80
% de OS's con Paquete Básico de Servicios	67	63	67	40
% de OS's con copago	100	86	83	60
% de OS's con capita para servicios ambulatorios	50	50	0	67
% de OS's con pago por prestación para servicios ambulatorios	50	50	100	33
% de OS's con capitación para internación	33	50	33	67
% de OS's con pago por prestación para internación	67	38	50	33
% de OS's con módulos para internación (1)	0	13	17	0

Variables *	Alta cobertura, Altos ingresos	Baja cobertura, Altos ingresos	Alta cobertura, Bajos ingresos	Baja cobertura, Bajos ingresos
Existe deuda con prestadores (% de casos)	67	50	83	100
Existe retraso en las contribuciones (% de casos)	67	63	67	100

* Valores promedio de cada variable.
Fuente: Maceira, 2003, elaborado por el autor en base a encuesta realizada al total de la población bajo estudio.
(1) Mendoza y La Rioja mantienen este sistema.

La cantidad de variables es muy extensa para extraer conclusiones categóricas. Aportaremos algunos de los comentarios del propio autor, así como nuestras impresiones. Entre los primeros indicadores es notable que el 1er grupo, integrado por 3 provincias patagónicas, tiene un PBG *per capita* que triplica al de los grupos 3ro y 4to, donde predominan las provincias del NOA y el NEA, respectivamente. Lo mismo ocurre con la tasa de mortalidad infantil, que está asociada con el nivel socioeconómico de la población, y el estado evolutivo del perfil epidemiológico. Siguiendo el comportamiento general de las provincias patagónicas, especialmente Neuquén, el Gasto Público en salud *per capita* supera ampliamente al de los demás grupos. También es significativo que, en el 1er grupo, el salario medio del empleado público es alrededor del 60% mayor que en los demás grupos. En los indicadores relativos a las OSP's, el gasto *per capita* del 1er grupo es entre 2,3 y 3,6 veces superior al de los demás grupos. Las disparidades entre este gasto y el ingreso teórico *per capita* son atribuibles, en el 1er grupo, a que el estado provincial subsidia a la OS para atender la demanda de una población altamente consumidora y, en el 2do grupo, donde predominan las provincias del Centro y Cuyo, a un exceso de gasto administrativo o a que el estado provincial toma fondos de esa recaudación para otros programas sociales. En virtud de la concentración poblacional, el 61% de los afiliados a las OSP's y el 53% de los beneficiarios totales de este subsistema, pertenecen al 2do grupo.

En lo referente a la organización y gestión de las OSP's, en las del 3er grupo, donde predominan las provincias del NOA, hay una mayor cantidad de entidades administradas por un interventor provincial. Es destacable la alta proporción de instituciones que tienen cobertura definida de vacunaciones, sin que esto signifique que exista un programa preventivo formalmente planificado. Por otro lado, la existencia o no de un Paquete Básico de Beneficios, probablemente esté más relacionado con el comportamiento normativo de las entidades que con la amplitud de la cobertura que brindan. A menudo las OSP's otorgan la cobertura de prestaciones, que no están previstas dentro de las normas operativas, dado que suelen cumplir una función política por la influencia de gestiones de las autoridades provinciales. La existencia de modalidades de copago parece sí estar relacionada con el nivel de ingresos y/o de cobertura de las entidades, ya que se observa un gradiente descendente desde el 1ro al 4to grupo. La modalidad predominante de contratación es la de pago por prestación o por capitación, tanto en servicios ambulatorios como en internación; en cambio, aparece la tendencia a utilizar aranceles modulares en servicios con internación en los grupos 2do y 3ro, que contienen las entidades con mayores volúmenes de beneficiarios del país. En lo relativo a deudas con los prestadores, parece haber un gradiente ascendente en retrasos en los pagos, desde el 2do al 4to grupo.

Seguramente, algunos de estos comentarios se modificarían, si analizáramos a las entidades individualmente; sin embargo, el ejercicio de establecer comportamientos por agrupamientos taxonómicos facilita la identificación de tendencias según el contexto provincial y la conducta normativa de las entidades.

Consideraciones finales

Pese a la dificultad para encontrar fuentes de datos en escenarios muy dispersos, especialmente los trabajos de Torres y Maceira nos han permitido una aproximación más precisa sobre las OSP's. Un estudio que recopila datos de diversos orígenes, publicado a mediados de 2008, confirma que los beneficiarios de las OSP's representan el 15% del total de la población del país (Abeledo, 2008). Más allá de estos datos globales, en la percepción de los prestadores privados, el contrato con la respectiva OSP significa entre el 40 y el 70% de su facturación, en una proporción que se incrementa en las provincias de menor capacidad productiva.

Desde 1973 las OSP's se agruparon en la Confederación de Obras y Servicios Sociales Provinciales de la República Argentina (COSSPRA), una asociación civil sin fines de lucro creada con el objetivo de fortalecer la capacidad de negociación de las provincias ante el Estado nacional. La entidad registró su personería jurídica en 1997, ante las autoridades de la provincia de Córdoba. Dado que no responden a las normativas de la SSS, como las OSN's, y dependen de autoridades y actores provinciales para sus principales decisiones, no es sustancial lo que las OSP´s pueden obtener de organismos nacionales. Sin embargo, en diversas oportunidades han constituido un instrumento importante para reforzar la capacidad de negociación de la respectiva autoridad sanitaria provincial ante el Ministerio de Salud. COSSPRA también se ha planteado conformar una instancia de asesoramiento técnico a sus asociados, con el objetivo de actuar en el futuro como lo hace el Consejo Federal de Inversiones (CFI), en materia de desarrollo regional. Del mismo modo, las OSP's asociadas han tenido una participación significativa en las reuniones del CoFeSa.

Es interesante comparar la subdivisión en regiones, dentro de la organización de COSSPRA, con los agrupamientos definidos en su taxonomía. Debe tenerse en cuenta que esta última es una división arbitraria, según los promedios aritméticos del PBG *per capita* y del porcentaje de cobertura sobre la población total, mientras que las regiones de COSSPRA están determinadas por su distribución geográfica. Aunque no son idénticas, se encuentran algunas coincidencias notables. Las agrupa en 5 regiones (COSSPRA, 2008):

- **Región I:** Chubut, La Pampa, Neuquén, Río Negro, Santa Cruz y Tierra del Fuego.
- **Región II:** Córdoba, La Rioja, Mendoza, San Juan y San Luis.
- **Región III:** Catamarca, Jujuy, Salta, Santiago del Estero y Tucumán.
- **Región IV:** Corrientes, Chaco, Entre Ríos, Formosa y Misiones.
- **Región V:** Provincia de Buenos Aires, Ciudad de Buenos Aires y Santa Fe.

En síntesis, las OSP's integran en conjunto un formidable regulador de la operatoria corriente de los sistemas de salud provinciales, aunque fragmentadas en 24 jurisdicciones. Debe exceptuarse de esta observación a Ob.SBA, ya que en la Ciudad de Buenos Aires –y el Área Metropolitana en general– es donde se concentran la mayor parte de los beneficiarios de las OSN's, así como de las EMP's. Por otra parte, los trabajadores del gobierno de la ciudad tienen una doble cobertura, probablemente en una mayor proporción que el promedio de las OSP´s, por lo que el poder de compra de servicios de esta OS no tiene significación relativa en este territorio. Además, algunos sectores del personal, como profesionales hospitalarios y docentes, disponen de otras coberturas.

Como reflexión final, las OSP's pueden constituir componentes protagónicos de futuros sistemas provinciales de salud, si existiera la decisión política nacional de *provincializar* la organización general del sistema. Pero ese futuro parece distante, si se tiene en cuenta el actual escenario, donde existe una permanente tensión entre las responsabilidades y los recursos correspondientes a la jurisdicción nacional y las provinciales. Asimismo, todavía no se ha podido arribar a un consenso que permita sancionar la Ley de Coparticipación Federal, que estableció la Reforma Constitucional de 1994. Al mismo tiempo, la fragmentación de la cobertura social de los empleados públicos de cada jurisdicción implicaría un obstáculo si se insistiera en establecer un seguro nacional. Los rasgos descriptos permiten inferir serias dificultades políticas para lograr un sistema nacional, articulado a través de administraciones provinciales. Sin embargo, una organización federal como la de Canadá no fue impedimento para implementar un Seguro Nacional de Salud, inserto en una estructura constitucional y una administración federales.

Capítulo 16

El Grupo OSDE

Antes que una sigla, OSDE es una marca registrada, cuyo contenido fue cambiando a lo largo del tiempo. En sus comienzos fue la OS de una parte de los empresarios; luego la más importante entidad, entre las Obras Sociales de Personal de Dirección (OS'sPD) y las EMP's y, actualmente, es la denominación de un grupo de empresas que incluyen servicios médicos, urgencias médicas, seguros de riesgos del trabajo, seguros de vida y retiro, turismo y una fundación que promueve actividades académicas y culturales. Lo llamativo del Grupo OSDE, en un país tan inestable como la Argentina, es su estabilidad institucional a lo largo de más de 3½ décadas de existencia. Esta estabilidad le permitió un crecimiento sostenido durante este prolongado período, mantener su protagonismo en el Sistema de Salud, pese a los cambios políticos del país, y diversificar sus áreas de negocios hasta abarcar una amplia gama de empresas de cobertura de servicios sociales.

En el campo de las entidades aseguradoras de servicios de salud, la población cubierta por OSDE, tanto por su magnitud como por su alto nivel de ingresos, ha determinado que ocupe un papel regulador destacado en la franja de mayor poder adquisitivo. Por un lado, cuenta con personería de OS, por lo que está en condiciones de competir con el resto de las OS'sPD por la captación de ejecutivos en relación de dependencia. Por otro lado, en tanto tiene capacidad para absorber afiliados voluntarios, compite con las EMP's en condiciones ventajosas en el andarivel de las de mayor volumen y con la mayor extensión geográfica de su cobertura. Estas características justifican incluir a OSDE entre las entidades reguladoras de hecho del Sistema de Salud, aunque no cuente con atributos formales que le adjudiquen esa función.

El origen político

Como dijimos en el capítulo 8, en los primeros años de la década del 70 –hacia el final del gobierno militar– fueron creadas dos OS'sPD, a las que se caracterizó como *polivalentes*, por no estar vinculadas con una rama específica de la producción: APS y OSDE. Con anterioridad existían varias OS's para ejecutivos, pero estaban circunscriptas al personal superior de un sector de la industria: metalúrgica, petrolera, farmacéutica, de la construcción, del grupo Techint, etc. Al sancionarse la Ley de Asociaciones Profesionales y habiéndose homologado las dos grandes centrales empresarias de 3er grado, la UIA y la CGE, ambas entidades quedaron habilitadas para recaudar los fondos establecidos por la Ley 18.610. Así se constituyeron, por parte de la CGE, la Asociación del Personal Superior de la Industria, el Comercio y Actividades Civiles (APS) y, por parte de la UIA, la Obra Social de Ejecutivos (OSDE). Estas entidades crecieron con intensidad paralela durante casi dos décadas, captando afiliados en relación de dependencia y voluntarios, en función de la mayor flexibilidad con que se desempeñaban en sus respectivas centrales.

Sin embargo, a partir del golpe militar de 1976, APS sufrió sucesivas intervenciones y toda clase de manipulaciones políticas y administrativas. Debe recordarse que la CGE había quedado íntimamente ligada con la progresiva crisis económica, que desembocó en 1975 con el "Rodrigazo", y que –políticamente– sus dirigentes estuvieron vinculados con la apertura del comercio con el bloque soviético. Además, uno de sus más conspicuos referentes, David Graiver, tuvo relaciones económicas –según se supo después– con la organización Montoneros. La intervención de la CGE por la dictadura militar determinó que diversas organizaciones de 3er grado pasaran a formar parte del espectro de entidades de referencia de esta OS: la Confederación General Empresaria de la República Argentina (CGRA), la Confederación General de la Industria (CGI), la Confederación General de Comercio y Servicios de la República Argentina (CGCSRA), la Confederación General de Profesionales (CGP), la Cámara Argentina de la Mediana Empresa (CAME), la Federación de Cámaras y Centros Comerciales de la República Argentina (FedeCámaras), la Cámara Argentina de Comercio (CAC) y otras.

Hacia 1990, APS y OSDE tenían similar cantidad de beneficiarios en todo el país: aproximadamente unos 300.000 cada una. Los servicios de APS se habían caracterizado históricamente por una fuerte concentración normativa, por parte de la administración central, inspirada en la planificación de un grupo de sanitaristas altamente calificados, que fue una de las vertientes que contribuyeron a la formación de SADAM. La estructura prestacional se basaba en contrataciones mediante pago por prestación con organizaciones gremiales de prestadores por jurisdicción, aranceles ordenados en base al NN –con ajustes adecuados a una mejor calidad de servicios– y libertad de elección del prestador por parte del usuario. Desde el punto de vista organizativo, los procedimientos estaban ordenados en la liquidación centralizada de las facturaciones, en fuertes controles de auditoría médica y contable y, en consecuencia, en una absorción del riesgo financiero para regular las fluctuaciones de la magnitud de la demanda de los beneficiarios. Este comportamiento determinaba que el costo administrativo y el volumen de la administración central fueran considerablemente mayores que los de OSDE. Dentro de los primeros años de la década del 90, APS entró en concurso de acreedores y finalmente fue liquidada.

Por el contrario OSDE, además de una persistente estabilidad institucional y una coherente política empresaria, se mantuvo en la órbita de una única organización patrocinante y desarrolló una estrategia totalmente diferente. La UIA, aunque también está integrada por una gran diversidad de organizaciones –asociaciones de fabricantes, cámaras, federaciones industriales y uniones provinciales–, ha logrado mantener una homogeneidad institucional –no exenta de conflictos y pujas internas– que le permitió perdurar como central empresaria, a lo largo de distintos cambios políticos y crisis económicas. Desde el comienzo, OSDE funcionó con una acentuada descentralización administrativa. Sus principales inversiones durante las décadas del 80 y 90 fueron en las sedes de Gerencias Regionales, Seccionales, Delegaciones y Oficinas en el interior del país. De modo que en casi todas las ciudades del país hay actualmente al menos una oficina con buena presencia y, en las capitales provinciales, importantes edificios administrativos con instalaciones para conferencias.

Hubo otra OSPD *polivalente* que, aunque se mantuvo a lo largo del tiempo y fue creciendo en forma sostenida, no tuvo la repercusión mediática que alcanzaron APS y OSDE. Se trata de ASE (Acción Social de Empresarios), fundada en 1977 y orientada inicialmente al personal jerárquico de las empresas de transporte. Está destinada a personal en relación de dependencia, que no se encuentre incluido en convenios colectivos de trabajo. Al igual que OSDE, su operatoria se caracterizó por delegar la atención de sus beneficiarios en EMP's, de acuerdo con la selección que efectuara el área de personal de cada empresa. A diferencia de OSDE, su estrategia estuvo siempre orientada a afiliados corporativos, es decir, a captar a todo el personal de una empresa, antes que a las promociones individuales.

La primera etapa de consolidación empresaria

Difiriendo con APS, cuyas decisiones estuvieron dirigidas hacia criterios de orientación de la demanda y controles de la utilización de servicios, predominantes entre los sanitaristas en la década del 70, OSDE con otros criterios –quizá guiados por variables económicas de costo-efectividad– optó por no poner limitaciones a la demanda de servicios y por controles de auditoría relativamente laxos. Sin embargo, al mismo tiempo, se transfirió el riesgo financiero a EMP's de limitado volumen, que proliferaron en el Área Metropolitana y las grandes ciudades, entre mediados de los '70 y principios de los '80. OSDE les transfería una parte –del orden del 60%– de lo recaudado, en concepto de aportes y contribuciones de OS o de cuota de afiliación, y la EMP se hacía cargo de administrar la red de prestadores, hacer la auditoría y liquidar las facturaciones. Es decir, actuaban *tercerizando* la administración de servicios a los usuarios. Sólo algunas prestaciones especiales y otros servicios sociales eran administrados en forma directa por OSDE, con aproximadamente el 40% restante de la recaudación y un muy reducido costo administrativo. Por consiguiente, las EMP's absorbían *por delegación* el riesgo financiero de la cobertura asistencial.

En estas circunstancias, sin proponérselo, OSDE estaba actuando como un formidable regulador del mercado de la Medicina Prepaga, ya que muchas de estas empresas surgieron al amparo y dependiendo económicamente de la *tercerización* de carteras de beneficiarios, cuya recaudación estaba fuera de su alcance. Años más tarde, cuando tomó la decisión de prestar servicios a través de contrataciones directas, muchas de esas empresas desaparecieron. Salvando las distancias, OSDE cumplió con respecto a aquellas PyME's de la Medicina Prepaga un papel similar el que tuvo el PAMI con respecto a las PyME's sanatoriales, que también actuaban absorbiendo el riesgo financiero de la cobertura, mediante contratos por capitación. OSDE actuaba como comprador *oligopsónico* en la franja de mayor poder adquisitivo de servicios de salud; el PAMI, en la de menores ingresos. De tal modo que en la operatoria cotidiana de las EMP's, también se hablaba en términos de cierta estratificación económica de las empresas: a) las *OSDE dependientes*, cuya cartera de afiliados estaba ocupada en más de un 40% por beneficiarios de OSDE; b) las *OSDE no dependientes*, cuando esta proporción era menor del 40%, y c) las *OSDE excluyentes*, que no cubrían beneficiarios de OSDE.

Los contratos con las EMP's cedían a éstas la responsabilidad de administrar la cartilla de prestadores, ofreciendo el 100% de cobertura en servicios ambulatorios, prácticas especializadas, estudios de diagnóstico, servicios en internación clínicos y quirúrgicos –incluyendo medicamentos y materiales descartables– y servicios de emergencia con traslados. Por otra parte, un 50% de cobertura en servicios ambulatorios de farmacia y prótesis implantables. OSDE se reservaba la cobertura de prestaciones de alta complejidad –de acuerdo con un listado previamente definido– y algunos servicios complementarios como rehabilitación, ortesis, odontología, salud mental, asistencia social y turismo. Los contratos establecían normas tendientes a evitar la subprestación de servicios por parte de la EMP y excesos en las restricciones de auditoría.

En el ámbito de las OS'sPD, OSDE fue creciendo en forma paulatina y sostenida, avanzando tanto en la captación de beneficiarios corporativos como de usuarios voluntarios individuales. En el primer tipo de asegurados, personal jerárquico en relación de dependencia no comprendido en convenios colectivos de trabajo, competía con las demás OS'sPD, especialmente con las denominadas *monovalentes*. En realidad estas últimas, si bien habían sido creadas a partir de cámaras de diversos sectores de la industria, también procuraban captar afiliados individuales, provenientes de otras ramas de la producción o trabajadores autónomos de alto poder adquisitivo. Pero OSDE fue más eficaz en esta competencia, ya que mostraba como atractivo la posibilidad de acceder a una EMP a través de la cobertura más amplia de una OS, así como una extensa red de delegaciones y oficinas en todo el país, que aseguraba una atención personalizada en todas las provincias. Entre las OS'sPD *monovalentes* que competían en esa etapa, pueden mencionarse: la de la industria de la construcción (OSDIC), de la industria metalúrgica (OSIM), del grupo Techint (APSOT), de la industria farmacéutica y sanidad (OS Luis Pasteur), de la industria de la alimentación (OPDEA), de la industria petrolera (OSDIPP), de perfumería (OS E. W. Hope), de la industria automotriz

(OSPREME) y de la industria vitivinícola (OSEDEIV). Frente a estas entidades OSDE ofrecía algunas ventajas competitivas, que desgranaban lentamente sus carteras de beneficiarios. La única que competía con estrategias similares era ASE.

En el segundo tipo de asegurados, empresarios sin relación de dependencia, profesionales y trabajadores autónomos de alto poder adquisitivo, OSDE competía con las EMP's. Debe tenerse en cuenta que en ese período, en que el mercado de la Medicina Prepaga se caracterizaba por su alto grado de fragmentación, la rotación de afiliados por diferentes coberturas estaba particularmente incentivada. Las empresas competían entre sí captando afiliaciones mediante la oferta de compromisos promocionales, que no siempre se cumplían. El factor que motorizaba esa rotación era la necesidad de las nuevas empresas de disputar una parte de las franjas de menor consumo y mayor poder adquisitivo, que habían sido *descremadas* por las EMP's más antiguas. Aunque no existían mediciones representativas de esta velocidad de rotación, se estimaba que la permanencia promedio en una misma EMP era de alrededor de un año. En el marco de un mercado tan inestable, una entidad como OSDE –que además de estabilidad institucional disponía de una fuerte solvencia económica– contaba con todas las facilidades para beneficiarse con la *fidelización* de cierta demanda de cobertura, que rotaba buscando la mayor protección de sus necesidades. Por otra parte, en tanto entidad de SeS, OSDE disponía de los beneficios impositivos de las asociaciones sin fines de lucro con personería de OS, mientras que las EMP's eran empresas lucrativas y por consiguiente tenían una mayor carga impositiva. También los planes de salud –en realidad de Medicina Prepaga– de entidades mutuales, como los hospitales de comunidades extranjeras, competían con similares privilegios tributarios.

En suma, durante las décadas del 70 y 80, el desarrollo sostenido de OSDE fue alentado por diversas condiciones favorables tanto endógenas, como exógenas:

a) Condiciones endógenas:

- Estabilidad de la organización empresaria de la que dependía (UIA).
- Estabilidad de las autoridades ejecutivas de la organización.
- Transferencia del riesgo financiero hacia EMP's para administrar los servicios.
- Bajo costo administrativo por *tercerización* de funciones.

- Inversión en delegaciones y oficinas en todo el país.
b) Condiciones exógenas:
- Limitada competencia de las demás OS'sPD *polivalentes*.
- Desgranamiento paulatino de afiliados a OS'sPD *monovalentes*.
- Oferta competitiva de una amplia cobertura como OS, con acceso a EMP's.
- Capacidad de *fidelizar* cartera de beneficiarios en momentos de alta rotación.
- Ventajas impositivas como entidad sin fines de lucro con personería de OS.

La etapa de alta expansión desde los '90

Como dijimos más arriba, hacia 1990 tanto APS como OSDE tenían unos 300.000 beneficiarios de alto nivel de ingresos. A partir de ese momento, OSDE mantuvo su crecimiento sostenido, mientras que APS fue afectada por una profunda crisis, dentro de la entidad de la que originalmente dependía (CGE). Una vez que fue *normalizada*, después de las intervenciones que se sucedieron desde 1976 –que cambiaban cada vez que lo hacían las autoridades sanitarias y/o del INOS– fue devuelta en condiciones administrativas, que estaban al borde de la cesación de pagos, ya que tantos cambios de mano habían facilitado todo tipo de corruptelas. Finalmente fue liquidada hacia mediados de la década del 90. La caída de APS despejó el panorama del principal competidor de OSDE. Hacia fines de los '90, otra entidad que representaba una competencia significativa, la Obra Social del Personal Directivo de la Industria de la Construcción (OSDIC), fue deteriorada por reiterados manejos indebidos, que determinaron una intervención judicial. Finalmente fue convocada a concurso de acreedores a fines de 2000. Por último, otro competidor significativo, la OS Luis Pasteur, orientó la demanda de sus afiliados hacia servicios ambulatorios propios, lo que de algún modo limitó la apertura de la oferta de servicios y orientó su crecimiento, dentro de los límites de la población específica de la industria farmacéutica.

Pero, más allá de estos cambios en el panorama competitivo, el salto cualitativo más importante lo dio la propia OSDE a fines de 1991, al adoptar la decisión estratégica de pasar de la *tercerización* de la oferta y demanda de servicios a administrar estas funciones mediante normas propias y *contrataciones directas*. Este cambio en la orientación estratégica de la entidad fue simbolizado con una marca comercial específica, *OSDE Binario*, lanzado con una amplia inversión de recursos publicitarios en medios de comunicación masiva. La oferta de servicios pasó, de la limitada cartilla de prestadores de las EMP's al más extenso listado del momento, incluyendo a la mayoría de los profesionales, servicios y establecimientos privados, de la gama más alta e intermedia de calidad y prestigio. Una consigna, emitida por su gerente general, sintetizaba la innovación del cambio emprendido, frente a las tendencias de los aseguradores de la época: "los aliados estratégicos de OSDE son los prestadores". Tanto para afiliados directos en relación de dependencia, como asegurados optativos, OSDE presentaba la más amplia red de servicios contratados y auditados en forma directa, apoyados por la también extensa red de gerencias de filiales, subgerencias, delegaciones y oficinas en ciudades de todo el país.

Este hecho trascendente, producido por una organización líder entre las OS'sPD y las EMP's, determinó el quiebre y la desaparición de una gran cantidad de pequeñas y medianas EMP´s, que no pudieron reponerse de la pérdida de su principal y *monopsónico* cliente, ya que no contaban con carteras diversificadas como para soportar la crisis. A lo largo de la década, la paulatina desaparición de EMP's posibilitó, por un lado que se reforzara la población de las empresas remanentes; por otro lado, una acentuada concentración de capitales en el sector, a través de la transferencia de carteras de beneficiarios a grandes inversores (fenómeno que fue analizado en el capítulo 11). Simultáneamente, se produjo una importante aunque efímera corriente de inversiones extranjeras en el Sector Salud, que contribuyó a la concentración de carteras de Medicina Prepaga: Aetna, Swiss Medical Group (SMG), The Exxel Group, Intersalud, Amil y otras, de las que sólo quedó en pie SMG. También se produjo una concentración de capitales, transferencias de carteras y compra de sanatorios, por la iniciativa de inversores nacionales. De tal modo que en la 1ª década del siglo XXI, quedaron como grandes competidores entre las EMP's y los establecimientos asistenciales privados, Medicus, Galeno, SMG y Omint. Estas instituciones complejas, con negocios diversificados e integraciones verticales, procuraron extenderse hacia el interior del país y compiten ahora con OSDE, en territorios donde antes se desenvolvía casi con exclusividad.

En 1996 el Decreto N° 1141 posibilitó la libertad de opción para elegir OS's sindicales, excluyendo a las OS'sPD, implementando de esta manera una decisión que, con marchas y contramarchas, se había adoptado desde el Decreto N° 9/93. Otra norma posterior, el Decreto N° 638/97, habilitó la posibilidad de elegir libremente entre las OS'sPD, pero manteniendo la estratificación entre las sindicales y las de personal de dirección. Como precedente, una alianza de 1996 entre Docthos, una EMP perteneciente al Grupo Roberts, y la Obra Social OSDO, que agrupaba al personal de las empresas Duperial y Orbea, creó el puente para que Docthos prestara servicios dentro de la SeS a través de una OS. Esta maniobra quedó excluida mediante el Decreto N° 1301/97 (OSDO, 2008). La preocupación de las OS'sPD en ese momento consistía en buscar la forma legal de saltar el límite establecido entre los dos estratos de la SeS: OS's sindicales y OS'sPD. Con estos antecedentes y particular cautela, OSDE celebró convenios con la OS de Comisarios Navales (OSoCNa) y otras, por la *tercerización* de los servicios asistenciales de las segundas; por esta vía logró exitosamente superar el obstáculo y pudo captar beneficiarios de OS's sindicales, que utilizaron esta opción para acceder a los servicios de OSDE.

Cabalgando sobre estos factores externos, e impulsada por la reestructuración de sus servicios asistenciales, a fines de 2007, OSDE había acumulado una población de más de un millón de beneficiarios del más alto poder adquisitivo. Hacia 2002, con el objetivo de captar afiliados jóvenes de baja propensión al gasto, fue creado un nuevo plan denominado *OSDE Neo*, lo que le posibilitó ofrecer una cobertura de bajo costo a usuarios de entre 18 y 25 años que, fuera de la posibilidad de embarazo en las mujeres, implicarían un bajo consumo. De esta forma se procuraba estratificar la demanda, según la propensión al gasto por grupos etarios.

En julio de 2008, OSDE había alcanzado una población beneficiaria en todos los planes de 1.360.444 personas, de las que 637.391 eran titulares, lo que constituye una proporción de beneficiarios/ titulares de 2,13. La vinculación de esa población con la entidad era de 65% de afiliados corporativos y 35% de afiliados directos o voluntarios; los corporativos no necesariamente comprenden personal jerárquico en relación de dependencia, dado que frecuentemente acuerdan una cobertura con la empresa pero perciben una retribución por honorarios. En cambio, los directos o voluntarios son atribuibles a la competitividad de OSDE en el mercado de la Medicina Prepaga. La composición de la cartera discriminada por planes es la siguiente: el 60% pertenecen al Plan 210, el más bajo, con cartilla cerrada y restringida, con reintegros muy limitados; el 28% al Plan 310, con cartilla amplia y reintegros dentro de un esquema aceptable de aranceles; el 10% al Plan 410, con cartilla y cobertura muy amplias, y reintegros con escasos límites; finalmente, un 2% pertenecen a otros planes (OSDE, 2008).

Iniciativas orientadas a mejorar el Sistema de Salud

Desde principios de la década del 90, habiéndose consolidado como asegurador predominante en la franja de mayor nivel de ingresos en todo el país, OSDE inició una intensa campaña destinada a influir sobre el comportamiento y la calidad del Sistema de Salud, especialmente en lo referido a los prestadores privados, que eran su área de interés. Con esta finalidad, se creó una organización subsidiaria denominada *Fundación OSDE*. A través de esta Fundación, alimentada por aportes privados, se inició una fructífera sucesión de eventos académicos, cursillos, conferencias y congresos. Inicialmente, la estructura comercial propia y empresas especializadas en eventos abastecieron sus necesidades organizativas; más tarde la Fundación desarrolló su propia estructura para la organización de eventos.

El primer evento significativo fue el 1er Seminario "La asistencia médica", bajo el lema "Hacia la calidad total", organizado en el Park Hyatt Hotel de Buenos Aires en mayo de 1993. Fue dedicado a dos temas sensibles de la Calidad, Certificación Profesional y Acreditación Institucional, con oradores extranjeros como Bárbara Shneidman, Carol Gilmore y Carlos Martini de EE.UU., y Samuel Penchas de Israel. Tuvo repercusiones importantes, porque fueron el punto de partida que alentó dos proyectos argentinos iniciados ese año, destinados a cubrir las mencionadas modalidades de *evaluación externa por pares*: el Consejo de Certificación de Profesionales Médicos (CCPM), patrocinado por la Academia Nacional de Medicina, y el Instituto Técnico para la Acreditación de Establecimientos de Salud (ITAES), cuya convocatoria fundacional fue patrocinada por OSDE, mediante una cena multitudinaria con actores institucionales de todo el país, llevada a cabo en otro hotel céntrico. Un II° Seminario Internacional se llevó a cabo en 1995 en el Hotel Intercontinental, bajo el lema "Ética de la Vida". Desde entonces se realizaron un conjunto de cursillos, ordenados por áreas de especialidades y destinados el perfeccionamiento y capacitación del cuerpo médico prestador, que se mantuvieron periódicamente a lo largo de los años. Algunos de ellos se llevaron a cabo en forma de video-conferencias entre la sede central y las Gerencias Regionales de OSDE, lo que significó una oferta educativa importante para el interior del país.

En 1998 se organizó el 1er Congreso Argentino de Salud en el Hotel Sheraton de Buenos Aires. La organización fue compartida por una alianza entre 4 entidades de gran trascendencia: ACAMI, ADEMP, CIMARA y CoMRA. Este Congreso tuvo una gran significación, porque desde muchos años atrás no se lograba reunir entidades tan importantes en un mismo evento, para hablar de la estructura general del Sistema de Salud. Solamente el grupo CAES-ConfeCliSa había organizado desde 1995 –que reiteró desde entonces todos los años–, sus Congresos Internacionales "Salud: crisis y reforma", junto con una feria de proveedores de equipamiento e insumos para servicios de salud. Pero estos últimos congresos estaban signados por un marcado sesgo sectorial. Desafortunadamente, la alianza que permitió ese 1er Congreso no tuvo continuidad, especialmente por conflictos entre OSDE –protagonista principal de ACAMI– y la CoMRA. De modo que los congresos siguientes no alcanzaron la trascendencia del primero.

Hacia 2001, los congresos impulsados por OSDE habían quedado limitados al apoyo de ACAMI y a un conjunto de entidades aliadas, pero de escasa significación política. El IV° Congreso Argentino de Salud "Participar, trabajar, producir" se llevó a cabo en el *campus* de la Universidad Católica de Córdoba. Para este evento se realizaron una gran cantidad de reuniones preparatorias, con el objetivo de elaborar un plan integral de salud, que ACAMI presentaría a las autoridades nacionales. El propósito establecido se cumplió íntegramente, con la preparación de un conjunto de trabajos parciales, que luego fueron agregados en un documento general, que contenía la propuesta integral de reforma del Sistema de Salud. Pese a que procuró ser ampliamente participativo, el documento quedó sesgado por representar el sector de mayor nivel económico del campo de la salud. La propuesta tendía a promover una cobertura universal para toda la población, desde la óptica de la población urbana de las grandes ciudades, pero ignorando la anárquica realidad de las zonas de concentración de pobreza e indigencia, en las que culturalmente las medidas presentadas no podían resultar viables. No alcanzó más trascendencia que la de un aporte consensuado presentado a las autoridades nacionales.

Con posterioridad a la crisis de principios de 2002, OSDE empeñó al conjunto de instituciones que habían apoyado el último Congreso, junto con ADeCRA y ConfeCliSa, en una cruzada de eventos y peticiones ante autoridades sanitarias y parlamentarias, bajo la consigna de "litigiosidad indebida". En realidad, este movimiento se proponía contener la avalancha de juicios de *mala praxis* –muchas veces injustificados–, que acosan tanto a prestadores como a aseguradores. Estas actividades fueron intercaladas con reuniones académicas, que ingeniosamente trataron de acercar a prestadores, abogados y jueces, con el fin de encontrar criterios comunes que, sin eliminar la *responsabilidad profesional*, evitara el desarrollo de una industria del juicio de *mala praxis*, como ocurrió en EE.UU. Desde el punto de vista del acercamiento entre las áreas e instituciones participantes, la cruzada fue exitosa. En lo relativo a la petición ante las autoridades, los resultados fueron magros, en una etapa político-institucional en la que el Parlamento cumplió más bien funciones auxiliares del Poder Ejecutivo, antes que las de aportar innovaciones legislativas.

Iniciativas de OSDE en la comunidad médico-prestadora

Desde fines de la década del 90, la gran repercusión de OSDE como actor del Sector Salud, impulsó a sus autoridades a promover la formación de diversas asociaciones, tendientes a extender su influencia político-institucional, entre prestadores y financiadores de servicios de salud[55]. En todos los casos, las nuevas entidades excedieron el marco institucional que determinaba la naturaleza jurídica de la institución, con el fin de establecer alianzas que le permitieran ampliar –y de algún modo *acorazar*– sus intervenciones políticas, sin quedar constreñida a su condición de OSPD. En todos los casos, también, el financiamiento principal de las actividades que generaron, provino de recursos aportados por OSDE, a través de su Fundación, que actuó como su sostén logístico.

[55] Con aciertos y errores, ya que implicaron introducirse en territorios ajenos a los de la naturaleza institucional de OSDE, estas iniciativas fueron impulsadas por la infatigable capacidad de innovación del gerente general, contador Rodolfo González.

La primera entidad y la más exitosa fue sin duda la Asociación Civil de Actividades Médica Integradas (ACAMI), formada hacia mediados de los '90 y constituida desde 1997. La estructura de los componentes convocados es ingeniosa y audaz, ya que participan algunas OS'sPD, hospitales de comunidades extrajeras, sanatorios confesionales y otras instituciones sin fines de lucro. Se autodefine como la "primera Cámara Argentina de Prestadores y Financiadores sin fines de lucro" (ACAMI, 2008). La mayoría actúan a la vez como prestadores y financiadores, ya sea por tratarse de establecimientos hospitalarios que cuentan con planes de salud propios, como por ser OS's con algún servicio asistencial propio. Sin agotar la enumeración –además de OSDE– actualmente participan en ACAMI: a) OS'sPD sectoriales que procuran extenderse a otras ramas de actividad, como Obra Social W. Hope (perfumistas), OSMITA (textiles), OSIM (metalúrgicos) y ASE, que desde el comienzo fue polivalente; b) hospitales de comunidades extranjeras, como los Hospitales Alemán, Británico e Italiano de Buenos Aires, el Hospital Español de Mendoza y el Hospital Italiano de Córdoba; c) establecimientos de soporte confesional, como el Sanatorio Mater Dei, el Hospital Austral, la Clínica Adventista de Belgrano, la Clínica San Camilo, el Sanatorio San José de Buenos Aires y el Hospital San Juan de Dios de Ramos Mejía, y d) establecimientos privados sin fines de lucro, como el Hospital Privado de la Comunidad de Mar del Plata, FLENI y CEMIC.

Vistos en primera instancia, los constituyentes de ACAMI parecen tener pocos intereses comunes y, en algunos casos, contrapuestos. Mayores incertidumbres debió despertar en su etapa de formación, en la que eran partícipes de foros diferentes. Sin embargo, la experiencia mostró coincidencias más significativas que las aparentes. En lo referente a sus actividades como aseguradoras, todas compiten en el mercado de la Medicina Prepaga, con ventajas impositivas relativas frente a las sociedades comerciales, ya que están registradas como instituciones no lucrativas. Más allá de sus funciones como entidades de la SeS, las OS'sPD desarrollan planes de adhesión voluntaria –propios de las EMP's– aprovechando las ventajas de su condición. Lo mismo ocurre con los planes de salud gerenciados por los establecimientos no lucrativos, aunque su actividad principal sea la de vender servicios asistenciales a entidades aseguradoras, con o sin fines de lucro. Por otra parte, los servicios propios de atención médica pertenecientes a OS'sPD, que es la parte menos desarrollada de este conjunto institucional, también gozan de beneficios impositivos similares, mientras compiten con otras empresas lucrativas.

Desde el punto de vista de las relaciones institucionales, la convergencia de los componentes de ACAMI también tiene fundamentos importantes. Aunque en el análisis económico del mercado de la Medicina Prepaga OSDE aparece siempre como la entidad de mayor volumen, su naturaleza jurídica le impide asociarse a ADEMP y CIMARA, que son las cámaras representativas de este sector. Tampoco fue un continente adecuado para las OS'sPD que integran ACAMI, la Federación de Obras Sociales de Personal de Dirección, que tuvo una actuación relevante ante el INOS y la ANSSal en la década del 80. Por su parte, la Asociación de Hospitales de Colectividad era una entidad de existencia ocasional, sin vínculos asociativos muy estrechos, que eventualmente era convocada para convenios colectivos de trabajo. De modo que la posibilidad de integrarse a ACAMI, aunque en algunas circunstancias implicara asociarse con sus clientes, les ofrecía la alternativa de pertenecer a una asociación expectable. Por último, los establecimientos confesionales nunca se habían asociado entre sí, pese a que operaban en un mercado competitivo frente a entidades comerciales. Los elementos mencionados justifican el resultado fructífero de esta convergencia.

En cambio, no tuvieron un desenvolvimiento tan favorable otras asociaciones impulsadas por la logística de OSDE, como CiMeCa y FADeCiM. El Círculo Médico de la Capital Federal, CiMeCa, fue impulsado a fines de los '90 con la intención de reunir a los profesionales de la Ciudad de Buenos Aires que ejercen en sus consultorios particulares, teniendo en cuenta que la franja de mayor calificación de este sector eran prestadores individuales de OSDE. La entidad que teóricamente tenía la personería gremial para ejercer esta representación era la Federación Médica Gremial de la Capital Federal (FeMeCa). Pero en la práctica, FeMeCa funciona más como una federación de asociaciones de profesionales, que revistan en relación de dependencia en diferentes instituciones, antes que como representante de profesionales independientes. Por otra parte, la actividad más importante de FeMeCa está absorbida por el gerenciamiento de su empresa aseguradora, Femédica, prepago gremial que integra junto a los demás prepagos gremiales la Red Argentina de Salud, administrada desde la CoMRA. En tanto entidad gremial de 2do grado, integra naturalmente la organización de 3er grado, la CoMRA. Más allá de algunos fundamentos razonables, los elementos señalados determinaron que la CoMRA entrara en conflicto con OSDE, por su iniciativa sobre CiMeCa, y que se extinguiera la alianza que había posibilitado el 1er Congreso Argentino de Salud.

En lo referente al Foro Argentino de Sociedades Científicas Médicas (FADeCIM), OSDE procuró la convergencia de las principales sociedades científicas, que paulatinamente se habían ido desgranando desde la década del 60 de su entidad madre, la Asociación Médica Argentina (AMA). Efectivamente, a medida que crecían, las sociedades científicas instalaban sedes propias y se independizaban de la AMA. De modo que a principios de los '90 las más importantes habían perdido sus vínculos fundacionales con la AMA y, por distintos medios, convergían alrededor de la Academia Nacional de Medicina (ANM). Ya sea por su respaldo al CCPM, que patrocinaba la ANM, como por el apoyo logístico prestado a diversos eventos organizados por o en las instalaciones de la ANM, OSDE fue consolidando sus contactos con un amplio espectro de sociedades científicas y promoviendo diversas actividades conjuntas con ellas. Estas consideraciones posibilitaron el impulso de FADeCIM, que aún sigue funcionando, aunque sin el soporte concluyente aportado por OSDE (FADeCIM, 2008).

El Grupo OSDE

A lo largo de la década del 90, OSDE fue incorporando otras empresas de cobertura social, que consolidaron su estructura financiera y aprovecharon la extensa red de oficinas instaladas en todo el país, tanto como base para sus actividades promocionales, así como sedes administrativas para operar su gama de productos (OSDE, 2008).

La primera de estas empresas fue creada en 1994, a partir de la Ley 24.241 de AFJP's, denominada *Arauca Bit*. Inicialmente, alrededor de 1997, en el momento que se largó la carrera por la captación de afiliados, tuvo la participación más baja en el mercado de AFJP's, ya que competía con grandes empresas financieras, que arrancaron con promociones muy agresivas por medios de difusión masiva. La comisión que cobraba era baja (1%) con respecto a las demás, pero su esquema promocional no excedía los alcances de la propia estructura comercial de OSDE. Con el tiempo se fue consolidando paulatinamente en el mercado específico y, al mismo tiempo, se fue estabilizando con la diversificación de productos de aseguramiento. De modo que actualmente es una de las empresas más sólidas, en circunstancias en que la política gubernamental es desalentadora respecto de los regímenes previsionales de capitalización individual, y el Gobierno promovió explícitamente el predominio del régimen estatal de reparto[56].

La segunda empresa fue *Binaria*, para Seguros de Retiro y Seguros de Vida. La primera línea de productos incluye retiros individuales y colectivos para empresas, así como rentas vitalicias individuales, de fondos previsionales y de fondos de riesgos del trabajo. La segunda línea de productos son los seguros de vida individuales y colectivos para empresas. El tercer emprendimiento del Grupo fue *Urgencias 435-1111*, un sistema integral de urgencias, emergencias médicas y traslados, que se inició en la ciudad de Rosario y luego se extendió a la de Córdoba. Por otra parte, *Interturis* se inició con ofertas turísticas con facilidades para los afiliados de OSDE, hasta alcanzar el volumen de agencia de turismo con paquetes turísticos diversos, que incluyen varias alternativas de cobertura médica al viajero en el exterior.

Por último, expresando la responsabilidad social empresaria del Grupo (*accountability*), la Fundación OSDE, cuyas primeras actividades fueron descriptas anteriormente, presenta actualmente una amplia variedad de actividades educativas y de perfeccionamiento, destinadas a los médicos prestadores de su cartilla y a profesionales en general. Para esto cuenta con una red nacional de instalaciones para videoconferencias, que permite difundir a las gerencias del interior del país, eventos educativos sin la necesidad de desplazar a los expositores. Junto con estas actividades más específicamente vinculadas con la cobertura asistencial, apoya eventos culturales y edita una publicación de interés general, con un diseño de alta calidad artística: la revista *TodaVía*. El financiamiento de la Fundación proviene casi totalmente de OSDE y algunos aportes privados.

Hacia fines de la década del 90, complementando sus acciones tendientes al cambio de imagen de la entidad y conservando a OSDE como marca registrada, se cambió el registro de la interpretación de la sigla: de *Obra Social de Ejecutivos* por la de *Organización de Servicios Directos Empresarios*. Simultáneamente, se

[56] Aunque escapa a los límites temporales de este libro, debe apuntarse que a fines de 2009 el gobierno nacional promovió la nacionalización de las AFJP's y reincorporó obligatoriamente a todos los beneficiarios al régimen de reparto.

separó institucionalmente de la UIA, con lo que adquirió una mayor autonomía, formando su propio directorio. En síntesis, a lo largo de más de 3 décadas la OSPD, dependiente de la UIA, se fue paulatinamente independizando de la entidad madre y constituyendo un *holding* empresario con imagen autónoma, aunque mantenga el vínculo institucional con la organización empresaria de origen.

Según informaciones aparecidas en un semanario en octubre de 2008, el Grupo OSDE gestiona una cartera de más de 2,5 millones de usuarios, una facturación anual total del orden de los $ 6.500 millones y una tasa de crecimiento expresada a través de un promedio de 6.000 nuevos socios mensuales (*Noticias*, 2008). Según la revista *Fortuna* del mismo año, una publicación mensual dedicada a negocios empresarios, Arauca Bit ocupaba la 1ª posición como firma de mejor desempeño y OSDE el puesto 73° (*Fortuna*, 2008).

Comentario final

El papel regulador de OSDE en el mercado de la Medicina Prepaga, y especialmente en el interior del país para la población de mayor poder adquisitivo, se fue atenuando entre fines de la década del 90 y mediados de la del 2000, por el paulatino proceso de concentración de carteras de usuarios, al que la propia OSDE había contribuido. Su posición marcadamente predominante en las ciudades provinciales se vio condicionada por la continua expansión hacia esos territorios de las grandes EMP's, emergentes de la redistribución de clientelas ya señalada y sintetizada en el capítulo 11, cuadro N° 11.10. Conglomerados como Swiss Medical, Galeno, Medicus y Omint compiten ahora por esos mercados que, hasta fines de los '90, OSDE dominaba en forma casi oligopólica.

Pese a todo sigue manteniendo su nivel de principal comprador de servicios en la franja de actividad más competitiva. Sin embargo, las demás empresas cuentan con la ventaja comparativa de su experiencia en la integración *vertical* de las funciones de aseguramiento con las de prestación de servicios, en la que OSDE no ha incursionado, salvo su sistema de emergencias médicas y traslados. En efecto, todas las empresas nombradas constituyen *holdings* integrados por la entidad aseguradora y una red de sanatorios asociados o pertenecientes a la entidad madre, hacia los que orientan preferentemente a sus usuarios. De este modo, este grupo de grandes empresas ha consolidado su equilibrio financiero a expensas de servicios de atención médica e inversiones en tecnología asistencial, mientras que la rentabilidad de sus actividades de Medicina Prepaga ha quedado restringida por las condiciones actuales de funcionamiento del mercado, con fuertes presiones gubernamentales sobre el control del precio de las cuotas.

COMENTARIOS FINALES

- Diagnóstico sintético y líneas de acción política para el Sistema de Salud argentino

- Epílogo

COMENTARIOS FINALES

Diagnóstico sintético y líneas de acción política para el Sistema de Salud argentino

Corresponde ahora aportar algunas conclusiones, sobre las características predominantes en el Sistema de Salud argentino y extraer de ellas algunos rasgos distintivos, que merecen un análisis comparativo con las experiencias de otros países. Factores como federalismo, fragmentación, reformas procompetitivas y transferencia del riesgo financiero hacia instancias intermedias, que en nuestro caso hemos llamado *gerenciadores*, no son exclusivos de nuestro país. Son rasgos que también se encuentran en otros Sistemas de Salud y, sin embargo, han podido sortear obstáculos para avanzar hacia la provisión de servicios universales, accesibles y equitativos. En algunos casos han podido ser resueltos favorablemente y podrían constituir una fuente de aprendizaje, salvando las respectivas diferencias históricas, económicas y culturales.

A lo largo de los capítulos precedentes, he tratado de describir la evolución del Sistema de Salud argentino, procurando vincularla con las tendencias mundiales que se evidenciaban en cada etapa del siglo XX. Esa descripción fue suficientemente exhaustiva para mostrar esa influencia. Sin embargo, creo necesario resaltar algunos rasgos determinantes, que fundamentan –a mi entender– las líneas principales de acción política, destinadas a introducir reformas que posibiliten que los servicios sean accesibles para toda la población, que se distribuyan con una aceptable equidad y que se alcance alguna forma de cobertura universal, equivalente a un *seguro nacional de salud*. Esos rasgos serán sintetizados más adelante, de modo de facilitar la fundamentación de las acciones a recomendar.

La lógica de estas líneas de acción propuestas no proviene de adoptar un *modelo ideal* de sistema, adecuando *recetas* de otros países o recomendaciones internacionales. Por el contrario, surgen de la identificación de *tendencias*, que en última instancia reproducen corrientes mundiales, con la convicción de que los cambios más profundos y perdurables son los que *cabalgan* sobre vertientes ya existentes, antes que los que se empeñan en navegar contra la corriente, en función de principios ideológicos de legitimidad discutible. Los únicos principios admisibles para la salud y el bienestar de la población son que la función *redistributiva* de los servicios de salud sea efectivamente *progresiva*, en los resultados antes que en las intenciones; que todos los habitantes puedan acceder a los servicios que necesitan; que tengan la posibilidad de utilizar servicios públicos y privados con plenos derechos, y que se *focalicen* los programas de prevención y promoción sobre los grupos sociales más vulnerables. Todos estos propósitos son aceptables, si se apoyan en condiciones económicas e institucionales *sustentables*. Es decir, carece de legitimidad que se desarrollen programas ambiciosos, cuyo financiamiento proviene de créditos externos y su permanencia esté condicionada por la disponibilidad de esos recursos, sin un soporte institucional que le dé continuidad a las acciones implementadas.

Diagnóstico sintético

a) Breves datos cuantitativos del Sistema de Salud

La Argentina es federal en materia de salud. El Ministerio de Salud de la Nación cumple una función de conducción técnica y concertación de políticas federales; no administra efectores en forma directa. El centro de gravedad de las decisiones sanitarias recae en 24 autoridades sanitarias provinciales y en un amplio conjunto de entidades privadas y de la Seguridad Social. La población aproximada es de casi 40 millones de habitantes, pero el 35% se concentra en el Área Metropolitana de Buenos Aires. Para un PBI de unos US$ 257.825 millones, a mediados de 2008, el PBI *per capita* estimado era de unos US$ 6.500[57]. El gasto global en salud era del orden de los $ 51.730 millones (unos US$ 17.020), que implica un promedio de $ 1.305 por persona y por año (aproximadamente US$ 430). Alrededor del 30% del gasto total se invierte

[57] Paridad aproximada a mediados de 2008: US$ 1,00 = $ 3,00 a 3,05.

en medicamentos. La esperanza de vida al nacer es de 73 años, más de un 95% de alfabetización, un índice de desarrollo humano (PNUD) de 0,863 para 2003 y un 90% de población urbana. Aproximadamente ¼ de la población tiene Necesidades Básicas Insatisfechas (NBI: hacinamiento, bajo nivel educativo, baja calificación laboral y precarias condiciones sanitarias de la vivienda), pero alrededor de 1/3 tiene ingresos por debajo de la Línea de Pobreza (2 canastas básicas de alimentos). La tasa de mortalidad infantil para 2006 era de 16,3 por 1.000 nacidos vivos y la de mortalidad materna de 4,3 por 10.000.

En síntesis un país que, por su nivel educativo, la magnitud de su producción, sus recursos y su grado de industrialización, se ubica –pese a sus contradicciones– en la franja intermedia de las llamadas *economías emergentes*, junto con Chile, Brasil, México, Sudáfrica, los países del Este Europeo y del Sudeste Asiático. Que al mismo tiempo exhibe una gran disparidad social: condiciones extendidas de pobreza estructural y exclusión social, junto con un alto grado de alfabetización, urbanización y gasto en salud, que están por encima del promedio de los países en desarrollo y de las economías emergentes.

En lo relativo a recursos de salud, el país cuenta con más 150.000 camas de internación, distribuidas en unos 3.300 establecimientos, de las que aproximadamente el 55% son públicas y el 45% privadas. En total hay 1.200 establecimientos públicos y alrededor de 2.000 privados. La magnitud de estos establecimientos hospitalarios es muy diferente: los públicos tienen un promedio de 70 camas por institución y los privados de 35 camas; predominan los nosocomios de escaso volumen. Además existen más de 13.000 establecimientos ambulatorios, entre los que el 55% son privados. En materia de tecnología de diagnóstico y tratamiento, hay una marcada sobreoferta, distribuida en las zonas de mayor concentración poblacional, con un amplio predominio en las instituciones privadas.

En materia de recursos humanos, se estiman más de 130.000 médicos con una alta proporción de especializados (más del 60%) y un marcado déficit de generalistas, específicamente capacitados como tales. También existe una marcada sobreoferta de bioquímicos, odontólogos y psicólogos, que encuentran dificultades de inserción en el mercado de trabajo. En cambio, el personal de Enfermería es del orden de las 90.000 enfermeras, de las que sólo un 35% son profesionales, un 55% son auxiliares y un 10% son empíricas. Asimismo se encuentran déficits significativos de personal técnico, así como de servicios básicos y preventivos.

b) Organización de la cobertura

Existe un subsistema de servicios públicos, que se encuentra abierto a toda la población. En la mayor parte de estos servicios se factura a la entidad aseguradora, si el paciente cuenta con cobertura, pero son atendidos gratuitamente los que no tienen cobertura alguna. Según las zonas del país, los pacientes sin cobertura que concurren a hospitales públicos constituyen entre el 50 y el 80% de la demanda de cada hospital. Aproximadamente el 40% de la población es usuaria habitual de los servicios públicos sin contar con cobertura. El 60% restante tiene algún tipo de cobertura, ya sea por entidades de la SeS (Obras Sociales) o aseguradores privados (medicina prepaga o mutuales).

El comportamiento microeconómico de los hospitales aún tiene rasgos derivados de sus antecedentes filantrópicos. Los sueldos del personal insumen entre el 75 y el 90% del gasto total, y sus planteles están en general sobredimensionados en médicos y son deficitarios en enfermería. Funcionan a pleno sólo durante la mañana y los médicos no cumplen en general con los horarios que nominalmente les corresponden. Aun cuando facturan a entidades aseguradoras, el peso de lo recaudado por este concepto, puede oscilar entre el 5 y el 10% del gasto total, excepcionalmente más. A los pacientes sin cobertura se les piden contribuciones a las cooperadoras hospitalarias. Sin embargo debe destacarse que, a diferencia de la mayor parte de los países latinoamericanos, la atención es nuestro hospitales está disponible para pacientes extranjeros, incluso para prestaciones de alta complejidad. Esto ha determinado una corriente de migraciones transitorias, con el fin de obtener una atención médica que en sus países no encuentran, al menos con un grado equivalente de satisfacción.

A diferencia de la mayor parte de los países del mundo, la SeS argentina nació a partir de organizaciones gremiales (no estatales) de trabajadores y, actualmente, está fragmentada en más de 260 organizaciones (OS's sindicales), que –aunque jurídicamente están definidas como de derecho público no estatal– tienen una notable autonomía decisoria, respecto a la autoridad sanitaria. Se espera que se concentren en un número menor de organizaciones de gran magnitud. Desde que se posibilitó la libre elección de OS, la mayor parte de ellas comenzaron a captar además afiliados voluntarios. A las OS's sindicales se agregan unas 25 OS'sPD, que tienen un marcado desarrollo y compiten con la Medicina Prepaga captando asociados voluntarios. En total, la población cubierta por las OS's nacionales alcanzaba en 2004 a más de 14.000.000 de habitantes, pero el gasto por beneficiario de las de personal de dirección es al menos 4 veces mayor que el de las sindicales.

Otro componente importante lo constituye la OS de la clase pasiva, el INSSJP o "PAMI", de origen estatal, que en 2004 sumaba unos 3.400.000 beneficiarios y 24 OS's de empleados públicos provinciales que, en conjunto reunían en 2007 unos 5.945.000 beneficiarios. Dentro de cualquier escenario provincial, estos dos tipos de cobertura (OS provincial y PAMI) constituyen del 50 al 80 % de la facturación, por lo que representan un formidable poder de negociación. En total las OS's, si se incluyen las que no están comprendidas en la legislación que regula a las mencionadas, como Fuerzas Armadas y de Seguridad, universidades públicas y otras, constituyen unas 320 entidades.

En la década del 90 también se concentraron las EMP's, que cubren algo más del 8% de la población, la de mayor poder adquisitivo, con unas 3.300.000 personas. En el mismo período se observó un incremento de inversiones extrajeras en este sector pero, en realidad, la mayor parte de esas inversiones fracasaron y fueron vendidas con pérdidas. De acuerdo con compromisos suscriptos por el país con el FMI en los '90, tanto las actuales OS's como las EMP's deberían competir para administrar los servicios de los beneficiarios de la SeS. Esta orientación se fue desarrollando en la práctica del sistema, más que por decisiones u oposiciones de las autoridades.

c) Operatoria del sistema

Durante las décadas del 60 al 80 jugaron un papel importante las organizaciones gremiales de prestadores (médicos, sanatorios, otras profesiones), que actuaron como intermediarias administrativas en el circuito de la SeS. Hasta fines de la década del 80, tanto las OS's como las organizaciones gremiales de prestadores funcionaban con poblaciones cautivas y con rasgos monopólicos dentro de cada territorio provincial. Durante la década del 90, esta modalidad de funcionamiento se fue modificando. Se implementó la libertad de elección de OS, por lo que estas entidades empezaron a competir entre sí por la captación de beneficiarios, aunque las transferencias de afiliados no fueron cuantitativamente muy importantes.

Por otra parte, los límites territoriales de las organizaciones de prestadores se fueron fragmentando, se dividieron según niveles de tecnología o por grupos afines. Aparecieron nuevos protagonistas denominados *gerenciadores*, que actúan como intermediaron entre las OS's y ciertas redes de prestadores públicos y privados, absorbiendo parte de la operatoria financiera de la administración de los contratos. Al mismo tiempo se modificaron las modalidades predominantes de contratación. Del modelo más extendido de *pago por prestación* a valores del NN, vigente hasta la década del 80, se pasó al de *pago por módulos* o *por capitación*, con lo que paulatinamente se fue transfiriendo el riesgo financiero, desde el sector financiador al sector prestador. Esta transmisión de riesgos afectó severamente la viabilidad económica de gran cantidad de prestadores privados.

El comportamiento de los establecimientos privados es muy diverso. Los hospitales privados de comunidades extrajeras y los de origen confesional (sin fines de lucro), menos de 20 instituciones, son en general los de mayor solidez económica. Los privados con fines de lucro, con mayor capacidad para acumular capital y reconvertirse como empresas de servicios, constituyen unos 600, con un promedio de más de 60 camas por institución. El resto, unidades en promedio de menos de 30 camas, funcionan como semicooperativas de médicos, aunque jurídicamente constituyan formas societarias diferentes. Son los que tienen su viabilidad más comprometida y suman unos 1200 establecimientos.

Líneas de acción política

a) Reformas legislativas nacionales

El carácter federal de la organización nacional condicionó la factibilidad de los proyectos de reformas nacionales por la vía parlamentaria. Las leyes nacionales no tienen aplicación automática en ninguna parte del territorio nacional: en todos los casos se requieren convenios específicos de adhesión. Todos los aspectos del poder de policía sanitaria –matriculación de profesionales, habilitación de establecimientos y controles bromatológicos– se encuentran en las órbitas provinciales y se rigen por leyes distintas en cada provincia. En la Ciudad de Buenos Aires aún los retiene el Ministerio de Salud de la Nación, pero deben ser transferidos al gobierno local. En la mayor parte de las provincias, la matriculación de profesionales ha sido delegada por ley a organizaciones deontológicas no gubernamentales (colegios).

El sector sindical, aunque políticamente debilitado en la década del 90, recuperó su capacidad de presión en la década siguiente y bloquea toda iniciativa que tienda a limitar la autonomía de las OS's. Los diversos proyectos tendientes a integrarlas compulsivamente dentro de un sistema nacional fracasaron en la etapa parlamentaria o quedaron desnaturalizados. Así ocurrió con las Leyes 20.748 del SNIS y 20.749 de Carrera Sanitaria Nacional, sancionadas durante el gobierno peronista en 1974. Similares circunstancias se repitieron durante el gobierno radical en 1988, con las Leyes 23.660 de OS's y 23.661 del SNSS. Aunque se iniciaron como proyectos de sistemas unificados nacionales, terminaron sin modificar significativamente la operatoria corriente de las OS's, que se regían por la Ley 18.610 de 1969.

La libertad de elección de OS ha sido desalentada por ellas mismas, dado que prefieren mantener a sus poblaciones cautivas; hasta 2004, poco más de 1.000.000 beneficiarios habían optado por cambiar de OS. En la práctica, alrededor de las OS's más importantes se generaron diversas empresas vinculadas con los dirigentes del sindicato correspondiente: servicios propios privatizados, *gerenciadores* de redes de servicios, planes de salud voluntarios, AFJP's, ART's, centros polideportivos, hoteles de turismo, etc. Durante la década del 90, múltiples medidas legislativas de menor jerarquía (decretos, resoluciones ministeriales, etc.), eludiendo el desgaste de la gestión parlamentaria, introdujeron diversas reformas significativas al sistema, contradiciendo en algunos casos el espíritu de las propias leyes en las que se amparaban.

Entre estas reformas parciales, pueden mencionarse por su significación: a) la concentración de la recaudación de todas las OS's en la ANSeS, con la fiscalización a cargo de la DGI; b) la creación de la Superintendencia de Servicios de Salud (SSS), que concentró las funciones que tenía la ANSSal sobre las OS's y debería ejercer la supervisión de las EMP's. La primera de estas medidas posibilitó la confección de un padrón único de aportantes y superó la dispersión de las facultades de fiscalización anteriormente existentes.

Las experiencias mencionadas permiten suponer que la estrategia de proponer reformas integrales, a través del debate parlamentario, no es la más adecuada para nuestro país. La comparación con otros países latinoamericanos –como Uruguay y Chile– muestra que los actores del sistema de salud parecen ser allí más respetuosos de las instituciones y de la legislación que en la Argentina. Aun es así en el caso de Colombia, pese a que hasta hace poco tiempo un 40% del territorio –incluyendo a los servicios de salud que funcionaban dentro de él– se encontraban fuera de la legalidad. La instrumentación de pequeñas reformas sucesivas, a través de normas parciales resultó más efectiva –al menos de acuerdo con lo ocurrido desde la década del 90– en tanto hayan tenido claridad sobre la dirección en la que se orientaban dichas reformas.

Durante las décadas del 60 al 80, la organización general del sistema se basó en la existencia de fuertes corporaciones con poblaciones cautivas, compartiendo los recursos de una SeS en expansión, extendida a toda la población con capacidad contributiva. Estos rasgos organizativos fueron caracterizados como *modelo pluralista de planificación descentralizada*. La hiperinflación de los años 1989 y 90 desarticuló totalmente ese modelo. Diversos fenómenos y tendencias permiten inferir que la Argentina está articulando un modelo *pluralista de competencia regulada*. Sin embargo, ante la marcada fragmentación del poder de decisión en el campo de la salud, sería prematuro instrumentar leyes integrales que impliquen grandes consensos, antes de que los hechos hayan configurado con certeza las reglas de juego del modelo. Por consiguiente, resulta conveniente operar a favor de esos fenómenos y tendencias, preservando principios generales como equidad, redistribución de los recursos en sentido progresivo, accesibilidad, sustentabilidad financiera y calidad de los servicios de salud.

b) Descentralización administrativa

Desde la década del 60, los hospitales creados en la órbita nacional durante el gobierno peronista fueron progresivamente transferidos a las provincias. Este proceso concluyó en el año 1992, con la transferencia de los últimos hospitales a la Municipalidad de Buenos Aires. Sólo restan 3 establecimientos cuya traspaso a la provincia de Buenos Aires aún no ha sido acordado. A su vez, las provincias más grandes están transfiriendo la gestión de sus hospitales a los municipios, que se suman a los que ya habían sido creados en los ámbitos municipales. Los diversos programas prioritarios –materno-infantil, inmunizaciones, SIDA, etc.– son ejecutados por los ministerios provinciales, aunque respondan a directivas técnicas del ministerio nacional.

El Ministerio de Salud de la Nación, pese a que ha dejado de intervenir en la administración directa de servicios, continúa teniendo la misma estructura que tenía antes de que se descentralizaran las acciones. Hasta 2001 mantenía un plantel de personal de más de 3.700 agentes, cuyo nivel de calificación era limitado. Esta dotación siguió incrementándose posteriormente. Al menos el 70% del personal sólo está capacitado para circular expedientes, y no está en condiciones de realizar tareas de planificación o asistencia técnica. Cuando las autoridades sanitarias necesitan formular planes, programar acciones o hacer estimaciones cuantitativas de recursos y actividades, deben recurrir a personal técnico calificado, contratándolo a través de préstamos del BM o del BID. Los términos de referencia para contratar estos técnicos son proyectos de interés para el país y los bancos, pero al mismo tiempo, se les asignan tareas correspondientes a personal de *línea*. Estas contrataciones contribuyen a engrosar la deuda externa. Pese a esta estructura de personal, la participación del Ministerio en la ejecución de los recursos financieros del Sistema es del orden del 2,5% del gasto global en Salud. Dado que, además, una parte importante de la finalidad Salud del presupuesto nacional, es ejecutada por otros Ministerios, como Interior, Defensa y Educación.

¿Qué actividades específicas retiene el Ministerio? Como ya se dijo (capítulo 11), las funciones de *contralor del ejercicio profesional* (matriculación de profesionales, habilitación de establecimientos), como autoridad de aplicación de la Ley 17.132/67 en el Distrito Federal, que deberán ser transferidas al Gobierno de la Ciudad de Buenos Aires. Otra parte del *poder de policía sanitaria* está concentrada en la Administración Nacional de Medicamentos, Alimentos y Tecnología (ANMAT). Sin embargo, una parte importante de las funciones de fiscalización de los respectivos mercados de estos productos –regulación de la competencia, control de precios, regulación de la producción, sanidad de productos agrarios– se encuentra en la órbita del Ministerio de Economía. Las tareas de investigación epidemiológica, producción de vacunas y sueros, así como control de calidad de antimicrobianos y agentes inmunizantes, corresponden a la Administración Nacional de Laboratorios de Investigación en Salud (ANLIS).

Las funciones de fiscalización de las OS's y de las relaciones contractuales entre prestadores y prestatarios de la SeS, corresponden a la SSS, como autoridad de aplicación de las Leyes 23.660 y 23.661, en la órbita del Ministerio de Salud. En cambio, la fiscalización de las ART's está a cargo de la Superintendencia de Riesgos del Trabajo (SRT), en tanto autoridad de aplicación de la Ley 24.557, dependiente del Ministerio de Trabajo. El ámbito que reúne a las autoridades sanitarias provinciales con el Ministerio de Salud, para concertar políticas y acciones, es el CoFeSa. Sin embargo, este organismo de consenso no cuenta con recursos propios, espacio físico exclusivo, ni figura en el Presupuesto Nacional. Sus decisiones no tienen carácter ejecutivo, sólo expresan acuerdos políticos. Todos los compromisos deben ser ratificados por los organismos de decisión provinciales. Lo mismo ocurre con las normas nacionales, incluso con las leyes: en función de la autonomía provincial en materia de Salud, requieren la adhesión expresa de cada jurisdicción.

Resumiendo. Las funciones primordiales en materia de salud se encuentran a cargo de entes descentralizados y autárquicos, con facultades para ejecutar sus propios presupuestos. Los Ministerios de Salud provinciales, en los que recae la administración de los servicios de atención médica y programas prioritarios, tienen en general una limitada capacidad de planificación y gestión. La autoridad sanitaria nacional, requiere una estructura pequeña, con sólida capacidad para la planificación y la asistencia técnica a los Gobiernos provinciales. El CoFeSa debería constituir el principal instrumento de la conducción sanitaria federal, para lo que debería contar con recursos propios asignados por fondos coparticipables, siguiendo el modelo del Consejo Federal de Inversiones (CFI). Pero cualquier reestructuración que se intente, con el objetivo de racionalizar y mejorar la eficiencia de los organismos decisorios en el orden nacional, necesitaría contar imprescindiblemente con una reforma del Régimen Jurídico Básico de la Administración Pública Nacional. En esta línea debería revisarse la estabilidad del empleado público, flexibilizar el régimen de contratación de personal temporario o eventual y ajustar el régimen de licencias y control de ausentismo.

c) Medicamentos, alimentos y tecnología

Los entes descentralizados de fiscalización deberían fortalecer su capacidad de regulación en las áreas sobre las que tienen incumbencia, estableciendo instancias de integración "horizontal" entre jurisdicciones ministeriales. Para abordar con adecuada capacidad decisoria la regulación de los mercados de medicamentos, alimentos y tecnología, deberían integrarse en organismos de coordinación "horizontal", las facultades de la ANMAT, junto con las áreas de Industria, Agricultura y Ganadería, Comercio Interior, Comercio Exterior y el Servicio Nacional de Sanidad Animal (SeNaSA). No sería difícil poner en funcionamiento un organismo de estas características, si fuera un ente con presupuesto propio y capacidad de ejecutarlo; con un directorio integrado por representantes de las distintas áreas, pero cuyas decisiones tengan carácter ejecutivo, sin necesidad de que sean refrendadas por los titulares de las respectivas áreas representadas, aunque reciban de ellas las correspondientes orientaciones políticas.

Si funcionara de esta manera, no tendría importancia el Ministerio del que dependa. Para crearlo, se requeriría un decreto del Poder Ejecutivo y un mecanismo de autofinanciamiento –adicional a algún aporte presupuestario nacional– proveniente de aranceles de trámites, tasas de importación y/o exportación, sanciones económicas y multas, etc. Un aspecto importante es que, aunque las provincias cuenten con organismos que tienen incumbencias en estas áreas con alcance dentro de su territorio, las decisiones adoptadas por el organismo nacional tengan aplicación ineludible en todo el territorio nacional. Los organismos provinciales podrán complementarlas, pero no contradecirlas. Ocurre frecuentemente que, importadores que no pueden ingresar productos a nivel nacional, los introducen a través de provincias que tienen controles más laxos.

A pesar de que en las dos últimas décadas el gasto en salud por persona y por año se multiplicó, la participación del gasto en medicamentos se mantuvo constante –en términos relativos– y, aproximadamente un 70% corresponde a gasto directo de bolsillo. Este incremento se debe a la multiplicación de formas farmacéuticas, al incremento del costo por unidad y a la tendencia creciente a la automedicación. Es notorio que la Argentina es uno de los países que tiene la mayor cantidad de presentaciones farmacéuticas (en el nivel de las 15.000) y que sus precios están comparativamente por encima de los de la mayor parte de los países del mundo, aun de los que tienen mayor nivel de vida que el nuestro. Debe acotarse que, a diferencia del resto de los países latinoamericanos, la Argentina tiene una poderosa industria nacional, que controla más del 55% del mercado. Las políticas tendientes a establecer un listado de productos prioritarios con precios preferenciales han producido toda clase de perversiones comerciales, en las distintas experiencias implementadas por el PAMI en las décadas del 70 y 90, ya que su resultado fue la preservación de la magnitud del mercado farmacéutico global. Por el contrario, las acciones políticas deberían estar orientadas a reducir la magnitud del mercado de medicamentos, alentando medidas que favorezcan la competencia y que desalienten, tanto la prescripción superflua como la automedicación.

Una medida establecida en muchos países, y recomendada por la OMS, fue la confección de Formularios Terapéuticos de monodrogas, agregando las distintas marcas disponibles, de contenido y dosis equivalentes. Pese a que las medidas promovidas por el Ministerio de Salud en 2002, para establecer la prescripción de medicamentos por la denominación genérica, empeñaron ampliamente su capacidad de gestión, no lograron suficiente firmeza y continuidad en su aplicación. En efecto, el Decreto N° 486/02 y la Ley 25.649, que determinaban la obligación del médico de prescribir por el nombre genérico y autorizaban al farmacéutico a entregar el producto equivalente menos costoso, hubieran requerido acuerdos políticos más amplios con organizaciones intermedias de la industria farmacéutica, de los prestadores, de los farmacéuticos, así como con OS's y EMP's. Si hubieran alcanzado una más efectiva implementación y se hubiera fiscalizado sistemáticamente su cumplimiento, se habría alentado la competencia entre las marcas, favorecido la prescripción de monodrogas, desalentado el uso de combinaciones medicamentosas y restringido la magnitud del mercado farmacéutico. Asimismo, debería haberse desarrollado una intensa campaña educativa, difundiendo un Vademecum que incluyera, tanto las monodrogas, como los diversos productos comerciales equivalentes que las contienen.

Las medidas fueron explícitamente resistidas por entidades científicas, académicas y prestigiosos catedráticos, pero no hubo una respuesta categórica por parte de las autoridades sanitarias, fundamentada en el cambio de la conducta prescriptiva y en la magnitud del mercado farmacéutico, que compite con los ingresos profesionales. Igualmente fueron resistidas en forma reservada por los laboratorios farmacéuticos, que no sólo implementaron sus mecanismos habituales de incentivos a los médicos, sino también crearon chequeras de envases adicionales bonificados y entrega gratuita de productos, a fin de fidelizar a médicos y pacientes; a la vez lograron nuevos permisos para calificar productos como *de venta libre*. Por el contrario, el Ministerio de Salud se refugió en la emergencia sanitaria y volcó sus esfuerzos al Programa

Remediar que, si bien posibilitó la provisión de medicamentos esenciales en los centros públicos del 1er nivel de atención de todo el país durante varios años, se basó en apoyo financiero externo, es decir, que se trata de un programa no sustentable. Al mismo tiempo, desde la Secretaría de Comercio se presionaba a los laboratorios con precios máximos, con lo que desde el Gobierno se emitía un mensaje ambiguo: por un lado, se alentaba la competencia para reducir el precio y la demanda de productos medicamentosos; por otro lado, se desalentaba la competencia procurando acordar precios máximos. El resultado fue el esperado: los laboratorios acordaron precios sobre algunos productos y quedaron liberados para aumentarlos en los de mayor demanda.

d) Regulaciones pro-competitivas

La descentralización hospitalaria es un tema frecuentemente mencionado, pero pocas veces con resultados efectivos, fuera de la *desconcentración* de jurisdicciones ya comentada. Durante la década del 90 cobró notoriedad el régimen de Hospitales Públicos de Autogestión (HPA), pero no avanzó más allá de que los establecimientos facturen a las OS's y las EMP's las prestaciones que realizan. Desde 2000 se les cambió la denominación, pero no se modificó la sustancia. En la práctica, pese a que se comprometieron recursos de endeudamiento externo, no se alteró la conducta habitual de los nosocomios públicos y los rasgos de burocracia estatal con antecedentes culturales filantrópicos.

Para que los hospitales públicos se *reconviertan*, deberían transitar un camino no exento de obstáculos, tendiente a que funcionen como *empresas públicas de servicios*. Y para que esto ocurra, además deberían tener capacidad de tomar decisiones de gestión, contraer compromisos y demandar a sus deudores. En la actualidad nada de eso es posible, ya que –salvo algunas excepciones– la inmensa mayoría no tiene personería jurídica, ya que la retienen los ministerios de los que dependen. Por consiguiente, es necesario que cuenten con personería jurídica, que tengan su propio estatuto, que tengan su propio régimen de personal, la facultad de decidir su plantel de cargos y funciones, autarquía para ejecutar su presupuesto y disponer de sus recursos. Para todo esto no es necesario generar nueva legislación: ésta está disponible pero olvidada.

Por otra parte, resulta necesario que todos los servicios que el hospital preste tengan una retribución específica, proveniente de alguna fuente de financiamiento: a) Obras Sociales, mutuales o prepagos para los usuarios con cobertura; b) el Estado para los usuarios sin cobertura y sin recursos y c) aranceles para los usuarios sin cobertura y con recursos. Este comportamiento en su conjunto, implica admitir que el hospital ha dejado de ser "gratuito". Es decir, sin perder su *naturaleza pública*, dado que es el Estado el propietario de sus bienes patrimoniales, el hospital de estas características debe pasar a ser una *empresa pública de servicios*, que cobra a todos los usuarios sus prestaciones –aunque esta cobranza tenga distintas fuentes de financiamiento–, como antes de los '90 ocurría con la electricidad, el gas o el teléfono.

Esta modalidad de funcionamiento es la que prevalece en los países norteamericanos y europeos. Los hospitales pueden ser públicos o privados, y estos últimos, con o sin fines de lucro; esto depende de quién sea el propietario del patrimonio. Pero todos son gerenciados de la misma manera, y financian su funcionamiento mediante la facturación de sus prestaciones a la SeS o el ente financiador que corresponda. Este comportamiento implica transformar el *subsidio a la oferta*, que es lo que hoy ocurre parcialmente: es decir, el Estado paga los sueldos, los insumos y las adquisiciones patrimoniales, manteniendo al establecimiento abierto y gratuito a toda la población, excepto a los que cuentan con cobertura. Conviene acotar que por esta vía también se subsidia, en forma indirecta, a las actividades docentes y de investigación que se realizan en el hospital. Pero todo se hace en forma precaria: no se mantienen adecuadamente los edificios, se actualiza tardíamente el equipamiento, los sueldos son bajos, los insumos insuficientes y predomina un clima general de crónica deficiencia.

Por el contrario, la tendencia mundial es el *subsidio a la demanda*. Todos los usuarios del hospital cuentan con alguna cobertura, ya que el Estado se reserva el financiamiento de los pacientes que carecen de toda cobertura y no tienen recursos. Con los fondos recaudados el hospital debe financiar su funcionamiento cotidiano o sus *erogaciones corrientes* (sueldos, insumos, mantenimiento, etc). El Estado, en cambio, puede destinar sus aportes presupuestarios a financiar las *erogaciones de capital* (mejoras edilicias, compras de equipamiento, bienes durables, etc.), adoptando para estas asignaciones un régimen de *premios y castigos*, en base por ejemplo a criterios de productividad y de resultados, en términos de indicadores de salud. Del mismo modo, las actividades de docencia e investigación deben tener un financiamiento específico, como parte de un plan anual de desarrollo, procurando fuentes específicas de financiación ante diversos organismos estatales y/o privados. Por ejemplo, las prácticas hospitalarias y las residencias deberían ser sostenidas por universidades; los ensayos terapéuticos que promueven los laboratorios farmacéuticos deberían ser administrados por el hospital, y no en forma prebendaria por los jefes de servicios, impidiendo subsidios indirectos a investigaciones que se *filtran* aprovechando recursos asistenciales públicos; las autoridades del hospital podrán entonces buscar sinergias entre actividades asistenciales, docentes y de investigación.

Uno de los problemas que deberían resolverse para funcionar de esta manera es, por un lado, el empadronamiento unificado de los beneficiarios de la SeS. Se ha avanzado en esta dirección a través del padrón de aportantes titulares de la ANSeS, pero no están incluidos la totalidad de los familiares cubiertos. Tampoco se ha implementado un único documento de seguro social, que identifique la entidad aseguradora y los alcances de la cobertura. Este instrumento debería alcanzar a los asegurados por la Medicina Prepaga, si bien es esperable que esto sea resistido por las empresas; además, aún no se ha sancionado una ley que las regule. El gran problema es la confección de un padrón único de la población carenciada y sin cobertura. Un camino para lograrlo es el registro unificado de todos los beneficiarios de programas de asistencia social, pero los organismos provinciales habitualmente se resisten a compartir sus listados. Aunque se ha avanzado hacia un padrón único de beneficiarios, se trata de una población tan cambiante, que resulta difícil implementar un empadronamiento con actualización permanente, si no se cuenta con la cooperación de todas las jurisdicciones y con la bancarización de la cobranza de los beneficios.

Una parte importante de las regulaciones pro-competitivas debe dedicarse a la competencia entre las OS's y las EMP's. En la práctica, unas y otras compiten y/o se complementan en la captación de sus respectivos mercados de usuarios. Las OS's –y especialmente las de Personal de Dirección– al ofrecer planes de afiliación voluntaria, captan potenciales clientes de las EMP's, en condiciones impositivas más favorables. Por otro lado, es frecuente que las OS's *tercericen* en prepagos privados la atención de sus beneficiarios de mayor nivel salarial, con el fin de retenerlos y evitar que migren hacia otras coberturas. En el marco de la denominada "desregulación" y libertad de elección de OS's, se han ido entrelazando vínculos bilaterales, que fueron más allá de lo previsto por las autoridades. Los sindicalistas en general han resistido que esa "desregulación" permita la inserción de la Medicina Prepaga en la SeS, pero más allá del discurso, gestionaron acuerdos con esas empresas e implementaron planes voluntarios. Las empresas que tienen interés en participar en este mercado son marcas poco conocidas y algunas fueron constituidas por los propios dirigentes sindicales. Incluso las OS's provinciales, han implementado planes de afiliación voluntaria.

Tampoco la Medicina Prepaga es un mercado transparente. Ha habido diversos proyectos de leyes regulatorias, pero por ahora funcionan con un alto grado de restricciones perversas (topes de consumo, patologías preexistentes, plazos de carencia, etc.), así como exigencias desproporcionadas, que condicionan a los prepagos a obligaciones equivalentes a entes de SeS, cuando en realidad son seguros privados voluntarios. Aparte de sancionar un régimen legal específico, también debería ser obligatorio que toda entidad sin fines de lucro, que implemente un programa de afiliación voluntaria, registre una nueva empresa –separada de la que le dio origen– y participe en este mercado, ateniéndose a sus reglas de juego. Frente a la Medicina Prepaga la sociedad civil ha tenido una posición ambigua: por un lado, se les impide competir con las OS's en el ámbito de la SeS, por lo que terminan introduciéndose a través de gestiones no del todo transparentes; por otro lado, se plantean exigencias legales, como la cobertura compulsiva del PMO, con lo que se incrementa el costo de los planes al incluir más riesgos de los que desean asegurar los usuarios.

La última parte de las regulaciones pro-competitivas debería dedicarse al denominado *paquete básico de beneficios*, es decir, las prestaciones que como mínimo deben estar cubiertas por las instituciones que aseguran servicios de salud. El PMO sancionado en 1997 procuró avanzar en este sentido, pero no es el resultado de un estudio serio acerca del comportamiento de la demanda de la población. Un análisis creíble requeriría contar previamente con estadísticas de utilización de cada tipo de prestación de diagnóstico y tratamiento, según estratos de riesgo por edad, sexo y condición social. Asimismo, cada prestación o grupo de prestaciones debería tener estudios precisos de costos, equivalentes a los DRG (*Diagnosis Related Groups*) empleados en Norteamérica y Europa. Con estos elementos se podría construir el costo real del PMO y, más aún, el costo de la cobertura *per capita*, en cada grupo de riesgo según su propensión al gasto. Sin estos elementos, el PMO no es más que una extensa tipificación de servicios, de escasa utilidad para la planificación económica del aseguramiento y, menos aún, para que los usuarios puedan tomar decisiones respecto a la adecuada protección de sus riesgos sanitarios. En este sentido, deberían quedar claramente diferenciadas las obligaciones del ámbito de los seguros solidarios compulsivos (OS's), respecto de las de los seguros voluntarios de salud (EMP's), independientemente de la decisión final que se adopte para que unos y otros compitan en la SeS y/o en los planes de afiliación voluntaria.

e) Racionalización de los recursos

Hablar de racionalización de los recursos es un componente ineludible de la equidad en el acceso a la atención médica y de la justicia distributiva. No se puede apelar a la inequidad de nuestro Sistema de Salud, que indudablemente la tiene, si no se analiza el sobredimensionamiento irracional de algunos recursos de salud del país, junto a la carencia de otros esenciales.

El principal problema de racionalización de recursos se presenta con la denominada "plétora médica". Aunque hay una tendencia a la acumulación desigual de profesionales en las zonas más pobladas, quedan muy pocos lugares del país con déficit de profesionales. La sobreoferta no afecta sólo a los médicos, sino también a los bioquímicos, odontólogos y especialmente a los psicólogos. Desde la década del 50, la población médica argentina ha crecido en forma casi ininterrumpida a una tasa mayor que la del crecimiento de la población general. Es inadmisible que, en la actualidad, aún se sostenga el "ingreso irrestricto" a las universidades y los estudiantes combatan todo intento de introducir cupos de ingreso, cuando los actores del Sistema de Salud piden enfáticamente la restricción de las graduaciones. El resultado es una de las más altas concentraciones de médicos de todo el mundo y que sean más numerosos que las enfermeras.

El establecimiento de cupos de ingreso debe formar parte de un acuerdo político general para todas las universidades. Es el Sistema de Salud, en tanto empleador de los recursos humanos que el sistema educativo genera, el que debe determinar la cantidad de personal necesario, tal como ocurre en los países más adelantados. Por otra parte, debe hacerse un gran esfuerzo en reorientar la formación de médicos, mediante la enseñanza *basada en problemas*, en lugar del abordaje por órganos, aparatos y noxas. Este enfoque tradicional es uno de los motivos de la tendencia a la prematura especialización de los médicos, con la consecuente escasez de médicos generalistas o de familia, con capacitación específica. En la línea de racionalizar el personal médico, debería exigirse que cumplan el horario al que nominalmente están afectados en los hospitales públicos.

Al mismo tiempo deberían invertirse recursos significativos en la formación de personal *profesional* de Enfermería, ya que la mayor parte del existente tiene capacitación intermedia como *auxiliar* de Enfermería, o es personal empírico. El déficit de Enfermería también se extiende a la carencia de personal técnico para otras áreas (laboratorio, diagnóstico por imágenes, diversos operadores de equipos, auxiliares de distintas especialidades, etc.). Las carreras de Medicina, en su configuración actual, no permiten que los alumnos se inserten precozmente en el sistema cumpliendo funciones de personal técnico, porque no se prevén salidas laborales con títulos habilitantes. Los alumnos que desisten de terminar la carrera deberían tener opciones intermedias que satisfagan su deseo de vincularse con el Sistema de Salud y que, al mismo tiempo, contribuyan a paliar el déficit de personal técnico.

En materia de tecnología, el principal problema es la sobreoferta de equipos importados de diagnóstico y tratamiento, una parte de ellos de baja calidad o provenientes del reciclaje de equipos descartados en países industrializados. La ANMAT ha establecido algunas normas de calidad para autorizar las importaciones de los equipos de mayor complejidad. Es importante alentar y profundizar este tipo de normativas, para restringir una sobreoferta que se ha ido incrementando en forma incesante desde fines de la década del 70. Podrían implementarse mecanismos empleados en EE.UU. y Europa, denominados *certificación de necesidad*. Estos trámites testimonian que la instalación de un nuevo servicio complejo es conveniente o no, según la existencia de *demanda insatisfecha* en la población de un territorio determinado. No es una autorización, pero puede tener un fuerte poder desalentador de la sobreoferta, si la SeS no autoriza contratos con servicios no certificados. Debe tenerse en cuenta que, en el campo de la salud, toda sobreoferta favorece modalidades perversas de sobreprestación y/o sobrefacturación. Los comités que efectúan estos trámites de vigilancia pueden estar en organismos ministeriales, con participación amplia de las instituciones interesadas, o en ONG's de naturaleza técnico-científica.

El período más importante de expansión de las camas de internación en establecimientos públicos ocurrió entre 1945 y 1955. A partir de ese momento, se fue produciendo una paulatina disminución de las camas públicas y un crecimiento sostenido de las camas privadas. La expansión de las camas privadas se basó principalmente en establecimientos pequeños, constituidos por grupos de profesionales que invertían en clínicas y sanatorios, para tener un ámbito que garantizara su propio trabajo privado. Esta génesis, donde el principal objetivo era pagar el trabajo directo de los dueños, determinó instituciones privadas poco eficaces para acumular capital, que no lograron consolidarse como empresas de servicios. No obstante, la modalidad de expansión de las OS's durante las décadas del 60 al 80, con poblaciones cautivas y sin restricciones a la oferta, facilitó una enorme multiplicación de este tipo de unidades asistenciales.

En el sector privado, esta sobreoferta de camas de internación se está racionalizando, por distintas circunstancias de la cadena de pagos, que terminan ahogando el precario flujo financiero de las empresas. Los establecimientos más débiles declinan paulatinamente hacia la venta o el cierre. Los más fuertes procuran reconvertirse aplicando fuertes racionalizaciones de recursos y procedimientos. En los hospitales públicos, en cambio, la reducción de las camas ociosas se ejecuta a través de la desactivación de salas, pabellones o camas. La apariencia de que los hospitales están sobreocupados de pacientes, más allá de que en algunos casos se deba seriamente a la afluencia de población que ha quedado sin cobertura, se basa en que las estadísticas de porcentaje ocupacional se procesan en base al denominador de camas *disponibles*, en lugar de camas de *dotación*. Por otra parte, debe exigirse que los hospitales funcionen a pleno 12 horas diarias (de 8 a 20 hs), eliminando la conducta habitual de funcionamiento matinal. La tendencia general a la reducción de los plazos de internación y al incremento de las cirugías ambulatorias contribuyó también a acentuar la ociosidad de la capacidad instalada de internación. Los fenómenos descriptos, que carecen de la racionalidad de una selección competitiva en función de eficiencia y calidad, terminan facilitando a menudo mecanismos perversos, que desalientan la permanencia de los mejores.

Estrategias para definir prioridades

Si se piensa en términos de inversiones prioritarias en salud, debería volcarse la mayor parte de los recursos a redes cloacales y de agua corriente. Sin que suponga desatender el sostenimiento de planes de ayuda social, de centros ambulatorios del 1er nivel de atención, de la provisión de insumos a esos centros y de la extensión masiva de los programas de vacunación, el eje de las acciones de salud debería volcarse a las inversiones que garantizan una mejor calidad de vida de la población. Aunque históricamente las políticas sanitarias enunciaron su orientación hacia las acciones preventivas, en la práctica actuaron prioritariamente sobre la profilaxis vacunatoria y la recuperación de enfermedades. Paradójicamente, las acciones verdaderamente preventivas –o de promoción de la salud– escapan a la esfera decisoria de las autoridades sanitarias. En efecto, las obras de infraestructura sanitaria (agua corriente y cloacas), urbanización de los asentamientos precarios en las ciudades (villas de emergencia), relocalización de las ocupaciones ilegales urbanas y mejoramiento de las viviendas rurales están fuera del alcance del área de salud.

En el marco del escaso poder de decisión efectivo del Ministerio de Salud de la Nación, llama la atención que no haya procurado una mayor participación de la gran cantidad de ONG's de distinto tipo, que desarrollan actividades relacionadas con el mejoramiento de la calidad de la atención médica. Sociedades científicas, instituciones de carácter técnico, entidades académicas, consejos profesionales y organizaciones de naturaleza deontológica constituyen actores protagónicos, en circunstancias en que el Estado va restringiendo la magnitud de su participación relativa. Los imperativos de consensos regionales y continentales en lo relativo a normas y control de productos industriales en mercados globalizados refuerzan la expectativa de fuertes alianzas público-privadas que contribuyan al ordenamiento del sistema. Estos rasgos del comportamiento estatal tienen en este momento alcance universal, de modo que sería comprensible que, con el fin de fortalecer la función de rectoría del Ministerio, éste extienda su capacidad operativa tejiendo una red de alianzas. El término *rectoría* no debería ser interpretado más que como un eufemismo de *conducción política*, que es lo que en realidad se espera de la autoridad sanitaria nacional.

En el campo específico de la salud, cada vez más pierden efectividad y credibilidad los procedimientos de fiscalización realizados por el Estado, en el ejercicio de su "poder de policía sanitaria", dado que están obstaculizados por su dinámica burocrática, afectados por la vulnerabilidad de los organismos públicos a las presiones políticas y restringidos en la disponibilidad de recursos por el ajuste del gasto fiscal. Por el contrario, van adquiriendo cada vez más protagonismo las actividades llevadas a cabo por ONG's, con el objetivo de evaluar y controlar voluntariamente el nivel de calidad de establecimientos, profesionales y servicios especializados. A estos procedimientos, que están en franca expansión en todo el mundo –y también en el país– se los comprende genéricamente como *técnicas de evaluación externa por pares*. Desde 2005 el Ministerio de Salud ha buscado mesas de diálogo con este tipo de entidades, pero sigue existiendo cierta reticencia a volcar en estas instancias de concertación, el poder decisorio que la autoridad sanitaria necesita reforzar mediante estos mecanismos consultivos.

El comportamiento de los organismos ministeriales frente a estas tendencias, ha sido históricamente ambiguo en la Argentina. En algunos casos han procurado competir con las ONG's, comprometiendo la elaboración de nuevos instrumentos, mientras desatendían las funciones de fiscalización que indelegablemente les competen. En otros casos, se han propuesto regular su funcionamiento, tarea para la que tuvieron que contar con su apoyo para establecer pautas y criterios para evaluarlas. En el peor de los casos, aprovecharon normas técnicas aportadas por entidades científicas, capitalizándolas como si fueran producto de la elaboración de los técnicos estatales y estableciendo su cumplimiento obligatorio, sin evaluar previamente su factibilidad (Arce, 2001: 95-99). Con una visión política de grandeza, en lugar de apropiarse del trabajo que en gran medida realizan vocacionalmente, deberían favorecer su crecimiento, capitalizando para el conjunto del Sistema la tarea de mejoramiento que realizan, así como empleando su capacidad política para armonizarlas con el conjunto de los componentes del Sector.

Sistema integrado nacional o sistemas provinciales articulados

Ésta es una problemática prospectiva, pero depende firmemente de hechos y decisiones que están transcurriendo en este momento. ¿El futuro de los servicios de salud depende de la articulación de sus componentes en un sistema estratificado a nivel nacional, que contemple la atención de la población con cobertura y beneficie a los carentes de capacidad contributiva? Como alternativa a esta presunción, ¿el modelo esperable es que se estructuren múltiples seguros provinciales de salud, más o menos articulados en una trama de reciprocidades?

Es difícil predecir el curso de acción más probable, porque están operando diferentes tensiones e intereses contrapuestos. Varias provincias han intentado en el pasado constituir seguros provinciales de salud y, en la actualidad, otras están actuando en el mismo sentido. Para llevar a cabo este curso de acción, los gobiernos provinciales cuentan dentro de su esfera de decisiones con los hospitales públicos y los programas especiales, que dependen de sus respectivos Ministerios de Salud. Otro instrumento importante son las OS's de los empleados públicos y sus familias, que en algunos casos tienen además afiliados voluntarios y que, según la provincia, constituyen entre el 30 y el 60% de la facturación local de la SeS. Lo que queda fuera de la órbita decisoria provincial son las OS's nacionales y, principalmente, el PAMI.

A comienzos de la década del 90, se propuso la desregulación lisa y llana del PAMI, posibilitando que sus afiliados optaran por la OS de su etapa activa u otra OS sindical, o eligieran quedarse en la entidad nacional. A fines de esa década, se planteó una reforma de carácter pro-competitivo, tendiente a que 4 ó 5 grandes redes de prestadores –de alcance nacional– compitieran entre sí por la captación de beneficiarios, que pudieran optar libremente por la red que le ofreciera mejores servicios, sin quedar cautivos de las opciones ofrecidas por la entidades gremiales de prestadores de cada provincia. Actualmente, en algunas provincias, este marco pro-competitivo se está llevando a cabo entre redes locales, pero limitando la libertad de elección al territorio provincial. En 2001, en el marco de la puja política entre el oficialismo y la oposición, algunas provincias volvieron a presionar para que el PAMI se subdivida en 24 jurisdicciones provinciales. Pero invariablemente, quienes han presionado desde las provincias para descentralizar el PAMI actuaron en sentido contrario cuando tuvieron acceso a la órbita nacional.

En realidad, de los cursos de acción resultantes de las controversias descriptas, depende en gran medida la configuración general que adopte en el futuro el Sistema de Salud. Si se mantiene el carácter nacional del PAMI, como OS de la clase pasiva, promoviendo que redes de prestadores de alcance nacional compitan entre sí, y se admite cierta libertad de elección hacia otras OS's por parte de sus beneficiarios, la tendencia general predominante va a ser seguramente hacia una articulación de orden nacional. Esta tendencia probablemente arrastre a las OS's nacionales a que subcontraten a las mismas redes nacionales. Por el contrario, si se optara por subdividir el PAMI en 24 jurisdicciones autónomas, el centro de gravedad del poder de decisión pasaría a las provincias, que ahora tendrían posibilidades ciertas de constituir seguros locales, ya que a sus resortes actuales agregarían la cobertura de los jubilados y pensionados. En este caso, las OS's nacionales estarían compelidas a optar por las redes de servicios de alcance provincial, para garantizar la cobertura de sus beneficiarios dentro de cada territorio.

En las tensiones provocadas por estas disyuntivas, deberían proyectarse los escenarios posibles hacia el futuro del Sistema. La magnitud del PAMI y de sus problemas determinan que las soluciones específicas que allí se adopten actúen como una de las llaves de la futura reforma del Sector Salud. Las decisiones políticas, las ideas-fuerza, los cursos de acción y los proyectos, muy probablemente quedarán condicionados por la configuración general resultante de estas tensiones.

Aspectos relevantes a comparar con otros Sistemas de Salud

Las características y tendencias analizadas configuran un Sistema de Salud difícilmente comparable con los modelos más conocidos en el mundo (Londoño-Frenk, 1997). Para discutir su caracterización como sistema y sus perspectivas futuras conviene destacar algunos rasgos, con el fin de extraer conclusiones que posibiliten la comparación con los modelos existentes.

El primer aspecto a considerar proviene del carácter *federal* de nuestra organización nacional, así como de la autonomía de las provincias para adoptar decisiones en materia de Salud y Educación, aun frente a leyes sancionadas por el Congreso de la Nación. Se requiere la adhesión específica de cada provincia, para que esas leyes tengan vigencia obligatoria en su territorio. En la Argentina, esta forma del ejercicio del *federalismo* ha dificultado la capacidad de acción de la autoridad sanitaria nacional y constituyó uno de los obstáculos, que debieron enfrentar los diversos proyectos de articulación legislativa de un sistema nacional. Llama la atención sin embargo que, en países con estructura tan federal como la nuestra, como Brasil y Canadá, el *federalismo* no ha impedido organizar el Sistema de Salud a nivel nacional, sin que este ordenamiento federal de las acciones opere en contra del necesario fortalecimiento de la capacidad de administración descentralizada de los recursos y programas de salud, por parte de los Gobiernos provinciales.

En Brasil, a principios de la década del 80 se creó el Sistema Unificado y Descentralizado de Salud (SUDS), que reunió bajo una administración centralizada los recursos financieros del Sistema. Este fondo central concentraba las diversas fuentes de recursos, sean contribuciones estatales o aportes a la SeS, y desde allí se financiaban todas las actividades sanitarias, mediante transferencias a los estados y municipios (Porto, 1990). Posteriormente, se rebautizó como Sistema Único de Salud (SUS), que financia todas las acciones sanitarias, e incluso en algunos casos, contrata a seguros privados para completar la provisión de servicios (Noronha y col., 1990). En Canadá, el Seguro Nacional de Salud se constituyó en base a mecanismos federales de compensación, de los seguros provinciales de salud. Desde 1957, el gobierno federal acordó con los provinciales, para que administren seguros hospitalarios universales. Posteriormente se incorporaron servicios ambulatorios y, mediante la *Canada Health Act* de 1984, se consolidó la legislación anterior y se establecieron incentivos federales, para compensar las finanzas provinciales con fondos públicos. Las provincias y, a su vez, los prestadores públicos y privados, tienen asignadas alícuotas proporcionales por la población que protegen, administrándolas en forma descentralizada, bajo un régimen de *premios y castigos* de alcance nacional (White J., 2000; Iglehart J., 2000; Detsky-Naylor, 2003).

Otro aspecto a considerar es la fragmentación de las entidades prestatarias de la SeS. En las diversas oportunidades en que se procuró encuadrarlas dentro de un régimen unificado obligatorio, lograron condicionar los cambios y mantener su autonomía decisoria. Durante la década del 90 se alcanzaron reformas significativas, como la unificación de la recaudación y fiscalización de aportes y contribuciones, así como la libertad de optar por una OS diferente. Sin embargo, no se pudo alcanzar el propósito de reducirlas a 70 u 80 entidades de gran magnitud. En Brasil, se unificaron las prestatarias de origen sindical, durante el gobierno militar a comienzos de la década del 80, en el Instituto Nacional de Asistencia Médica y Previsión Social (INAMPS) y, posteriormente, fueron incorporados durante gobiernos democráticos al SUS, ya comentado. En Colombia, la Ley 100 vigente desde 1995 incorporó una Seguridad Social de origen estatal, cuya cobertura sólo alcanzaba al 20% de la población. Esta Ley implica un proyecto integral de unificación del Sistema de Salud y de cobertura universal de la población, cuya implementación se lleva a cabo en forma gradual pero sostenida. Debe tenerse en cuenta que su organización sanitaria es *unitaria*; sin embargo, a partir de recursos financieros de recaudación centralizada, posibilita iniciativas públicas o privadas, con o sin fines de lucro, para actuar como prestatarias del Sistema bajo la denominación de Entidades Promotoras de Salud o EPS (Cobián y col., 1995).

La introducción de *reformas pro-competitivas* durante la década del 90 puede considerarse una estrategia universal destinada a contener el acelerado incremento de los costos de la atención médica. En la Argentina, en el marco de los respectivos acuerdos con organismos multilaterales de crédito, se estableció la libertad de elección entre OS's, se promovió la participación de las EMP's en la SeS, se alentó la administración descentralizada de los hospitales públicos –bajo la denominación de *autogestión*– y se procuró delimitar un paquete básico de beneficios (PMO). La viabilidad y efectividad de estas reformas fue cuestionada para los casos de la Argentina, Chile y Colombia, en función de la necesaria regulación estatal en un mercado imperfecto como el de los servicios de salud (Bertranou, 1999). Sin embargo, diversas iniciativas expuestas en el marco de un estudio comparativo de CEPAL-GTZ ya citado, muestran que tanto Chile como Colombia, con organizaciones sanitarias muy diferentes, estaban implementando medidas pro-competitivas tendientes a evitar la selección adversa y los subsidios indirectos de los fondos públicos (Aedo, 2000; Restrepo Trujillo, 2000).

Del mismo modo, en Sistemas de Salud tan diversos como Suecia, Italia, Reino Unido, Francia y Alemania, se implementaron reformas pro-competitivas durante los '90, en base a ciertos patrones constantes como: a) descentralización del riesgo financiero hacia administraciones locales, mediante transferencias *per capita*; b) definición de *paquetes básicos de beneficios*; c) introducción de *guías de atención clínica* basadas en evidencia, con el fin de reducir la variabilidad de los criterios asistenciales; d) utilización de los aranceles modulares del tipo DRG, como instrumento de control interno de gestión hospitalaria, y e) competencia entre los prestadores y/o los agentes prestatarios por la calidad de atención de los usuarios (Freeman, 1999; Glennester, 1999).

Un último rasgo clave a considerar es la reconversión de las asociaciones de prestadores, desde rasgos monopólicos prevalentes en la década del 80, hacia el funcionamiento como *gerenciadores* de redes de servicios. Los rasgos monopólicos circunscriptos a territorios provinciales comprendieron no sólo la intermediación administrativa en la facturación y cobranzas, sino también la gestión del riesgo financiero en contratos por capitación, la producción de sus propios planes prepagos y la vinculación a la entidad deontológica que administra la matriculación y certificación de especialidad. La función de *gerenciamiento de planes de riesgo* fue ejercida desde empresas privadas o desde la propia entidad gremial, diferenciando la gestión según las características de los contratos. Procesos similares se vivieron en EE.UU., cuando los *grupos médicos* organizados en torno de la modalidad de *pago por prestación* se fueron reconvirtiendo en HMO's)en el marco de la tendencia a la *managed care* (Enthoven, 1980), extendida entre los '70 y '90 (Belmartino, 1999: 149-220). Cabe destacar, sin embargo, una diferencia significativa entre la *managed care* americana y la *gestión de contratos de riesgo* argentina: en EE.UU. ha tenido importancia la evaluación actuarial de los planes (Newhouse, 1996); en la Argentina no ha existido experiencia al respecto en el Sector. También en Alemania la SeS ha inducido a las cajas de enfermedad, que en gran medida provienen de asociaciones profesionales, a establecer programas de gestión de enfermedades, en el marco de la libre elección de caja, introducida en 1996 (Busse, 2004).

Algunas reflexiones prospectivas

Según dijimos previamente desde un punto de vista prospectivo, el futuro de los servicios de salud dependería de la posibilidad de que se articulen sus componentes, en un sistema estratificado a nivel nacional, que contemple la atención de la población con cobertura y beneficie a los carentes de capacidad contributiva. Una alternativa a esta presunción sería que se estructuren múltiples seguros provinciales de salud, articulados desde el gobierno nacional por una trama de reciprocidades. Anteriormente hemos resumido las diferentes tensiones e intereses que están en juego. Para llevar a cabo este curso de acción, debería encontrarse un nuevo punto de equilibrio entre los gobiernos provinciales y el Gobierno nacional (Vasallo-Báscolo, 2001).

Durante la gestión de Ginés González García en el Ministerio de Salud, se llevaron a cabo una serie de programas significativos, tendientes a modificar la configuración general del Sistema de Salud. Contó asimismo con la circunstancia favorable de que varios ministros de Salud provinciales respondían a su liderazgo personal. Además, como su gestión se inició en el dramático momento de la crisis de principios de 2002, pudo remontar la situación de emergencia con apoyo financiero externo, y extender luego ese apoyo para poner en marcha los planes que consideraba prioritarios, a expensas de fondos que estaban asignados a otras áreas de gobierno. En este escenario, en el que logró concitar interés político hacia el Sector Salud, puso en marcha iniciativas importantes y trascendentes como: a) el Programa Remediar para proveer medicamentos esenciales a los Centros de Atención Primaria de la Salud (CAPS); b) el Programa de Médicos Comunitarios tendiente a la formación de una generación de médicos con orientación *generalista* y vocación social, con la entusiasta participación de universidades públicas y privadas; c) el apoyo y construcción de una gran cantidad de CAPS en todo el país, equipados con tecnología que en algunos casos excedió necesidades básicas del 1er nivel, y d) el acuerdo político en el CoFeSa para aprobar el Plan Federal de Salud 2004-2007 (González G.-Tobar, 2004: 434-483).

Asimismo, tuvo posiciones categóricas en temas polémicos, en los que funcionarios anteriores no fueron capaces de responder con firmeza, como: ampliar los casos de legalidad del aborto terapéutico; promover la educación sexual y los métodos contraconceptivos, a fin de evitar embarazos no queridos, sobre todo en los sectores de menores recursos; promover el uso masivo del preservativo para la prevención del SIDA; prohibir el tabaco en todos los edificios públicos, y luego en todos los locales cerrados. Indudablemente, desde la recuperación de la democracia en 1983, fue la gestión ministerial con resultados más efectivos. Sin embargo, no aprovechó suficientemente su acceso mediático, emitiendo un mensaje firme con el fin de promover una mejor calidad de vida en las poblaciones urbanas, de favorecer una alimentación sana en niños y jóvenes, de combatir la obesidad y el consumo inadecuado de alcohol, así como de alentar la actividad física en todas las edades.

La debilidad central de las iniciativas destinadas al sistema de atención médica es que se llevaron a cabo con recursos financiados por el BM y el BID que, por definición, implican apoyos circunstanciales no sustentables a largo plazo. Su duración está condicionada por el mantenimiento de la red de apoyos, que se sostuvo mientras ocupó la cartera sanitaria. De hecho, se debilitaron con posterioridad. La segunda debilidad es que estuvo presidida por una concepción de la estrategia de APS, limitada al 1er nivel de atención. Las políticas hospitalarias fueron débiles y los hospitales siguieron funcionando como siempre, lo que restó trascendencia a los avances que se lograban en el 1er nivel de atención. El cuerpo médico, en general, tampoco fue muy receptivo a la estrategia general de prescribir por la denominación genérica. En el fondo, no introdujo una visión crítica hacia la estrategia de APS, que le permitiera abarcar con una política más integral –y teniendo a su favor diversos factores políticos envidiables– todos los aspectos y niveles, tendientes a reformar integralmente y en forma permanente el Sistema de Salud. No hay reformas permanentes que puedan resolverse con préstamos externos, sin que se sustenten en la decisión política de reasignar los propios recursos del Sistema. Es equivalente a comprar los víveres mensuales del supermercado haciendo uso de créditos bancarios a mediano plazo.

En lo relativo a la Calidad de los servicios de salud, que es un tema que no desatendió, no pudo modificar la constante de gestiones anteriores, asignándole un papel auxiliar. En otros países de la Región supieron utilizarla como puente político entre las autoridades sanitarias y las necesidades de la población, superando las limitaciones de la burocracia estatal y movilizando a la población hacia una participación activa en el mejoramiento de los servicios. La mejoría de la Calidad no debe ser considerada una estrategia complementaria. Por el contrario, debe ser entendida como un formidable factor de movilización social en el que –la población, el personal de los servicios de salud y las autoridades sanitarias– logren encolumnarse en función de un imperativo estratégico y fácilmente comprensible. Desde los sectores más humildes de la población hasta los de mayor poder adquisitivo y mayores exigencias, tienen necesidades respecto de la calidad de los servicios, más aún el personal asistencial; el acceso a servicios suntuarios de que disponen los usuarios de mayor poder adquisitivo no garantiza en general una buena calidad de atención.

Habitualmente la organización burocrática del Estado impide que los funcionarios puedan captar las necesidades reales de la población; esos obstáculos burocráticos y organizativos constituyen mucho más que una barrera administrativa. Es la verdadera y a menudo insalvable valla entre el Sistema de Salud y sus destinatarios. Los funcionarios no pueden permanecer a la espera de que las estructuras burocráticas se encaucen en el cumplimiento eficiente de sus funciones. Su propia naturaleza les impide actuar en función de necesidades reales: están preparados para cumplir circuitos administrativos.

La Calidad debería ser un factor que congregue a todos detrás de un objetivo común: no es una expectativa utópica –aunque no estaría demás que esté inspirada en una utopía–; ha habido experiencias motorizadoras concretas, como la Cruzada Nacional por la Calidad de México, que logró una activa participación de organizaciones comunitarias, personal de salud y funcionarios, en función de la simple idea-fuerza de lograr servicios mejores (Ruelas-Poblano, 2005: 17-149). Es necesario tender un *puente*, como un activo político *intangible*, que permita que las autoridades sanitarias puedan responder a las necesidades de la población, con la menor cantidad de intermediarios posibles. Salud es política social, y ésta a su vez es una respuesta a la sociedad misma; el problema es cómo detectar lo que la sociedad misma necesita.

A lo largo de este trabajo, hemos visto las limitaciones de las autoridades sanitarias –la nacional y las provinciales– para regular el desempeño del Sector, debido a presiones sectoriales. El desafío consiste en la suficiente decisión política para que predominen las expectativas generales frente a los intereses parciales.

Epílogo

Al término de esta prolongada revisión, cabe preguntarse cuál debe ser eje de la Política Sanitaria. ¿Son muchos los objetivos que deben atenderse? Si los objetivos son múltiples, ¿existe un hilo conductor que oriente el resto de las acciones?

Partimos del supuesto de que la Política Sanitaria carece de autonomía y depende del marco político general en el que se desenvuelve el Gobierno. También hemos admitido que la mayoría de los factores que determinan una mejor calidad de vida y, en consecuencia, mayores niveles de salud de la población, se encuentran fuera de la órbita de decisiones del área de Salud. Basta con reiterar algunos, sin agotar su enumeración, para definir su importancia: condiciones sanitarias de la vivienda, inserción laboral con inclusión social, condiciones laborales dignas, nivel educativo del jefe de familia, disponibilidad de cloacas y agua corriente, acceso en red a electricidad y gas.

Dentro de lo específico de la órbita sanitaria, el acceso a atención médica y medicamentos, a través de una puerta de entrada al sistema general de servicios asistenciales, es sin duda una responsabilidad ineludible de las autoridades sanitarias. En esta línea de razonamiento, pareciera que la estrategia de APS es el instrumento más adecuado para delinear un Plan de Salud. Pero la APS, en sentido estricto, no implica más que la gestión racional de los recursos de salud. Alma-Átá, en realidad, consolidó un cuerpo de doctrina alrededor de la apropiada gestión de todos los recursos de que la sociedad dispone, para posibilitar que la totalidad de la población tenga acceso a servicios de salud. Los componentes de la estrategia de APS no se formularon en Alma-Átá, ya estaban presentes en las recomendaciones sanitarias desde la década del 50.

¿Por qué hacer de la estrategia de APS un instrumento *contra* y no *a favor*? Fue el mismo error que, salvando las distancias, cometió la generación de sanitaristas formada al calor de la fundación de la OMS. La consigna de Salud Pública fue enarbolada como una bandera de cambio, *en contra* del enfoque clínico individual predominante, cuando en realidad el enfoque epidemiológico significaba una superación científica del enfoque individual, para perfeccionarlo, no para subsumirlo. El enfoque clínico no estaba en contra del análisis estadístico; de hecho, era el instrumento empleado por los profesionales en sus trabajos científicos. Lo que predominaba en la cultura clínica tradicional era asignarle mayor jerarquía a patologías científicamente más interesantes, antes que a los problemas de la atención cotidiana, que constituían la mayor parte de la demanda. Pero el planteo de la Salud Pública como contradicción con la salud individual llevó a enfrentar médicos asistenciales con administradores, o al cuerpo médico con los sanitaristas. ¿Qué otra reacción podía esperarse de los médicos asistenciales, si su actividad cotidiana era descalificada por profesionales que, para actuar en el campo de la Medicina Sanitaria, habían abandonado el ejercicio asistencial?

El error posterior a Alma-Átá fue la pretensión de transformar la estrategia de APS en una ideología opuesta al modelo de organización existente en los países, en lugar de acompañar su desenvolvimiento procurando aportar un componente de racionalidad y eficiencia en la gestión, común a todos los protagonistas. Desde esa posición, como consecuencia inevitable, se acentuó el énfasis en la prevención y el 1er nivel de atención, como posición arbitraria en contra de los actores del Sector Salud, descalificando implícitamente la importancia de las actividades hospitalarias. No se expresó una actitud favorable al mejoramiento conjunto del Sector, sino centrada en un extremo de la cadena asistencial a expensas del resto. El modelo de pensamiento médico predominante –al que se ha estigmatizado como *modelo médico-hegemónico*– no está en contra de la prevención y el 1er nivel de atención. Simplemente no está culturalmente preparado para hacerlo, porque la formación recibida en las facultades de Medicina ha puesto el acento en prioridades distintas; porque los protagonistas y financiadores del Sistema de Salud están orientados hacia una visión diferente; pero también el común de las personas, la opinión pública, el periodismo, los medios de difusión masiva y el propio personal de salud razona con una escala de valores, donde la puerta de entrada al sistema ocupa el último eslabón de la cadena.

Los médicos formados antes de la década del 90 no tenían otro enfoque posible que el que recibían en las escuelas de Medicina, donde se jerarquizaban las acciones reparadoras antes que las preventivas, y donde las prestaciones de alta complejidad eran más valoradas que la atención ambulatoria de la patología corriente. Pero aún hoy, los médicos que se forman en las grandes ciudades difícilmente cambien esa orientación, porque se educan en los ámbitos donde se estudian y se tratan patologías complejas. Nuevas corrientes de educación médica promueven la formación en base a *problemas*, en lugar del ordenamiento convencional por *aparatos, órganos y noxas*. Los resultados de esas innovaciones llevarán más tiempo del que se supone, porque sus profesores, el medio en que se desenvuelven y la propia bibliografía están orientados por criterios convencionales. Pero si las escuelas de Medicina no forman a esos alumnos en ámbitos cercanos a centros del 1er nivel de atención, difícilmente encuentren una orientación vocacional por la Medicina General y el enfoque social de su práctica asistencial. Si todo continúa concentrado en centros urbanos, seguramente reproducirán la práctica que viven cotidianamente.

La diferencia entre las nuevas generaciones de profesionales, que se formen con enfoques innovativos y con una orientación preventiva del ejercicio de la Medicina, respecto de las generaciones anteriores orientadas a la reparación de enfermedades, debe interpretarse en forma equivalente a las diferencias generacionales en relación con la tecnología. Los profesionales jóvenes de las décadas del 60 al 80 se formaron con instrumentos tecnológicos de naturaleza electromecánica, y se incorporaron con mayores o menores dificultades a la electrónica analógica, la informática y la tecnología digital. Los jóvenes profesionales de las décadas del 90 y 2000, se formaron en pleno auge de la informática, la robótica y la tecnología digital. Los adelantos tecnológicos de la última generación no surgieron *contra* la tecnología anterior, sino *a favor* de reemplazarla y perfeccionarla con nuevos recursos. Las diferencias en las modalidades de razonamiento, en las búsquedas bibliográficas, en el desenvolvimiento de las actividades asistenciales cotidianas, seguramente permanecen entre una generación y otra. Pero las generaciones recientes tienen mucho que aprender de las anteriores, aunque su práctica se desarrolle en el futuro con un enfoque diferente del conocimiento y de la Medicina.

Los países que aplicaron la estrategia de APS no fueron *iluminados* por un modelo excepcional; simplemente aplicaron la lógica del empleo racional de todos los recursos, incluyendo la Medicina Popular, con el fin de obtener los mejores resultados. Cuando se promueve la estrategia de APS como ideología, los propios *ideólogos* entran en conflicto entre sí, y necesitan prolongados consensos para acordar un discurso común. En 2007 la OPS emitió un documento de posición, después de un prolongado debate, *renovando* la estrategia de APS para las Américas. En un aporte muy importante porque desarrolla en forma detallada los componentes de la APS, revisa los diferentes enfoques que se aplicaron, analiza las lecciones aprendidas al implementar esta estrategia y la construcción de alianzas para el cambio. Sin embargo, a lo largo de todo el documento se ignora la táctica de los SiLoS, en el que la propia OPS empeñó una enorme cantidad de recursos durante las décadas del 80 y 90. No se propone superarlo ni se lo critica, se lo ignora, como si no hubiera existido. Y precisamente, una de las particularidades de los SiLoS, era la de rescatar la atención hospitalaria y el concepto de *redes de servicios de salud*. ¿En base a qué curso de acción quienes impulsan la estrategia de APS la plantean como antinomia de otro modelo, al que no definen con claridad? ¿Cómo podrán proponer esa estrategia con solvencia, si al revisarla ignoran el camino que aconsejaron para alcanzarla, durante dos décadas? Y quienes han aplicado políticas de administración racional de los recursos y de accesibilidad de la población, sin encuadrarlas explícitamente en el marco de la estrategia de APS, ¿quedarán fuera de la corriente?

El problema más grave que tienen las autoridades sanitarias de todos los países y los distintos niveles de ejecución es que las acciones que desarrollan no llegan a la población adecuadamente. Entre el nivel de la toma de decisiones y el resultado final de las acciones se interponen múltiples barreras burocráticas, administrativas, geográficas y culturales, que condicionan las mejores intenciones de los funcionarios. Estas barreras son universales. A medida que los organismos estatales adquirieron una estructura más compleja, los escalones burocráticos se multiplicaron y la distancia administrativa entre la decisión y la ejecución fue creciendo en los procedimientos y decreciendo en la calidad percibida por los usuarios. Esta dificultad no es exclusiva de los organismos sanitarios, sino común a toda la estructura del Estado, de modo que su solución depende de decisiones políticas de las máximas autoridades, para reorganizar la operatoria administrativa estatal.

A menudo la repercusión de las acciones políticas del ministro de Salud depende de su capacidad de comunicación mediática. Con frecuencia son conflictos gremiales o accidentes producidos en instituciones asistenciales los que determinan el interés de los medios de difusión. Invariablemente, los medios se conmueven por una enfermedad excepcional, o un procedimiento quirúrgico de alta complejidad; pero jamás ha despertado su curiosidad el hecho de que en algún lugar hayan descendido las tasas de las enfermedades infecciosas, por haber instrumentado bien una campaña de vacunaciones. Es noticia que se haya realizado un trasplante de órganos no convencional o una operación innovadora; también es noticia que se haya cometido un error médico, cuanto más dramático, mejor; a nadie importa, en cambio, que en algún lugar del país un grupo de jóvenes profesionales realice su tarea asistencial con vocación y entrega. No es el modelo médico-hegemónico el que ha inducido esta escala de valores; es la sociedad toda la que valora en forma no equitativa los alcances y la importancia de las acciones sanitarias.

Las secciones de Salud de diarios y revistas se ocupan de temas banales: estética corporal, espacios de relajación, tratamientos antiestrés. Los problemas de salud de la población o el funcionamiento del Sistema de Salud no tienen interés periodístico. La Salud y la Medicina han pasado a formar parte del *mundo del espectáculo*; pero hay poco interés por el *detrás de la escena*. En este clima de superficialidad respecto de los problemas sanitarios, las dificultades ejecutivas de los organismos estatales se amplifican. La lógica burocrática es incompatible con la lógica mediática. Entretanto, los servicios públicos continúan operando con la actitud común a los empleados de las dependencias administrativas estatales, como si cumplieran una tarea rutinaria que no está determinada por las necesidades de la gente, aunque ésta contribuya a pagar sus sueldos a través de los impuestos. Así funciona la monótona rutina de los organismos ministeriales y los servicios públicos de salud.

¿Cómo sacudir a la sociedad para que se interese por los problemas de salud? ¿Cómo conmover a la opinión pública para que la Salud pase a ocupar el centro de la escena? ¿Cuál es la idea-fuerza que puede establecer el puente comunicativo entre las autoridades sanitarias y la gente? Un mensaje claro y sencillo, fácilmente comprensible, de inmediato consenso, y al mismo tiempo movilizador. En mi opinión ese mensaje es la *calidad* y la *accesibilidad* a los servicios de salud. Mejores servicios al alcance de todos. En realidad, en gran medida la *accesibilidad* es consecuencia de la *calidad*; a menudo los servicios disponibles no resultan *accesibles* porque el personal restringe la *calidad* de la atención, limitando los horarios o interponiendo otras barreras. Habitualmente las autoridades sanitarias han entendido a la Calidad como un elemento accesorio: “nadie puede estar en desacuerdo con servicios mejores, pero los tendremos cuando dispongamos de mayores recursos” es el razonamiento habitual. Esta posición respecto de la Calidad es la base para asignarle un papel periférico en la Política Sanitaria. Pero el mensaje categórico que dejó Avedis Donabedian puede sintetizarse como: *la Calidad no es el paso siguiente a la disponibilidad de recursos; la Calidad es actuar mejor con los mismos recursos.*

Para alcanzar el acceso de todos los habitantes a los servicios se requiere implementar un *seguro público de salud* para la población sin capacidad contributiva. En la Argentina esto no es fácil: se necesita un consenso federal, así como la decisión de reasignar recursos –actualmente empleados en el *subsidio a la oferta* de los servicios públicos– para pasar a *subsidiar la demanda*, posibilitando que todos los usuarios cuenten con una cobertura. La decisión política de admitir que los hospitales tendrán una administración descentralizada, dejarán de ser gratuitos y tendrán que competir con los establecimientos privados, a efectos de sustentarse con el producto de su propio trabajo, requiere una convicción que en general los políticos no han demostrado. Esto no es equivalente a privatizar los hospitales –que pierdan su naturaleza pública–, ni dejar de sostenerlos; sólo implica la decisión de mantener el patrimonio, aportando las inversiones en bienes de capital (edificios y equipamiento); pero los establecimientos deberían sostener sus erogaciones corrientes (personal e insumos) con lo que recauden, ya que todos los pacientes tendrían cobertura. Cuando el mensaje político es *economicista*, desemboca inevitablemente en un mayor desembolso de fondos, para mantener los mismos problemas. Pese a los mensajes tendientes a reducir el gasto en medicamentos, éstos siguen invariablemente ocupando el mismo porcentaje del gasto en salud; el tradicional argumento de la falta de presupuesto en los establecimientos públicos elude afrontar el verdadero problema, que es su gestión ineficiente y prebendaria. Todos los mensajes económicos terminaron en incrementos del gasto, sin mejorar los resultados: la consigna debe ser *gastar mejor*.

La idea-fuerza de la Calidad es un mensaje simple y comprensible, está al alcance de todos. El problema no es inyectar *más recursos* al Sistema de Salud, el eje de la solución no es *económico*; la estrategia es *hacer mejor* las cosas, aprovechando mejor los recursos disponibles. No consiste en negar los aspectos económicos: lo económico debe ser la consecuencia de las decisiones, no la causa. El más humilde de los usuarios desearía ser atendido afablemente, por un profesional que escuche su problema y le proponga un tratamiento adecuado. Las poblaciones más postergadas serían capaces de pedir servicios accesibles y de expresar sus prioridades, si las autoridades los estimularan a requerirlos. El personal de los servicios de salud sabría de qué modo trabajar mejor, si sus jefes y directivos mostraran el mismo entusiasmo con la función social que les toca ejercer. Los directivos y funcionarios jerárquicos mostrarían un compromiso equivalente con la responsabilidad de su cargo, si existieran modalidades de gestión que premiaran los mejores resultados. Los prestadores de servicios de salud pondrían el mayor empeño en demostrar una mejor calidad de atención, si las entidades que brindan cobertura incentivaran esas mejoras –que en general implican menores costos– retribuyéndolas en forma diferenciada. Las más altas autoridades sanitarias contarían con una consigna movilizadora y una actitud motivadora si llevaran a cabo su gestión premiando los mejores desempeños y los resultados más alentadores.

Esta escala ascendente de acciones y actores no funciona con un ordenamiento burocrático de decisiones jerárquicas, no requiere intermediarios que traduzcan los propósitos en actos resolutivos, normas y procedimientos. Todos estos elementos existen, sólo hace falta que no funcionen por la *inercia*, sino por la *motivación*. Y esa motivación debe ser un *mensaje político*, que llegue a todos los niveles de la cadena productiva de la salud, en forma categórica: la Calidad es la estrategia política de las autoridades sanitarias. Y los responsables de lograr una mejor Calidad son todos: la población, las organizaciones comunitarias, los usuarios, el personal, los directivos, prestadores y financiadores, funcionarios, autoridades y comunicadores sociales. Un mensaje sin intermediarios; un puente entre el Gobierno y la sociedad; una consigna política destinada a la población. Ésa es *la estrategia*.

Hugo E. Arce
Buenos Aires, diciembre de 2008

Referencias bibliográficas

ABELEDO A.: Argentina; radiografía del gasto en salud. *Clarín*, Suplemento Económico iEco, 13-julio-2008: 36.

ABRAMSON M., AIROLDI S., CADILE M., FERRERO L.: Argentina; Recursos Humanos en Salud. En *Recursos Humanos en Salud en Argentina - 2001, Observatorio de Recursos Humanos en Salud*. Ed. Representación OPS/OMS en Argentina, Publicación N° 53, Buenos Aires, 2001.

ACAMI, página Web: www.acami.org.ar, 2008.

AEDO C.: La competencia administrada y reformas para el Sector Salud de Chile. En Titelman D.- Uthoff A. (compiladores): *Ensayos sobre el financiamiento de la Seguridad Social en salud; los casos de Estados Unidos, Canadá, Argentina, Chile y Colombia.* Fondo de Cultura Económica/CEPAL, Santiago de Chile, 2000, tomo II: 571-611.

ALZUGARAY R.: Ramón Carrillo a la Salud Pública. *Todo es historia*, N° 117, Buenos Aires, 1977: 6-10.

ALZUGARAY R.: *Ramón Carrillo, el fundador del sanitarismo nacional.* Cèntro Editor de América Latina (CEAL), Biblioteca Política Argentina, Buenos Aires, 1988, 2 tomos.

AMERICAN ASSOCIATION OF RETIRED PERSONS, FAMILIES USA, GROUP HEALTH COOPERATIVE OF PUGET SOUND, HIP-HEALTH INSURANCE PLAN, KAISER PERMANENTE: *Preliminary Statement of Principles for Consumer Protection.* Mimeo, Washington D.C., 1997.

ALTIMIR O: La dimensión de la pobreza en América Latina. *Cuadernos de la CEPAL*, N° 27, Santiago de Chile, 1979.

ANDEDYCSDEC: *Academia Nacional de Derecho y Ciencias Sociales de Córdoba.* Web: www.acader.unc.edu.ar, 2006.

ARCE H.: El sistema de Obras Sociales; bases para una propuesta sanitaria. *Pensamiento y Nación*, Año 1, N° 2, Buenos Aires, 1982: 95-104.

ARCE H.: Naturaleza de los hospitales; tres generaciones. *Medicina y Sociedad*, Vol. 8, N° 5, Buenos Aires, 1985: 156-174.

ARCE H.: Instituto Lanari. *La Nación* (carta de lectores), 24 de junio de 1987: 8.

ARCE H.: *Normas para la atención de patologías cuya cobertura es de responsabilidad patronal.* Obra Social de Gastronómicos, mimeo, Buenos Aires, 1988.

ARCE H.: *Proyecto de creación de un Fondo de Acción Social.* Sindicato Único de Trabajadores de la Educación de Buenos Aires (SUTEBA), mimeo, Buenos Aires, 1988.

ARCE H.: Arancelamiento hospitalario; normas administrativas. *Medicina y Sociedad*, Vol. 13, N° 1-2, Buenos Aires, 1990: 35-39.

ARCE H.: *Puesta en marcha de un servicio ambulatorio propio en la Zona Oeste del Gran Buenos Aires.* Sindicato Único de Trabajadores de la Educación de Buenos Aires (SUTEBA), mimeo, Buenos Aires, 1990.

ARCE H.: *Informe a la OPS de la gira realizada para recoger información sobre Acreditación Hospitalaria*. Mimeo, Buenos Aires, agosto de 1990.
ARCE H.: Historia del modelo prestador en el país. *Consultor de Salud*, Año II, N° 16, Buenos Aires, 1991: 6.
ARCE H.: Tendencias institucionales del Sector Salud. *Consultor de Salud*, Año II, N° 31, Buenos Aires, 1991: 16.
ARCE H.: *El territorio de las decisiones sanitarias*. Ed. H. Macchi, Buenos Aires, 1993.
ARCE H.: Funciones y responsabilidades del hospital público. En Mera J. (editor compilador): *Los servicios de salud en Argentina*. Ed. Fundación Universidad a Distancia "Hernandarias", Buenos Aires, 1995, Tomo II: 151-183.
ARCE H.: La prospectiva económica del Sector Salud. *Medicina y Sociedad*, Vol. 20, N° 1, Buenos Aires, 1997: 59-62.
ARCE H.: *Tendencias, escenarios y fenómenos emergentes en la configuración del Sector Salud en la Argentina*. Proyecto Conjunto CEPAL/GTZ, Serie Financiamiento del Desarrollo N° 59, Santiago de Chile, 1997. También en Titelman D.-Uthofff A. (compiladores): *Ensayos sobre el financiamiento de la Seguridad Social en salud; los casos de Estados Unidos, Canadá, Argentina, Chile y Colombia*. Fondo de Cultura Económica/CEPAL, Santiago de Chile, 2000, Tomo I: 190-256.
ARCE H.: Accreditation; the Argentine experience in the Latin American region. *International Journal for Quality in Health Care*, Vol. 11, N° 5, 1999: 425-428 y, en *Revista del ITAES*, Vol. 4, N° 4, Buenos Aires, 1999: 12-17.
ARCE H.: Tiempos de cambios. *Énfasis*, Salud 3, Buenos Aires, septiembre 1999: 18-20.
ARCE H.: *La Calidad en el territorio de la Salud*. Auspiciado por ITAES, Buenos Aires, 2001.
ARCE H.: *Consideraciones sobre los Sistemas Provinciales de Salud*. Seminario sobre Modelos Provinciales de Salud, Consejo de Certificación de Profesionales Médicos, Academia Nacional de Medicina, mimeo, Buenos Aires, 2003.
ARCE H.: Aquiles Roncoroni (1923-2005) era también sanitarista. *Medicina*, Cartas al Comité de Redacción, Vol. 65, Buenos Aires, 2005: 280-283.
ARCE H.: Hospitales Públicos. *Diario Perfil*, Suplemento de Investigación El Observador, 13-mayo-2007: 3.
ARCE H., RONCORONI A.: Hospitales públicos y Obras Sociales; una propuesta. *Medicina y Sociedad*, Vol. 7, N° 5, Buenos Aires, 1984: 140-146.
ARCE H., RONCORONI A.: Acerca del histórico fatalismo de los hospitales públicos. *Medicina y Sociedad*, Vol. 10, Nros. 1/2, Buenos Aires, 1987: 33-37.
ASOCIACIÓN MÉDICA DE ROSARIO (AMR): *La atención médica en el sistema de Seguridad Social*. Taller del Centro de Estudios Sanitarios y Sociales (CESS), mimeo, Rosario, 1980.
BAKER R., FEDER G.: Clinical Guidelines; Where Next? *International Journal for Quality in Health Care*, Vol. 9, N° 6, 1997: 399-404.
BANCO MUNDIAL: *Informe sobre el Desarrollo Mundial 1993; Invertir en Salud*. Ed. BIRF, Washington D.C., 1993.

BAROUSSE A.: Doce reglas de la buena historia clínica en la era de la medicina gerenciada (editorial). *Medicina*, Vol. 60, N° 2, Buenos Aires, 2000: 277-279.

BARRENECHEA J., CHORNY A., MOLINERO I. y COL.: *Perfiles de Complejidad; método para determinar niveles de atención en establecimientos hospitalarios.* Consejo Federal de Inversiones, Buenos Aires, 1968.

BASTIAN H.: Raising the Standard; Practice Guidelines and Consumer Participation. *International Journal for Quality in Health Care*, Vol. 8, N° 5, 1996: 485-490.

BELLO J.: Política de salud 1976/81; aporte para la evaluación de un proceso. *Revista del Centro de Investigación y Acción Social* (CIAS), Nros. 307/308, Buenos Aires, 1981 (*separata*).

BELMARTINO S., BLOCH C.: Políticas sociales y seguridad social en Argentina. *Cuadernos médico-sociales*, N° 22, Centro de Estudios Sanitarios y Sociales, Asociación Médica de Rosario, 1982. Citado en Katz-Muñoz, 1988: 80.

BELMARTINO S.: *Nuevas reglas de juego para la atención médica en la Argentina. ¿Quién será el árbitro?* Lugar Ed., Buenos Aires, 1999.

BELMARTINO S., BLOCH C., PERSELLO A., QUIROGA H.: *Las instituciones de salud en Argentina. Desarrollo y crisis.* Secretaría de Ciencia y Técnica, Buenos Aires, 1987 (citado en Katz-Muñoz, 1988: 77-81).

BELMARTINO S., BLOCH C., CARNINO M., PERSELLO A.: *Fundamentos históricos de la construcción de las relaciones de poder en el sector salud; Argentina 1940-1960.* Representación OPS/OMS, N° 27, Buenos Aires, 1991.

BERMÚDEZ I.: Seguro privado para cubrir los riesgos laborales. *Clarín*, Suplemento Económico, Buenos Aires, 10-diciembre-1995: 1-5.

BERMÚDEZ I.: El seguro de accidentes de trabajo debuta en junio. *Clarín*, Buenos Aires, 27-febrero-1996: 15.

BERMÚDEZ I.: Legislación laboral; los cambios que se discuten. *Clarín*, Suplemento Económico, Buenos Aires, 30-abril-2006: 3.

BERMÚDEZ I.: Accidentes laborales; las claves del proyecto oficial. *Clarín*, Suplemento Económico, Buenos Aires, 27-agosto-2006: 2.

BERTRANOU F.: Are market-oriented health insurance reforms possible in Latin America? The cases of Argentina, Chile and Colombia. *Health Policy* 47, 1999: 19-36. Versión en español en *Revista del ITAES*, Vol. 5, N° 2, Buenos Aires, 2000: 8-20.

BIANCO M., CASANOVA J.: Implementación del Sistema de Atención Médica Organizada (SAMO) en los hospitales públicos de la Provincia de Buenos Aires. *Medicina y Sociedad*, Vol. 3, N° 5, Buenos Aires, 1980: 293-296.

BIQUARD F., MARJOVSKI A., URRUTI E.: Teoría y realidad en el diseño sanitario argentino. *Summa*, N° 175, Buenos Aires, 1982.

BIRF - THE WORLD BANK: *World Development Report*, 1987.

BITRÁN R., ALMARZA F.: Las Instituciones de Salud Previsional (ISAPRES) en Chile. En Titelman D., Uthoff A. (compiladores): *Ensayos sobre el financiamiento de la Seguridad Social en salud*, Ed. Fondo de Cultura Económica /CEPAL, Santiago de Chile, 2000, Vol. II: 463-570.

Bodenheimer T.: The American Health Care System. The Movement for Improved Quality in Health Care. *New England Journal of Medicine*, Vol. 340, N° 6, 1999: 488-492.
Bogue R., Hall C., La Forgia G.: *Hospital Governance in Latin America; Results from a Four Nation Survey.* The World Bank, Human Development Department, Latin America and Caribbean Region, Washington D.C., 2007.
Borini L., Busso N., González A., O'Donnell J., Reale A., Rivara E.: Evaluación de la calidad de la atención médica; metodología y resultados obtenidos. *Medicina y Sociedad*, Vol. 10, Nros. 1-2, Buenos Aires, 1987: 2-21.
Bosch S., Vázquez E.: Atención Médica Gerenciada, su definición, historia y situación actual. *Medicina y Sociedad*, Vol. 21, N° 3, Buenos Aires, 1998: 136-146.
Brittan S.: Lord Keynes contraataca. *Clarín*, Suplemento Económico, Buenos Aires, 12-septiembre-1999: 19.
Bronstein S.: *La Seguridad Social; su evolución, sus problemas, sus tendencias.* Citado en Asociación Médica de Rosario: *La atención médica en el sistema de Seguridad Social.* Centro de Estudios Sanitarios y Sociales, mimeo, Rosario, 1980.
Bulliat G.: Los leprosos en la sociedad medieval. *Rassegna*, N° 2, Buenos Aires, 1984, 39.
Bunge A.: *Cuadro general de las mutualidades en Buenos Aires, 1910.* Citado en el proyecto de Ley de Sociedades de Socorros Mutuos, presentado por Angel Jiménez a la Cámara de Diputados en 1914 (citado en Katz-Muñoz, 1998 y Cortés, 1985).
Burgo E.: La leyenda de Keynes sigue más viva que nunca. *Clarín*, Suplemento Económico, Buenos Aires, 3-abril-2005: 3.
Busse R.: Disease management programs in Germany's statutory Health Insurance System. *Health Affairs*, Vol. 23, N° 3, 2004: 56-67.
Cabot D.: Qué pasará con el empleo tras el cambio en las leyes. *La Nación, Economía & Negocios*, Buenos Aires, 26-septiembre-2004: 1-2.
Cabot D.: Temor por más juicios laborales. *La Nación*, Economía & Negocios, Buenos Aires, 6-marzo-2005: 7.
Cantón E.: *Historia de la Facultad de Medicina y sus escuelas*. Ed. Coni, Buenos Aires, 1921, tomo 4.
Carrillo R.: *El problema de la Salud Pública ante la Reforma de la Constitución Nacional.* Ed. Secretaría de Salud Pública de la Nación, Buenos Aires, 1949.
Carrillo R.: *Teoría del hospital*. Ed. Ministerio de Salud Pública de la Nación, Buenos Aires, 1951, 2 tomos. 1. Arquitectura y 2. Administración. Una versión más accesible puede encontrarse en Carrillo-b, 1974.
Carrillo R.-a: *Contribuciones al Conocimiento Sanitario*. Ed. EUdeBA, Buenos Aires, 1974.
Carrillo R.-b: *Teoría del Hospital.* Ed. EUdeBA, Buenos Aires, 1974.
Carrillo A.: *Ramón Carrillo. El hombre... El médico... El sanitarista...* Ed. Carrillo, Buenos Aires, 2005.
Casalino L.: The Unintended Consequences of Measuring Quality on the Quality of Medical Care. *New England Journal of Medicine*, Vol. 341, N° 15, 1999: Sounding Board, 1147-115.

Castro B., Casal A., de Lellis M.: *Medicina Prepaga. Políticas públicas y derecho a la salud.* Ed. Proa XXI, Buenos Aires, 2007.
Castro J.: *La Tercera Revolución.* Ed. Catálogos, Buenos Aires, 1998.
Cetrángolo O., Damill M., Katz J., Lerner L., Ramos S.: *Desregulación y Salud; un análisis de la reforma del sistema de Obras Sociales.* Instituto para el Desarrollo Industrial (IDI-UIA), Documento de Trabajo Nº 2, mimeo, Buenos Aires, 1992.
Cetrángolo O., Bisang R.: *Descentralización de los servicios de salud en Argentina.* CEPAL, Serie Reformas de Política Pública Nº 47, Santiago de Chile, 1997.
Ciácera J.: *Consejo Federal de Inversiones, un instrumento del federalismo.* CFI, Buenos Aires, 1988.
Clinton B.: La major asistencia social es la que resulta transitoria. *Clarín*, 27-agosto-2006: 28.
Closon M.: *Resource management and quality of care assessment using medical record summaries in Belgium.* Ed. Catholic University of Louvain, Bruselas, 1991.
Cluzeau F., Littlejohns P., Grimshaw J., Feder G., Moran S.: Development and application of a generic methodology to assess the quality of clinical guidelines. *International Journal for Quality in Health Care*, Vol. 11, Nº 1, 1999: 21-28.
Cobián G., Ochoa J., Riobó A.: *La Ley 100, Colombia.* Ed. FeMeBA, La Plata, 1995.
Colina J., Giordano O., Rodríguez del Pozo P.: *El Fracaso Sanitario Argentino; diagnóstico y propuestas.* Premio Fulvio Pagani, Fund. Arcor, Córdoba, 2004.
Comisión Económica para América Latina y el Caribe (CEPAL): Balance preliminar de la economía de América Latina y el Caribe. *Clarín*, Suplemento Económico, 14-enero-1990: 2.
Comité Consultivo Permanente: *Listado de enfermedades profesionales de la Ley 24.557.* Ed. Luelca, Buenos Aires, 1996.
Consejo de Certificación de Profesionales Médicos (CCPM): *Enfoque económico y enfoque social en Salud Pública.* Foro Permanente de Salud Pública, documento de consenso, 1998.
Cortés R.: *La seguridad Social en la Argentina: las Obras Sociales.* Facultad Latinoamericana de Ciencias Sociales (FLACSO), mimeo, Buenos Aires, 1985.
Cortés Conde R.: *La Economía Política de la Argentina en el Siglo XX.* Ed. Edhasa, Buenos Aires, 2005.
Cortés R., Marshall A.: Estrategia económica, instituciones y negociación política en la Reforma Social de los '90. Mimeo (a publicar en *Desarrollo Económico*, Buenos Aires, 1999).
Congreso de la Nación: *Trámite Parlamentario Nº 135*, Buenos Aires, 15-septiembre-2000.
Consejo Federal de Salud (CoFeSa): *Acuerdo Federal sobre Políticas de Salud.* Ministerio de Salud y Acción Social, Buenos Aires, 1991; y en Arce H., 1993: 383-399.
COSSPRA: www.cosspra.com.ar, julio-2008.
Chazov Y.: *La reestructuración abarcará todas las esferas de la salud pública.* Ed. Agencia de Prensa Nóvosti, 1988.

DAL BÓ L.: Un nuevo modelo de efector público de salud. *Medicina y Sociedad*, Vol. 12, Nº 5-6, Buenos Aires, 1989: 34-43.
DALL'AGLIO J. y COL.: *Modelo Provincial de Atención para la Salud; bases, desarrollos y esquemas conceptuales y metodológicos.* Ministerio de Salud, Santa Fe, 1987.
DALLANEGRA PEDRAZA L.: *El Consenso de Washington de 1989.* Disponible en www.geocities.com/luisdallanegra/Amlat/conswash.htm, marzo-2007.
DAVIDSON S., RESTUCCIA J., BOSTON UNIVERSITY HEALTH CARE MANAGEMENT PROGRAM GROUP: Competition and quality among managed care plans in the USA. *International Journal for Quality in Health Care*, Vol. 10, Nº 5, 1998: 411-419.
DEBUCHY A.: Caracterización del recurso físico en salud. *Medicina y Sociedad*, Vol. 6, Nº 3, Buenos Aires, 1983: 82-88.
DEBUCHY A. y COL.: El impacto del Recurso Físico en la Garantía de Calidad. *Manual de Acreditación para Establecimientos Polivalentes de Agudos con Internación*, Instituto Técnico para la Acreditación de Establecimientos de Salud (ITAES), Buenos Aires, 2ª edición, 2001: 15-20.
DE LA BALZE F.: El comercio mundial, sin gatopardismo. *Clarín*, 8-abril-2007: 26.
DE PABLO J.: John Maynard Keynes. La revolución económica. *La Nación*, Economía & Negocios, Buenos Aires, 19-marzo-2006: 1-2.
DEPARTAMENTO DE ECONOMÍA SANITARIA: *Salud, financiamiento y solidaridad.* Subsecretaría de Salud Pública, Ministerio de Bienestar Social, mimeo, 1973.
DE SOTO H.: *El otro sendero.* Ed. Sudamericana, 2ª edición, Buenos Aires, 1987.
DE SOTO H.: *El misterio del capital. Por qué el capitalismo triunfa en Occidente y fracasa en el resto del mundo.* Ed. Sudamericana, Buenos Aires, 2002.
DETSKY A., NAYLOR D.: Canada's Health Care System - Reform Delayed. *New England Journal of Medicine*, Vol. 349, Nº 8, 2003: 804-810.
DÍAZ CANO M., MONTENEGRO MOYANO A., PACHECO C., WITHINGTON M., GIACOMINI H.: *Reforma hospitalaria; evaluación del Hospital Regional de Mar del Plata.* Ed. Colegio y Federación Médica de la Provincia de Buenos Aires, mimeo, La Plata, 1964.
DÍAZ MUÑOZ A.: *Procesos de privatización en el Sector Salud en Argentina.* Facultad Latinoamericana de Ciencias Sociales (FLACSO), mimeo, Buenos Aires, 1991.
DI BARI J.: Algunas referencias histórico-psiquiátrica anteriores al siglo XX en la República Argentina y en Cuyo. *Quirón*, Vol. 12, Buenos Aires, 1981, 115.
DIÉGUEZ H., LLACH J., PETRECOLLA A. y COL.: *El Gasto Público Social, Volúmenes I y II.* Programa de Asistencia Técnica para la Administración de los Servicios Sociales en la Argentina (PRONATASS), Buenos Aires, 1990.
DOLMEN ED., 2001: *La historia y sus protagonistas.* La Gran Bretaña del consenso. Web: www.ed-dolmen.com.
DONABEDIAN A.: *Aspects of medical care administration.* Harvard & Commonwealth Fund, Boston, 1973. Versión en español: *Los espacios de la salud. Aspectos fundamentales de la organización de la atención médica.* Biblioteca de la Salud, México D.F., 1988.
DONABEDIAN A.: Mayordomía de la Calidad de Vida y el Trabajo de Codman. *Medicina y Sociedad*, Vol. 22, Nros. 3-4, Buenos Aires, 1999: 180-183.

DRUCKER P.: *Las nuevas realidades*. Ed. Edhasa, 1989 (citado en Veronelli-Veronelli, 2004)
ENTHOVEN A.: The Political Economy of National Health. How interested groups have responded to a proposal for economic competition in health services. *The American Economic Review* 70, N° 2, 1980: 142-156.
ENTHOVEN A.: Market forces and Health Care Costs. *Journal of the American Medical Association* (JAMA) 266, 1991, 19: 2751-2752.
ENTHOVEN A.: The market-based reform of America's health care financing and delivery system; managed care and managed competition. *Innovations in Health Care Financing*. Ed. The World Bank, An Internacional Conference, Washington D.C., 1997.
EQUISAL S.A. a: *Manual de Funcionamiento*. Mimeo, Buenos Aires, 1996.
EQUISAL S.A. b: *Normas de Facturación y Pago a Prestadores*. Mimeo, Buenos Aires, 1996.
FADECIM, página Web: www.fadecim.org.ar, 2008.
FAVALORO R.: Exposición ante la 7ª Convención de Bancos Privados Nacionales, Asociación de Bancos Argentinos (ADEBA), mimeo, Buenos Aires, 1991.
FEDERACIÓN MÉDICA DE LA PROVINCIA DE BUENOS AIRES (FEMEBA): *Chile 93; Sistema de Salud*. Ed. FeMeBA, La Plata, 1993.
FEDERACIÓN MÉDICA DE LA PROVINCIA DE BUENOS AIRES (FEMEBA): *España 1993; Sistema de Salud*. Ed. Organización Iberoamericana de Seguridad Social (OISS), La Plata, 1994.
FERNÁNDEZ LÓPEZ M.: Déjennos hablar de Keynes. *Clarín*, Suplemento Económico, Buenos Aires, 15-abril-2001: 8.
FETTER R., BRAND D., GAMACHE D.: *DRG's. Their Design and Development*. Ed. Health Administration Press, Ann Arbor (Michigan), 1991.
FITOUSSI J., ROSANVALLON P.: *La Nueva Era de las Desigualdades*. Ed. Manantial, Buenos Aires, 1997. Comentario bibliográfico de Arce H. en: *Medicina y Sociedad*, Vol. 21, N° 3, Buenos Aires, 1998, 164-165.
FITOUSSI J.: La protección frente a la globalización. *Clarín, Suplemento Económico*, Buenos Aires, 29-abril-2007: 36.
FLEXNER A.: *Medical Education in the United States and Canada*. Report to the Carnegie Foundation for the Advancement of Teaching, Bull. N° 4, New York, 1910.
FLOOD M., HARRIAGUE M., LERNER L., MONTIEL L. (a): *Educación y Salud; resultados de mediciones sobre acceso y cobertura*. Ministerio de Economía y Obras y Servicios Públicos, Secretaría de Programación Económica, Buenos Aires, 1994.
FLOOD M., HARRIAGUE M., GASPARINI L., VÉLEZ B. (b): *El Gasto Público Social y su impacto redistributivo*. Ministerio de Economía y Obras y Servicios Públicos, Secretaría de Programación Económica, Buenos Aires, 1994.
FLOOD C.: Gasto y financiamiento en Salud en Argentina (publicación preliminar de CEPAL, 1997). En Titelman D., Uthoff A. (compiladores): *Ensayos sobre el financiamiento de la Seguridad Social en salud; los casos de Estados Unidos, Canadá, Argentina,*

Chile y Colombia. Fondo de Cultura Económica/CEPAL, Santiago de Chile, 2000, tomo I: 105-189.
FLOOD C.: *Política del Gasto Social. La experiencia argentina*. Ed. La Colmena, Buenos Aires, 2006.
FORTUNA: *El Oro que distingue un desempeño exitoso*, 30-agosto-2008: 52-57.
FOUCAULT M.: Incorporación del hospital en la tecnología moderna. *Educación médica y salud*, Vol. 12, N° 1, OPS-OMS, Washington D.C., 1978.
FOUCAULT M. y COL.: La machine á guerir (aux origines de l'hospital moderne). *Architecture-Archives*, Ed. Pierre Mardaga, Paris, 1979 (citado en Vuegen).
FOUCAULT M.: *El nacimiento de la clínica*. Ed. Siglo XXI, 11ª edición, México D.F., 1986.
FREEMAN R.: Competition in context; the politics of health care reforms in Europe. *International Journal for Quality in Health Care*, Vol. 10, N° 5, 1999: 395-401.
FRENKEL R.: La contribución de Keynes. *La Nación*, Economía & Negocios, Buenos Aires, 2-abril-2006: 8.
FRIEDMAN M.: Gammon's Law Points to Health-Care Solution. *The Wall Street Journal*, 12-noviembre-1991.
FUNDACIÓN DE INVESTIGACIONES ECONÓMICAS LATINOAMERICANAS (FIEL): *El Sistema de Obras Sociales en la Argentina*. 7ª Convención de la Asociación de Bancos Argentinos (ADEBA), Buenos Aires, 1991.
FURTADO C.: *Desarrollo y subdesarrollo*. Ed. EUdeBa, Buenos Aires, 1964.
GARCÍA L.: Lanzan un seguro se salud que incluye descuentos en medicamentos y cartilla médica. *El Cronista Comercial*, Buenos Aires, 19-abril-2005 (en *Newsletter OPSA)*
GARCÍA DÍAZ C.: El Hospital público y la Seguridad Social. *Medicina y Sociedad*, Vol. 6, N° 6, Buenos Aires, 1983, 231-238.
GARCÍA DÍAZ C.: El hospital de colectividad. *Medicina y Sociedad*, Vol. 7, N° 3, Buenos Aires, 1984: 50.
GERCHUNOFF P., GUADAGNI A.: *Elementos para un programa de reformulación económica del Estado*. Mimeo, Buenos Aires, 1987.
GLENNERSTER H.: Competition and quality in health care; the UK experience. *International Journal for Quality in Health Care*, Oxford University Press, Vol. 10, N° 5, 1998, 403-410. También en *Revista del ITAES*, Vol. 5, N° 4: 19-28, Buenos Aires, 2000.
GOBIERNO DE CHILE: *El plan AUGE 2006*. www.gobiernodechile.cl/plan_auge.
GOLDSTEIN A.: Three Big HMOs Prescribe Regulation as Industry's Cure. *The Washington Post*, 25/IX/97: A12.
GONZÁLEZ F.: Implementación del Plan AUGE en pacientes con IRC. *Revista Médica de Chile*, 131, Santiago, 2003: 545-551.
GONZÁLEZ GARCÍA G., TOBAR F.: *Más salud por el mismo dinero*. Ed. ISalud, Buenos Aires, 1997.
GONZÁLEZ GARCÍA G., TOBAR F.: *Salud para los argentinos*. Ed. ISalud, Buenos Aires, 2004.

González Prieto G.: El Hospital Garrahan y la autogestión. *Medicina y Sociedad*, Vol. 16, N° 4, Buenos Aires, 1993: 18-24.
Goodman J.: El fracaso de un plan de Clinton. *Clarín*, Buenos Aires, 21-noviembre-98: 61.
Gorosito J., Heller H.: El Sector Salud de la Provincia del Neuquen. En Katz J. y col: *El Sector Salud en la República Argentina; su estructura y comportamiento*. Fondo de Cultura Económica, Buenos Aires, 1993: 71-110.
Gramm P.: Why We Need Medical Saving Accounts. *New England Journal of Medicine*, Vol. 330, N° 24, 1994, 1752-1753 y, en *Revista del ITAES*, Vol. 4, N° 2, Buenos Aires, 1999: 6-8.
Grol R., Zwaard A., Mokkink H., Dalhuijsen J., Casparie A.: Dissemination of guidelines; which sources do physicians use in order to be informed? *International Journal for Quality in Health Care*, Vol. 10, N° 2, 1998: 135-140.
Guerrino A.: La generación médica del 80, aspectos esenciales. *Quirón*, Vol. 12, Buenos Aires, 1981, 117.
Hobsbawm E.: *Años interesantes. Una vida en el Siglo XX*. Ed. Crítica, Barcelona, 2003.
Iglehart J.: Revisiting the Canadian Health Care System. *New England Journal of Medicine*, Vol. 342, N° 26, 2000: 2007-2012.
INDEC: Módulo de utilización y gasto en servicios de salud. Mayo de 1989.
INOS-a: *Anteproyecto de prestaciones básicas y coberturas esenciales de atención médica para Obras Sociales*. Gerencia de Prestaciones, Buenos Aires, 1985. Trabajo coordinado por C. Marracino.
INOS-b: *Sistema de Estadísticas de Salud para Obras Sociales (SESOS)*. Resolución N° 1.200/85. Trabajo coordinado por C. Marracino.
INOS: Normas de Acreditación para servicios de Medicina Crítica. *Auditoría Médica*, Año 3, N° 3, Buenos Aires, 1986-87: 4-12.
Instituto Nacional de Asociativismo y Economía Social (INAES): Historia del mutualismo; la invención de la solidaridad. *Clarín*, Suplemento Especial, 7-octubre-2006: 8.
Instituto Nacional de Obras Sociales: *El Sistema de Obras Sociales. Documento de trabajo*. Ed. INOS, Buenos Aires, 1974.
Instituto Nacional de Obras Sociales: *Anteproyecto de prestaciones básicas y coberturas esenciales de atención médica para Obras Sociales*. INOS, mimeo, Buenos Aires, 1985.
Instituto Técnico para la Acreditación de Establecimientos de Salud (ITAES): *Manual de Acreditación para Establecimientos de Diálisis Crónica*. Ed. ITAES, 1ª edición, Buenos Aires, 2004.
Joint Commission on Accreditation of Healthcare Organizations: *Comprehensive Accreditation Manual for Health Care Networks*. Ed. JCAHO, Illinois, 1996.
Katz J. y col.: *El sector salud en la República Argentina; su estructura y comportamiento*. Ed. Fondo de Cultura Económica, Buenos Aires, 1993. Los capítulos 1 (13-30) y 9 (331-362), fueron compartidos por Katz J., Arce H. y Muñoz A.

KATZ J.: Salud, innovación tecnológica y marco regulatorio; un comentario sobre el informe del Banco Mundial - Invertir en salud. *Desarrollo económico*, Vol. 35, Nº 138, 1995.
KATZ J., MUÑOZ A.: *Organización del sector salud, puja distributiva y equidad.* Ed. CEPAL, Buenos Aires, 1988, 69-77.
KATZ J., MACEIRA D.: *Esfuerzos recientes de reordenamiento y descentralización de hospitales públicos nacionales.* CEPAL, mimeo, Buenos Aires, 1991.
LA FORGIA G.: *In search of excellence: raising hospital performance in Brazil.* World Bank, Latin American and Caribbean Region, Washington D.C., 2007 (próximo a salir). Extractado en Bogue, 2007.
LARDIEZ GONZALES J: Los hospitales de las colectividades extranjeras en Buenos Aires. *Quirón*, Vol. 12, Buenos Aires, 1981: 138.
LARRAÑAGA O.: Eficiencia y equidad en el sistema de salud chileno. En Titelman D., Uthoff A. (compiladores): *Ensayos sobre el financiamiento de la Seguridad Social en salud*, Ed. Fondo de Cultura Económica /CEPAL, Santiago de Chile, 2000, Vol. II: 415-462.
LARROQUE P.: Histoire Politique de la Securité Sociale Française. *Cahiers de la Fondation Nationale des Sciences Politiques*. A. Colin, París, 1955 (citado en Veronelli, 2004: 472).
LE GOFF J., TRUONG N.: *Una historia del cuerpo en la Edad Media*. Ed. Paidós, Buenos Aires, 2005.
LIOTTA D.: Seminario sobre políticas de salud; la experiencia Argentina. *Medicina y Sociedad*, Vol. 4, Nº 1-2, Buenos Aires, 1981: 60-61.
LONDOÑO J., FRENK J.: Pluralismo Estructurado. Hacia un modelo innovador para la reforma de los sistemas de salud en América Latina. *Observatorio de la salud: necesidades, servicios, políticas.* J. Frenk (editor). Fundación Mexicana para la Salud, México D.F., 1997, 307-346. También en *Revista del ITAES*, Vol. 4, Nº 2: 10-24, Nº 3: 6-15, Buenos Aires, 1999.
LÓPEZ S.: *Sistemas de Salud comparados. Breve recorrido histórico y el impacto de las reformas de los años 90*. Web: www.monografías.com /trabajos34 /sistemas-salud, 2005.
MACEIRA D.: *Instituciones sanitarias en un país federal; las Obras Sociales Provinciales en contexto.* Centro de Estudios de Estado y Sociedad (CEDES), Serie Seminarios Salud y Política Pública, Seminario IV, Buenos Aires, 2003.
MADIES C., TOBAR F.: *Desregulación de Obras Sociales y regulación de la Medicina Prepaga en Argentina.* ISalud, mimeo, Buenos Aires, 2001.
MARRACINO C., ARCE H., CABALLERO N., SCHIAVI P., KORINFELD S., BRIGANTE M.: *Las Obras Sociales y su intervención en las condiciones y medio ambiente del trabajo, así como en las condiciones generales de vida.* INOS, mimeo, Buenos Aires, 1984.
MARTIN P.: Keynes, cincuenta años después. *Clarín*, Suplemento Económico, Buenos Aires, 12-mayo-1996: 12-13.
MATHUS RUIZ R.: El Estado ya da empleo a más trabajadores que la industria. *La Nación*, 29-junio-2008: 19.

McKee M., Edwards N., Atun R.: Public-private partnerships for hospitals. *Bulletin of the World Health Organization*, N° 84, 2006: 890-896.
Mc Neill W.: *La búsqueda del poder; Tecnología, Fuerzas Armadas y Sociedad.* Ed. Siglo XXI, México D.F., 1988 (citado en Veronelli-Veronelli, 2004).
Médici A.: Aspectos teóricos e conceituais do financiamento das políticas de saúde. *Economía da Saúde*, Ed. IPEA, Brasilia, 1995: 23-68.
Mera J.: *Política de Salud en la Argentina.* Ed. Hachette, Buenos Aires, 1988.
Mera J., Bello J.: *Organización y Financiamiento de los Servicios de Salud en Argentina; una introducción.* OPS/OMS Argentina, Buenos Aires, 2003.
Mercer H.: *El Sistema de Salud en la Argentina.* En Ed. Fundación Omega Seguros, Buenos Aires, 1997, 54-72 y, en *Revista del ITAES*, Vol. 4, N° 1, Buenos Aires, 1998: 14-21.
Milesi R., Niklison R.: *Optimización de las estructuras técnico-administrativas de los Servicios de Atención Médica de la Comunidad (SAMCo) de la Provincia de Santa Fe.* Mimeo, Santa Fe, 1996.
Mills A., Vaugham J., Smith D., Tabibzadeh I.: *Descentralización de los Sistemas de Salud. Conceptos, aspectos y experiencias nacionales.* Ed. OMS, Ginebra, 1990.
Ministerio de Asistencia Social y Salud Pública (MASSP): *Política Sanitaria y Social.* Ed. MASSP, coordinada por A. Oñativia, Buenos Aires, 1966, 2 tomos.
Ministerio de Bienestar Social de Mendoza (MBS-M): *Mendoza-Salud, Documento Matriz.* Mimeo del MBS-M, 1987. Redacción original de Arce H.
Ministerio de Salud Pública de la Nación: *Plan Analítico 1952-57.* Ed. MSPN, 3 tomos, Buenos Aires, 1952.
Ministros de Salud Pública del Noroeste: Programas de atención médica integrada. *Cuadernos de Salud Pública*, N° 1, Ed. ESPUBA, Buenos Aires, 1968: 49-54.
Ministerio de Salud y Acción Social: *Guía de Establecimientos Asistenciales de la República Argentina 1995.* Ed. MSAS, Buenos Aires, 1997.
Molinero I.: Necesidades de inversión física y equipamiento moderno. *Medicina y Sociedad*, Vol. 2, N° 3-4, Buenos Aires, 1979: 128-134.
Monclús A., Saban C.: Análisis de la creación de la UNESCO. *Revista Iberoamericana de Educación*, N° 12, Madrid, 2005. Web: www.weboie.org.es.
Montoya S., Olivero M., Colina J., Willington M., Sanmartino A.: *La Reforma de Obras Sociales en Argentina; avances y desafíos pendientes.* Fundación Mediterránea, IERAL, mimeo, Córdoba, 1998.
Moreno E.: *Algunos aspectos de política operativa de la Secretaría de Salud.* Documento de trabajo, mimeo, Buenos Aires, XI/1991 (citado en Arce, 2000).
National Committee for Quality Assurance (a): *Health Plan Employer Data and Information Set and Users' Manual (HEDIS).* Ed. NCQA, Version 3.0, Washington D.C., 1996.
National Committee for Quality Assurance (b): *Reviewer Guidelines for the Accreditation of Managed Care Organizations.* Ed. NCQA, Washington D.C., 1996.
Neri A.: *Salud y Política Social.* Ed. Hachette, Buenos Aires, 1982.

NERI A.-a: *Lineamientos para un Plan General de Salud*. Ed. Ministerio de Salud y Acción Social, Buenos Aires, 1984.
NERI A.-b: *Bases para una legislación sobre Seguro Nacional de Salud*. Ed. Ministerio de Salud y Acción Social, Buenos Aires, 1984.
NEWHOUSE J.: Reimbursing Health Plans and Health Providers; Efficiency in Production versus Selection. *Journal of Economic Literature*, Vol. XXXIV, 1996: 1236-1263.
NORONHA J., PEREIRA T., LEVCOVITZ E.: Estratégias para a construção de Sistemas Locais de Saúde no Estado do Rio de Janeiro, Brasil. *Boletín de la Oficina Sanitaria Panamericana*, Vol. 109, Nros. 5-6, Washington D.C., 1990: 529-534.
NOTICIAS: *Grupo OSDE; la salud en expansión*, 18-octubre-2008: 50.
NOVY A.: *Sistema de Bretton Woods*. Economía Política Internacional, Universidad Económica de Viena, 2005. Web: www.lateinamerika-studien.at.
OCAÑA J.: *La Conferencia de Yalta*. Web: www.historiasiglo20.org, 2003.
O'DONNELL J., DAL BÓ L., VITACCO M., MONTI C., BENAIM S., GIANANTONIO C.: El Hospital Nacional de Pediatría. *Medicina y Sociedad*, Vol. 9, N° 1-2, Buenos Aires, 1986: 9-19.
OLGUÍN V.: Los organismos internacionales en la atención de la salud. En Sonis A. y col: *Medicina Sanitaria y Administración de Salud*. Ed. El Ateneo, Buenos Aires, 1983: tomo II, 817-832.
ORGANIZACIÓN MUNDIAL DE LA SALUD (OMS): *Declaración de Alma-Átá 1978 - Atención Primaria de la Salud*. Ed. OMS-UNICEF, Ginebra, 1978.
ORGANIZACIÓN PANAMERICANA DE LA SALUD: *Los Sistemas Locales de Salud; Conceptos, Métodos, Experiencias*. Ed. OPS/OMS, Publicación Científica N° 519, Washington D.C., 1990.
ORGANIZACIÓN PANAMERICANA DE LA SALUD: Boletín de la OPS: *Sistemas Locales de Salud* (número especial), Vol. 109, Nros. 5-6, Washington D.C., 1990.
ORGANIZACIÓN PANAMERICANA DE LA SALUD (OPS): *Funciones de la Salud Pública*. OPS, mimeo, Washington D.C., 1998.
ORGANIZACIÓN PANAMERICANA DE LA SALUD: *La Renovación de la Atención Primaria de Salud en las Américas. Documento de Posición de OPS/OMS*. Ed. OPS, Washington D.C., 2007.
OSDE, información interna, julio 2008.
OSDE, página Web: www.osde.com, 2008.
OSDO, página Web: www.osdo.com.ar, 2008.
OTERO R.: *Estudio y análisis de las actividades de habilitación y categorización llevadas a cabo por la Subsecretaría de Salud y evaluación de una eventual complementación con otras actividades de evaluación de establecimientos asistenciales desarrolladas en el país*. Ministerio de Salud y Acción Social, PRONATASS, mimeo, Buenos Aires, 1992.
OVIEDO C.: *Antecedentes de la asistencia técnica y financiera de la Nación a las jurisdicciones*. Informe a la Subsecretaría de Salud, mimeo, Buenos Aires, 1991.
PAMPLIEGA E.: La financiación, clave para la implementación de políticas de salud. *Medicina y Sociedad*, Vol. 7, N° 3, Buenos Aires, 1984: 52-57.

PATIÑO RESTREPO J.: *Abraham Flexner y el Flexnerismo; Fundamento Imperecedero de la Educación Médica Moderna.* Página Web FePAFEM, (www.anm.fepafem.org/flexner.htm), Bogotá, 2001.

PAVÓN S., MONTENEGRO J., ÁLVAREZ M., GIRALDO H.: El Hospital Privado de Comunidad de Mar del Plata; una experiencia en administración y financiación de la salud. *Medicina y Sociedad*, Vol. 7, N° 5, Buenos Aires, 1984: 147-157.

PAZ O.: *Tiempo nublado.* Ed. Seix Barral, Barcelona, 1983.

PENNA J., MADERO H.: *La Administración Hospitalaria y Asistencia Pública de la Ciudad de Buenos Aires.* Edic. Oficial, Ed. Kraft, Buenos Aires, 1910: Vol. I, 250-251 (citado en Veronelli, 2004)

PÉREZ STABLE E.: Managed Care Arrives in Latin America. *New England Journal of Medicine*, Vol. 340, N° 14, 1999, Editorial: 1110-1112.

PÉRGOLA F.: *Historia de la Salud Social en la Argentina.* Ed. Superintendencia de Servicios de Salud, Buenos Aires, 2004, tomo I.

PÉRGOLA F.: El mutualismo en la Argentina y su incidencia en la salud social. *Todo es Historia*, N° 450, Buenos Aires, 2005.

PJ BONAERENSE: *Eva Perón; obra social.* www.pjbonaerense.org.ar/peronismo/eva-_obrasocial.

PORTO S.: Financiamento dos Sistemas Locais de Saúde. *Boletín de la Oficina Sanitaria Panamericana*, Vol. 109, Nros. 5-6, Washington D.C., 1990: 502-511.

POZZI P.: El New Deal; ¿una solución eficaz para la Gran Depresión? *De Sur a Norte; perspectivas sudamericanas sobre Estados Unidos.* Ed. Fundación Centro de Estudios Americanos, Vol. 4, N° 5, Buenos Aires, 2000: 79-108.

PREIN V.: La Ley de Riesgos del Trabajo. *El Prestador*, N° 15, CEDIM, Buenos Aires, 1996: 13-18.

PROGRAMA DE RECONVERSIÓN DEL SISTEMA DE SEGURO DE SALUD (PRESSS): *Resultados del 2° Taller Nacional de Seguro de Salud para Población no Asegurada.* Ministerio de Salud, mimeo, Buenos Aires, 2001.

RAMOS J. (Abelardo): *De octubre a septiembre: los ensayos políticos de Víctor Almagro* (artículos publicados en el diario *Democracia* bajo seudónimo). Ed. Peña Lillo, Buenos Aires, 1959.

REALE A., LASPIUR J., O'DONNELL J.: El Nomenclador Nacional; sus antecedentes y características en el sistema arancelado. *Medicina y Sociedad*, Vol. 1, N° 1, Buenos Aires, 1978: 29-34.

REGLAMENTO para las juntas que han de establecerse en esta capital y pueblos dependientes para el régimen y administración de los Hospitales Betlemíticos, 1815. Leyes y Decretos de la Provincia de Buenos Aires desde 1810 a 1876, recopilador A. Rojas, Imprenta del Mercurio, Bs. As., 1877 (reproducido en Vuegen)

REGLAMENTO para la Junta Hospitalaria para la mejor dirección de ambos hospitales, seguridad y adelantamiento de sus intereses, aseo y limpieza, curación y asistencia de los enfermos, 1816. Archivo General de la Nación (reproducido en Vuegen).

RESTIVO N.: Cincuenta años del mayor acuerdo económico y financiero de la historia. *Clarín*, Suplemento Económico, 17-julio-1994: 14.
RESTREPO TRUJILLO M.: La reforma de la Seguridad Social en Salud en Colombia y la teoría de la competencia regulada. En Titelman D.- Uthoff A. (compiladores): *Ensayos sobre el financiamiento de la Seguridad Social en salud; los casos de Estados Unidos, Canadá, Argentina, Chile y Colombia.* Fondo de Cultura Económica/CEPAL, Santiago de Chile, 2000, tomo II: 659-726.
RIOBÓ A., OTERO R.: *Auditoría para Accidentes del Trabajo*. Mimeo, Buenos Aires, 1996.
RIZZI C., FELD S., VERONELLI J.: *Introducción a la medicina sanitaria*. Ed. López, Buenos Aires, 1973.
RIZZI C.: El hospital del futuro. *Revista de la Asociación Médica Argentina* (AMA), N° 92, Buenos Aires, 1979: 15-20.
RODRIGÁÑEZ RICCHIERI P., TOBAR F.: *El Consejo Federal de Salud Argentino; actor clave en la construcción de un federalismo sanitario efectivo.* Mimeo, Buenos Aires, 2003.
ROEMER M.: *Perspectiva mundial de los Sistemas de Salud*. Ed. Siglo XXI, México D.F., 1980.
RONCORONI A.: La ética médica en el mundo del mercado. *Medicina*, Vol. 60, Buenos Aires, 2000: 8288-8291 y, en *Revista del ITAES*, Vol. 5, N° 1, Buenos Aires, 2000: 19-28.
RUELAS E., POBLANO O.: *Certificación y acreditación en los servicios de salud. Modelos, estrategias y logros en México y Latinoamérica.* Ed. Secretaría de Salud, Colección Estrategias para la Mejorar la Calidad, México D.F., 2005.
SAGPYA: Antecedentes de la FAO. *Secretaría de Agricultura, Ganadería, Pesca y Alimentos*. Buenos Aires, 2006. Web: www.mecon.gov.ar.
SAN ROMÁN E.: Entre médico y paciente, las palabras necesarias. *Clarín (tribuna)*, 26-octubre-2005: 27.
SCHOENBAUM S., COLTIN K.: Competition and quality in managed care. *International Journal for Quality in Health Care*, Vol. 10, N° 5, 1998: 421-426.
SCHVARZER J.: Cambios en el liderazgo industrial argentino en el período de Martínez de Hoz. *Desarrollo Económico*, Vol. XXIII, N° 91, 1983.
SEBRELI J.: *Crítica de las ideas políticas argentinas.* Ed. Sudamericana, 3ª edición, Buenos Aires, 2003.
SECRETARÍA DE ESTADO DE SALUD PÚBLICA, ASOCIACIÓN DE FACULTADES DE MEDICINA, ORGANIZACIÓN PANAMERICANA DE LA SALUD (SESP-AFM-OPS): *Estudio sobre salud y educación médica*. Buenos Aires, 1969-71.
SECRETARÍA DE SALUD PÚBLICA DE LA NACIÓN: *Plan Analítico de Salud Pública*. Ed. SSPN, 3 tomos, Buenos Aires, 1947.
SECRETARÍA DE SALUD: *Taller sobre políticas y programas nacionales para el desarrollo de la tecnología médica.* Carpeta de trabajo, mimeo, Buenos Aires, 1986.
SILVA S.: Revista Todo Riesgo. *Newsletter OPSA*, Buenos Aires, noviembre 2003.
SONIS A.: *Salud, Medicina y Desarrollo Económico-Social.* Ed. EUdeBA, Lectores N° 55, Buenos Aires, 1964, 18-38.

SONIS A.: Roles del hospital moderno, perspectiva argentina. *Medicina y Sociedad*, Vol. 7, Nros. 1-2, Buenos Aires, 1984: 10-19.
SOCIEDAD ARGENTINA DE AUDITORÍA MÉDICA (SADAM): Perfil del Auditor. *Auditoría Médica*, Año 1, Nros. 5-6, Buenos Aires, 1984: 138-152.
SOCIEDAD ARGENTINA DE AUDITORÍA MÉDICA (SADAM): El Auditor, su perfil y formación. *Auditoría Médica*, Año 2, N° 3, Buenos Aires, 1985: 85-95.
SOCIEDAD ARGENTINA DE AUDITORÍA MÉDICA: *Documento Basal sobre Capacitación en Auditoría Médica.* SADAM, XIII° Congreso Argentino de Auditoría Médica, Buenos Aires, 1988.
SOCIEDAD CENTRAL DE ARQUITECTOS (SCA) Y FEDERACIÓN ARGENTINA DE ENTIDADES DE ARQUITECTOS (FAEA): *Ponencia Argentina ante el XVIII° Congreso Panamericano de Arquitectos.* Mimeo, La Habana, 1988.
STIGLITZ J.: *Los felices 90; la semilla de la destrucción.* Ed. Taurus, Buenos Aires, 2003.
STOCKER K., WAITZKIN H., IRIART C.: The Exportation of Managed Care to Latin America. *New England Journal of Medicine*, Vol. 340, N° 14, 1999: 1131-1136.
SUPERINTENDENCIA DE SALUD: *Escáner AUGE-GES.* Santiago de Chile, 2008.
TAFANI R.: *Problemas y reforma del Sector Salud en Argentina* (publicación preliminar de CEPAL, 1997). En Titelman D., Uthoff A. (compiladores): *Ensayos sobre el financiamiento de la Seguridad Social en salud; los casos de Estados Unidos, Canadá, Argentina, Chile y Colombia.* Fondo de Cultura Económica/CEPAL, Santiago de Chile, 2000, tomo I: 313-398.
TARCUS H.: Heraldo de Marx en la elite criolla. *Clarín*, Suplemento Zona, Buenos Aires, 9-abril-2000: 8-9.
TERRIS M.: *Los tres sistemas mundiales de atención médica. Tendencia y perspectivas.* Reunión Anual de Salud Pública, Washington D.C., 2 de noviembre de 1977.
TERRIS M.-a: Tendencias y perspectivas de los tres sistemas mundiales de atención médica. *Foro Mundial de la Salud*, Tomo 1, Nros. 1-2, 1980, 93-103.
TERRIS M.-b: Tres Sistema Mundiales de Atención Médica. *Cuadernos Médico-Sociales*, N° 14, Rosario, 1980, 27-35.
TESTA M.: *Pensar en Salud.* Lugar Ed., Buenos Aires, 1993.
TESTUT L., JACOB O.: *Tratado de Anatomía Topográfica con aplicaciones médico-quirúrgicas.* Ed. Salvat, 6ª edición, Barcelona, 1944.
THE OBSERVER: Bretton Woods, sesenta años atrás. *Clarín*, Suplemento Económico, 27-junio-2004: 10.
TOBAR F. Y COL.: *El gasto en salud en Argentina y su método de cálculo.* Ed. ISalud, N° 5, Buenos Aires, 2002.
TORRES R.: *Mitos y realidades de las obras sociales en la Argentina.* Ed. ISalud, Buenos Aires, 2004.
UGALDE A.: Las Empresas públicas en la Argentina. *El Cronista Comercial*, Buenos Aires, 1984.
UNSAIN M.: *Diccionario Laboral.* Talleres Gráficos Rosso, Buenos Aires, 1919. Citado por Cortés, 1985.

Ustarán Viana J.: El Sistema de Atención Médica Organizada (SAMO) en la Provincia de Buenos Aires. *Medicina y Sociedad*, Vol. 1, N° 1, Buenos Aires, 1978: 35-41.
Vasallo C., Báscolo E.: *De la fragmentación a la integración del Sector Salud; una propuesta para universalizar la salud desde una estrategia federalista.* SIEMPRO, Documento de Trabajo N° 8, mimeo, Buenos Aires, 2001.
Vera Ocampo L., Quaglia C.: Salud Pública y recursos físicos. *Medicina y Sociedad*, Vol. 7, N° 3, Buenos Aires, 1984: 71-79.
Veronelli J., Rodríguez Campoamor N.: La Política Sanitaria Nacional. *Cuaderno de Salud Pública*, Nros. 6/7, Ed. ESPUBA, Buenos Aires, 1970-71: 11-23.
Veronelli J., Veronelli Correch M.: *Los orígenes institucionales de la Salud Pública en la Argentina.* Organización Panamericana de la Salud (OPS/OMS), Buenos Aires, 2004, 2 tomos.
Veronelli J.: *Medicina, Gobierno y Sociedad.* Ed. El Coloquio, Buenos Aires, 1975.
Viglieca O., Bermúdez I.: Al filo del andamio. *Clarín*, Suplemento Zona, Buenos Aires, 31-mayo-1998: 4-7.
Viñas D.: *En la semana trágica.* Ed. Jorge Álvarez, Buenos Aires, 1966.
Viñas D.: *Anarquistas en América Latina.* Ed. Paradiso, Buenos Aires, 2004.
Vuegen S.: *Modelos médicos y espacio de curación; sociología del hospital en la Argentina* (tesis de doctorado). Universidad Nacional de Cuyo, Facultad de Ciencias Políticas y Sociales, mimeo, Mendoza, 1988, 2 tomos.
Wagstaff A.: *Social Health Insurance Reexamined.* Development Research Group, World Bank Policy Research Working Paper 4111, Washington D.C., January 2007.
Wainer K.: Hacia una mayor equidad en la salud; el caso de las ISAPRES. En Titelman D., Uthoff A. (compiladores): *Ensayos sobre el financiamiento de la Seguridad Social en salud*, Ed. Fondo de Cultura Económica /CEPAL, Santiago de Chile, 2000, Vol. II: 612-656.
White J.: Políticas de salud en los Estados Unidos y Canadá. En Titelman D., Uthoff A. (compiladores): *Ensayos sobre el financiamiento de la Seguridad Social en salud*, Ed. Fondo de Cultura Económica /CEPAL, Santiago de Chile, 2000, Vol. I: 50-102.
Wikipedia: *Acuerdos de Bretton Woods.* Web: www.es.wikipedia.org, 2008.
Wikipedia: *Conferencias de Yalta y Potsdam.* Web: www.es.wikipedia.org, 2008.
Williamson J.: *Latin American adjustment; how much has happened?* Institute for International Economics, Washington D.C., 1990. Documento presentado por el autor en la Conferencia del mismo nombre realizada en 1989.

Índice de siglas y abreviaturas

ACAMI: Asociación Civil de Actividades Médicas Integradas.
ADeCRA: Asociación de Clínicas, Sanatorios y Hospitales Privados de la República Argentina.
ADEMP: Asociación de Entidades de Medicina Prepaga.
ADOS: Asociación de Obras Sociales.
AFIP: Administración Federal de Ingresos Públicos.
AFJP: Administradora de Fondos de Jubilaciones y Pensiones.
AMPO: Aporte Medio Previsional Obligatorio, unidad de medida del Sistema Provisional.
ANLIS: Administración Nacional de Laboratorios e Institutos de Salud.
ANM Academia Nacional de Medicina.
ANMAT: Administración Nacional de Medicamentos, Alimentos y Tecnología Médica.
ANSeS: Administración Nacional de la Seguridad Social.
ANSSal: Administración Nacional del Seguro de Salud.
APE: Administración de Programas Especiales.
APN: Administración Pública Nacional.
APP: alianzas público-privadas.
APP: Administración Pública Provincial.
APS: Asociación del Personal Superior de la Industria, el Comercio y Actividades Civiles.
APS: Atención Primaria de la Salud.
ART: Aseguradoras de Riesgos del Trabajo.
ASE: Acción Social de Empresarios.
BM: Banco Mundial.
BID: Banco Interamericano de Desarrollo.
BIRF: Banco Internacional de Reconstrucción y Fomento, más conocido como Banco Mundial.
CAES: Cámara Argentina de Empresas de Salud.
CCHSA: *Canadian Council of Health Services Accreditation*, actualmente *Accreditation Canada.*
CCPM: Consejo de Certificación de Profesionales Médicos, patrocinado por la ANM.

CECA: Comunidad Europea del Carbón y del Acero.
CEE: Comunidad Económica Europea.
CENDES: modelo de planificación Centro de Estudios del Desarrollo, Universidad Central de Venezuela.
CEPAL: Comisión Económica para América Latina y el Caribe.
CESP: Caja del Estado y Servicios Públicos.
CFI: Consejo Federal de Inversiones.
CGE: Confederación General Económica.
CGT: Confederación General del Trabajo.
CICAC: Caja de Industria, Comercio y Actividades Civiles.
CIMARA: Cámara de Instituciones Médico-Asistenciales de la República Argentina.
CMRA: Corporación de Médicos de la República Argentina.
CoFA: Confederación Farmacéutica Argentina.
CoFeSa: Consejo Federal de Salud.
CoMRA: Confederación Médica de la República Argentina.
ConfeCliSa: Confederación Argentina de Clínicas, Sanatorios y Hospitales Privados.
CORA: Confederación Odontológica de la República Argentina.
CoReS: Consorcios Regionales de Salud de la Provincia de Buenos Aires.
COSSPRA: Confederación de Obras y Servicios Sociales Provinciales de la República Argentina.
CPN: Comisión Paritaria Nacional o *Gran* Paritaria Nacional de la Ley 19.710, 1972.
CTA: Caja de Trabajadores Autónomos.
CUBRA: Confederación Única de Bioquímicos de la República Argentina.
CUIL: Clave Única de Identificación Laboral.
CUIT: Clave Única de Identificación Tributaria.
DAMeS: Dirección de Asistencia Médica-Social del Ministerio de Salud.
DGI: Dirección General Impositiva.
DiNOS: Dirección Nacional de Obras Sociales, dependiente de la Secretaría de Salud, Ley 23.660.
DRG: *Diagnosis Related Groups*, Grupos de Diagnósticos Relacionados.
EE.UU.: Estados Unidos de Norteamérica.
EMP: Empresa de Medicina Prepaga.
EPH: Encuesta Permanente de Hogares.
ESPUBA: Escuela de Salud Pública de la Universidad de Buenos Aires.
EurAtom: Comunidad Europea de Energía Atómica.
FAO: *Food and Agriculture Organization* u Organización para la Alimentación y la Agricultura.
FATSA: Federación Argentina de Trabajadores de la Sanidad y Afines
FDA: *Food and Drug Administration*, EE.UU.
FeCliBa: Federación de Clínicas, Sanatorios y Hospitales Privados de la Provincia de Buenos Aires.

FeMeBA: Federación Médica de la Provincia de Buenos Aires.
FeMeCor: subsidiaria de la Federación Médica de Córdoba para administrar contratos de riesgo.
FMI: Fondo Monetario Internacional.
FoNaSa: Fondo Nacional de Salud de Chile.
FSR: Fondo Solidario de Redistribución.
GATT: *General Agreement on Tariffs and Trade* o Acuerdo General sobre Aranceles Aduaneros y Comercio.
GP: *general practitioner* o médico generalista.
GPS: Gasto Público Social.
HC: historia clínica.
HCU: historia clínica única.
HMO: *Health Maintenance Organization*, Organización para el Mantenimiento de la Salud.
HPA: Hospital Público de Autogestión.
HPGD: Hospitales Públicos de Gestión Descentralizada.
IMOS: Instituto Municipal de Obra Social, luego Ob.SBA.
INDEC: Instituto Nacional de Estadísticas y Censos.
INOS: Instituto Nacional de Obras Sociales.
INSSJP: Instituto Nacional de Servicios Sociales para Jubilados y Pensionados, identificado como PAMI.
IOMA: Instituto de Obra Médico-Asistencial de la Provincia de Buenos Aires.
ISaPre: Institución de Salud Provisional de Chile.
ISSARA: Instituto de Servicios Sociales para las Actividades Rurales y Afines; actualmente se denomina OSPRERA, Obra Social del Personal Rural y Estibadores de la República Argentina.
ITAES: Instituto Técnico para la Acreditación de Establecimientos de Salud.
JCAHO: *Joint Commission on Accreditation of Healthcare Organizations*, EE.UU.
MBS: Ministerio de Bienestar Social.
MdS: Ministerio de Salud.
MF: médico de familia.
MSAS: Ministerio de Salud y Acción Social.
NBI: Necesidades Básicas Insatisfechas.
NCQA: *National Committee for Quality Assurance*, EE.UU.
NEA: Noreste Argentino.
NOA: Noroeste Argentino.
NHS: *National Health Service*, Servicio Nacional de Salud británico.
NN: Nomenclador Nacional de Honorarios Médicos y Gastos Sanatoriales.
Ob.SBA: Obra Social de los Trabajadores del Estado de la Ciudad de Buenos Aires.
OCDE: Organización para la Cooperación y el Desarrollo Económico (países industrializados).

OEA: Organización de Estados Americanos.
OIT: Organización Internacional del Trabajo.
OMC: Organización Mundial de Comercio.
OMS: Organización Mundial de la Salud.
ONG: Organización No Gubernamental.
ONU: Organización de las Naciones Unidas.
OPEP: Organización de Países Exportadores de Petróleo.
OPS: Organización Panamericana de la Salud.
ORL: Otorrinolaringología.
OSN: Obra Social Nacional.
OSP: Oficina Sanitaria Panamericana.
OSP: Obra Social Provincial.
OS: Obra Social.
OSDE: Obra Social de Ejecutivos; luego Organización de Servicios Directos Empresarios.
OSPD u **OS'sPD**: Obra/s Social/es de Personal de Dirección.
PAMI: Programa de Asistencia Médica Integral, sigla con que se conoce al INSSJP.
PAS: Programas Asistidos en Salud, fondos asignados a las provincias por el Ministerios de Salud.
PBI: Producto Bruto Interno.
PBG: Producto Bruto Geográfico, referido a las provincias.
PBM: Producto Bruto Mundial.
PC: Computadora Personal.
PEA: Población Económicamente Activa.
PEN: Poder Ejecutivo Nacional.
PERT: *Program Evaluation and Review Technique*, instrumento de planificación y control.
Plan AUGE: Acceso Universal y Garantías Explícitas, Chile.
PMO: Programa Médico Obligatorio.
PNUD: Programa de las Naciones Unidas para el Desarrollo.
PPO: *Preferred Provider Organization*, Organización de Prestador Preferido.
ProFe: Programa Federal, para beneficiarios de pensiones no contributivas.
Proyectos UNI: *Una Nueva Iniciativa* en la Formación del Personal de Salud.
PyME's: Pequeñas y Medianas Empresas.
RNP: Registro Nacional de Prestadores de Obras Sociales.
RU: Reino Unido.
's: sufijo correspondiente al plural de otras siglas, p. ej. OS's, MdS's, HMO's, ISaPre's, etcétera.
SADAM: Sociedad Argentina de Auditoría Médica.
SAMCo: Servicios de Atención Médica de la Comunidad, hospitales autónomos de Santa Fe.

SAMIC: Servicios de Atención Médica Integrada para la Comunidad, denominación de los hospitales regidos por la Ley 17.102/67.
SAMI: Sistema de Atención Médica Integral, modalidad nomenclada del PAMI en 1989/90.
SAMO: Sistema de Atención Médica Organizada de la Provincia de Buenos Aires.
SCHIP: *State Children's Health Insurance Program*, establecido en EE.UU. en 1997.
SdS: Secretaría de Salud.
SegNS: Seguro Nacional de Salud.
SegProvS: Seguro Provincial de Salud.
SegPubS: Seguro Público de Salud.
SeS: Seguridad Social.
SIGEN: Sindicatura General de la Nación.
SIGEP: Sindicatura General de Empresas Públicas.
SIJP: Sistema Integrado de Jubilaciones y Pensiones.
SiLoS: Sistema Local de Salud.
SNS: Servicio Nacional de Salud.
SRT o **SIRT**: Superintendencia de Riesgos del Trabajo.
SSS: Superintendencia de Servicios de Salud.
SUSS: Sistema Único de la Seguridad Social creado en 1991, cuyo ente recaudador fue la ANSeS.
UBA: Universidad de Buenos Aires.
UEP: Unidad de Establecimiento Público, empleada en los Nomencladores globalizados.
UIA: Unión Industrial Argentina.
UNCTAD: *United Nations Conference on Trade and Development*, Conferencia de las Naciones Unidas sobre el Comercio y Desarrollo.
UNESCO: *United Nations Educational, Scientific and Cultural Organization* u Organización Educacional, Científica y Cultural de las Naciones Unidas.
UNICEF: *United Nations International Children's Emergency Fund* o Fondo de Emergencia de las Naciones Unidas para la Infancia.
UPI: Unidad Prestacional Integral, modalidad de contratación adoptada por PAMI en 1991.
URSS: Unión de las Repúblicas Socialistas Soviéticas o simplemente Unión Soviética.
WHO: *World Health Organization*.

Normas legislativas argentinas citadas en el texto

- Ley 4953: creación de la Comisión Asesora de Asilos y hospitales Regionales, Ministerio de Relaciones Exteriores y Culto, 1906.
- Ley 9.688: impulsada por Alfredo Palacios, tipificaba las discapacidades por accidentes de trabajo y determinaba responsabilidad patronal en los daños, 1915.
- Decreto N° 12.311: creación de la Dirección Nacional de Salud Pública y Asistencia Social, Ministerio del Interior, 1943.
- Decreto N° 21.901: dispuso que actividades de beneficencia, hogares y asistencia social pasaran a la órbita de la Secretaría de Trabajo y Previsión, 1944.
- Decreto N° 30.655: creación de la Comisión de Servicio Social, para propulsar servicios sociales en sindicatos de cualquier rama de actividad, 1944.
- Decreto N° 14.807: creación de la Secretaría de Salud Pública, dependiente de la Presidencia, los actos debían ser refrendados por el ministro del Interior, 1946.
- Ley 13.529: de Organización de Ministerios, creación del Ministerio de Salud Pública de la Nación, 1949.
- Ley 14.250: de Convenciones Colectivas de Trabajo, 1953.
- Ley 14.303: de Organización de Ministerios, la Dirección Nacional de Asistencial Social volvió de la cartera de Trabajo a la de Salud, que pasó a denominarse Ministerio de Asistencia Social y Salud Pública, 1954.
- Decreto N° 2.245: creación de la Comisión Nacional del Seguro Nacional de Enfermedad, integrada por los Ministerios de Salud Pública y de Trabajo y Previsión, 1956.
- Por los Decretos-Leyes N° 1.371 y 1.156: creación de instrumentos para posibilitar las transferencias, previos convenios con provincias y municipios, 1957.
- Ley 14.475: promovía nuevas medidas legislativas para una descentralización ordenada de los servicios, 1958.
- Decreto N° 8.569: estableció necesidad técnica de transferir al ámbito provincial los establecimientos asistenciales, 1961.
- Ley 16.432: de Presupuesto del Ejercicio 62, instrumentó la transferencia con recursos presupuestarios.
- Decreto N° 2.083: creación de una Oficina Coordinadora de las Delegaciones Sanitarias Federales, asignándoles la representación del Ministerio en las provincias, 1964.
- Ley 16.462: sobre aspectos económicos de la producción, importación y comercialización de medicamentos, 1965.

- Ley 16.463: sobre aspectos técnicos de la producción, importación y comercialización de medicamentos, 1965.
- Ley 17.102: creación de Servicios de Atención Médica Integral para la Comunidad (SAMIC), 1967, reglamentada por el Decreto 8.248 de diciembre de 1968.
- Ley 6.312: aplicada a todos los hospitales públicos de la Provincia de Santa Fe, bajo la denominación de Servicios de Atención Médica de la Comunidad (SAMCo), 1967.
- Decreto N° 2.318: representantes de las Secretarías de Trabajo, Salud Pública y Promoción y Asistencia de la Comunidad, mediante una encuesta registraron unas 400 Obras Sociales, 1967.
- Ley 17.230: creación de la Comisión Nacional de Obras y Servicios Sociales, en la órbita del Ministerio de Bienestar Social (MBS), 1967.
- Ley 17.850: estableció normas operativas y arancelarias de regulación de Obras Sociales, 1968.
- Ley 18.045: normas de condiciones de reciprocidad en los convenios entre proveedores y compradores de servicios, 1968.
- Ley 18.483: fijó aranceles obligatorios para todos los convenios, 1969.
- Ley 18.586: descentralización administrativa a través de transferencias de establecimientos a las provincias por convenios de reciprocidad, 1969.
- Ley 18.610: obligatoriedad de aportes de empleados y contribuciones patronales para los trabajadores en relación de dependencia, a fin de tener cobertura de Obra Social de cada rama de la producción; creación el Instituto Nacional de Obras Sociales (INOS), como ente regulador dependiente del MBS, 1970.
- Ley 18.912: unificó los anteriores libros *verde* y *rosa*, poniendo en vigencia el Nomenclador Nacional de Honorarios Médicos y Gastos Sanatoriales en todo el país, 1970.
- Ley 19.337: promovida por la Secretaría de Salud Pública, apresuraba la descentralización administrativa de los hospitales de la jurisdicción nacional y los autorizaba a establecer convenios con las Obras Sociales, 1971.
- Ley 17.132, *Normas para el Ejercicio de la Medicina, Odontología y Actividades de Colaboración*, última revisión 1971. Ha sido adoptada por varias provincias, pero otras tienen normas propias, por ejemplo: Ley 6.222, Córdoba; Resolución Ministerial 1.720/81, Salta; Resolución Ministerial 340/87, Río Negro; Ley 9.847/84, Santa Fe; Ley 5.532/88, Mendoza, y Decreto 3.280/90, Provincia de Buenos Aires.
- Decreto-Ley 19.717: creación del Comité Federal de Salud, 1971.
- Ley 19.032: creación del Instituto Nacional de Servicios Sociales para Jubilados y Pensionados (INSSJP), proporcionando cobertura a la totalidad de los jubilados y pensionados, incluyendo a los trabajadores autónomos. Fue más conocido por la organización de su Programa de Asistencia Médica Integral (PAMI), 1971.
- Decreto N° 1157: reglamentario de la Ley 19.032, establece la composición del Directorio, 1971.
- Ley 19.710: promovida por el INOS, gran trascendencia regulatoria por su carácter de concertación multilateral, mediante la Comisión Paritaria Nacional (CPN), tam-

bién conocida como *Gran* Paritaria Nacional, 1972.
- Ley 19.587: de Higiene y Seguridad en el Trabajo, 1972.
- Decreto N° 4.160: reglamentario de la Ley 19.587, 1973.
- Ordenanza N° 33.209: la Municipalidad de Buenos Aires dispuso el arancelamiento de sus hospitales, 1976.
- Decreto N° 2.355: como resultado de la comisión de estudio del Nomenclador Nacional (NN) creada en el INOS en 1976, se aprobó una nueva versión, 1977.
- Decreto N° 3.115: puso en vigencia en nuevo NN aprobado por el Decreto anterior, 1977.
- Decreto N° 3287: la Municipalidad de Buenos Aires aprueba el Nomenclador Municipal, 1978.
- Ley 20.748: creación del Sistema Nacional Integrado de Salud (SNIS); sólo llegó a implementarse en 4 provincias (Formosa, Chaco, La Rioja y San Luis), 1974.
- Ley 20.749: creación de la Carrera Sanitaria Nacional, como instrumento complementario del SNIS, 1974.
- Ley 21.902: derogación del SNIS por el gobierno militar, 1978.
- Ley 21.883: pasaron a depender de las respectivas jurisdicciones de asentamiento, 65 de los hospitales remanentes en la jurisdicción nacional, 1978.
- Decreto N° 351: nuevo reglamento de la Ley 19.58, 1979.
- Ley 22.269: sancionada por el gobierno militar, las Obras Sociales perdían su individualidad jurídica y pasaban a constituir entidades de derecho público, denominadas Entes de Obra Social (EOS) dependientes del INOS; no fue ni siquiera reglamentada, 1980.
- Ley 22.373: creación del Consejo Federal de Salud (CoFeSa), 1981.
- Ley 22.954: incrementó los integrantes del directorio del PAMI a un presidente y 11 directores, con 4 representantes de los beneficiarios, que serían designados por el PEN a propuesta de las entidades, 1983.
- Resolución N° 87 de la Secretaría de Salud: estableció un nuevo Nomenclador destinado a los hospitales nacionales, 1987.
- Ley 23.660: regulación de Obras Sociales a cargo de la Dirección Nacional de Obras Sociales del Ministerio de Salud, 1988.
- Ley 23.661: creación del Sistema Nacional del Seguro de Salud (SNSS), que incorporaba a las Obras Sociales como agentes del Seguro, 1988.
- Ordenanza N° 41.824: del Concejo Deliberante de la Ciudad de Buenos Aires, establecía la *participación comunitaria* en la conducción de los hospitales municipales, 19/87.
- Decreto N° 598: encuadra al Hospital Garrahan como un SAMIC de la Ley 17.102, 1987.
- Decreto N° 815: consolida el Decreto anterior estableciendo el marco institucional, 1989.
- Decreto N° 3280: dictado por el Ministerio de Salud de la Provincia de Buenos Aires, para la Habilitación Categorizante de los establecimientos, 1990.

- Decreto N° 2.284: unificó la recaudación a través de la Administración Nacional de la Seguridad Social (ANSeS), con fiscalización a cargo de la Dirección General Impositiva (DGI), 1991.
- Ley 24.028: estableció nuevos márgenes indemnizatorios para los riesgos del trabajo, 1991.
- Ley 24.061: Presupuesto del ejercicio 1992, transfirió los últimos hospitales públicos nacionales a las respectivas jurisdicciones de asiento.
- Decreto N° 1269: Políticas Sustantivas e Instrumentales de la Secretaría de Salud, 1992.
- Decreto N° 9: decidió *liberar* la afiliación a la OS preferida, y evitar condiciones de *cautividad* de las contrataciones, impuestas por las asociaciones de prestadores, 1993.
- Decreto N° 578: definió el Hospital Público de Autogestión (HPA), 1993.
- Ley 24.241: Sistema Integrado de Jubilaciones y Pensiones, que promueve el régimen de capitalización individual, 1994.
- Ley 24.557: de cobertura de riesgos del trabajo y obligatoriedad de contratar una ART, 1995.
- Decreto N° 292: originado en el Ministerio de Economía, procuraba *desregular* el PAMI y establecer criterios estrictos de utilización del Fondo Solidario de Redistribución (FSR), 1995.
- Decreto N° 492: originado en la Administración Nacional del Seguro de Salud (ANSSal), enmendaba el anterior, limitando sus atribuciones, 1995.
- Decreto N° 1141: estableció la opción de cambio entre las Obras Sociales sindicales, 1996.
- Decreto N° 84: limitó la opción de cambio a una vez por año, 1997.
- Decreto N° 638: extendió este derecho entre los beneficiarios de Obras Sociales de personal de dirección, 1997.
- Decreto N° 1301: excluyó la opción de acceder a Docthos a través de OSDO, que agrupaba al personal de las empresas Duperial y Orbea, 1997.
- Ley 24.754: obliga a Obras Sociales y Medicina Prepaga a cubrir al menos las prestaciones tipificadas en el Programa Médico Obligatorio, 1997.
- Ley 153: Básica de Salud de la Ciudad Autónoma de Buenos Aires, 1999.
- Decreto N° 446: facilitó aún más la libre elección de cobertura, 2000; fue derogado en 2001.
- Decreto N° 939: régimen de Hospitales Públicos de Gestión Descentralizada (HPGD), 2000.
- Ley 472: creación de Ob.SBA, Legislatura de la Ciudad de Buenos Aires, 2000.
- Decreto 355: reforma de Ley de Ministerios, define funciones actuales del Ministerio de Salud, 2002.
- Ley 25.401: Presupuesto del ejercicio 2001.
- Ley 25.615: estableció que el contralor del PAMI quedaría a cargo de la sindicatura, mientras que la auditoría externa sería ejercida por el Auditoría General de la Nación, 2002.
- Decreto N° 367: normas de cobertura del IPAM de la Provincia de Córdoba, 2003.

Impreso por TREINTADIEZ S.A en noviembre de 2010
Pringles 521 | (C11183AEI)
Ciudad Autónoma de Buenos Aires
Teléfonos: 4864-3297 / 4862-6294
editorial@treintadiez.com